숲을 사랑하고, 숲에서 행복을 찾는

_____님께

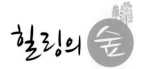

힐링의 숲

—

지은이 키엘 닐슨 외
옮긴이 신원섭 외
펴낸이 김용태 | **펴낸곳** 이룸나무
편집장 김유미 | **편집** 김민채 **마케팅** 출판마케팅센터 | **디자인** PlanB

—

초판 1쇄 인쇄일 2013년 3월 1일
초판 1쇄 발행일 2013년 3월 5일

—

주소 130-823 서울특별시 동대문구 용두동 236-1 대우아이빌 101동 106호
전화 02-3291-1125 **마케팅** 031-943-1656 **팩시밀리** 02-3291-1124
E-mail iroomnamu@naver.com
출판 신고 제 305-2009-000031 (2009년 9월 16일)
가격 25,000원
ISBN 978-89-98790-15-8 03150

힐링의 숲

이룸나무

산림치유 심화 연구에 도움을 줄 책이다

    지구에 인간이 생존하면서부터 산림은 삶에 큰 영향을 끼쳐 왔다. 그러나 산림이 가진 기능과 가치가 매우 다양해 시대에 따라 사회적 요구는 변화했다. 최근 사회적 관심으로 대두되고 있는 〈산림치유〉도 산림이 가지고 있던 기능과 가치 중의 하나였지만 시대적인 요구에 의해 그 중요성이 부각되고 있다.

    도시화와 산업화란 단어가 현대사회를 대변하는 키워드임에는 아무도 부인할 수 없다. 이런 현대사회의 부정적 단면은 우리가 그동안 누려왔던 자연과의 조화로운 교류가 단절되고 균형이 깨진 삶을 살아가야 한다는 것이다. 이로 인해 정신적/심리적 문제는 물론이고 육체적인 건강까지도 위협받는 삶을 살아가고 있다.

    산림치유는 바로 이러한 근본적인 인간과 자연의 부조화를 균형된 삶으로 개선한다는 전제에서 시작된다고 볼 수 있다. 산림이 가진 치유의 효과와 그 기작은 매우 복잡하다. 따라서 이에 대한 연구는 많은 노력과 시간이 필요하다. 그러나 산림치유가 현실적인 대안을 마

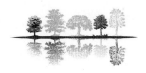

련하고 각 분야에 적용하기 위해서는 반드시 '증거중심'의 과학적인 결과가 필요하다.

　다행히 최근 우리나라에서는 각 분야에서 산림치유에 대한 관심이 높아지고 따라서 이에 대한 연구도 활발히 진행되고 있다. 본 교재는 산림치유에 대한 세계적인, 특히 유럽의 연구 및 정책들을 분석하고 그 동향을 정리한 것이다. 이 교재를 통해 우리나라의 산림치유에 대한 연구와 정책 개발이 한층 더 심화될 것으로 기대된다.

　본 교재는 산림청이 지원한 〈산림치유연구사업단〉의 연구 번역을 기초로 발간되었음을 밝힌다. 산림치유에 관한 연구를 깊고 통합적으로 할 수 있도록 지원해준 산림청과 바쁜 시간을 쪼개어 번역에 힘써 준 연구진들께 감사를 드린다.

역자를 대표해서 신 원 섭

숲, 나무와 인간의 건강과 웰빙에 대한 연구

유럽의 문명은 숲과 밀접하게 얽혀있다. 산업화 전에는 숲으로부터 얻어지는 목재, 가축의 사료, 음식 등은 농촌 경제에 도움이 되었다. 그후 산림경영학은 산업 및 도시화된 사회의 요구를 충족시키기도록 변모되어 왔다. 오늘날 산림경영의 틀은 시대적 관심과 요구를 반영한 문화적인 편의성과 환경 목표에 따라 만들어졌다.

20세기 후반, 라이프 스타일과 관련된 건강문제들이 모든 선진국의 중요한 새 관심사로 등장하였다. 이것이 유럽의 임업에 대한 새로운 목표로 연결되어야 하지 않을까?

이 책은 이러한 질문에 대한 연구를 요약한 것이다. 2004년부터 2008년까지 24개의 유럽국가가 주도하고, 아시아, 호주, 캐나다, 미국에서 연구하는 160명의 과학자들이 COST Action E39에 참여하여 유럽과 다른 나라의 건강에 숲이 어떻게 기여하는지에 대해 우리의 이해를 높이기 위해서 "숲, 나무와 인간의 건강과 웰빙"이라는 주제로 함께 연구하였다.

유럽과학재단을 통해 EU의 재정을 지원받는 COST는 과학과 기술에서 유럽이 과학과 기술 연구에서 강력한 위치를 지속적으로 유지하도록 하기 위해 유럽의 국가간 공동재정지원 연구에 대해 협업이 잘 이루어지도록 하는 데 있다.

COST Action E39에 참여한 많은 과학자와 전문가들은 숲과 건강에 관심을 둔 국가 연구 사업에 대한 보고서를 준비하였다. 국민건강 정책과 유럽국가의 우선순위가 기술되었고, 그들을 도울 생태학에 대한 가능성이 분석되었다. 성공적인 COST의 조정은 지속적인 협업이 되도록 이끌었다.

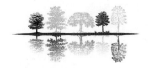

    브뤼셀에 있는 COST 사무국이 전문가 의식을 갖고 힘든 일을 책임있게 수행함으로써 이런 큰 그룹의 참여자들의 규합이 이루어질 수 있었다. 특히 아르네 빈과 귄터 시겔, 밀레 랑빈에게 감사를 표한다. 미래 연구 요구를 파악하기 위한 우리의 노력을 촉진하고 편집해준 세실 쿤니디젝과 크리스 바인의 도움에 감사한다.

    이 작업은 많은 다른 국가가 함께 진행되었을 뿐만 아니라 학제적인 연구도 진행되었다. E39 액션의 의장 및 부의장의 협조 아래 5개 그룹의 지도자를 편집자로 선정했다.

- 1부 – 크리스토스 갈리스(Christos Gallis),
- 2부 – 테리 하티그(Terry Hartig),
- 3부 – 세프 드 브리에스(Sjerp de Vries),
- 4부 – 클라우스 시랜드(Klaus Seeland),
- 5부 – 폴 미셸 뱅크스 / 파비오 사비타노(Paul Mitchell–Banks / Fabio Sabitano)

    4년여의 조정 기간 동안 그들의 지도력 및 영감에 힘입어 우리는 여러 전문분야가 망라된 수많은 과제를 수행하면서 부딪치는 난관들을 헤쳐나올 수 있었다.

    숲과 나무는 유럽 면적의 약 30%를 차지하고 있고, 도시의 중심으로부터 가장 먼 지역까지 확장된다. 대부분의 숲은 무료 혹은 저가로 이용할 수 있다. 우리가 유럽인들의 생활의 질을 변화시킨, 건강을 위한 자원으로서 숲을 바라보는 새로운 방법이 격려받을 수 있다면 COST Action E39 의 참가자들은 앞으로 이 분야에서 일하는 것에대해 자부심을 갖게 되고 용기를 얻게 될 것이다.

키엘 닐슨 Cost E39 의장

마르쿠스 샌스터 Cost E39 부의장

목차

역자 서문 　　산림치유 심화 연구에 도움을 줄 책이다 4

저자 서문 　　숲, 나무와 인간의 건강과 웰빙에 대한 연구 6

Chapter 1 │ 숲, 나무… 건강과 웰빙

들어가는 말 16

여러 연구들 16

COST-Action E-39: 숲, 나무, 그리고 인간 건강과 웰빙 17

건강과 웰빙에 대한 새 지평 20

자연으로부터 얻는 건강 관련 산물 21

치유적 교류: 식물과 경관, 정원치료와 생태치료 23

토지이용, 녹지에의 접근성과 건강에 대한 영향 24

정주와 지역화 : 우리가 거주하는 자연과 건강 27

건강 정책과 경제 28

후속 연구의 제안 30

책의 구성과 COST Action: 5가지의 주제 32

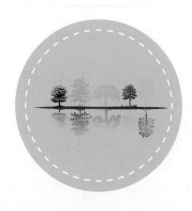

제 I 부 | 임산물과 환경 서비스

Chapter 2 | 도시산림 및 도시산림의 생태계 서비스와 인간 건강

들어가는 말	38
산림 분류 체계	39
도시 산림과 녹지공간 - 유형분류 체계와 지표	40
산림과 도시: 도시환경에 대한 시사점	42
환경의 질과 인간의 건강	50
산림에 의존하는 공동체	52
결론	53

Chapter 3 | 건강증진 및 의학적 효과가 있는 임산물

들어가는 말	60
약용식물의 역사적 관점과 유럽의 현황	61
숲의 생산물에 대한 평가	65
꿀과 호두의 건강 증진 효과	70
송진과 나무 분비액의 약효	72
건강을 증진하는 화합물의 원천인 식용야생 버섯들	76
숲 속 열매의 영양적, 의학적 속성들	80
숲과 관련 산업에서 만들어진 생산품에 의한 건강증진	84
휘발성, 비휘발성 테르페노이드의 건강상 편익	88
결론	93

Chapter 4 | 산림 환경이 건강에 미치는 부정적 측면과 위험한 효과

들어가는 말	102
부정적 측면	103
해로운 영향	117
결론	154

제Ⅱ부 신체와 정신 건강과 자연의 경험

Chapter 5 │ 자연 체험의 건강 효능 – 심리·사회적 및 문화적 프로세스

들어가는 말 162

기초적인 정의 163

역사적인 배경 168

현재 이론적인 관점들 177

미래 연구를 위한 이슈들 196

결론 200

Chapter 6 │ 자연 경험을 통한 건강의 유익점 – 실무와 연구의 연계라는 도전

들어가는 말 210

실무와 연구를 결합하는 도전 213

결론 223

Chapter 7 │ 자연 경험에서 얻는 건강 편익 – 연구의 실천에 대한 시사점

들어가는 말 228

복잡한 관계 : 타당할 만한 하나의 시나리오 230

복잡성의 근거를 규명하는 개념적 구조 235

연구를 위한 기회를 제공하는 실질적인 적용 실례 239

장애물과 협력자 244

결론 246

제Ⅲ부 | 신체활동의 증진

Chapter 8 │ 신체활동에 미치는 자연환경의 기여도 – 이론과 증거자료

들어가는 말 ⋯⋯ 252
개념 및 구조 ⋯⋯ 256
자연환경과 신체활동 ⋯⋯ 259
걷기와 자전거 타기 ⋯⋯ 264
자연환경에서 아이들의 신체활동 ⋯⋯ 271
자연환경과 도시 환경에서 수행하는 신체활동의 효과 차이 ⋯⋯ 276
요약, 결론, 향후 지침 ⋯⋯ 282

Chapter 9 │ 자연 요소, 신체활동을 고려한 도심 녹지 조성계획과 설계

들어가는 말 ⋯⋯ 300
녹지의 물리적 특성 ⋯⋯ 301
신체적 활동을 위한 공원 설계 : 유럽의 사례들 ⋯⋯ 314
결론, 계획과 디자인에 대한 지침 ⋯⋯ 331

Chapter 10 │ 녹지에서 신체적으로 활동할 수 있도록 동기부여하기

무엇이 신체활동에 참여하도록 동기부여를 하는가? ⋯⋯ 342
왜 사람들이 신체활동을 하지 않는가? ⋯⋯ 343
녹지에서의 신체활동을 촉진하는 전략들 ⋯⋯ 349
좋은 실행 : 유럽에서의 예 ⋯⋯ 357
요약과 결론 ⋯⋯ 362
녹지에서의 신체활동을 위한 효과적인 프로그램 ⋯⋯ 364

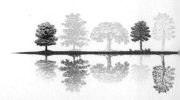

제IV부 치료와 교육적 양상

Chapter 11 │ 자연에 기초한 치료적 개입

들어가는 말 – 건강 수용력을 향한 보건 정책의 변화 372

참가자와 자연환경 간의 관계에 대한 역사적 고찰 374

치유 메커니즘 378

자연을 기초로 한 치유 프로그램 환경 388

건강 설계 및 자연 기반 치료적 개입 프로그램 391

최근 자연 기반 치료적 개입 및 교육과 연구, 실습 398

제안된 목적에 대한 연구 프로젝트의 미래 전망 401

Chapter 12 │ 야외교육, 산림과 녹지의 평생학습과 기술의 발달

들어가는 말 414

교육과 건강과의 관계 415

야외 학습과 학습 이론 417

건강과 웰빙: 일반적인 자연에의 노출 결과 427

건강과 웰빙: 활발한 실습 431

논의와 결론 437

제V부 산림과 건강 정책과 경제

Chapter 13 │ 경제적 관점에서 본 녹지공간의 건강 효과 평가

들어가는 말 ⋯⋯ 448

신체적 활동으로부터의 효과 ⋯⋯ 449

건강효과에 대한 경제적 분석으로의 접근 ⋯⋯ 450

신체활동으로 인한 건강의 효과 측정 ⋯⋯ 452

감소한 사망률 평가하기 ⋯⋯ 457

심리적 혜택 ⋯⋯ 463

녹색 공간 제공에 따른 비용과 혜택 ⋯⋯ 466

대기 오염 혜택 ⋯⋯ 472

결론 ⋯⋯ 480

Chapter 14 │ 덧붙이는 말 – 문화적 다양성에 대한 표현으로써의 경관과 건강

들어가는 말 ⋯⋯ 486

경관과 근대적 삶의 방식에서의 과제 ⋯⋯ 487

문화적 구성체로서 자연과 가까운 경관 ⋯⋯ 488

문화, 휴양과 건강, 웰빙 ⋯⋯ 489

경관과 다양성 ⋯⋯ 489

문화 다양성과 건강에 좋은 경관 ⋯⋯ 490

결론 ⋯⋯ 492

색인 ⋯⋯ 494

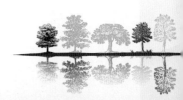

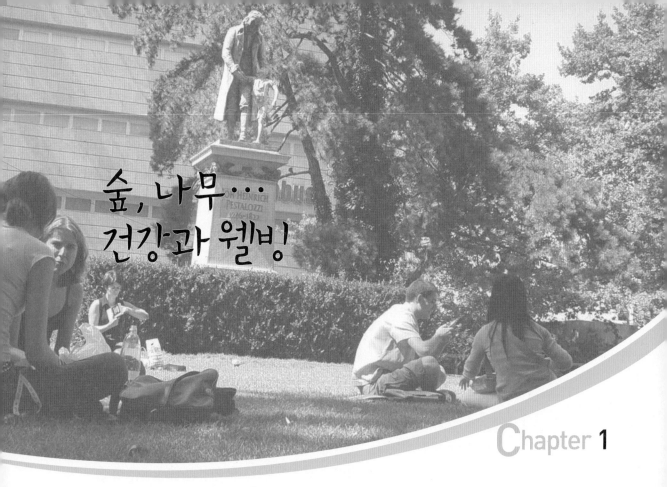

숲, 나무…
건강과 웰빙

Chapter 1

건강과 질병에 관한 의학 및 관련 학문은 첨단 과학의 성과물이다. 오늘날 우리 사회는 현대적인 삶의 방식 때문에 생겨나는 다양한 건강 문제에 노출되어 있다. 몸을 움직일 필요가 없는 편리한 삶, 도시생활과 복잡한 업무에서 오는 심리적 스트레스 증가 등이 대표적이다. 특히 장애인과 만성질환 환자들은 시설이나 병원에 수용되어 치료받기보다 일상에서 생활하며 치료받길 원한다. 따라서 질병을 예방하거나 건강을 증진하는 데 있어 다른 방법이 요구되고 있다. 육체적 활동 부족과 스트레스는 현대인들에게 여러 가지 질병을 유발할 위험을 높이지만, 의학은 질병과 삶의 질이 저하되는 근본 원인을 치료하기보다 그 증상을 감소시키는 데 급급하고 있다. 그러한 이유로 유럽에서 공중보건과 웰빙을 증진하는 노력이 점점 더 다양해지고 있다.

:: 옮김 – 신원섭 (충북대학교 산림학과 교수)
• 키엘 닐슨 (K. Nilsson) 덴마크 코펜하겐 대학 숲 경관 연구소 • 세실 C 쿤니젠디젝 (C.C. Konijnendijk) 덴마크 코펜하겐 대학 숲 경관 연구소 • 마르쿠스 샘스터 (M. Sangster) 영국 에딘버러토지경관연구소

⋯▶ 들어가는 말

자연 지역과 숲, 공원, 나무, 정원 같은 자연 요소들은 사람들의 건강과 웰빙에 큰 영향을 준다고 알려졌다. 예를 들어 자연환경에서의 다양한 활동은 정신 건강뿐만 아니라 육체적 건강에도 좋다고 알려졌다. 그러나 우리는 아직도 많은 부분에서 자연과 건강에 관한 긍정적 관계에 대한 과학적 지식이 부족한 형편이다. 과연 그 섬세하고 구체적인 효과는 무엇이며, 왜 그런 효과가 나타나는가? 어떤 야외 환경 또는 식물이나 동물과의 접촉이 누구에게 최고의 효과를 주는가? 체계화된 실증적 연구는 환경심리학, 조경학, 산림학과 역학, 의료분야 등 다양한 분야에서 계속 축적되고 있다.

⋯▶ 여러 연구들

2001년 이스트 앵글리아(East Anglia) 대학의 카렌 헨우드(Karen Henwood) 박사는 자연환경과 인류 건강과 관련한 국제 연구 보고서를 영국 정부에 제출하였다. 이 보고서에서 헨우드 박사는 자연환경과 인간의 건강에 관한 연관관계를 살펴보고자 하였다. 헨우드 박사는 많은 연구 결과의 분석을 통하여 이들 두 변수 간에 직접적인 관련성을 발견하였다.

그러나 그녀가 분석한 연구 대부분은 주로 미국에서 수행된 것으로 유럽인들의 건강과 유럽 국가들의 건강 정책에 관한 주제는 거의 다루어지지 않았다.

스웨덴, 덴마크, 노르웨이, 영국과 네덜란드를 포함한 여러 유럽 국가들은 2001년에도 이와 관련된 주제에 대해 실질적인 연구와 활동을 하고 있었다. 스칸디나비아 국가에서 야외 활동이 정식 교육 커리큘럼에 포함된 것처럼 문화적으로 녹아든 다양한 사례에 대한 연구 활동이 수행되었으며, 영국에서는 행동장애 어린이들을 위한 치유 활동이 숲에서 이루어져 왔다. 그리고 스웨덴에서는 과학적으로 평가된 연구가 시범적으로 수행되었다.

이런 활동 대부분은 자국의 건강 정책과 연관되어 있었고, 실증적이며 실용성이 강조된 것들이었다. 하지만 이런 연구들은 주로 자국에서만 보급되었고 국제적인 문헌이나 다른 분야의 학회지에 소개되지는 못했다. 이런 연구들은 의료계나 이론의 정립에 영향을 줄 만한 주요 학술지, 산림 또는 환경 분야의 주된 연구문헌에 포함되지 못하였다. 단편적이고 국가적 범위에 초점이 맞추어진 현재의 연구와 2000년대에 시작된 유럽의 건강 정책 관련 논의는 산림치유 연구가 유럽을 넘어선 협력을 통해 얻어질 새로운 과학 분야란 것을 시사해 준다.

산림치유 분야의 과학적 증거와 이해는 건강 분야의 연구자 간, 환경과 사회과학 간, 이행기관과 개업의 간의 긴밀한 협력이 요구되는 분야임이 틀림없다. 이 분야의 연구가 제한적이고, 현재 연구가 완벽하게 보고되지 않는 이유는 크게 (1) 분야별로 나뉜 연구비 제공기관이 이런 다학제 간의 연구 필요성을 느끼지 못하는 데 있고 (2) 환경 분야의 연구자들이 의료분야의 연구자들과 협력이 익숙하지 못하기 때문으로 풀이된다.

⋯▶ COST-Action E-39 : 숲, 나무, 그리고 인간 건강과 웰빙

유럽과학기술협의체(The European Cooperation in Science and Technology, COST)는 유럽 전역의 과학자와 연구자들 간 협력을 도와주는 유럽에서 가장 오래된 기구이다. 자연과 건강 간의 다양한 관련 분야 유럽 연구자들의 협력을 위해 2004년 "COST-Action E-39: 숲, 나무, 그리고 인간 건강과 웰빙"이 시작되어 2008년까지 지속되었다.

COST-Action E-39는 산림치유 분야의 새로운 연구를 조장하고 국가적 활동의 중요성을 인식하게 하여 정보를 공유하는 중요한 역할을 하였다. 많은 국가적 활동들은 지역 문화적인 것들이어서 이것을 수행하는 개업의들은 국제적으로 연관이 있는지 인식하지 못했을 수도 있다. 스웨덴에는 예전부터 설립되어 온 치유정원 네트워크가 있으며, 핀란드, 노르웨이, 그리고 스웨덴에서는 정규 교육 일부로서 어린이들을 숲이나 자연 지역으로 데리고 가서 교육하는 프로그램이 있다. 비슷한 프로그램이 덴마크, 에스토니아, 독일에서도 있었다. 영국에서도 옥스퍼드 대학에서 평가한 야외 운동 증진 프로그램이 있었다. COST Action은 이러한 국내 활동을 국제적 차원으로 소개할 기회를 가져왔으며, 연구자들에게 자연에 대한 기초적인 과학에 관심을 기울이게 하고 실제 활동을 수행하는 개업의들과 함께 협력할 기회를 제공하였다.

COST Action 목적

COST Action의 주목적은 유럽에서 숲이나 나무, 그리고 자연 지역이 인간의 건강에 어떠한 공헌을 하는지에 대한 지식을 쌓는 것이다.

두 번째 목적은 다음과 같다.

- 국가적 연구와 사례를 통해 결과를 규명하고 목록화하여 산림과 건강을 증진함
- 유럽 국가에서 주요 건강의 우선순위를 규명하고 숲이 이들 문제를 해결하는 방안을 모색함
- 좋은 사례를 통하여 경험을 습득함
- 산림치유 분야의 창의적이고 국제적인 연구와 프로젝트 개발에 대한 노력을 함께 기울임
- 산림치유 분야에서의 정보 차이 규명을 통해 관심 건강 정책에 참여함
- 산림, 건강, 환경, 그리고 사회 과학 간의 연구자와 연구기관 네트워크를 형성함

과학적 접근

과학적으로 COST Action은 정성/정량적 과학적 접근과 경제적 분석을 다루고 광범위한 증거를 확보하기 위해 역학과 생리학 등 이수계의 학문 및 심리학과 사회지리 등 현상학적

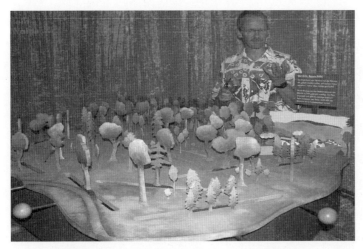

:: 사진 1-1 유럽에서는 산림, 건강, 환경에 대한 연구가 계속 진행중이다.

학문을 지원한다. 산림학과 건강에 대한 정부기관 측면의 평가와 분석도 다룬다.

공간적 측면에서 COST Action은 모든 산림을 다루었고, 오지에 존재하고 있는 원생지와 도시 숲을 포함한 도시권 숲이 수행하는 역할이 다를 수 있음을 인식하고 있다. 유럽 인구의 75% 이상은 도시 내 또는 인근에 거주하고 있다. 따라서 그들이 주로 접근하는 숲은 도시 주변의 숲일 것이다. 그러나 전국 규모의 여러 조사에 의하면 도시민들도 오지에 위치한 숲의 가치를 높게 평가하고 있다.

임산물의 직접적인 공헌을 살펴볼 때, 예를 들면 나무로부터 얻는 약용물질, 버섯 또는 딸기와 같은 임산물의 채취에서 오는 사회 문화적 관련 측면도 포함하였다.

횡단적 연구 접근

건강 분야와 환경 분야는 각기 전문가와 이익집단, 그리고 고유의 연구 문화가 존재한다. 따라서 COST Action의 중요한 점은 이 두 분야의 협력을 통해 기회 요인과 장애 요인을 탐색할 수 있다는 것이다. 이와 같은 접근은 도출된 연구의 의문을 해결하기 위해 다른 학문 분야와 연구 문화가 어떻게 접근하고 공통점을 공유하는지에 바탕을 둔다.

COST Action은 건강, 환경, 산림과 사회과학 분야에 걸쳐 24개국 약 160여 명의 연구자로 구성되어 있다. 환경과 건강 분야뿐만 아니라 같은 분야 안에서도 횡단적 연구 접근을 장려하고 있다. 예를 들어 건강 분야의 연구에서도 체육 활동은 육체적 건강 증진과 질병 예방에 큰 효과가 있다고 여겨진다. 육체적 건강과 질병 예방에는 심리적 측면도 중요하다는 사실이 밝혀지고 있다. 사회과학에선 자아의 육체적 측면에 대한 구체화에 큰 관심이 늘고 있다. 따라서 정신적 건강과 육체적 건강은 서로 연결되어 있다는 것이 알려졌다.

다른 나라, 다른 분야에서 상당수 경제학자들도 참여했다. 경제학은 건강 관련 연구에 상당한 긍정적 공헌을 했다. 예를 들어 영국의 스코티시 이그제큐티브(Scottish Executive)는 심장마비 위험이 있는 증상을 가진 한 명의 치료에 드는 비용이 5년 동안 약 21,000파운드(약 3천6백만 원) 정도 소요된다고 보고하였다. 한편 비용이 들지 않으며 재미도 있는 운동 효과는 심장마비의 위험을 줄일 수 있고, 뇌졸중이나 당뇨의 위험을 50% 감소시키며, 대장암이나 유방암의 유발을 30%나 감소시킨다. 건강분야나 환경분야에 있는 경제학자들 모두 사회적 편익에 대한 복잡한 가치화를 다루어야 한다. COST Action은 이러한 경험을 같이 추구하는 기회를 가진다.

···▶ 건강과 웰빙에 대한 새 지평

공중보건과 현대 의학은 건강과 질병 치료에 있어 지속적으로 발전해왔다. 그러나 질병이나 미숙아 사망 등의 모든 원인은 유전적 요인이나 병원균 감염과 같은 단순 관계로는 설명할 수 없다. 미래의 건강 위험 요인은 앉아서 일하는 직업적 요인이나, 스트레스, 그리고 실내환경과 같은 생활 습관과 더욱 관련이 있다. 상당수의 인구가 과체중이고 질병은 대부분 현대적 생활 습관과 관련이 있다. 우울증과 통증은 오랫동안 건강하게 사는 데 중요한 위협요인이기 때문에 큰 관심을 두어야 한다.

개인적 차원이건 집단이건 건강과 이를 결정짓는 다양한 요인들 간에는 매우 복잡한 관계가 있다는 사실이 점차 알려져 왔다. 따라서 건강 분야와 다른 분야 간에 협력이 가치가 있고 필요하다는 사실이 점차 인식되고 있다. 또한, 건강을 좌우하는 요인의 복잡한 양상과 여기에 관여하는 사회적 요인들은 점차 다학제적이고 학제간의 협력을 요구하고 있다. 정치권이나 일반 시민들도 웰빙과 삶의 질이 관여된 건강의 개념이 확대되고 있다는 것에 흥미를 느끼고 있다.

건강한 사회는 장기적으로 사회적, 경제적 편익 잠재성을 가지고 있고 따라서 국제적,

그리고 국내 정책 입안자들 모두 이런 건강 사회를 만드는 것이 주목적이다. 세계보건기구(WHO)와 같은 국제기구가 주도적으로 건강 친화적 정책의 전략을 세우는 데 앞장서고 있다. 이런 전략들은 아동과 같은 특정 집단에 대한 집중을 떠나서 예방에 더욱 큰 관심을 두고 있으므로 긍정적인 견해를 취하고 있다. 더욱 관심을 끌고 있는 것은 질병 자체보다는 건강을 결정하는 요인이다. 새로운 건강 전략은 건강 효과에 대한 중요성과 그 효과에 대한 국민적 분배이다.

자연과 건강과의 관계에 대한 긍정적 효과는 과거 환경이 건강에 주는 부정적 역할이 대부분의 관심사였기 때문에 많이 밝혀지지 않았다. 그러나 사람이 식물, 동물, 그리고 자연의 녹색환경을 접함으로써 건강과 웰빙에 긍정적 효과를 가져온다는 오래된 믿음이 있다. 인류가 이제 대부분 도시환경에 거주하게 됨으로써 이런 믿음은 중요하게 되었다. 이러한 공공 건강에 관한 논의에서 인간과 자연의 교류가 지금까지 큰 비중을 가지고 다루어지지 않은 이유는 그 효과에 대한 인식이 제대로 되어있지 않았고, 효과에 대한 증거와 작용이 불분명했기 때문이다. 각기 다른 공공 건강 편익의 범주는 넓고 다양하며, 더 많은 이해와 효과적인 상호 교류가 필요하다.

자연환경과의 교류는 도시 생활이 일으키는 건강에 부정적인 영향의 해독제가 될 수 있다. 따라서 생활 주변을 계획하고 관리하는 것이 중요하다는 인식이 높아지고 있다. 나무와 다른 식물들은 약제 또는 기타 화합물의 원료로서 전통의학, 현대의학, 대체의학에서 사용되고 있다. 그러나 나무와 식물들은 또 생물적 완충 역할을 함으로서 다른 물리적 환경의 효과를 완화하는 데도 도움을 준다. 나무와 식물은 인체에 해로운 자외선과 오염된 공기를 걸러주며, 방풍을 통해 자연 피난처를 만들고, 시원하고 적정 습도의 공기를 제공한다. 자연과의 교류는 스트레스를 완화하고, 정신적, 육체적 능력을 향상함으로써 강력한 치유 또는 예방 효과를 준다. 게다가, 특히 일터나 거주지 주변의 자연 녹색 공간에 접근하는 것은 육체적 운동이나 심리적 이완을 할 기회를 제공한다.

⋯▶ 자연으로부터 얻는 건강 관련 산물

나무를 포함한 식물은 동서양 의학에서 다양한 종류의 약제와 다른 화학 물질의 원료로

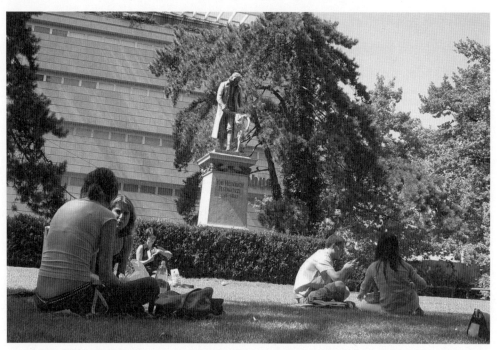

:: 사진 1-2 공원은 자연을 기반으로 디자인된 녹색 공간으로 도심에 살면서 찾아오기 쉬운 건강 장애 요소를 해독하는 역할을 한다.

쓰여왔다. 그러나 건강에 도움을 줄 수 있는 자연산물을 규명하고 추출하기 위한 더 발전된 기술은 광범위하고 많다.

지속해서 관리해 온 산림과 그외 녹지는 많은 종류의 산물을 제공한다. 나무는 목재 이외에도 수확하고 가공되는 과정에서 많은 양의 부산물과 잎, 가지, 나무껍질 등을 제공한다. 나무는 첨단화된 분자기능을 바탕으로 독특한 화학적 방어체제를 가지고 있다. 따라서 모든 나무는 생물 활성 방어물질이 풍부하다. 나무에서 플라보노이드, 리그난, 스틸벤, 테르페노이드, 파이토스테롤, 지방산, 비타민과 같은 생물 활성 물질이 발견되고 있으며 이들은 항산화, 항발암, 정력 증진 등 잘 알려진 효과가 있다.

어떤 생물 활성 물질은 영양과 약제의 혼합물질로도 쓰인다. 이러한 물질들은 영양 보조제나 건강 기능식품 등으로 활용되어 국민의 건강에 도움을 준다. 사실, 산림에서 나온 건강 물질은 이미 상업용으로 개발되어 시장에서 판매되고 있다. 치아 건강에 도움이 되는 자일리톨, 콜레스테롤 수치를 낮추어주고 심장계통의 질병을 예방하는 시토스테롤 제품 등이 그 예이다.

피크노제놀은 프랑스에 서식하는 해송의 나무껍질에서 추출된 물질의 상품명이다. 심장 건강, 피부, 당뇨, 염증 예방에 탁월한 효과가 있다고 연구되어 있다. 2006년 영양제와 식품보조시장에 새로운 리그닌 상품이 나오기도 하였다. HMR 리그닌은 가문비나무의 옹이에서 추출되었고 유방암, 전립선암, 대장암 등과 같이 호르몬과 관련된 암이 유발되거나 자라는 것을 방지하는 효과가 있는 강력한 항산화물질로 알려졌다. 이와 같은 물질은 목재의 가공과정에서 나오는 폐기물질에서 추출함으로써 환경과 자연자원의 보존에도 공헌할 수 있다.

약제 성분과 영양분이 포함된 수많은 종류의 나무와 초본류에서 나오는 천연약물 성분은 숲에서 많이 나오지만, 아직도 최적의 산물을 규명하고 개발해 낼 수 있는 연구가 더 필요하다. 영양 보조제와 기능성 식품은 적정한 수준, 정기적 복용으로 건강 효과가 크다는 점 때문에 최근 연구 관심이 부쩍 높은 분야이고 국제적으로도 크게 인식되고 있다. 옹이와 나무껍질에 많이 포함된 폴리페놀은 건강 증진 물질뿐만 아니라 항산화물질과 살생제로도 잠재성이 큰 물질이다. 농산촌 지역의 기업에서 지역적으로 제공되는 나무에서 나오는 건강 증진 산물 역시 잠재성이 클 수 있다. 빵에 들어있는 성분인 소나무 수피 산물이나 음료로 나와 있는 자작나무 수액 등이 그 예이다.

····▶ 치유적 교류 : 식물과 경관, 정원치료와 생태치료

지금까지 경험했듯 건강의 유지와 향상, 그리고 건강의 보고로서 식물, 정원, 자연의 역할은 새로운 현상이 아니다. 최근 연구로 밝혀진 녹색환경의 건강 효과는 스트레스를 저하하고, 집중력을 향상하며, 감정을 정화한다. 또한, 근육 강화와 전반적인 통증 완화와 방지 효과도 밝혀졌다.

원예치료는 정원환경을 활용한 감각의 자극, 적극적 활동, 그리고 원예 작업을 통한 개인의 복리를 향상하는 과정이라고 정의할 수 있다. 원예치료는 영국과 미국에서 제2차 세계대전 참전 후 돌아온 군인의 재활 치료가 그 원조였다. 선호환경에서 이루어지는 풀 뽑기, 밭 일구기, 씨 뿌리기 등의 의미 있는 활동에서 오는 치유 효과가 강력한 요인이다. 따라서 작업치료와 밀접한 관련이 있음을 보여준다. 원예 활동이 치유의 과정에 역할을 하는 분명한 가치는 식물에 대한 육체적 의존성(식량을 위한 채취활동 등), 자연미의 감상, 생명체 다루기, 그리고 사회적 교류 등이다. 효과적인 보존활동이나 서식지 관리, 참여자들 간의 협력에 바탕을 둔 생태치료나 보존치료의 주요 요인에 대한 관심이 커지고 있다. 이러한 의미 있는 활동들은 참여자들의 공동체 통합 측면의 사회적 가치를 가져오고, 공공의 녹지 공간을 마련함으로써 얻는 사회자본의 가치도 확보한다.

이러한 활동들이 가져오는 건강 효과나 작용에 대한 증거 연구의 필요성이 과제이다. 일반적 임상 치료의 효과와 대비해서 숲이나 정원과 같은 치료 환경이 주는 건강 효과에 대한 연구가 필요하다. 증거중심 의학의 기반을 공고히 하는 과학적인 연구는 아직 그리 많지 않다.

이와 관련해 여러 이론이 제시되어있다. '집중—회복 이론'에서와 같은 심리적 회복이 하나의 제시된 이론이다. 이 이론은 어떻게 자연환경이 사람들의 집중에서 오는 피로를 감소하여 회복시킬 수 있는가를 설명해 준다. 좋은 회복환경은 사람들에게 심리적인 탈출감, 아름다움, 그리고 목적의 달성, 적합성과 같은 경험을 할 수 있게 한다. 미적 영향 이론(The aesthetic—affective theory)은 자연의 스트레스 감소 효과에 관심을 두는데, 이는 뇌의 감정을 다루는 가장 원초적인 부분에서의 무의식 처리 과정이다. 행동의 의미 범위 이론(The scope of meaning of action theory)은 주위환경이 어떻게 방문객과 교감하는지를 연구한다. 아직 잘 알려지지 않고, 증명이 덜 된 이론 중 식물파장이론이 있는데, 이는 인간 경험에 대한 식물의 영향과 식물에 대한 인간의 반응에 관한 것이다. 이에 대한 범위는 수동적이고 미미하게 그저 밖에 있는 정도에서부터 적극적인 참여와 식물과 토양과 함께 활발히 작업하는 것까지 다룬다. 적극적인 참여는 자존감의 발달에 도움을 줄 뿐만 아니라 실질적이고 사회적, 그리고 감정적인 기술의 발달에도 도움이 된다.

⋯▶ 토지이용, 녹지에의 접근성과 건강에 대한 영향

비록 자연이 인간의 건강에 좋다고 생각되지만, 공공기관들은 아직 자연을 건강 증진의 방편으로 많이 사용하고 있지 않다. 특히 토지가 한정된 도시에서 녹지는 필요한 장소라는 인식보다는 사치스런 것으로 보인다. 도시 과밀화에 따라서 최근 이러한 공공용지에 대한

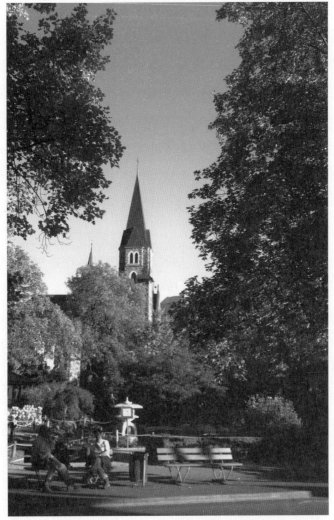

:: 사진 1-3 찾기 쉬운 접근성은 녹지 공간 설계에서 중요한 요인이다.

압력이 더욱 거세지고 있다.

최근의 연구들은 신상과 복지에 대한 자연의 이용과 접근성에 대한 조사를 수행해 왔다. 덴마크, 네덜란드, 그리고 스웨덴에서 녹지의 접근과 건강인자들을 비교 조사한 연구에 의하면 생활권 주변의 자연과 녹지를 정기적으로 이용하는 사람들이 더 건강하고 복리수준이 높았다고 밝히고 있다. 주변 녹지와의 거리가 가까울수록 더 빈번하게 방문할뿐더러 실제로 스트레스 수준도 더 낮은 것으로 조사되었다. 게다가 자기 집에 정원이 있는 사람들은 스트레스에 훨씬 영향을 덜 받는 것으로 나타났다.

비록 건강과 녹지 간의 연관관계가 있다고 밝혀졌다 하더라도 자연 자체가 독립적인 원인으로 인간의 건강에 영향을 주는지는 아직 밝혀지지 않고 있다. 밝혀진 증거들에 의하면 이들의 인과 관계는 아직 명확하지 못하다. 다른 요인 중에서 주장되는 것은 공기 질의 향상, 스트레스의 감소, 육체적 활동에 대한 자극과 주민들과의 사회적 단절 역할 등이 거론된다. 제기된 여러 가지 녹지와 건강 간의 메커니즘들에서 가장 중요한 것이 무엇인지는 아직 불명확하다. 그러나 녹지가 건강 효과를 최적화하는 방법이 메커니즘에 의존하는 것임은 자명한 사실이다. 대기 미세먼지를 걸러내기 위해 자연의 요소를 활용하려면 녹지 구조를 효율적으로 다양하게 만들어주어야 하며, 이러한 요인들은 이완과 재충전을 위한 녹색 오아시스 역할을 할 것이다.

과거의 연구들은 두 가지 범주 중 하나에 속한다. 첫째 범주는 실험 연구이며 특히 스트레스의 경감과 집중 회복에 관한 것들이다. 이런 연구 대다수는 실험실 내에서 유발된 스트레스가 단기간에 어떻게 감소하는지에 관심을 두고 있다. 슬라이드 사진이나 비디오를 활용하여 인공환경과 자연환경과의 극명한 차이를 주로 활용하였다. 이런 범주의 연구 결과에 의하면 아직 다음과 같은 사항들을 명확하게 밝히지 못하였다.

(a) 주거나 직장 환경에서 자연과의 접촉에 의한 장기적 건강 편익은 무엇이고 얼마나 큰가?

(b) 어떤 종류의 자연이 가장 효과적인가?

(c) 이런 종류의 자연이 얼마나 필요한가?

(d) 충족해야 할 다른 요인들이 또 있는가?

마지막 부분과 관련, 특히 도시지역에서는 자연의 사회적 안전을 염두에 두어야 한다.

두 번째 종류의 연구는 자연과의 상관관계 연구이다(설문조사 또는 역학조사 등). 이런 연구들은 실생활에서 자연의 장기적 효과를 보는 데 적합하다. 그러나 관찰된 인과관계가 있다고 하더라도 밝히는 것은 어렵다. 더구나, 이런 연구들에선 현재까지 이론적 개발이 결여되어 있다. 녹지공간의 지역적 공급을 위한 지표는 이론적 바탕이 확고하지 않고 연구마다 각기 다른 경향을 보인다. 녹지의 지역적 공급차원뿐만 아니라 건강 효과도 공통된 계량화 방법이 결여되어 있고, 연구 간의 비교도 수월하지 않다.

앞서 말했듯, 각기 다른 자연환경이 주는 건강 증진과 유지효과에 대한 증거연구가 더 필요하다. 그래야만 새로운 건강 증진 정책의 한 분야로서 '자연이 주는 건강 서비스'가 올바로 이해되고 발전될 수 있을 것이다. 자연과 건강 간의 긍정적인 연관 관계는 현재 제시된 인간 건강에 대한 자연환경의 새로운 효과에 덧붙여 보다 종합적으로 이해될 수 있을 것이다.

···▶ 정주와 지역화 : 우리가 거주하는 자연과 건강

이미 논의한 바와 같이, 생활권 주변의 숲은 야외 환경과 건강 그리고 웰빙의 관계에 아주 중요한 역할을 한다. 생활권 주변의 숲은 집이나 직장 또는 학교를 포함한 시간 대부분을 보내는 장소 주변에 있으므로 자연적 요소와 특징이 매우 중요하다. 경험적으로 알 수 있듯이 사람들은 생활권, 특히 집 주변의 자연 공간을 가장 많이 이용하며, 안정감과 소유감의 터전으로 아름답게 느낀다. 생활권 주변의 자연이 주는 건강 편익에 대한 자료는 다양한 지속 가능한 목적을 위한 지역 설계에 도움을 줄 수 있다.

생활권 주변의 자연환경에서 활동을 장려하며, 야생동물과 녹색의 교류를 통해 공공적인 편익을 얻게 하려면 사람들을 여타 관심으로부터 숲으로 오게 하고, 특별한 활동을 하게끔 동기를 부여하고 또 지속해서 그 활동을 할 수 있게 하여야 하며, 적합한 장소가 될 수 있도록 설계와 홍보를 해야 하고, 어느 집단을 집중적인 대상으로 할 것인가를 선정해야 하며, 다양한 건강 편익을 추구할 수 있는 활동을 하게 해야 하는 등의 고민이 있어야 한다.

도시의 녹지 공간이 접근하기가 수월치 않다는 연구 결과도 상당수 있다. 이 같은 이유는 차도와 같은 물리적 장애물, 사람들이 이용 가능한 지역을 알 수 없는 정보의 부재, 신체장애, 토지소유권 문제, 한 특정 집단이 다른 집단의 이용을 배제하는 특정 활동, 아름답지 못하거나 불합리한 배치, 위치, 설계, 그리고 기반시설 등이 있다. 접근성은 그 장소로 진입을 유도하는 내적 기반시설은 물론 외적 기반시설도 필요하다. 녹지 공간은 이용객들에게 아름다워야 하며 또 이용 목적을 달성하기 위해 적정한 시설이 있어야 한다. 예를 들어, 사회적 교류가 빈번한 도시를 만들려면 조그마한 도시공원을 많이 건설하는 것이 좋은 선택이다. 녹지 공간과 활동뿐만 아니라 그 공간의 이용객들에게도 차별성이 적용된다.

각기 다른 구조와 기반시설에서 오는 건강 편익에 대한 이해와 경제 분석을 포함한 편익의 측정 도구와 범위를 설정하는 연구가 필요하다. 한 지역에서도 도시와 산촌 출신의 사람들 간에는 극명한 차이(가치의 차이가 아닌)가 있다고 하는 많은 사회 연구가 있다. 최근 유럽의 경향으로 보면 농산촌 지역에 거주한다더라도 도시 지역 주민들과 거의 비슷한 라이프 스타일과 심리태도를 가지고 있다.

앞으로의 연구에서는 생활권 주변의 숲을 이용하는 데 특별한 필요가 있는 어린이, 노년층과 소수 민족 같은 집단에 대한 특별한 관심을 쏟아야 할 것이다. 이런 특별한 사회 집단의 요구를 충족하기 위해서는 차별화되고 특성에 맞는 맞춤형의 연구 접근이 필요하다. 예를 들어 어린이 집단의 경우, 도시나 자연환경에서 모두 안전에 대한 우려가 제기되어 야외 환경의 접근에 대한 위험 요소를 고려하여야 한다. 유럽 전역에 걸쳐, 어린이들이 야외에 접근하는 것을 허용하는 데는 현격한 차이가 있으며, 위험과 어린이들의 안전에 관한 생각에도 문화에 따라 차이가 있다. 유럽의 문화 다양성과 이민자 집단은 자연과 교류하는 측면에서도 다른 인식과 필요가 있으리라는 것도 연구되어야 한다. 소수 민족의 욕구에 대한 더 많은 연구 자료가 필요하며, 이는 사회 통합과 일치에 관여된다.

⋯▶ 건강 정책과 경제

여러 분야의 공공정책은 중요한 건강 관련성을 가지고 있다. 이러한 관련성은 항상 정확하고 올바르게 평가되고 고려되는 것은 아니다. 건강과 복리의 증진, 그리고 건강 효과의 위험성을 최소화시키는 것이 중요하다고 한다면, 공공정책을 수립할 때 이런 것들을 고려하여야 한다. 서서히 국제기구나 국가의 정책 결정자들로부터 녹색과 건강 간의 관계에 대한 관심이 요구되고 있다. 유럽의 여러 국가는 정책의 자료로 삼기 위해 건강과 자연에 대한 최신의 연구 결과를 분석하고 있다. 이런 분석들은 자연이 건강에 미치는 직접 또는 간접 효과를 포함하고 있다.

야외환경과 건강의 관계에서 농업과 임업이 중요한 역할을 하고 있다. 이런 역할들은 지난 10여 년간 유럽에서 근본적으로 변화됐으며, 농업과 임업분야에서 다기능적 특성이 중요시되어왔다. OECD에 의하면 다기능성이란 한 경제적 활동이 다른 여러 결과를 갖는 것

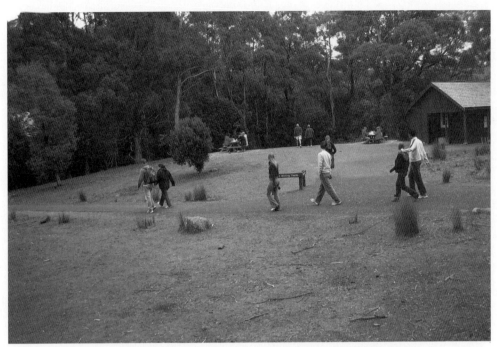

:: 사진 1-4 걷기, 산책 등 실외 운동은 건강에 좋다. 실내와 실외운동의 차이도 점차 규명되고 있다.

이라고 정의되며, 이런 덕택으로 한 번에 여러 사회적 목적을 달성할 수도 있다. 그러나 현재 농업과 임업에서 다기능성을 논의할 때 건강 효과뿐만 아니라 자연과 연관된 활동이 주는 사회적 가치 측면은 배제되는 경향이 있다. 그러나 인간 건강과 복리와 같은 서비스를 다루는 더 많은 기회가 주목받고 있다. 예를 들면, 사회적 수요가 증가함에 따라 대체시장재에 대한 관심이 높아지고, 전통적인 농업위기에 대한 인식이 커지고 있다. 농촌개발의 틀에서 유럽의 정책은 농업 기업의 다양화를 권장하고 보조하였다. 예를 들어, 네덜란드와 다른 여러 나라의 치유 농업이 제공하는 건강과 사회 서비스는 다기능성을 향상하는 방안으로 간주하며, 농업시장의 세계화 추세가 요구하는 농장 특성화의 해결책으로도 여겨진다. 다기능화는 예를 들어 농가 또는 농업기업이 다른 경제 분야에서 생산활동을 하는 것도 포함된다.

녹색을 가꿈으로써 얻어지는 편익과 다른 녹색과 건강 간의 교류 편익 가치를 어떻게 평가하느냐 하는 것도 또 다른 이슈이다. 이의 평가를 위해서는 비용—편익에 대한 계량화 평가 시스템이 요구된다. 현재까지 녹색을 가꾸는 서비스에 들어가는 직간접 비용은 공공재원에서 대부분을 충당하고 있다. 비시장 산물 서비스가 제공될 경우엔 산출에 대한 비용보다는 투입에 관련된 비용이 대부분이다.

정책결정자가 자연과 건강에 대한 여러 가지 효과에 대한 더 깊은 통찰을 할 수 있고, 긍정적 측면과 부정적 측면을 볼 수 있는 증거들이 필요하다. 최근까지 긍정적 효과를 보고한 실증적인 연구들은 스트레스와 집중에서 오는 피로의 회복과 같은 단기적 효과를 다룬 것들이 대부분이다. 그러나 방법론적으로 합당한 자연과 건강 요인의 관계를 조사한 증거 연구들은 매우 한정되어 있다. 자연과 건강에 대한 이러한 주제뿐만 아니라 다른 주제를 다루는 연구가 더 많이 수행되어야 한다. 그래야만 자연과 건강에 관련된 지식기반이 확충되고, 그럼으로써 많은 연구 자료가 축적될 뿐만 아니라 실제로 적용될 수 있고, 더 깊고 높은 차원의 지식이 창출되며, 협력체계 구축이 이루어질 수 있을 것이다. 또한, 책무와 재정과 같은 측면에서 다른 여러 분야 역할자의 참여가 명백히 필요하다.

앞서 논의했듯이 녹색과 다른 자연과 건강 관련 연구에서 더욱 효율적인 편익과 가치 평가의 틀이 필요하다. 이런 활동의 경제적 측면을 고려하지 않고는 이를 실제 정책 입안에 적용하는 것은 어렵다. 효과적인 경제적 분석에는 시장재적 가치와 공익적 가치가 함께 고려되어야 하며, 사회적 책무, 지역적 수준의 영향 등도 고려되어야 한다.

이런 평가는 다분히 다학제 간의 협력이 필요하며, 자연과 건강의 관계에 있어 다양한 종류의 재정 사항과 광범위한 분야의 내용이 다루어져야 한다.

···▶ 후속 연구의 제안

본 Action에서는 유럽에서 사람들의 일상에서 자연과의 접촉이 건강에 아주 큰 공헌을 한다는 것을 발견하였고, 자연이 건강을 유지하고 증진하는 도구로서 아주 중요한 역할을 할 것임을 알 수 있었다. 자연 중심의 건강 편익이 더 강조되기 위해서는 새로운 연구에의 투자와 함께 지금까지 알려진 지식과 이에 대한 보다 더 효율적인 협력이 필요하다.

지금까지 알려진 필요한 후속 연구의 주요 내용은 다음과 같다.

1. 자연으로 인해 치료의 감소와 질병 발생의 감소에서 오는 실질적인 경제적 편익의 증

거가 있다. 예상되는 재정 절감의 크기를 이해하기 위해 유럽 전역에 걸친 비용—편익 분석이 요구된다. 현재 진행된 연구는 잠재적인 사회적 편익을 측정하기엔 너무 작은 규모이다.

2. 유럽의 숲은 아직 건강 정책이나 산림 정책에서 충분히 이해받고 있지 못하는 건강 자산이다. 숲은 대중들에게 접근 가능해야 하며 건강을 지키기 위해 최소한의 비용이나 무료로 개인과 대중들이 이용할 수 있어야 한다.

3. 자연을 이용한다는 것은 공중보건정책 측면에서 고려되어야 한다. 일부 국가의 관습이나 사례 등이 좀 더 넓게 확대되어 적용될 필요가 있다.

4. 사회적, 그리고 환경적 박탈과 열악한 건강과는 강력한 연관관계가 있다고 알려졌다. 도시 숲과 도시 녹지는 열악한 환경을 가장 빨리 개선하며, 시민들의 건강을 증진한다.

5. 어린아이, 노년들, 장애인, 그리고 저소득층 등 비교적 이동이 적은 집단들이 건강과 운동을 위한 숲이나 녹지의 정책으로 말미암아 특정한 혜택을 볼 수 있는 '긍정적 차별 편익'이 있다.

6. 환경과 건강에 대한 최근의 정책은 환경의 위험성에 너무 치중되어 있고, 건강에 매우 도움이 될 가능성을 간과하고 있다. 더구나 위험에의 치중은 사람들로 하여금 자연을 이용하는 데 장애물을 만들고 녹지로부터 얻는 편익을 가로막는다.

7. 자연과 자연지역으로의 접근은 생활중심 건강증진 정책의 중심적인 주제가 될 수 있을 것이다.

8. 야외 자연환경과 건강 그리고 복리 간 긍정적인 관계에 대한 보다 더 설득력 있는 증거의 확립이 필요하다. 이에 대한 작용과 각기 다른 집단에 주는 편익에 대한 연구가 필요하다.

9. 자연의 접촉에서 오는 건강에 대한 연구 의문은 전국적인 건강 조사와 함께 수행되어야 한다.

10. 예를 들면 도시 과밀화와 같은 논의에서 건강은 도시와 토지이용계획에 있어 중심 주제가 되어야 한다. 도시계획과 녹지공간 관리에서 건강한 라이프 스타일과 결합한 방법과 전략에 노력을 기울여야 하며, 그렇게 된다면 큰 효과가 있을 것이다.

11. 새로운 연구는 기존 연구의 광범위한 목록을 바탕으로 수행되어야 한다. 여러 연구가 진행됐지만 여러 갈래로 분산되어 있다. 연구 결과들이 서로 상호 인용될 필요가

있다.

12. 후속 연구들은 더 객관적인 이론적 틀과 과학적인 방법론에 따라 진행되어야 한다. 질적으로 수준이 있는 연구들도 있지만, 과학적 연구 방법에 입각한 연구는 의학이나 관련 분야에서 인정을 받을 것이다. 객관적이고 과학적인 이론의 틀, 정의와 방법론은 다른 학문 분야들의 연구와 비교할 수 있게 한다.

13. 자연에서 산출된 건강 관련 산물과 생활용품 등에 대한 지식과 자료가 더 필요하다. 물질규명으로부터 상업화까지 다학제 간의 연구 과정이 필요하다.

14. 다분야 간, 다학제 간의 연구가 필요하다. 야외 환경의 건강편익뿐만 아니라 식품안전과 질, 환경의 보호 등과 같은 이슈가 포함된 미래 연구분야가 수행되어야 한다.

15. 자연과 건강에 대한 유럽에서의 연구가 빨리 발전하고 있지만, 다학제 간 연구 성격은 연구결과의 가시성과 영향을 감소시킨다. 연구결과가 몇몇 다른 과학분야에 보고되고 있으며, 이들 연구가 한곳으로 집중되어 발표될 수 있는 수준 높은 학술지의 창간이 필요하다.

⋯▶ 책의 구성과 COST Action : 5가지의 주제

이 책은 5가지 주제로 구성되어 있다.

● **1부** – 임산물과 환경서비스는 세 개의 장으로 구성돼 있으며 산림으로부터 생산되는 약재, 허브, 과실, 버섯, 유기농산물, 그리고 인간의 건강과 복리에 대한 목재와 비목재 산물, 경제적 사회적 발달, 대체 의학과 그 산업에 대해 다루고 있다. 산림 환경과 관련된 예방적, 기능식품성, 치료와 치유적 가치 및 편익에 대해 논의하고 인간의 건강에 대한 산림 환경 물질의 부정적이고 위험한 요인도 논의한다.

● **2부** – 신체와 정신 건강과 자연의 경험은 세 개의 장으로 구성되며, '어떻게 숲과 나무들이 건강과 복리에 공헌하는가?'란 의문을 논의한다. 이 의문에는 3가지 측면이 포함된다.

첫 번째 측면은 인간이 숲, 나무와의 교류에서 얻는 효과나 결과에 관한 것이다. 개인이나 대중적 차원에서 숲과 나무로부터 얻어지는 육체적이고 정신적인 건강 편익을 구체화하는 내용이 포함된다.

두 번째 측면은 과정에 대한 문제이다. 개인이나 대중이 숲과 나무로부터 얻는 육체적 그리고 정신적인 건강 효과를 생리적, 행동적, 심리적, 그리고 사회적 과정으로 설명한다. 또한, 이러한 과정이 수정되는 개인의 특성과 맥락들에 대해 논의한다.

마지막 세 번째 측면은, 건강과 복리의 과정에 관련하여 숲과 나무의 변이형태에 관한 논의이다.

● **3부** – 신체활동의 증진은 3개의 장으로 구성되었고 숲과 다른 자연 지역이 육체적 활동을 증진함으로써 가져오는 인간의 건강과 복리 공헌에 대하여 다루었다. 건강에 대한 육체적 활동 효과의 편익이 잘 설명되고 목록화되었다. 어떤 유발 요인과 주변 자연환경이 사람들을 여가시간에 더 육체적 활동으로 이끌고 있는지(더 자주, 장시간, 그리고 높은 강도로)에 대한 것이 덜 알려졌다. 또한 어떠한 육체적 활동이 실내환경에서 이루어질 때와 비교해서 자연환경에서 이루어질 때 인간의 건강과 복리에 더 큰 효과가 있는 것인지 명확하지 않다. 마지막으로, 만일 자연환경이 더 많은 육체적 활동을 유발하지 않고, 자연환경에서 운동이 수행되었다 하더라도 더 건강하지 않다고 가정할 때, 자연환경에서 더 많은 시간을 보내야 하는가? 하는 의문도 다루고 있다.

● **4부** – 치유와 교육적 양상은 두 개의 장으로 구성되었고, 숲과 나무, 그리고 녹지 공간이 다른 경제 선진국에서와 같이 산업사회 이후의 유럽에서 주목받는 건강과 복리에 관련된 치유의 힘과 치료 측면을 다루었다. 자연을 대표할 수 있는 숲과 나무는 가상 세계와 첨단기술이 만연된 현대사회의 스트레스가 주는 부정적인 효과를 상세하는 환경으로 증명되었다. 현대인들의 일상은 실내에서 주로 이루어지고 야외 활동은 그저 대수롭지 않은 활동으로 간주한다. 그러나 야외 휴양은 건강한 삶의 요인이며, 자연과 동떨어진 현대인들의 삶의 부족함을 채워주는 치료제의 역할을 하고 있다.

● **5부** – 산림과 건강 정책과 경제는 한 개의 장으로 구성되었으며 숲과 나무로부터 오

는 건강 효과의 경제적 가치에 대해 다루고 있다. 현재 유럽국가에서 건강에 관련된 이슈는 가장 큰 예산이 들어간다. 따라서 더 효과적인 치료와 방법 등을 마련할 필요가 있다. 숲을 기반으로 하는 재활의 활용이 병원에서의 과정보다 더 경제적인지에 대한 비용—효과의 확실한 자료가 필요하다.

끝으로, 경관에 있어 문화적 측면의 논의는 다음에 제6부 주제로 다룰 필요가 있다.

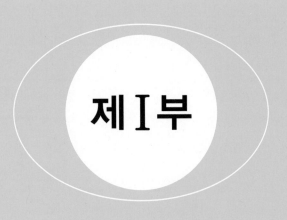

제 I 부

임산물과 환경 서비스

Chapter **2** 도시산림 및 도시산림의 생태계 서비스와 인간 건강

Chapter **3** 건강증진 및 의학적 효과가 있는 임산물

Chapter **4** 산림 환경이 건강에 미치는 부정적 측면과 위험한 효과

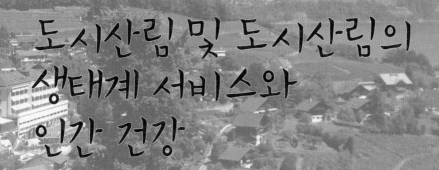

도시산림 및 도시산림의 생태계 서비스와 인간 건강

⋯ 산림이 다양한 상품과 서비스를 제공한다는 점을 염두에 두고 산림의 개념을 간단히 논의하는 것이
⋯ 이 장의 목표이다. 유럽이 산림에 부여한 서로 다른 역할과 의미에 반영되어 있는 유럽의 산림분류 체
⋯ 계에 대한 기술적 정보를 제공한다. 산림의 기원, 유형분류 체계, 지표들을 고려하여 도시산림을 특별
⋯ 히 강조하고자 한다. 산림지역과 녹지공간이 현재의 (지속 가능한) 도심에서 담당할 수 있는 역할을
⋯ 비롯하여 도시산림의 중요성을 분석한다. 도시환경에 대한 시민들의 상이한 태도가 유럽인들 사이에
⋯ 존재하는 문화적 차이를 고려하여 논의된다. 도시산림이 도시환경(예를 들어, 습도, 공기의 질, 생물의
⋯ 다양성)과 인간 건강에 미치는 효과는 마지막에 논의된다. 이번 장에서는 도시산림의 사회적 역할과
⋯ 함께 지역사회 산림과 같이 새롭게 떠오르는 접근방법을 통하여 지역사회와 산림 사이에 존재하는
  관계에 대해 살펴본다.

∷ 옮김 – 이연호 (충북대학교 경제학과 교수)

• 지오바니 사네시 (Giovanni Sanesi) 이탈리아 바리대학교 식물생산과학과 • 크리스토스 갈리스 (Christos Gallis) 그리스 테살로니키 산림연구소 • 한스 카스페리더스 (Hans Kasperidus) 독일 라이프치히 헬름홀츠환경연구센터 보존생물학과

···▶ 들어가는 말

지난 수십 년 동안 '산림(forest)'의 개념에 많은 변화가 있었다. 1960년대 이전, 산림은 주로 목재, 장작, 음식 등을 생산하는 장소로 여겨졌다. 다른 기능으로는 토양을 보호하고 산사태, 폭우, 급류로부터 거주지를 지키는 것이 있다. 그 후 환경과 환경보호주의에 대한 논의, 산림벌채와 대규모 산림 손실(아마존과 콩고 유역)에 대한 비판적 인식, 도시 문화의 역할 증가로 인하여 현대 사회에서 통용되고 있는 산림의 개념을 재정립할 필요성이 대두하였다. 현재 산림은 비목재 생산물뿐 아니라 환경적, 생태적, 사회적 편익을 가져다주는 중요한 원천으로 여겨지고 있다. 여러 저자는 서구사회에서 산림의 역할이 재화의 생산적 기능에서 소비적(주로 여가와 경관) 기능과 보호적(생물의 다양성과 침식) 기능으로 급속하게 변하고 있다는 것에 동의한다(Gluck과 Weiss 1996, Koch와 Rasmussen 1998, Eland와 Wiersum 2001). 이러한 산림에 대한 인식의 변화는 유럽 농촌 개발 정책의 변화에서 나타나는 농촌 환경에 대한 광범위한 인식의 변화를 반영한다. 더 광범위하게, 1992년 유엔환경개발회의(UN Conference on Environment and Development, UNCED)에서 시작된 국제적인 산림정책 과정은 경제뿐만 아니라 사회경제적 요소를 강조하는 지속 가능한 산림관리 원칙을 세웠다. 산림을 이해하는 방식의 변화는 유럽 국가들이 산림을 관리하는 방식에도 변화를 가져왔다. 이 변화는 복잡한 생태계를 보호하고 광범위한 사회적 편익을 가져오는 것을 관리목표로 삼고 있는 공유림에서 특히 두드러진다. 다양한 수준의 행정부서 간에 통합되는 추세도 보인다(Kennedy 등 2001). 그러나 사유림에 대한 분석은 더 어렵다. 비목재 생산물과 산림 서비스에서 소득 창출이 어려운 것이 소유주에 대한 주요 제약요건이며, 새로운 기술과 지식이 필요하다. 또한, 이것은 산림관리가 경관과 오락적 가치에 영향을 미치는 경우, 특히 도시 근교 산림의 경우에 갈등을 초래한다(Tahvanainen 등 2001).

산림은 물리적 독립체일 뿐만 아니라 상징적, 문화적 가치를 지니고 있는데, 이 때문에 사회에서 산림과 숲에 대한 인식이 다르다. 이 장의 3가지 주요 목표는 다음과 같다.

① 유럽에서 사용되고 있는 '산림'이란 용어의 복합성을 설명한다.
② 도시에서 산림과 수목의 편익과 환경적 기능에 대한 현재의 지식을 보여준다.
③ 인간 건강을 위한 자원으로서의 산림과 숲을 소개한다.

···▶ 산림 분류 체계

기술적으로 산림은 토지이용에 대한 산림 덮개(임상 식물)의 빈도(frequency of forest cover on land use), 나무덮개 비율(tree canopy cover rate)이나 수종의 구성 또는 산림구조 등과 같은 특정 모수를 기준으로 분류될 수 있다. 이러한 접근은 주로 산림조사학(forestry inventory)과 통계학에 속한다. 하지만 이러한 자료는 다양한 방식으로 적용되기 때문에 유럽국가들 내에서 산림은 서로 다른 방법으로 정의되거나 분류될 수 있다(European Commission 1997).

최근 교토의정서와 같은 국제적인 정책과정에서 통용될 수 있는 공통의 정의가 필요함에 따라 국제임업연구기관연합(Global Network for Forest Science Cooperation, IUFRO)과 유엔식량농업기구(FAO)와 같은 기관들은 산림지대에 대한 국제적 표준 분류법을 도입하였다. 유엔식량농업기구는 '0.5ha 이상의 면적에 높이 5m 이상의 나무가 10% 이상 덮여있는 경우'를 산림으로 규정하였다(FAO 2004). 그러나 유럽연합 회원국들은 자료의 지속성과 충분한 시계열 자료의 확보를 위해 여전히 그들만의 고유한 정의를 사용하고 있다.

분류법에 대한 다른 접근 방법은 기후, 토질, 문화적 상황과 초목 조건에 따른 방법이 있다. 쿠젤라(Kuusela 1994)는 유럽 내에 유사한 관리제도와 개발기술을 가진 9개의 생태적 산림 지역을 정의했다.

본래 생태적 관점은 산림의 기원을 고려하여 원시림(native), 자연림(natural) 및 인공림(planted)으로 구분한다. 원시림(virgin forest), 노숙림(old growth forest), 자연림(natural), 준자연림(semi-natural), 이차림(secondary forest)과 같은 용어들이 여러 국가 사이에서 공통으로 사용되고 있지만, 종종 다른 의미를 내포한다. 인위적 재생으로 조성된 산림에서는 재생 방법 및 모양, 구성, 수종 분포, 생태적 성격에 의해 규정되는 '사람의 발자국(human footprint)'을 고려할 수 있다. 교토 의정서에 따르면 이러한 종류의 산림은 조림(afforestation)과 재식림(reforestation)으로 분류될 수 있다.

역사와 과거의 관리라는 관점에서는 관리된 산림과 관리되지 않은 산림으로 나눌 수 있다. 그러나 유럽의 산림은 대부분 약간의 관리를 받아왔다. 산업화와 연계된 18세기 유럽의 도시화는 경관을 변화시켰으며, 사람과 자연의 관계 또한 변화시켰다(Thomas 1983). 몇몇 사람들(Trentmann 2004)은 자연에 대한 인식에 영향을 주는 주요 패러다임으로 소비주의 문화를 지적하기도 하였다.

⋯▶ 도시 산림과 녹지공간 – 유형분류 체계와 지표

'도시산림'이라는 용어는 1960년대에 미국에서 유럽으로 소개되었다. 당시 이 용어는 도시와 도시근교의 숲(woodland)에 초점을 맞추었다(Konijnendijk 2003, Konijnendijk 등 2006). 벨(Bell 1997)은 개방 공간이 여가에 사용될 수 있다고 확신하려면 주택지에 가까워야 함을 보여주는 연구를 요약하였는데, 400m 이상이면 방문 빈도가 급격히 낮아진다. 이 연구결과는 건강의 측면에서 도시 숲과 산림에 대한 관심을 증가시켰는데, 이러한 숲에 많은 사람이 접근하기 용이하기 때문이다. 보네스(Bonnes 외 2004) 등은 로마에 대한 연구에서 지역 주민이 도시와 도시 주변 지역을 이용하는 데 있어서 위치, 접근성, 거리의 역할이 중요함을 확인하였다.

자연적 및 준 자연적인 산림과 숲 외에도 도시산림을 구분 짓는 또 다른 요소들은 공원, 정원, 그리고 많은 나무로 덮여있는 녹지이다. 전문가들은 도시산림의 정의에 거주지, 학교, 그리고 병원 근처에 있는 녹지지대의 단목(單木, single tree)이나 나무, 그리고 우거진 초목을 포함한다.

도시산림은 기원이 다르다. 20세기 중반부터 비교적 낮은 비용으로 기존의 산업용지에 나무를 키우는 신기술이 발전함에 따라 도시에 숲을 확장해 왔다. 영국에서는 지역사회 산림(community forestry)이라는 새로운 용어가 생겨났다. 이 용어는 이전에는 유럽에서 공동 소유의 산림을 가리키는 말이었지만, 그 이후 지역사회와 도시에 사회적, 경제적, 환경적 편익을 제공할 목적으로 도시근교에 새로운 경관을 조성하는 것을 뜻하기 시작했다(Colangelo 등 2006).

지역사회 산림 및 유사 프로그램들은 자연 생태계 가치와 기능을 보존하고 주민들에게 이익을 제공하는 녹지공간의 네트워크를 뜻하는 녹색 인프라(green infrastructure)의 개념을 도입했다(Benedict와 McMahon 2002, Benedict와 McMahon 2006). 또한 녹색 인프라를 '자연과 사람에게 유익한 토지사용 계획과 실천을 고무시키는 토지보존에 대한 체계적이고 전략적인 접근을 촉진하는' 과정으로 묘사하고 있다.

도시산림은 어떤 지역에서든지 중요한 부분이며, 문화의 표현으로 간주한다. 즉 문화가 다르면 산림을 보는 시각도 달라진다. 이러한 시각 차이는 지속적이며, 문화가 변함에 따라 산림에 대한 이해도 새롭게 변한다. 보네스(Bonnes 외 2004) 등은 산림에 대해 양면적이고 대립하는 태도를 발견하였다. 한쪽에서 사람들이 그들 자신을 자연의 일부로 보고, 자연 공간에 대해 긍정적인 태도를 보이는(Sanesi 등 2006) 반면 다른 쪽은 도시 녹지와 산림을 포함한 자연에 반대하며, 이를 이용하는 데 개인적 불안을 느끼기도 한다. 자연 공간의 사용에 대한 개인적인 경험은 태도에 크게 영향을 미치며, 이용 가능한 도시산림의 양이 사람들의 만족도와 녹지이용에 대한 태도에 긍정적인 영향을 주는 경향이 있다는 연구결과도 있다.

영국 산림청이 2년에 한 번씩 하는 방문 설문조사에서 사람들은 평화로움과 조용함, 야생동물, 매력적인 경관, 그리고 안전한 환경 때문에 숲을 방문하는 것으로 나타났다(Slee 등 2005). 영국 국민들은 매년 약 3억 5,500만 번 숲과 산림을 방문하며, 지난 2년 동안 영국 국민의 3분의 2가 숲과 산림을 방문하였다.

따라서 산림의 질은 그 산림이 사용되는 목적과 분리될 수 없다. 산림은 항상 많은 기능을 수행하고 있기 때문에 단일한 지향점이 없으며, 산림관리는 다양한 목적들 사이에 균형을 찾는 것을 지향해야 한다. 도시 계획에서는 공공의 개방공간과 접근성이 두 가지 주요 지표가 된다(Roma 등 2000). 도시의 녹지에 대한 접근성은 도시의 지속 가능성과 삶의 질에 대한 중요한 지표로 제안됐다. 도시는 총 도시면적에서 개방공간이 차지하는 비율, 크기, 모양, 스포츠와 레저 시설 및 이 시설의 거주지역별 분포 등에서 차이가 있다. 로마(Roma 외 2000) 등은 유럽지역의 도시 조사에서 도시 간의 도시산림(녹지공간) 공급의 차이점을 살펴보았다. 보통 이용 가능한 녹지공간은 주로 수도의 중심부나 주변 지역, 북부 지역에 더 많다. 대부분의 유럽 도시들에서 이용 가능한 녹지공간이 증가하는 추세를 보이고 있다. 녹지에 대한 접근성은 중요한 지표지만(유럽 공동지표 A4는 5천㎡ 이상의 공동 개방지역의 300m 이내에 사는 사람의 비율과 관련이 있음), 표면적으로만 받아들여서는 안 된다. 밀라노와 뮌헨을 살펴보면, 밀라노는 도시를 가로질러 퍼져있는 상대적으로 작은 규모의 수많은 공공 개방지역들로 특징지어지지만, 뮌헨은 도시 교외에 집중된 훨씬 더 큰 지역으로 특징지어진다. 반면에 최적 상황은 슈투트가르트에서 찾아볼 수 있다. 이 도시의 전경은 크고 잘 연결된 녹지공간 체계에 대한 예를 보여준다. 지도에서 즉각적으로 볼 수 있는 이러한 차이점들에도 불구하고, 지표에 따르면 두 도시는 유사한 값을 갖는다(Kasanko 등 2002).

····▶ 산림과 도시 : 도시환경에 대한 시사점

도시산림과 지속 가능한 도시

20세기 말 지속 가능한 도시의 개념을 중심으로(Töpfer 1996) 도시계획의 새로운 이야기가 전개되는데, 이것은 도시환경의 생태 보전을 위한 산림의 중요성을 더 잘 이해하는 차원에서 중요하다. 오늘날 도시계획의 주요 목표가 환경의 질과 삶의 질을 훼손시키지 않고 개발을 달성하는 것이라는 개념은 학술과 정치 보고서(Kahn 2006, European Commission 1996)에서 통용되고 있다. 동시에 퇴플러(Töpfer 1996)는 도시개발이 더 넓은 지역, 심지어는 전 세계 환경에 미치는 영향도 고려하는 전체적인(holistic) 접근방식이 출현했다고 주장한다. 그렇듯 도시정책을 보는 관점이 외부성 및 도시와 더 넓은 환경 간의 복잡한 관계에 대한 이해의 증가를 반영하는 방향으로 옮겨가고 있다. 중요한 이정표는 유엔환경개발회

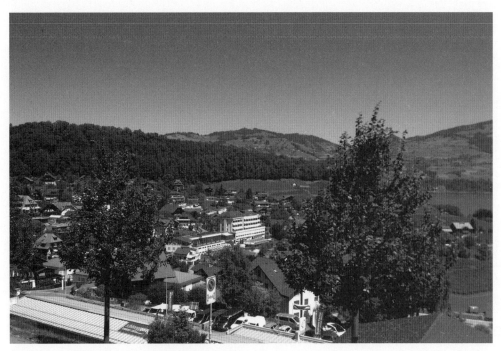

:: 사진 2-1 도심과 숲이 잘 연결된 녹지공간 체계의 전경

의(United Nations Conference on Environment and Development, UNCED 1992)였는데, 이 회의는 지속 가능한 숲 관리(Humphreys 1996)를 위해 현재의 전 세계적인 정책과정뿐 아니라 '생각은 전 세계적으로, 행동은 지역적으로'라는 슬로건과 함께 지역의 결정자, 기업, 제3부문 활동가, 그리고 시민 사이의 협력을 강조하는 의제 21(Agenda 21)을 출범했다.

핸콕(Hancock 1996)은 UNCED의 지속 가능성의 3가지 축(경제적, 사회적, 환경적)을 도시계획에 적용하여 도시환경에서 건강, 사회 복지, 환경의 질, 생태계 건강, 경제활동 사이의 관계를 강조했다. 지속할 수 있는 도시개발을 위해서 그는 환경의 생존 능력, 공동체의 친목, 경제적 번영을 통합하고 조화시킨 모형을 제안한다. 환경의 생존 능력은 양호한 공기, 물, 토양, 음식뿐만 아니라 지역 생태계의 질을 의미한다. 도시환경에서 이러한 종류의 재화와 서비스(Groot 1987)는 도시의 숲 생태계를 통해 제공될 수 있다(Bernatzky 1983, Rowntree 1986, 1998). 공동체의 친목이란 용어는 사회적 관계망, 사회적 유대, 도시 공동체, 그리고 사회적 연대를 의미한다. 경제적 번영은 공동체가 기본적인 욕구를 충족할 수 있는 충분한 수준을 의미한다. 어떠한 경제 활동도 사회적으로 공정하고 생태학적으로 지속 가능해야 한다. 후자는 경제활동이 자연자원을 낭비하지 않고, 환경을 오염시키지 않으며, 생태계에 피해를 주지 않아야 한다는 것을 의미한다. 이러한 관점에서 건강한 도시산림 생태계의 존재는 이상적인 지속 가능성 조건을 위한 중요한 지표이다.

자연공간은 도시 삶의 질과 행복에 얼마나 중요한가? 블랙(Black 1996)은 자연과 문화의 구성요소로서 도시환경을 고려한다. 자연요소는 기후, 공기, 물, 토양, 식물, 그리고 동물이다. 도시환경에서 녹지공간은 열응력(heat stress)과 관련된 기후 특성의 요인을 개선하고 영향을 줄여주며, 사람들에게 편안한 야외 공간을 제공한다(Lafortezza 등 2009). 문화적 환경은 인간 활동의 복합체, 즉 공원과 녹지 공간 및 우리가 이러한 환경을 유지하고 개발하는 방법과 방식을 포함한 주거 환경이라고 정의된다. 질병의 부재뿐만 아니라, 육체적, 사회적, 정신적 행복을 포함하는 세계보건기구의 건강의 의미(WHO-HFA 2002)를 적용하면, 도시산림은 이러한 이상적인 인간건강을 달성하는 데 중요한 기여를 한다고 말할 수 있다.

츌라스(Tzoulas 외 2007) 등은 다양한 학제 간 연구를 통합하여, 도시 및 도시근교의 녹지 공간(즉, 녹색 인프라)은 그곳에 거주하는 사람들에게 쾌적한 환경을 조성해주고 육체적, 정신적 건강에 이득을 준다고 주장한다.

더 깊이 들어가면 사회의 행복은 정부의 통치 문제와 시급한 환경 사안에 대한 시민의 의사결정 과정 참여와 관련되어 있다. 사회의 행복은 안락한 주거공간, 녹지, 오락 및 문화 활동, 그리고 대중교통과 연관되어 있다. 건강한 대중은 쾌적한 지역 환경에 공정하게 접근함으로써 높은 수준의 소통과 참여 및 지역의 의사결정 과정에 대한 시민의 참여를 의미한다.

이것은 우리가 도시와 도시산림 사이의 관계를 다시 생각하게 하는 틀을 제공한다. 우리는 도시산림의 모양과 배치가 도시의 물리적, 생물학적 특성을 결정할 뿐만 아니라 사회경제적 환경에도 영향을 미친다는 사실을 알고 있다.

노왁과 드위어(Nowak과 Dwyer 2007)는 도시 녹지공간의 이득은 적절한 관리에 달려있다고 보았다. 그래서 우리가 도시산림의 유지와 공급으로부터 발생하는 이득과 비용에 대해서 더 잘 알아야 한다고 주장한다. 도시산림의 많은 이득은 눈에 보이지 않기 때문에 그들은 도시산림이 제공하는 서비스를 계량화하고 돈으로 환산해 정책결정자가 비교할 수 있도록 하는 환경 경제학을 주장한다.

우리는 이러한 서비스의 경제적 가치를 이해해야 하며, 관리자는 다양한 관리방법으로부터 발생할 수 있는 이득을 이해하는 능력이 필요하다. 그 목적은 어느 지역이든 거기에 적합한 이득을 제공하는 것이다. 도시의 산림관리는 도시산림을 도시 내와 도시 밖까지 확장되는 생태계로 봄으로써 자연과 사회경제적 체계 사이의 상호작용을 분석하는 것을 목적으로 한다(Rowntree 1986).

도시산림은 도시환경의 질에 영향을 미침으로써 도시 삶의 질에 영향을 준다. 도시산림에 초점을 맞추고, 도시산림을 가꾸어 도시환경의 질을 향상시키는 목표, 기준, 척도를 정의하는 의제 21 발의문(Agenda 21 initiatives)에서 이것의 예를 찾을 수 있다.

유럽의 도시들이 유럽의 지속 가능한 도시와 마을 캠페인(European Sustainable Cities and Town campaign)에서 수상했는지를 분석한 후, 비틀리(Beatley 2000)는 '많은 유럽 도시는 인간의 삶이 친환경적이며 생태학적일 수 있으며 동시에 이들 도시가 주거지나 일터로서 매우 바람직한 장소임을 입증해 준다'고 주장하였다.

도시산림이 도시의 자연환경에 미치는 영향

이 장에서는 도시산림과 여타 녹지공간이 수문학(hydrology, 水文學), 기후, 공기의 질, 생물의 다양성이라는 관점에서 도시환경의 질에 어떤 영향을 미치는지 분석한다.

수문학

도시구조는 수문학에 영향을 주는데, 특히 비가 내리는 동안의 흘러내림의 가속화 현상이나 도로나 단단한 표면으로부터 씻겨 내려간 물질에 의한 수질 오염 등을 통해 영향을 준다. 도시산림은 이러한 영향을 줄이며 표면의 흘러내림을 조절하는 데 도움이 된다. 타이비넨(Tyrvinen 외 2005) 등은 나무가 도시의 수문학에 다음과 같은 영향을 미친다고 주장한다.

- 나뭇잎에 의한 저장과 증발을 통한 강수 차단
- 배수와 수계로의 수량 흐름의 최대 속도 감소
- 강우 충격 감소, 토양 유실 감소 및 오염물질의 씻겨내림 감소

많은 연구가 도시화된 지역의 수문학이 간단하지 않다는 점을 확인해 준다. 도시환경은 토지이용, 하층토(subsoil)의 특징 및 다른 요인들의 측면에서 매우 이질적이며, 이것은 모든 수문학적 과정에 영향을 미친다(Ragab 등 2003, Göbel 등 2004, Berthier 등 2006).

도시의 녹지에 대한 사례연구에서 강우의 증발을 추정하는 모형은 산림연구에 기초를 두고 발전해 왔다(Gash 외 2008). 이들은 도시 지붕으로부터의 증발과정이 숲 덮개(forest canopy)로부터의 증발과정과 매우 유사하며, 이 점은 산림의 증발모형이 도시 지붕으로부터의 증발(runoff)을 추정하는 데 유용하게 쓰일 수 있음을 뜻한다고 결론 내렸다.

산림과 토지에 대한 증거를 고려할 때, 물의 순환은 기후조건에 의해 크게 영향을 받을 수 있다(Martínez-Zavala와 Jordán-López 2009). 또한, 자연 지역은 물이 땅속으로 침투하도록 함으로써 지하수를 사용할 수 있도록 했다.

불투수성이 높은 도시지역에서는 증발량(runoff volume)이 대개 연평균 강우량의 60~70%로 추정된다. 투수할 수 있는 토양을 지니고 초목이 생장하는 도시지역의 경우는 증발량이 일반적으로 연평균 강우량의 10~20% 정도이다(MPCA 2000). 산림자원은 또한 상수도 보호와 지하수 공급의 관리에서 중요한 역할을 한다. 건실한 도시산림은 토양이 하수도와 상수도로 유실되는 것을 방지한다. 낙엽과 죽은 나무가 있는 토양은 많은 유기물질을 가지고 있어서 많은 양의 물을 저장할 수 있다(Cappiella 등 2005).

위드포드(Whitford 외 2001) 등은 영국의 머지사이드(Merseyside) 주에 있는 4개 도시지역에서 도시산림의 수문학적 영향을 연구했다. 그들은 연구를 통해 녹지공간의 비율, 특히 나무들이 도시지역의 생태학적 가치에 큰 영향을 미치는 것을 발견했다. 그들은 수문학의 관점에서 강우관리를 개선하는 수단으로서 옥상 정원과 투수성이 있는 도로포장을 제안했다.

기후 : 도시 열섬 효과

도시기후(climate)의 중요한 특징 중 하나는 도시 열섬(urban heat island, UHI) 현상인데, 이는 도시가 주변 시골의 녹지보다 기온이 훨씬 더 높게 나타나는 현상이다. 도시 열섬 현상의 강도는 도시의 열 중심부와 교외 간의 온도 차이에 따라 측정된다. 일반적으로 열섬의 강도는 도시 인구 규모와 밀도에 비례한다(Oke 1973, Gyr와 Rys 1995, Razel 등 2000). 도시 열섬 현상은 건물과 도로포장을 부분적으로 나무와 초목으로 대체함에 따라 단파 방사선(태양광)을 흡수하고 그 에너지를 장파 방사선(열)으로 방출함으로써 발생한다. 차량과 건물이 방출하는 에너지도 도시 열섬 현상을 강화시킨다.

도시의 열기는 시민들에게 심각한 건강문제를 초래할 수 있다. 예를 들면 2003년 유럽지역의 높은 기온으로 사망률이 급격하게 증가한 사례가 있다(Michelozzi 등 2005, Nogueira 등 2005, Poumadere 등 2005). 도시 열섬 현상이 지구온난화의 요인인지는 알 수 없지만, 도시환경의 질은 기온상승 때문에 영향을 받을 것으로 추론된다(Alcofirad와 Andrade 2008).

나무는 물을 증발시키고 잎 표면을 시원하게 만들며, 그 결과 나무 덮개가 잘 발달한 지역이 나무 덮개가 적거나 없는 도시지역보다 더 시원하다. 또 다른 효과는 낮은 기온이 탄화수소의 방출을 감소시킴으로써 오존 농도를 줄이는 것이다(McPherson와 Simpson 2002).

도시 나무가 도시 열섬 현상을 감소시키는 긍정적인 효과는 그늘을 제공하고, 증발을 통해 기온을 하강시키며, 여름철의 에어컨 수요를 감소시킨 것이다. 독일과 스웨덴에서 도시산림은 도시 열섬 현상과 기온에 긍정적인 영향을 미치는 것으로 평가된다(Tyrväinen 등 2005). 녹지의 냉각 효과는 공원 주변 지역 도시형태, 공원 주변의 토지 이용, 바람 흐름, 포장 방식, 나무 종류, 조경 설계를 비롯한 많은 요인과 관련이 있다(Brown과 Gillespie 1995).

공기의 질

도시산림은 공기의 질(air quality)을 개선한다. 대부분 오존(O_3), 이산화질소(NO_2) 이산화탄소(CO_2), 아황산가스(SO_2)를 차단함으로써 대기의 미세먼지를 감소시키는 나뭇잎의 표면효과(surface effect) 및 나뭇잎의 가스 흡수를 통해 이루어진다(Smith 1990).

베르나츠키(Bernatzky 1983)는 공원에서는 대기오염이 85%까지 여과될 수 있고 나무가 있는 거리에서는 70%까지 여과될 수 있다고 발표했다. 도노반(Donovan 외 2005) 등은 영국에서 나무의 대기오염(저층 오존, 산화질소, 일산화탄소) 제거 효과를 살펴보았다. 이 효과에 대한 가장 유명한 증명은 미국의 '시카고 프로젝트(Chicago project)'(McPherson 등 1994)이다. 맥퍼슨(McPherson 외 1997) 등은 시카고의 나무가 매년 약 5,500여 종의 대기오염물을 제거한다고 추정하였다.

오존은 초고층 대기권의 일반적인 구성요소로서 낮은 농도와 안정적 농도에서는 건강에 위협이 되지 않지만, 농도가 상승하면 건강에 위협이 된다(Power와 Willis 2004). 오존은 가장 낮은 대기층인 대류권에서 추가로 발생하며, 지표면에서는 오염물질(주로 차량과 휘발성 유기화합물에 의해 생기는 산화질소)과의 반응을 통해 생성된다. 이 반응은 광화학적이며 햇볕이 잘 드는 지역일수록 더 활발하다. 나무는 대기권에 있는 대량의 오존을 제거할 수 있다(McPherson 등 1994, 1998). 미국 로스앤젤레스의 도시화로 인해 산림지역이 20% 감소하자 오존 농도가 14% 증가하였다는 연구결과가 있다(Taha 1996, McPherson 등 1998, Nowak 등 2000).

선행연구로 나무가 대기에 있는 대량의 아황산가스(호흡기 질환과 관련됨)를 제거할 수 있다는 것이 증명되었다(McPherson 등 1994). 연구에 의하면 시카고에서 나무가 매일 약 3.9t의 이산화황을 제거하였고 이는 평균 시간당 대기의 질을 1.3% 개선한 것이다(Nowak 등 1998, McPherson 등 1994).

나무는 정상적인 성장 과정을 통해 대기의 이산화탄소를 제거할 수 있고 탄소를 자신의 바이오매스에 저장할 수 있다. 미국의 도시지역에서 나무의 연간 탄소 총저장량은 약 70,439,700t이다(Nowak과 Crane 2002). 따라서 도시산림은 대기의 이산화탄소를 감소시키는 데 있어서 중요한 역할을 한다.

녹지(일례로 공원)가 도시환경에 미치는 영향은 부정적일 수도 있다. 올리버−솔라(Oliver−Solà 외 2007) 등은 스페인의 바르셀로나에 있는 몬주익(Montjuïc) 공원의 영향을 분석한 결과, 이 공원의 녹지에서 소비된(시민에 대한 서비스) 에너지의 순환 사이클에 의해 발생한 이산화탄소를 흡수하기 위해서는 산림면적이 공원면적의 12.2배에 달해야 한다고 평가하였다.

대기 중의 미세먼지(airborne particle) 또한 도시산림(urban forest)에 의해 제거될 수 있다. 대부분은 나뭇잎을 통해 차단되며, 일부 입자는 나무 속으로 흡수될 수도 있다. 입자는 대기에 다시 나타날 수 있으며, 비를 통해 씻기거나 잎과 가지와 함께 땅에 떨어질 수 있다(Nowak 등 2006). 동시에 도시의 산림 덮개(canopy)는 상층 공기와 지면 공기가 섞이는 것을 제한해 하층 공기의 질을 크게 개선한다. 톨리, 브타미리드와 프랩스만(Tolly 1988, Btamryd와 Frabsman 1993)등의 연구에 의하면 1ha의 혼합 산림은 매년 15톤의 대기 미세먼지를 제거할 수 있으며, 가문비나무 산림은 이것의 2~3배의 미세먼지를 제거할 수 있다. 에스코베도와 노왁(Escobedo와 Nowak 2009)은 도시환경에서 나무 덮개의 미세먼지 평균 제거량이 $7.5g/m^2$라고 추정하였다. 또한 다른 연구들도 미세먼지 농도가 도시산림 지역에서 희석된다는 점을 입증하였다(Cavanagh 등 2009).

미세먼지는 호흡과 호흡기관의 이상 증상을 일으킬 수 있고, 심혈관 질환을 악화시킬 수 있으며, 폐 조직과 몸 방어 메커니즘을 손상시킬 수 있다(Du 등 2007). 이 때문에 도시산림은 미세먼지를 감소시키고 공기의 질을 개선하는 데 매우 중요한 요인이다. 그러나 나무가 휘발성 유기화합물(VOCs)의 근원일 수도 있다. 이 유기화합물의 방출은 건생식물(zerophytic trees)과 관련 있다(Loreto 등 1995, Loreto 2002, Rapparini 등 2004). VOC 방출과 오존 생성 사이에 연관성이 있지만, 도시 식물로부터 방출되는 VOC는 통상 인위적 배출원(anthropogenic source)의 방출량의 10%에도 못 미치며, 도시 식물은 오존의 생성과 농도를 감소시킨다(Taha 1996, Nowak 등 2006).

많은 사람이 산소 생산을 나무와 기타 육상식물이 가져다주는 큰 이득으로 생각하지만 막대한 대기 산소량과 나무와 육상식물 외에 다른 생산근원을 고려하면 나무로부터의 산소 생산 이득은 얼마 되지 않는다. 광합성작용으로 생산된 산소에서 호흡작용으로 소모된 산소를 제외한 양이 나무의 순 산소생산이다. 산소생산량은 원자 무게에 기초를 둔 탄소격리(carbon sequestration)로 추정된다(Nowak 등 2007 〈순 산소방출(kg/년)=순 탄소격리(kg/년)〉).

미국의 국경 지역에서의 탄소격리가 매년 2,280만 미터톤(매년 2,510만 톤의 산소)이라는 추정치를 이용하면, 미국의 도시산림은 매년 6,100만 미터톤(6,700만 톤)의 산소를 생산하는 것으로 추정되는데, 이는 미국 인구의 약 3분의 2가 소비하는 산소를 충분히 공급해주는 양이다.

생물의 다양성

도시 산림, 나무 및 녹지는 도시생태계의 생태기능과 환경기능에 기여한다. 도시녹지가 생물 다양성을 보호하는 데 중요하다는 것은 연구결과로 충분히 입증되었다(Gilbert 1989, Sukopp와 Witting 1993, Fernández-Juricic 2000). 하지만 이러한 기여는 주변의 환경뿐 아니라 그 지역의 내부구조에도 영향을 받는다. 몇몇 연구자들은 조류집단의 구조와 구성을 생물 다양성의 지표로 이용하여 도시산림과 생물 다양성 간의 상관관계를 상세히 살펴보았다. 페라라(Ferrara 외 2008) 등은 이탈리아의 바리(Bari)의 3개 도시 및 근교 산림에 대해 분석하였다. 분석 결과 도시 주변에서 도시 중심부로 오면서 생물의 다양성이 극적으로 감소했다. 이 감소는 녹지의 분할과 연결뿐만 아니라 다른 광범한 요인들에 의해 좌우되는 것으로 보인다(Lorusso 등 2007).

종합적인 연구를 통하여 사네시(Sanesi 외 2009) 등은 녹지가 산림식물의 다양성과 성숙도 및 식물종류의 수와 양(+)적 상관관계를 지니고 있음을 보였다. 그는 또한 도시 중심부까지의 거리가 새 종류의 다양성과 풍부도와 양(+)적 상관관계를 지니고 있음을 발견하였다.

몇몇 저자는 지역적 차원에서 녹지공간의 기능적 네트워크의 존재가 도시와 도시근교의 경관을 지속할 수 있는 생태계를 유지하게 하는 중요한 요인이라고 강조한다. 그들은 또한 이 네트워크의 존재가 도시 녹지공간에서 생태계의 다양성을 유지해 주는 자연 구조물(복잡성, 고목)을 보호하는 데 있어 중요하다고 주장하였다(Sandstrom 등 2006). 하지만 이러한 구조를 유지하는 것이 종종 도시녹지의 기능을 관리하는 데 있어서 갈등을 초래하기도 한다(일례로 접근의 안전성).

지난 10년간 자연 천이(natural succession)를 통해 이전에 공업지대였던 지역에 생성된 산림의 가치에 주목하기 시작했다(Markussen 등 2005).

····▶ 환경의 질과 인간의 건강

현대 유럽인들은 유사 이래 가장 건강이 양호하다. 오늘날 사람들은 과거 어느 때보다 더 긴 수명을 유지하고 있다(WHO-HFA 2002). 그러나 수명과 생활의 질은 별개의 것으로 생활의 질을 개선하는 문제는 지속적인 관심사였다. 이러한 조화의 개념은 수명과 생활의 질 모두를 고려하는 '삶의 질을 고려한 생존년(Quality-adjusted life-year, QALY)'에 잘 드러나 있다.

어떠한 것이 건강한 환경이고 높은 질의 생활인지는 설명이 필요 없을 만큼 자명하다. 개인의 생활방식을 보면 그 사람의 삶의 질을 쉽게 판단할 수 있다. 하지만 이는 개념을 구체화해야 하는 도시계획가와 정책결정자들에게 이는 쉬운 일이 아니다. 네덜란드를 광범위하게 연구한 마스(Maas 외 2006) 등은 인간의 건강과 생활환경의 친환경성이 어떤 관계를 지니는지 살펴보았다. 그들은 도시에 사는 사람들이 일반적으로 자연 친화적인 지역에 사는 사람보다 덜 건강하다고 주장하였다. 그들은 녹지 공간은 사치가 아니라 오히려 도시인의 건강을 유지하고 개선하는데 필수적인 요인이라고 주장하였다. 미쉘과 포햄(Mitchell 과 Popham 2007)은 녹지공간의 비율이 인간의 건강과 관계가 있다고 확인했지만, 이것이 도시에 사는 사람들이 더 부유하기 때문인지 혹은 양자 사이에 인과관계가 존재하기 때문 인지에 대해서는 확언하지 못하였다.

현재 5분의 4에 가까운 유럽 시민들이 법에서 규정한 환경 질의 한도를 침해하는 도시지 역에 살고 있다. 혼잡한 교통과 소음, 대기오염, 고도의 밀집 지역은 생활의 질을 하락시키 고 또한 사람들의 건강과 복지를 점점 더 악화시킨다(EEA 2006, Report No 10/2006).

따라서 도시 환경 상태는 대부분의 유럽인에게 매우 중요한 문제이다(EEA 2005; Report No 1/2005). 다른 한편으로 전 세계에서 특정지역에 이르기까지 환경문제는 부단히 증가 하는 도시 활동과 이 활동에 따라 자연자원에 가해지는 압력에 기인한다(EEA 2006; 보고서 No 10/2006).

도시 계획, 설계, 관리에 나타난 환경인식은 유럽의 지속 가능한 발전을 달성하기 위한 광범위한 문제들과 직접 연관되어 있다.

사회자원으로서의 도시산림

도시에서 산림과 녹지공간이 중요한 이유 중 하나는 녹지가 사람들이 공식적인 혹은 비 공식적인 오락과 사교활동에 사용될 수 있는 매력적인 장소이기 때문이다. 그러나 녹지 공간에 대한 인식과 사용은 문화에 따라 다르며, 지역별로도 차이가 난다. 현재 생활에 어 려움을 겪고 있는 사람, 소수민족, 이민자들의 사회적 통합을 촉진하기 위해 도시 녹지를 관리하고 확장하는 방안에 대한 연구가 점점 더 늘어나고 있다. 독일의 치아리와 젤란트 (Germann-Chiari와 Seeland 2004)는 청소년, 노인, 외국인, 실업자 및 기타 사회그룹이 스위 스의 도시 생활에 통합할 수 있도록 기회를 제공하는 데 녹지공간의 잠재력을 조사했다.

전통과 개인적인 경험 또한 사람들이 녹지공간에 갖는 기대에 영향을 미친다. 제홀드 (Gerhold 2007)는 토론토 주민들이 문화적 배경이 다름에 따라 도시 나무에 대한 태도가 달 라진다는 연구결과를 발표하였다. 영국 출신 주민들은 그늘을 조성하는 나무를 선호하는 반면 이탈리아와 포르투갈 출신의 주민들은 과일나무와 야채에 대해 관심을 가졌다. 중국 출신 주민들은 주변 나무에 관해 관심이 가장 낮았다. 녹지공간은 최근에 폭넓은 관심을 받는 정책 의제로 등장했다.

유럽에서 개방 공간은 공공소유인 경우가 많아 개방 공간의 관리도 평등권에 관한 법안에 의해 영향을 받고 있다. 일반적으로 지역사회에 차등을 주는 공공자산 관리방식은 수용될 수 없다(Lafortezza 등 2008). 예를 들면, 영국에서는 최근에 제정된 다양성과 평등성에 관한 법안에 따라 국가 산림 서비스 담당 부서가 모든 정책과 관리 방식을 다시 검토하게 되었다. 정책과 관리의 영향을 평가하는 데 있어 민족, 성별, 장애, 성적 성향, 생활단계와 믿음의 차이를 고려할 의무가 있다. 만약 부정적인 영향이 발견되면 시정 조처를 해야한다. 이 법안으로 인해 채용 관행에서 변화가 이루어지고 있으며 지역주민의 요구를 반영하여 개방 공간을 관리하는 지역주의 접근방법이 채택되고 있다. 이 때문에 주민들의 개방 공간 사용을 알려주는 데 있어서 문화의 중요성을 분석하고 관리자들에게 지역의 요구를 알려주는 사회적 연구가 필요하게 되었다.

⋯▶ 산림에 의존하는 공동체

직접 산림에 의존하여 생계를 유지하는 공동체가 있다. 산림은 미국, 캐나다, 핀란드와 같은 선진국 내의 제재나 제지산업에 의존하고 있는 지역사회뿐만 아니라 산림이 가족과 공동체의 일상적 생존에 필수불가결한 개발도상국에서도 중요하다. 그 밖의 지역에서 산림은 야외 관광지와 같이 지역 경제에서 중요하나 간접적인 부분일 수 있다.

'지역사회 임업(Community forestry, CF)'은 지역사회나 더 큰 사회집단의 통제(혹은 소유)에서 경제적, 사회적 목표를 제공하는 모든 산림경영 유형을 포함한다. 지역사회 임업의 관리는 종종 기타 토지 사용과 함께 더 큰 생태적 경관을 포괄한다. 일반적으로 지역사회 임업 관리는 생존(요리와 난방 등), 문화적 기능 및 시장 생산 등 다수의 목적을 포함한다. 지역사회 임업은 생존을 위해 산림을 관리하고, 농산물이나 산림에서 채취한 제품으로 제한적으로 시장에 진입하는 많은 그룹을 포함한다. 개발도상국에서 지역사회 임업은 가정(예를 들어, 농촌 공동체)의 소득을 증진하는 데 중요한 역할을 할 수 있다. 이러한 이유로 지역사회는 화재위험 관리를 포함해 토지와 산림자원을 지속할 수 있게 관리하는 데 있어서 중요한 역할을 한다(Pagdee 등 2006, Moore 등 2002).

유럽 국가에서 지역사회 임업은 종종 '지역사회 참여, 관여, 환경재생과 녹색 인프라 구축의 성공적 모델'인 영국의 국가 프로그램과 연관되어 있다. 지역사회 임업 프로그램 (Program of Community Forest)은 12개 주요 마을과 도시를 주축으로 주변 농촌과 녹지 공간을 활성화하는 메커니즘으로서 다목적 임업을 개발하고 그 사용을 평가하는 실험으로 부터 시작되었다. 이 프로그램은 산림과 여가에 대한 관심을 통합하는 문제, 토지관리 문제 혹은 폐기물 관리나 광물 채굴에 따른 토지훼손 문제 등과 같이 도시와 농촌 주변에서 발생하는 중요한 문제들에 대한 대책으로 만들어졌다. 영국의 지역사회 산림(community forests)이 총괄하는 산림면적은 총 450,000ha 이상인데, 이는 유럽에서 가장 큰 환경 계획(initiative) 중의 하나이다. 지역사회 임업은 지역 공동체들을 나무와 숲 및 관련 녹지를 기획하고 설계하고 관리하고 사용하는데 동참시키고, 통합된 환경적 · 사회적 · 경제적 이득을 제공하는 다목적의 산림관리 체계로 정의될 수 있다(Matthew 1994, Land Use Consultants 등 2005).

⋯▶ 결론

사람들은 자신이 사는 나라와 문화에 따라 각기 다른 방식으로 산림을 생각한다. 그럼에도 불구하고 나무와 산림이 현대 도시생활에 긍정적으로 이바지한다는 것에는 대부분 수긍한다. 녹지공간이 도시화의 부정적인 영향을 줄일 수 있다는 설득력 있는 증거가 있다. 녹지공간은 공기의 질, 생물의 다양성, 기후를 개선함으로써 마을과 도시를 더욱 쾌적하고 생활하기 적합한 환경으로 만들어 준다. 그러나 이것이 전부가 아니다.

산림에 대한 사회적 연구는 우리가 사회적 참여와 문화 통합 및 복지를 핵심 목표로 하는 새로운 산림관리 모델을 채택하게 한다. 건강을 위하여 산림을 관리하는 것이 이러한 새로운 방향이 하나이다. 유럽에서 녹색 환경을 산림관리의 핵심목표로 삼을 만큼 녹색 환경이 정신적 · 육체적 건강과 복지에 중요하다는 점을 보여주는 충분한 근거가 있다고 믿는다.

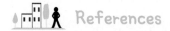 References

··· Alcoforado MJ, Andrade H (2008) Global warming and the urban heat island. In: Marzluff JM, Shulenberger E, Endlicher W, Alberti M, Bradley G, Ryan C, Simon U, Zum Brunnen C (eds) Urban ecology – an international perspective on the interaction between humans and nature. Springer, New York, pp 249 – 262

··· Beatley T (2000) Green urbanism: learning from European cities. Island Press, Washington, DC

··· Bell S (1997) Design for outdoor recreation. Spon, London

··· Benedict MA, McMahon ET (2002) Green infrastructure: smart conservation for the 21st century. Renew Resour J 20(3):12 – 17

··· Benedict MA, McMahon ET (2006) Green infrastructure: linking landscapes and communities. Island Press, Washington, DC

··· Bernatzky A (1983) The effects of trees on the urban climate. In: Trees in the 21st Century. Academic, Berkhamster, pp 59 – 76. Based on the first International Arbocultural Conference

··· Berthier E, Dupont S, Mestayer PG, Andrieu H (2006) Comparison of two evapotranspiration schemes on a sub-urban site. J Hydrol 328:635 – 646

··· Black D (1996) The development of the Glasgow city health plan. In: Price C, Tsouros A (eds) Our cities, our future: policies and action plans for health and sustainable development. WHO Healthy Cities Project Office, Copenhagen, pp 89 – 97

··· Bonnes M, Carrus G, Bonaiuto M, Fornara F, Passafaro P (2004) Inhabitants? Environmental perceptions in the city of Rome within the UNESCO programme on man and biosphere framework for urban biosphere reserves. Ann N Y Acad Sci 1023:1 – 12

··· Bramryd T, Frabsman B (1993) Stadens lungor–om luftkvsliteten och växtligheten i våra tätorter (the lungs of the city– on air quality and vegetation in our cities). Movium–SLU Stad och Land 116, Alnarp (quoted from Svensson and Eliasson 1997; in Swedish)

··· Brazel A, Selover N, Vose R, Heisler G (2000) The tale of two cites – Baltimore and Phoenix urban LTER sites. Climate Res 15:123 – 135

··· Brown RD, Gillespie TL (1995) Microclimatic landscape design: creating thermal comfort and energy efficiency. Wiley, New York

··· Cappiella K, Schueler T, Wright T (2005) Urban watershed forestry manual. Part 1: Methods for increasing forest cover in a watershed. United States Department of Agriculture Forest Service Northeastern Area State and Private Forestry, Newtown Square, PA

··· Cavanagh JE, Zawar–Rezab P, Wilson JG (2009) Spatial attenuation of ambient particulate matter air pollution within an urbanised native forest patch. Urban Forest Urban Green 8:21 – 30

··· Colangelo G, Davis C, Lafortezza R, Sanesi G (2006) L'esperienza delle Community Forests in Inghilterra (The experience of Community forests in England). Ri–Vista. Ricerche per La Progettazione Del Paesaggio (on line) 6:82 – 92

··· De Groot RS (1987) Environmental functions as a unifying concept for ecology and economics. Environmentalist 7:105 – 109

··· Donovan RG, Stewart HE, Owen SM, Mackenzie AR, Hewitt CN (2005) Development and application of an urban tree air quality score for photochemical pollution episodes using the Birmingham, United Kingdom, area as a case study. Environ Sci Technol 39(17):6730 – 6738

··· Du D, Kang D, Lei X, Chen L (2007) Numerical study on adjusting and controlling effect of forest cover on PM10 and O3. Atmos Environ 41:797 – 808

··· Eland BHM, Wiersum KF (2001) Forestry and rural development in Europe: an exploration of social–political discourse.

Forest Policy Econ 3:5 – 16

⋯→ Escobedo FJ, Nowak DJ (2009) Spatial heterogeneity and air pollution removal by an urban forest. Landsc Urban Plan 90(3 – 4):102 – 110

⋯→ European Commission (1996) European sustainable cities – Report of the expert group of the urban environment. Luxembourg Office for Official Publications of the European Communities, Lanham, MD

⋯→ European Commission (1997) Study on European forestry information and communication system. Reports on forestry inventory and survey systems, vol 2. European Communities, Luxembourg

⋯→ European Commission (2003) European common indicators – towards a local sustainabiltiy profile. Ambiente Italia Research Institute, Milano

⋯→ European Environmental Agency (2005) State of the environment report No 1. The European Environment. State and outlook 2005

⋯→ European Environmental Agency (2006) EEA Technical report No 10. The European Community's initial report under Kyoto Protocol

⋯→ FAO (2004) Global Forest Resources Assessment Update 2005. Terms and Definition

⋯→ Fernández–Juricic E (2000) Bird community composition patterns in urban parks of Madrid: the role of age, size and isolation. Ecol Res 15(4):373 – 383

⋯→ Ferrara G, Tellini Florenzano G, Tarasco E, Triggiani O, Lorusso L, Lafortezza R, Sanesi G (2008) L'avifauna come indicatore di biodiversità in ambito urbano: applicazione in aree verdi della città di Bari (Birds as a biodiversity component of green spaces in Bari). L'Italia Forestale e Montana 63(2):137 – 159

⋯→ Gash JHC, Rosier PTW, Ragab R (2008) A note on estimating urban roof runoff with a forest evaporation model. Hydrol Process 22:1230 – 1233

⋯→ Gerhold HD (2007) Origins of urban forestry. In: Kuser JE (ed) Urban and community forestry in the Northeast. Springer, New York, pp 1 – 23

⋯→ Germann–Chiari C, Seeland K (2004) Are urban green spaces optimally distributed to act as places for social integration? Results of a geographical information system (GIS) approach for urban forestry research. Forest Policy Econ 6(1):3 – 13

⋯→ Gilbert OL (1989) The ecology of urban habitats. Chapmann and Hall, London/New York

⋯→ Glück P, Weiss G (1996). Forestry in the context of rural development: future research needs. EFI Proceeding No 15. European Forest Institute.

⋯→ Göbel P, Stubbe H, Weinert M, Zimmermann J, Fach S, Dierkes C, Kories H, Messer O, Mertsch V, Geiger WF, Coldewey WG (2004) Near–natural stormwater management and its effects on the water budget and groundwater surface in urban areas taking account of the hydrogeological conditions. J Hydrol 299(3 – 4):267 – 283

⋯→ Gyr A, Rys F (1995) Diffusion and transport of pollutants in atmospheric mesoscale flow fields. Kluwer, The Netherlands

⋯→ Hancock T (1996) Planning and creating healthy and sustainable cities: a challenge for the 21st century. In: Price C, Tsouros A (eds) Our cities, our future: policies and action plans for health and sustainable development. WHO Healthy Cities Project Office, Copenhagen, pp 65 – 88

⋯→ Healey P (2004) The treatment of space and place in the new strategic spatial planning in Europe. Int J Urban Reg Res 28:45 – 67

⋯→ Humphreys D (1996) Forest politics: the evolution of international cooperation. Earthscan, London

⋯→ Kahn ME (2006) Green cities. Urban growth and the environment. Brookings Institution Press, Washington, DC

⋯→ Kasanko M, Lavalle C, McCormick N, Demicheli L, Barredo JI (2002) Access to green urban areas as an indicator of urban sustainability. Proceedings of the III Biennal Conference METREX – "The social face of sustainability", Thessaloniki, GR, 15 – 18 May 2002

⋯→ Kennedy JJ, Thomas JW, Glück P (2001) Evolving forestry and rural development beliefs at midpoint and close of th 20th century. Forest Policy Econ 3:81 – 95

⋯› Koch NE, Rasmussen JN (1998) Forestry in the context of rural development: Final Report COST E 3. Danish Forest and Landscape Research Institute, Horsholm, Denmark

⋯› Konijnendijk CC (2003) A decade of urban forestry in Europe. Forest Policy Econ 5:173 – 186

⋯› Konijnendijk CC, Ricard RM, Kenney A, Randrup TB (2006) Defining urban forestry – a comparative perspective of North America and Europe. Urban Forest Urban Green 4:93 – 103

⋯› Kuusela K (1994) The forest resources in Europe: 1950 – 1990. European Forest Institute, Cambridge, UK

⋯› Lafortezza R, Corry RC, Sanesi G, Brown RD (2008) Visual preference and ecological assessments for designed alternative brownfield rehabilitations. J Environ Manage 89:257 – 269

⋯› Lafortezza R, Carrus G, Sanesi G, Davis C (2009) Benefits and well-being perceived by people visiting green spaces in periods of heat stress. Urban Forest Urban Green 8(2):97 – 108

⋯› Loreto F (2002) Distribution of isoprenoid emitters in the Quercus genus around the world: chemo-taxonomical implications and evolutionary considerations based on the ecological function of the trait. Perspect Plant Ecol Evol System 5(3):185 – 192

⋯› Loreto F, Ciccioli P, Cecinato A, Brancaleoni E, Frattoni M, Fabozzi C, Tricoli D (1995) Evidence of the photosynthetic origin of monoterpenes emitted by Quercus ilex leaves by C–13 labelling. Plant Physiol 110(4):1317 – 1322

⋯› Lorusso L, Lafortezza R, Tarasco E, Sanesi G, Triggiani O (2007) Tipologie strutturali e caratteristiche funzionali delle aree verdi periurbane: il caso di studio della città di Bari (Patterns and processes in periurban green areas: a case study in Bari). L'Italia Forestale e Montana 62(4):249 – 265

⋯› Maas J, Verheij RA, Groenewegen PP, de Vries S, Spreeuwenberg P (2006) Green space urbanity, and health: how strong is the relation? J Epidemiol Community Health 60:587 – 592

⋯› Markussen M, Buse R, Garrelts H, Manez Costa MA, Menzel S, Marggraf R (eds) (2005) Valuation and conservation of biodiversity. Springer, Berlin

⋯› Martínez–Zavala L, Jordán–López A (2009) Influence of different plant species on water repellency in Mediterranean heathland soils. Catena 76:215 – 223

⋯› Matthews JD (1994) Implementing forestry policy in the lowlands of Britain. Forestry 67(1):1 – 12

⋯› McPherson EG, Simpson JR (2002) A comparison of municipal forest benefits and costs in Modesto and Santa Monica, California, USA. Urban Forest Urban Green 1:61 – 74

⋯› McPherson GE, Nowak DJ, Rowntree RA (1994) Chicago's urban forest ecosystem: results of the Chicago Urban Forest Climate Project. General Technical Report NE–186. U. S. Department of Agriculture, Forest Service, Northeastern Forest Experiment Station, Radnor, PA

⋯› McPherson EG, Nowak DJ, Heisler G, Grimmond S, South C, Grant R, Rowntree R (1997) Quantifying urban forest structure, function and value: the Chicago urban forest climate project. Urban Ecosyst 1:49 – 61

⋯› McPherson EG, Scott KI, Simpson JR (1998) Estimating cost effectiveness of residential yard trees for improving air quality in Sacramento, California, using existing models. Atmos Environ 32:75 – 84

⋯› Michelozzi P, de Donato F, Bisanti L, Russo A, Cadum E, DeMaria M (2005) The impact of the summer 2003 heat waves on mortality in four Italian cities. Euro Surveill 10(7):161 – 165. http://www.eurosurveillance.org/em/v10n07/1007–226.asp

⋯› Minnesota Pollution Control Agency (2000) Protecting water quality in urban areas: best management practices for dealing with storm water runoff from urban, suburban and developing areas of Minnesota. Minnesota Pollution Control Agency, St. Paul

⋯› Mithell R, Popham F (2007) Green space, urbanity and health: relationship in England. J Epidemiol Community Health 61:681 – 683

⋯› Moore P, Ganz D, Tan LC, Enters T, Durst PB (2002) Communities in flames: proceedings of an international conference on community involvement in fire management. FAO, Balikpapan, Indonesia

⋯› Nogueira P, Falcão J, Contreiras M, Paixão E, Brandão J, Batista I (2005) Mortality in Portugal associated with the heat wave of August 2003: early estimation of effect, using a rapid method. Euro Surveill 10(7):150－153. http://www.eurosurveillance.org/em/v10n07/1007-223.asp

Nowak DJ, Crane D (2002) Carbon storage and sequestration by urban trees in the USA. Environ Pollut 116:381－389

Nowak DJ, Dwyer JF (2007) Understanding the benefits and costs of urban forest ecosystems. In: Kuser JE (ed) Urban and community forestry in the Northeast. Springer, New York, pp 25－46

Nowak DJ, McHale PJ, Ibarra M, Crane D, Stevens JC, Luley CJ (1998) Modelling the effects of urban vegetation on air pollution. In: Grybubgs S, Chaumerliac N (eds) Air pollution modelling and its application XII. Plenum Press, New York, pp 399－407

Nowak DJ, Civerolo KL, Rao ST, Sistla G, Luley CJ, Crane DE (2000) Modeling study of the impact of urban trees on ozone. Atmos Environ 34:1601－1613

Nowak DJ, Crane D, Stevens JC (2006) Air pollution removal by urban trees and shrubs in the United States. Urban Forest Urban Green 4:115－123

Nowak DJ, Hoehn R, Crane DE (2007) Oxygen production by urban trees in the United States. J Arboric Urban Forest 33:220－226

Oke TR (1973) City size and urban heat island. Atmos Environ 7:769－779

Oke TR (1995) The heat island of the urban boundary layer: characteristics, causes and effects. In: Cermak JE (ed) Wind climate in cites. Kluwer, The Netherlands, pp 81－107

Oliver-Solà J, Núñez M, Gabarrell X, Boada M, Rieradevall J (2007) Service sector metabolism: accounting for energy impacts of the Montjuïc urban park in Barcelona. J Ind Ecol 11:83－98

Pagdee A, Kim YS, Daugherty PJ (2006) What makes community forest management successful: a meta-study from community forests throughout the world. Soc Nat Resour 19:33－52

Poumadere M, Mays C, Le Mer S, Blong R (2005) The 2003 heat wave in France: dangerous climate change here and now. Risk Anal 25:1483－1494

Powe NA, Willis KG (2004) Mortality and morbidity of air pollution (SO2 and PM10) absorption attributable to woodland in Britain. J Environ Manag 70:119－128

Ragab R, Rosier P, Dixon A, Bromley J, Cooper JD (2003) Experimental study of water fluxes in a residential area: 2. Road infiltration, runoff and evaporation. Hydrol Process 17:2423－2437

Rapparini F, Baraldi R, Miglietta F, Loreto F (2004) Isoprenoid emission in trees of Quercus pubescens and Quercus ilex with lifetime exposure to naturally high CO2 environment. Plant Cell Environ 27:381－391

Roma M, Grubert M, Decand G, Feldmann B (2000) The urban audit, the yearbook － vol I. European Communities, Luxembourg, pp 152－154. http://ec.europa.eu/regional_policy/urban2/urban/audit/ftp/volume1.pdf

Rowntree R (1986) Ecology of the urban forest － introduction to Part II. Urban Ecol 9:229－243

Rowntree R (1998) Urban forest ecology: conceptual points of departure. J Arboric 24:62－71

Sandström UG, Angelstam P, Mikusiński G (2006) Ecological diversity of birds in relation to the structure of urban green space. Landsc Urban Plan 77:39－53

Sanesi G, Lafortezza R, Bonnes M, Carrus G (2006) Comparison of two different approaches for assessing the psychological and social dimensions of green spaces. Urban Forest Urban Green 5:121－129

Sanesi G, Padoa-Schioppa E, Lafortezza R, Lorusso L, Bottoni L (2009) Avian ecological diversity as indicator of urban forest functionality. Results from a two-case studies in Northern and Southern Italy. J Arboric Urban Forest 35(2):53－59

Slee B, Ingram J, Cooper R, Martin S, Wong J (2005) The United Kingdom. In: Jáger L (ed) COST E30 Economic integration of urban consumers' demand and rural forestry production. Forest sector entrepreneurship in Europe: country studies. Acta Silv. Lign. Hung. Special Edition, pp 725－776

Smith WH (1990) Air pollution and forests. Springer, New York

Land Use Consultants with SQW Ltd (2005) Evaluation of the Community Forest Programme Final Report. Countryside Agency

⋯⋅ Sukopp H, Wittig R (eds) (1993) Stadtökologie (Urban ecology). Fischer Verlag, Stuttgart

⋯⋅ Taha H (1996) Modelling impacts of increased urban vegetation on ozone air quality in the South Coast air basin. Atmos Environ 30(20):3423 – 3430

⋯⋅ Tahvanainen L, Tyrväinen L, Ihalainen M, Vuorela N, Kolehmainen O (2001) Forest management and public perceptions – visual versus verbal information. Landsc Urban Plan 53:53 – 70

⋯⋅ Thomas K (1983) Man and the natural world: changing attitudes in England 1500 – 1800. Penguin, London

⋯⋅ Tolly J (1988) Träd och trafikföroreningar samt Bil. Biologiskt filter för E4 på Hisingen (Trees and transport pollution and the car). Göteborgs Stadsbyggnadskontor, Hisingen, 15 pp (quoted from Svensson and Eliasson, 1997, in Swedish)

⋯⋅ Töpfer K (1996) Our cities, our future. In: Price C, Tsouros A (eds) Our cities, our future: policies and action plans for health and sustainable development. WHO Healthy Cities Project Office, Copenhagen, pp 1 – 9

⋯⋅ Trentmann F (2004) The modern evolution of the consumer: meanings, knowledge, and identities before the age of affluence. Cultures of consumption working paper series. Birkbeck College, London

⋯⋅ Tyrväinen L, Pauleit S, Seeland K, de Vries S (2005) Benefits and uses of urban forests and trees. In: Konijnendijk CC, Nilsson K, Randrup TB, Schipperijn J (eds) Urban forests and trees – a reference book. Springer, Berlin, pp 81 – 114

⋯⋅ Tzoulas K, Korpela K, Venn S, Yli–Pelkonen V, Kaźmierczak A, Niemela J, James P (2007) Promoting ecosystem and human health in urban areas using green infrastructure: a literature review. Landsc Urban Plan 81(3, 20):167 – 178

⋯⋅ Whitford V, Ennos AR, Handley JF (2001) "City form and natural process" – indicators for the ecological performance of urban areas and their application to Merseyside, UK. Landsc Urban Plan 57:91 – 103

⋯⋅ WHO–HFA (2002) World Health Organisation regional office for Europe. Statistical Data Base Health for all (HFA–DB)

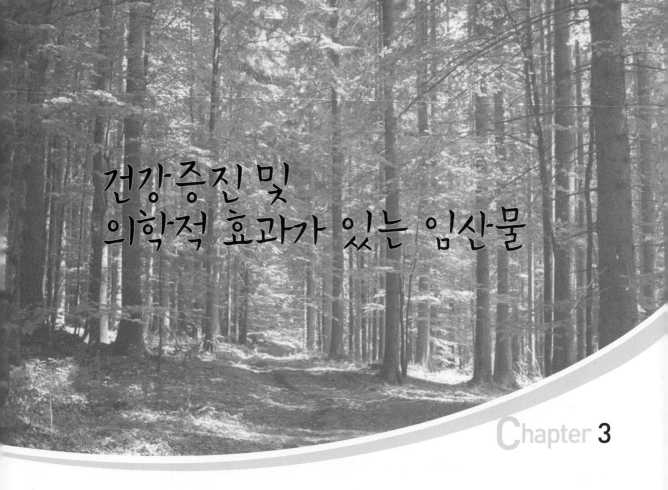

건강증진 및
의학적 효과가 있는 임산물

··· 숲은 건강증진과 의학적 효과가 있는 산물(産物)이 풍부한 재생 가능한 자원이다. 숲에는 나무 ···
··· 뿐만 아니라 장과류(딸기 등), 견과류, 버섯 등과 같이 건강을 증진하는 산물과 의약품으로 이용 ···
··· 될 수 있는 다양한 천연생리활성 화합물들이 있다. 나무는 셀룰로오스(cellulose), 헤미셀룰로오스 ···
··· (hemicelluloses), 리그닌(lignin) 등 주요 구조를 이루는 화합물뿐만 아니라 수천 가지의 생리활성물 ···
··· 질을 갖고 있다. 특히 개발도상국에서 임산물은 전통의학 분야에서 중요하고 핵심적 역할을 계속했 ···
··· 다. 선진공업국의 제약산업도 다시금 식물성 천연 약품에 점점 더 많은 관심을 보이고 있고, 식물성 화 ···
··· 합물은 개발도상국의 전통적인 의약품과 선진국의 현대적 약품 사이에 가교 역할을 하게 되었다. 식 ···
··· 물에서 유래된 생리활성화합물은 특히 건강을 유지하는 데 도움이 되는 예방물질 역할을 하고 있다. ···

:: 옮김 – 신창섭 (충북대학교 산림학과 교수)
• 크리스토스 갤리스 (Christos Gallis) 그리스 테살로니키 산림 연구소 • 마리엘라 디 스테파노 (Mariella Di Stefano) 이탈리아 밀라노 〈새로운 기술 약초〉 저널 • 파라스케비 마우사수오 (Paraskevi Moutsatsou) 그리스 아테네대학교 의과대학 생물화학과 • 타이티 사르잴라 (Tytti Sarjala) 핀란드 산림연구소 • 베사 비르타넨 (Vesa Virtanen) 핀란드 오울루대학 생명공학 실험실 • 비야르네 홀름봄 (Bjarne Holmbom) 핀란드 Åbo 아카데미대학 화학센터 • 조셉 A. 브아지아 (Joseph A. Buhagiar) 몰타 몰타대학 아고티 보태닉 가든 생물학과 • 알렉산드로스 카탈라노스 (Alexandros Katalanos) 키프러스 농업, 천연자원 및 환경부 산림과

⋯▶ 들어가는 말

이 장에서는 산림(임산물)의 건강증진 효과를 역사적이고 과학적인 관점에서 살펴본다. 약용식물의 사용은 모든 문명에서 공통된 전통(ethnomedicine; 전통의학)이었고 WHO에 따르면 전 세계 인구의 80% 이상이 건강관리를 위해 식물로부터 유래된 의약품에 의지한다고 한다. 서양의 과학적 연구들은 다양한 전통적 접근 방법에 가치를 두기 시작하였으며, 서양의 제약회사들은 식물성 약품과 건강관리에 관한 전통적 지식에 다시금 관심을 보여왔다. 매우 다양한 동식물이 살고 있는 숲은 천연약국이라 할 수 있으며, 지난 20년에 걸쳐 약용식물 연구를 점진적으로 다시 시작하고 있다. 결과적으로, 다양한 산림임산물에 대한 국내시장과 국제시장은 급속히 성장하였다. 세계은행(2004)에 따르면 세계무역에 있어 약용식물은 연간 600억 달러의 상업적 가치가 있으며, 매년 7%의 성장률을 보이고 있다.

오늘날, 나무로부터 얻어진 생리활성화합물들은 상당량이 유럽에서 생산되며 전 세계적으로 보조식품과 건강식품 성분으로 판매되고 있다. 그 예로 자일리톨(xylitol), 시토스테롤(sitosterol), 시토스타놀(sitostanol) 등이 있으며, HMR 리그난(lignan)을 포함한 옹이와 나무껍질을 이용한 상품 개발도 고려하고 있다.

식물들은 자신을 보호하기 위한 물질을 포함해서 생물학적, 생태적으로 중요한 역할을 하는 온갖 종류의 화학물질을 생산한다. 이러한 화학물질의 대부분은 2차 천연식물 생산물과 2차 대사물로 구분된다. 그런데 식물의 어떤 천연화학물질은 광합성이나 세포호흡과 같은 기본적인 대사과정을 수반하지 않기도 한다. 2차 식물 생산물의 가장 큰 집단은 테르페노이드(terpenoids)로, 이 중 대부분이 음식과 음료에 이용되며, 일부는 항암제 택솔(Taxol)과 항말라리아제인 아르테미시닌(artemisinin)과 같이 민간요법과 조제약에 사용되었다. 이번 장에서 우리는 인간과 동물의 신체 질환과 질병 치료를 위해 전통적으로 사용해 왔던 일부 측백나무종의 휘발성 테르페노이드와 비휘발성 테르페노이드의 건강편익과 살균제, 구충제, 방부제, 흥분제와 진통제로의 이용에 대하여 논의하고자 한다.

⟶ 약용식물의 역사적 관점과 유럽의 현황

인류역사 속 약용식물

고대 사람들이 질병 치료를 위해 약용식물을 이용한 것은 전통, 경험론과 상징적인 의미에 뿌리를 두고 있다. 의료적 목적으로 사용되어 온 식물종의 종류는 단지 추측만 할 수 있다. 랭(Lange 2004)은 대략 총 422,000종의 현화식물(Scotland와 Worthley 2003) 중 적어도 1/4을 전 세계 어느 곳에선가 민속식물로 사용해왔다고 보고 있다.

몇몇 학자들은 의학적 목적으로 사용되고 있는 식물의 종수를 다음과 같이 추정한다. WHO에는 21,000종의 의학적 식물 종이 목록화되어 있으며(Groombridge 1992), 판즈워스(Farnsworth와 Soejarto 1991) 등은 약 70,000종이 민간요법에서 사용된다고 추측하고 있다. 쉬프만(Schippmann 외 2002) 등에 의하면 전 세계적으로 약용을 목적으로 사용되는 식물종 수는 50,000종 이상이라고 한다. 이것은 전 세계 유관속 식물의 17% 정도이며, 특정한 목적을 위해 인간이 사용한 가장 큰 식물종 범위에 속한다(Hamilton 등 2006).

인도, 중국, 미국, 인도네시아, 말레이시아, 태국 등 많은 나라에서 식물이 약용으로 사용되었다(Schippmann 등 2002). 협죽도과(*Apocynaceae*), 두릅나무과(*Araliaceae*), 산형과(*Apiaceae*), 박주가리과(*Asclepeiadaceae*), 백계피과(*Canellaceae*), 물레나물과(*Guttiferae*), 방기과(*Menispermaceae*) 등을 포함한 소수의 식물 집단은 다른 식물에 비하여 약용식물로 많이 이용되었다. 개발도상국에서는 약용식물과 임산물이 외진 지역이나 가난한 사람들의 건강관리를 위한 일차적이고 기본적인 자원으로 사용되어 왔다.

현대의학을 이용할 수 있는 곳에서도 최근 약용식물에 대한 관심은 급속히 증가하고 있다. 개발도상국 사람들의 대부분은 여전히 약보다 식물성 화합물에 더 많이 의존하고 있다. WHO는 앞으로 식물성 화합물의 사용이 증가할 것으로 예상하고 있는데, 그 이유는 인구의 증가 때문만이 아니라, 공중보건정책에서 전통적인 방법을 이용한 건강 증진의 중요성이 강조되기 때문이다. 현대적 약리학의 발전과 질병을 퇴치한 의약품의 업적으로 인하여 20세기 선진 공업국들 내에서는 약용식물의 이용을 점차 멀리하였지만, 의약 분야의 신과학주의에 의해 무시되었던 전통적 접근이 새롭게 인식되는 현상이 나타나고 있다.

1970년대 이래 서방세계는 새로운 의약품을 찾기 위해 더욱 많은 식물을 탐색하고 있다. 이러한 현상은 신약개발비가 증가 되었지만, 전통적 약품 개발의 성공률이 낮고(Mintzberg 2006), 기대에 부응하지 못하는 합성 약품이 가지는 문제점 때문이다. 따라서 지난 20여 년 동안 약초를 이용한 식물화학물질에 대한 연구로 점차 거슬러 올라갔고, 패브리칸트(Fabricant와 Farnsworth 2001) 등은 약으로 널리 이용되는 94종의 식물로부터 122개의 화합물을 얻어냈다. 그들은 이들 중 80%가 전통의학에서 이용했던 것과 현재 이용되고 있는 식물의 활성요소가 동일하거나 관련이 있음을 보여주었다. 따라서 식물로부터 생리 활성 화합물을 탐색할 때는 기존의 전통의학 지식을 바탕으로 하는 것이 성공 확률을 높일 수 있음을 시사하고 있다.

이러한 관심은 제약회사뿐만 아니라 정부, 연구기관, 대중들에게까지 확산되었다. 정부는 식물추출물의 적당한 이용에 대한 정책도 고려하고 있으며, 전통의학 또는 식물로부터 약품을 개발하는 방식과 관련된 법률적, 윤리적 문제에도 관심을 두고 있다(Mintzberg 2006). 제약회사들이 새로운 의약품을 탐색하는 것을 규제하지는 않고 있고, 수많은 연구자가 현대 질병을 치료하거나 부작용을 줄일 수 있는 의약품과 관련된 활성원리를 찾고 있다. 몇몇 연구자들은 수세기에 걸쳐 축적된 전통적 지식이 약용식물의 안전하고 효과적 이용에 기초를 제공한다고 주장하고 있어 전통지식의 역할은 재평가되기 시작하였다.

유럽 내의 식물추출물의 현황

약용식물과 약용식물에서 파생된 상품은 세계시장과 국내시장에서 급속히 성장하고 있다. 약용식물의 국제간 교역은 연간 600억 달러의 가치가 있으며(세계은행 2004), 매년 7%의 성장률을 보이고 있다(Koul과 hab 2004). 약용식물과 방향식물(아로마 식물)의 국제

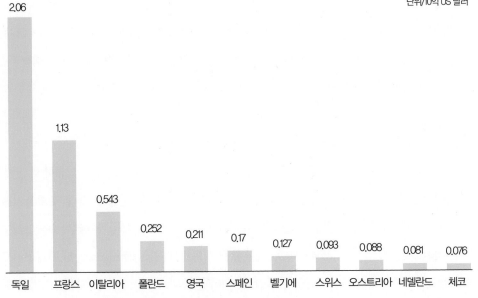

단위/10억 US 달러

::표 3-1 **유럽의 식물성 일반의약품 유통량(De Smet 2005)**

교역은 전 세계적으로 2,500~3,000종 정도이다(Shippmann 등 2006). 1991년부터 2000년까지 약용식물의 교역을 가장 활발히 한 12개국은 총 326,300톤(9천7백80만 달러)을 수입했고, 총 344,400톤(8백74만 달러)을 수출했다(UNCTAD COMTRADE). 같은 기간 동안, 유럽은 연간 127,000톤의 약용식물을 수입했고, 연평균 75,900톤을 수출하였다. 유럽의 주요 수출국은 불가리아, 알바니아, 폴란드, 헝가리이다(Lange 1998, 2001, 2002). EU 내에서 약용식물과 방향식물은 약 70,000ha(Verlet와 Leclercq 1997)에 재배되고 있으며, 의학적으로 이용되는 토착종의 90%는 야생에서 수확된다. 일반적으로 전 세계적으로 교역되는 약 3,000종의 약용식물 중 90여 종만이 재배되고(Mulliken과 Inskipp 2006), 70~80%는 야생에서 수집된다(WWF/TRAFFIC Germany 2002). 유럽에서 생산된 약용식물은 치료와 식이요법에 이용되며, (1) 식품보조제(2002/46/EC), (2) 전통적인 약초 제품(2004/24/EC), (3) 의사에 의해 처방되고 약국에서 판매하는 의약품(2003/94/EC, 2004/27/EC) 등 3개의 카테고리로 정리할 수 있다.

표 3-1은 총액 50억 달러(도매상에 대한 제조업체 가격) 이하인 식물성 일반의약품(OTC) 거래량 분포를 나타낸다.

판매량 중 1억 3천2백만 달러 이상이 포르투갈, 헝가리, 아일랜드, 슬로바키아, 핀란드, 노르웨이에서 판매되었다. 독일의 1인당 지출은 25.00달러, 프랑스는 18.80달러, 이탈리아는 9.50달러, 폴란드는 6.50달러, 영국은 3.60달러, 스페인은 4.10달러, 벨기에는 12.30달러, 스위스는 13.00달러, 오스트리아는 10.90달러, 네덜란드는 5.00달러, 체코공화국은 7.40달러이다(De Smet 2005).

인간의 건강과 주요 연구에서 약용식물의 잠재적인 역할

약용식물과 임산물은 제약산업의 중요자원이다. 처방약의 50% 정도는 식물에서 천연으로 얻은 분자에 기초를 두고 있다. 처방약의 약 25%는 현화식물에서 직접 추출하거나 현화식물의 분자를 모델로 만들어진다(Foster와 Johnson 2006). 식물과 나무는 폴리페놀(polyphenols), 플라보노이드(flavonoids), 식물성 에스트로겐(phytoestrogens), 테르페노이드(terpenoids), 식물스테롤(phytosterols), 지방산, 비타민 등과 같이 건강에 유익한 효과를 발휘하는 생리활성물질을 다량 함유하고 있다. 이런 식물 추출물은 질병의 예방과 치료를 위해 의학적 방법론에 따라 전통적이고 대중적인 의약품 범주에서 이용되어 왔다. 예를 들면 피임(anticonceptives), 마취 및 복부 수술을 위한 스테로이드, 근육 이완제, 말라리아에 대한 키니네(quinine), 알테미시닌(artemisinin), 심장 마비에 대한 디기탈리스 제제 및 항암제 빈블라스틴(vinblastin)/빈크리스틴(vincristin), 에토포시드(etoposide)와 택솔(taxsol) 등 폭넓은 치료적 범위를 갖고 있다. 지금까지 수행된 과학적인 연구는 의약품과 관련된 여러 약용 식물의 중요한 약리 활동을 구명하고, 이러한 제품의 안전한 사용을 위한 기초를 마련하였다.

자생지에서 원료를 수집하는 것은 희귀종의 멸종뿐만 아니라 지역 사회 경제에 악영향을 줄 수도 있다. 그러나 멸종 위기 식물종 수는 여전히 불분명하다. 1997년에 세계식물보존연합(IUCN)이 평가한 60,000종 중 적색 목록(Red list)에 약 34,000종의 멸종 위기종이 포함되어 있다. 그 이후에, IUCN 적색 목록 기준이 변경되었고, 약 11,000종이 새로운 시스템에 의해 평가되었다. 평가된 종들 중에 약 8,000여 종이 멸종 위기에 처해있는 것으로 밝혀졌다. 이러한 평가에서 보는 바와 같이 평가된 모든 식물의 절반 이상이 멸종 위기에 처해 있고(Walte와 Gillet 1998), 약용 목적으로 수집되어서는 안 된다는 것을 암시하고 있다. 이에 WHO(2003)는 약용 식물에 대한 우수 농산물 및 수집 방법(GACP)에 대한 가

절차	목표 결과
(a) 샘플 선정	명확한 샘플
(b) 추출	극성 차이 추출
(c) 분류 및 정제	개별 화합물 또는 그룹 화합물
(d) 화학적 분석	화합물의 농도 및 유사성
(e) 생체테스트(임상실험, 생체, 시험관)	생물활성 물질 추출, 개별 화합물 또는 그룹 화합물

:: 표 3-2 **숲과 다른 식물 제품의 생체테스트의 추출, 분석 및 일반적인 절차**

이드라인을 정하였다.

국내 및 국제 법률에 따라 보호되는 약용식물은 적절한 허가에 의해 수집될 수 있다. 특히 멸종 위기에 처한 종의 거래는 멸종 위기에 처한 야생 동식물종에 대한 국제거래에 관한 협약(CITES)으로 제한되고 있다.

식물로부터 유래하는 화합물에 대한 지적 재산권과 그와 관련된 전통 지식은 논란의 대상이 되고 있다. 국제 및 국내 특허 법률에 따라 제공되는 보호에 대한 조정센터에서 기존 자원의 개발에서 발생하는 이익을 공평하게 공유할 수 있도록 할 것이다.

- 숲에서의 생물 탐사가 기존에 알고 있던 지식을 뒤바꿀 수 있을까?
- 원주민들이 자원을 이용함으로써 혜택을 누릴 수 있으려면 어떻게 해야 할까?
- 원주민들은 자원의 이용과 거래에 대한 의사 결정 과정에서 어떻게 처신해야 할까?

민츠버그(Mintzberg 2006)는 특허 및 기타 지적 재산권을 통해 생명을 구하는 의약품과 관련된 제한적인 윤리에 대하여 많은 의문을 제기하는 작가 중 한 명이다.

···▶ 숲의 생산물에 대한 평가

야생에 자생하는 특정 식물자원의 제한된 공급과 천연자원들의 고갈로 이를 대체할 수 있는 식물을 경작할 필요가 있고, 약용 식물을 보존하고 충분한 공급을 보장하는 것 역시 필요한 일이다. 식물과 나무는 건강에 이로운 생리활성화합물을 많이 함유하고 있다(Kris-

Etherton 등 2002, Holmbom 등 2007, Moutsatsou 2007). 기후, 토양, 성숙 정도, 식물 유전자와 재배환경 등 화학 추출물의 구성과 식물 특성에 크게 영향을 미치는 변수가 많다(Ross와 Kasum 2002). 따라서 지리적으로 다른 곳에서 동일한 식물종을 경작하기 위한 노력은 대부분 실패하였다. 또한, 식물 화합물의 내용과 화합물의 상대적 농도는 원산지(floral origin)에 따라 같은 종에서도 다르게 나타날 수 있다(Oddo 등 2004, Terrab 등 2004, Ruoff 등 2006).

추출과 화학 분석

이 단원의 주요 목적은 식물성 생리활성화합물을 분석하고 분리하는 데 주로 사용되는 절차를 기술하는 것이다. 식물을 기반으로 한 약품에 대한 예측은 무작위 혹은 선택된 표본에 대한 고효율 스크리닝 프로토콜, 전산 및 분자 모델링과 민속 식물학 연구를 통해 할 수 있다. 어떤 방법이 분석에 이용되든지, 다음 단계는 생물학적 활성과 잠재적 건강효과들을 검사하는 것이다. 분석적 절차는 3가지 단계가 있는데, 표본으로부터 추출, 분류, 정제 그리고 화학적 분석이다(표 3-2). 추출 과정에서 다른 용매로 화학적 특성이 다른 화합물을 추출한 이후가 첫째로 중요한 단계이다. 목표는 다른 물질의 간섭을 받지 않고 관심 있는 화합물로부터 고농도의 시료 추출물을 얻는 것이다.

화학분석은 이미 알려진 화합물과 식물추출성분 내에 있는 새로운 분자를 구분하는 것이 목적이다. 식물추출물에서 새로운 생리활성화합물을 식별하거나 이미 알려진 성분을 정량화하기 위해서는 액체 크로마토그래피(liquid chromatography)/질량분석법(mass spectrometry)(LC/MS), 액체 크로마토그래피/질량분석법/질량분석법(LC/MS/MS) 그리고 액체 크로마토그래피/핵자기공명(nuclear magnetic resonance)(LC/NMR)과 같은 기술이 적용된다. 적외선 분광법(Mid-Infrared-Spectrometry, FT-MIR)과 근적외선 분광법(Near Infrared-Spectrometry, NT-MIR)은 식물로부터 유래된 산물의 식물학적, 지리적 기원을 확인하는데 가치 있는 도구이다(Ruoff 등 2006). 식물 내 생리활성화합물을 분석하는 데 사용되는 더 심도 있는 방법들은 박층크로마토그래피(thin-layer chromatography, TCL), 가스크로마토그래피(gas chromatography, GC), 고압액체크로마토그래피(high-pressure liquid chromatography, HPLC) 그리고 모세관 전기영동(capillary electrophoresis, CE)을 포함하는 색층분석방법들이 있다(Wolfender 등 2003). 가스크로마토그래피/질량분석법은 개별화합물의 동시 식별과 정량화에 매우 강력한 도구이다.

생물 의학 평가

나무나 식물 추출물에서 발견된 생리활성화합물들은 폴리페놀(플라보노이드(flavonoids), 페놀산(phenolic acids), 타닌(tannins), 리그난(lingans), 스틸벤(stilbenes)), 카로테노이드(리코펜(lycopene)), 스테롤(시토스테롤(sitosterol)), 다당류(polysaccharides), 베타글루칸(beta-glucans)과 다양한 테르페노이드(terpenoids)를 포함하고 있다(Kris-Etherton 등 2002, Holmbom 등 2007). 이러한 식물성 화합물(phytochemicals)이 항암작용, 항고지혈증, 항산화, 신경보호작용 그리고 골리효과(bone-favoring effects) 등의 생물학적 활성이 있다는 것을 수많은 연구를 통해 보여주고 있다(Kris-Etherton 등 2002, Moutsatsou 2007).

식물 추출물들과 식물성 화합물의 생물학적 활성에 접근하기 위해서는 기내 시험 시스템이 이용된다. 좀 더 심도 있는 평가를 위한 방법으로 고효율 스크리닝 검사법이 있다. 기내 시험 시스템으로 생체 내 효과를 예측하기 위해서는 몇 가지 조합이 요구된다. 그러나 기내 분석은 위음성과 위양성 결과를 나타내도록 화합물과 화합물 흡수양상의 대사물질을 포함하지는 않는다. 오직 생체 연구들만이 조직 내 물질의 활동을 예측하는 것이 가능한데, 그 이유는 생체조건에서만 이런 물질들이 흡수 과정과 복합적인 대사 변환 두 가지 현상에 노출되기 때문이다.

기내 실험법

식물성 화학물질(보통 특정 폴리페놀에 의해 나타나는 활동들)의 에스트로겐(estrogenic) 또는 항에스트로겐 포텐셜(anti-estrogenic potential)을 평가하려면 몇 가지 기내 시험 장치가 일반적으로 사용된다. (1) 방사성 경쟁 수용체 결합 분석(a radiometric competive receptor-binding assay), (2) 기록자 유전자 분석(reporter gene assays), (3) 내인성 에스트로겐 수용체(ER) 표적 유전자(end point assays)의 표현을 측정하는 분석, (4) 에스트로겐에 반응한다고 알려진 확실하게 자리 잡은 세포 라인을 이용하는 확산 분석(Diel 등 1999, Gutendorf와 Westendorf 2001, Mueller 2002)

식물성 화학물질의 항발암성 포텐셜(anti-carcinogenci potential)의 평가는 보통 다음을 포함한다. (1)확산 분석(a proliferation assay) 또는 세포생존 분석(MMT assay) (2) 유동

세포 계측법을 이용한 세포사멸 조사(investigation of apoptosis by using flow-cytometry techniques), 세포사멸 측정(measuring apoptotic) 또는 항세포사멸 단백질과 DNA 분열 산물(DNA anti-apoptotic proteins와 DNA fragmentation products)(Kassi 등 2007). 종양은 다양한 경로들과 다양한 목표들의 조절을 요구하는 다인성 질병으로, 이에 대해서는 다양한 방법으로 식물성 화학물질의 가능성을 평가해야 할 것이다. 즉 성장인자 발현 혹은 신호전달의 억제, 염증을 일으키는 분자들 그리고 신호법(NF-kB, JNK와 AP-1 signaling pathways), 세포 주기 분자들(cylin-D1) 뿐만 아니라 혈관의 하향조절을 포함한 방법들이다.

종양은 산화스트레스와 염증이 핵심적인 역할을 해서 수많은 세포과정에 변화를 일으키는 복잡한 질병이다. 그러므로 식물성 화학물질의 항염증과 항동맥경화 가능성은 접합분자(adhesion molecules), 사이토킨(cytokines), 메탈로프로테이나제(metalloproteinases), 관련 신호(related signaling)와 같이 염증을 일으키는 단백질 분자들을 밝혀냄으로써 심혈관계(endothelial cells, smooth muscle cells) 세포에서 평가될 수 있을 것이다(NFkB, AP-1 signaling, Papoutsi 등 2007a).

식물성 화학물질이 뼈 건강에서 미치는 효과들은 조골세포들의 무기화, 파골세포와 조골세포의 증식 또는 사멸 정도 측정, 사이토킨, 뼈보호단백질(osteoprotegerin, OPG), 오스테오칼신(osteocalcin), 다른 뼈와 비교 등과 같은 검사와 세포검사를 통하여 평가될 것이다(Kassi 등 2004, Papoutsi 등 2007b).

생체 실험법

다양한 생체 실험(동물 모델)은 식물성 화학물질의 생물학적 효능과 활동 메커니즘을 연구하는 데 이용된다. 실험에는 보통 쥐, 흰쥐, 토끼 등의 동물이 이용되고, 식물성 화학물질은 입을 통해서나 피하주사로 투여된다. 일반적인 실험동물은 주로 식물성 화합물의 화학적 예방 전위 특성을 평가하기 위해 사용되는 몇 가지 종양 모델이다. 이를테면 동시 다발적 발암, 화학적 발암으로 발생한 암세포 모델, 암세포들의 동물 장기 이식으로 인한 암세포 모델이 있다. 동시 다발적 발암은 전립선과 자궁내막 발암에서 적용된다. 화학적 발암으로 인한 암세포 모델은 유방암을 유발시키기 위해 DMBA 혹은 MNU에 쥐들을 노출시킨다. 최종적으로는 면역력이 결핍된 누드마우스나 쥐에 이종이식하거나 혈액이나 림프구를 통해 이소성의 부위에 암세포를 전이시키도록 한다. 이 모델은 유방, 전립선 그리고

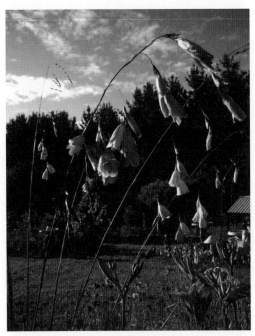

:: 사진 3-1 꽃과 식물에서 추출하는 꿀은 수백 가지 물질을
함유하고 있다.

자궁암 실험에 이용된다. 식물성 화합물의 에스트로겐(estrogenic) 효과를 평가하는 데는
더 많은 특정 동물 모델들이 있다. 이러한 동물 모델들은 보통 뇌하수체를 절제하거나 난
소를 절제한 미성숙한 쥐, 흰쥐 혹은 토끼를 이용한다. 이러한 경우, 자궁 비대반응시험은
자궁과 다른 에스트로겐 민감성 표적 조직, 이를테면 질, 유선, 간, 뼈, 심혈관계, 뇌와 같
은 곳에 에스트로겐 민감성 종점(이를테면 형태학적, 조직학적, 생화학적 및 분자의 끝점)의 분
석과 함께 조합된다(Diel 등 2002). 이 자궁비대반응시험은 식물성에스트로겐이 자궁 성장
을 촉진하는 기능을 평가한다. 그렇지만 이 시험법은 에스트로게너서티(estrogenicity)를 평
가하는 것에 적합하지 않을 수 있는데, 그 이유는 자궁에서 어떤 효과 없이 특정 조직의 에
스트로겐 활동성(tissue-specific estrogen-like activity)이 나타나는 라록시펜과 같은 화합물
들이 있기 때문이다(Jefferson 등 2002). 골다공증, 동맥경화증 그리고 신경퇴화에서 식물성
에스트로겐의 가능성 있는 긍정적 효과는 골다공증의 난소가 제거된 성숙한 쥐 모델, 높은
콜레스테롤로 인한 관상동맥경화증의 토끼 모델 그리고 뇌 손상을 입은 동물모델을 이용
하여 실험한다(Kalu 1991, Jee와 Yao 2001, Picazo 등 2003). 결론적으로 동물 모델을 이용한

최종적 평가와 함께 조합된 기내실험 시스템에 적합한 패널의 사용으로, 식물성 화합물의 실질적인 생물학적 잠재력을 예측할 수 있을 것이다.

┈▶ 꿀과 호두의 건강 증진 효과

모든 유럽 문화에 깊게 뿌리 내린 양봉과 함께 꿀은 전 유럽인들의 영양원으로 중요한 역할을 한다. 여러 유럽 국가가 꿀을 생산하며, 특히 그리스, 스페인, 이탈리아 프랑스 그리고 포르투갈은 주요 꿀 생산국이다. 호두나무 역시 유럽에서 중요시 되는데, 그 이유는 식용할 수 있는 열매와 장식용으로 가치 있는 목재를 생산할 수 있기 때문이다.

꿀

천연생산물인 꿀은 그리스에서 수천 년 동안 이용되고 있다. 철학자 플라톤의 건강 식단 개념에 따르면, 보통 건강한 식단은 곡물류, 콩류, 과일류, 우유, 꿀, 생선으로 구성된다. 그리스 철학자이자 '학자의 연회(The deipnosophists)'의 저자인 아테나이오스(Athenaeus)는 그리스 철학자 데모크리토스(Democritus 500 BC)가 장수와 풍요를 위해 그의 식단에 매일 꿀을 이용했다고 기록했다. 데모크리토스는 히포크라테스(Hippocrates)와 디오스코리데스(Dioscorides)와 같이 꿀을 신체강화와 건강을 유지하는 중요한 매개체로 생각했다 (Skiadasand Lascaratos 2001).

유럽에서는 100종이 넘는 식물들로 부터 단일 밀원꿀(unifloral honey)을 생산할 수 있다 (Oddo 등 2004). 꿀은 식물과 지리적 기원에 따라 다르고, 유럽의 꿀은 덴마크 꿀(Danish honey)처럼 식물의 꽃이나 소나무와 전나무 등의 침엽수로 부터 유래된다. 침엽수에서 추출한 꿀은 '숲'의 꿀로서 중부 유럽에서 판매된다. 꿀의 품질은 기원이 식물인지 꽃인지와 화학 구성에 따라 판단된다. 꽃이 기원인 꿀은 전통적으로는 꿀에 남은 꽃가루를 분석하여 식별해오고 있으며, 현대적 접근은 플라보노이드와 다른 석탄산 화합물의 정확한 화학적 분석에 의존한다(Ruoffet 등 2006, Gomez-Caravaca 등 2006).

꿀은 수백 가지 물질을 함유하고 있고, 전통적인 치료 약으로 간주되었다. 꿀의 중요한 구성성분은 플라보노이드, 석탄산, 특정 효소, 아스코르브산, 카로티노이드 물질, 아미노산과 단백질이다. 석탄산 함유량과 꿀의 산화방지제 기능은 꽃의 종류와 외부적 요인, 즉 계절과 환경에 따라 상당히 다양하다(Gheldof 등 2002, Gomez-Caravaca 등 2006). 다양한 식물로부터 추출된 꿀의 총 석탄산 함유량은 46~400mg/kg 정도로 나타난다(Gheldof 등 2002). 꿀은 플라보노이드 함량이 높아 항산화 특성이 있으며, 항박테리아, 항암, 항염증, 항알레르기, 항혈전 및 혈관확장 기능을 포함한 다른 생물학적 특성을 나타낸다(Ceyhan과 Ugur 2001, Schramm 등 2003, Swellam 등 2003). 꿀은 상처를 치유하고, 당뇨에도 신진대사를 촉진하는 효과를 보였다(Katsilambros 등 1988, Molan 2006).

호두

페르시아 호두나무(Juglans regia)는 과실 생산과 장식용 목재로서의 가치가 높아 유럽에서 중요한 나무로 취급받는다(Fady 등 2003). 호두나무는 토심이 깊고 비옥하며 배수가 양호한 토양과 온화한 기후에서 잘 자란다. 유럽 내 주요 분포지역은 독일, 프랑스, 이탈리아 그리고 오스트리아 동부의 평탄한 지역이다. 호두는 고부가가치를 창출하는 혼농임업 작목으로 이용될 수 있는 잠재력 있는 수종이다. 외국에서 도입된 유럽 호두나무는 전통적으로 열매 생산을 위해 경작되지만, 그 나무의 목재 역시 높은 가치가 있다. 호두는 에라그라산, 폴리페놀, α 토코페롤, 섬유질, 필수지방산, 플라보노이드, 석탄산과 같은 물질이 풍부하다(Jurd 1956, Fukuda 등 2003, Maguire 등 2004, Colaric 등 2005, Li 등 2006).

호두는 고도불포화 지방산의 함량이 높아 총 저밀도 지질단백질(LDL) 콜레스테롤을 감소시키고 고밀도 지질단백질(HDL) 콜레스테롤을 증가시키므로 심장 질환의 위험을 감소시키는 과실로 알려졌다. 이와 같은 견과의 유익한 지질 특성은 예전부터 호두의 뚜렷한 항동맥경화(anti-atherogenic) 효과 메카니즘으로 제안되어 왔다(Zambon 등 2000, Almario 등 2001). 호두 식단의 심혈관 보호 효과는 항산화 효과뿐만 아니라 내피세포 기능 조절과 관련되어 있다(Anderson 등 2001, Ros 등 2004, Tsuda와 Nishio 2004). 염증을 일으키는 과정은 면역 세포들과 함께 내피세포의 상호작용을 통해 동맥경화증 발병에 중요한 역할을 한다. 유착 분자, 혈관세포 유착 분자(vascular cell adhesion molecules, VCAM-1)와 종양괴사인자(TNF-α) 같이 염증성 사이토킨에 의해 활성화된 세포내 세포 유착분자(ICAM)는 이 상호작용의 초기 활동과 연관이 있다.

염증성 사이토킨, 이를테면 TNF-α(tumor necrosis factor-a)에 의해 활성화된 ICAM-

1(intracellular adhesion 분자)는 이 상호작용의 초기에 관여한다. 최근 연구결과는 호두의 메탄올 추출물이 내피세포에 염증을 유발하는 과정을 억제하고, 골세포에 유익한 효과가 있다는 것을 뒷받침하고 있다(Papoutsi 등 2007 a, b). 결론적으로, 꿀과 호두는 건강을 증진하는데 요긴한 임산물이다. 꿀과 호두가 풍부한 식단은 여러 가지 퇴행성 질병 예방에 효과가 있을 것이다.

···▶ 송진과 나무 분비액의 약효

송진(Pine Resin)

북반구 내 분포하는 침엽수 중 소나무과는 측백나무과에 이어서 두 번째로 규모가 크다. 대략 9속 225종으로 구성되는데, 삼나무(ceder), 전나무(firs), 솔송나무(hemlocks), 낙엽송(larches), 소나무(pine)와 가문비나무(spruces) 등은 경제적으로 중요한 위치를 차지하고 있다. 이런 종류의 나무들은 사막에서 우림 수풀까지, 해변에서 산 정상까지 분포한다(Scagel 등 1965). 그 가계에서는 소나무 속이 가장 크고, 두 개의 하부 속들로 나뉘며 약 120종이 있다.

소나무가 이처럼 세력을 넓힐 수 있었던 것은 부분적으로 방어체계에 기초한다. 이 방어체계는 종간경쟁을 견디게 해왔고 병원균, 특히 부생균뿐만 아니라 다른 미생물도 물리치게 해왔으며 초식동물, 곤충 그리고 다른 동물의 공격까지도 이겨낼 수 있게 했다. 소나무의 주요한 방어 메커니즘은 송진의 생산이다. 송진은 점성 있고 냄새나는 분비물로 소나무의 상처와 감염 부위에 분출된다(Philips와 Croteau 1999). 송진은 테르페노이드의 복합 혼합물이며, 휘발성 테르페노이드와 로진이 비슷한 함량으로 구성된다(Croteau와 Johnson 1985, Jonnessen과 Stern 1978).

송진은 고대 이래로 전통적인 약품으로 사용되어왔다. 오늘날, 송진은 여전히 다양한 약재의 기초 구성요소로 사용되고 있으며, 종종 송진과 밀랍(beeswax)을 함유한 연고로 사용되기도 한다. 그러나 송진의 제약적, 약학적 속성은 여전히 연구단체로부터 큰 관심을 받지 못하고 있다.

심버세브(2002a) 등의 연구자들은 동물들을 대상으로 한 의학실험에서 송진(PR)과 심버세브송진연고(PRO)가 1단계 상처 실험 동안 상처 표면에서 세포재생과 초반 새살 조직이 자리 잡는 데 영향을 미치며 상처와 화상 치료에서도 상당한 효과를 나타낼 수 있다고 보고하였다. 이들은 표준시험 균주의 상처와 화상에 대하여 PR과 PRO의 항박테리아 활동의 기내 연구를 진행했고, 동물에 대한 생체실험을 통하여 PRO의 효과 살펴보았다(Simbirtsev 등 2002a). PR은 살균 효과가 있는 것으로 밝혀졌지만, PRO는 미생물 성장에 있어 아무런 효과가 없었다. PRO의 결과는 아마도 확산을 막았던 밀랍의 에스테르 고분자들에 의해 야기되었을 것이다. 그들의 실험 결과에 의하면 염증 유발 과정의 초기 단계 동안, PRO는 면역반응을 조절하고, 염증 환부의 혈액 활동을 정상화하였으며, 조직의 재생 과정을 활성화하고, 혐기성 미생물과 세균에 효과적이었다. 또 같은 연구자들이 상처 과정의 초기 단계에서 화상과 상처의 치료 동안 PRO의 독성에 대한 면역 속성을 연구하고, 피부에서 고름과 염증을 유발하는 질병 연구와 피하지방 검사도 하고, PRO의 잠재적 자극성과 알레르기 효과에 대해서도 연구했다(Simbirtsev 등 2002b). 이 연구의 결과들은 임상 투여실험에서 PRO를 통한 장기치료는 일반적인 면역체계에서는 효과가 없지만, 특정 면역 체계를 조절한다는 것을 보여주었다. PRO의 조제용 물질은 체액(humoral)을 억제하지만, 세포 면역력을 자극한다. 국소자극과 알레르기 반응 둘 중 그 어떤 것도 PRO의 장기간 임상 적용 후 관찰되지 않았다. 특히 화상치료에서 PRO는 일반면역 반응을 자극하고, 손상된 환부의 혈액 활동을 정상화하며 상피세포의 증식을 촉진하였다(Khmel'nitskii 등 2002).

화상 혹은 상처가 나면 가장 먼저 염증 유발 세포들이 가동된다. 기내실험에서 PR을 포함한 조제용 물질이 식균작용을 하고 화상, 상처, 고름과 염증 발생 질병의 치료에 상당한 가능성을 보여 주었다(Simbirtsev 등 2002c). 또한, 동일한 실험에서 다양한 생리활성물질을 함유한 PR과 PRO가 식균작용에 대한 투약의존 효과를 유발하는 것으로 나타났다(Simbirtsev 등 2002d).

이진에 수지(colophony) 혹은 그리스어 피치(Pix græca)라고 불리던 로진(Rosin)은 송진으로부터 얻어진 주요 생산품이다. 이는 신선한 로신 액체를 가열하여 휘발성 액체 테르펜 요소들을 증발시켜 생산된 것으로 잘 부러지고, 투명한 유리 같은 고체이다. 로진과 그 유도체들은 마이크로캡슐에 넣을 물질과 무수결합정제로 약학적으로 활용됐다(Fulzele 등 2002, 2007, Pathak와 Dorle 1990, Sahu 등 1999, Satturwar 등 2004, Lee 등 2005). 로진 바이오 소재들은 우수한 생체 적합성과 분해기능, 막형성능력(film-forming ability)이 있다

(Fulzele 등 2003). 로진은 필름 기반의 약물전달 시스템과 조제 기술의 구성요소로 활용이 가능하다(Satturwar 등 2005, Fulzele 등 2007).

나무 분비액(Chios Mastic Gum)

옻나뭇과의 피스타치아 렌티스커스 바 치아(*Pistacia lentiscus var. chia*)는 에게해에 있는 그리스의 섬인 키오스(Chios)의 남쪽 지방에만 자생한다. 키오스 매스틱 껌(CMG)은 유향나무(mastic tree) 수간에서 흘러나오는 삼출액으로 흰색이며 반투명한 천연수지이다. 피스타키아 렌티스커스(*P. lenticus*)에서 얻어진 에센셜 오일과 매스틱 껌은 천연 항바이러스 물질로 지중해 지역과 중동 국가들에서 고대부터 건강 보조 식품이자 약초 치료법으로 광범위하게 사용됐다. 콜리아로스(Kolliaros, 1997)는 히포크라테스, 디오스코리데스 그리고 갈레노스와 같은 고대 의사들이 매스틱 껌의 특징을 언급하고, 여러 가지 위장질병, 위통, 소화불량 그리고 위궤양에 사용하는 것을 권장했으며, 오래전부터 그리스 의학에서 사용되었다고 주장한다. 오늘날 매스틱 껌은 수술분야에서 인체에 흡수되는 특수한 의료용 실을 생산하는 원료로 이용된다. 또한, 치의학에서는 구강 소독제로 활용하고 잇몸을 강화하는 데 사용하며(Topitsoglou-Themeli 등 1984), 치약이나 씹는 껌의 재료로도 이용된다(Stauffer 2002). 유향나무 수지는 지중해지역 요리의 양념, 이를테면 비스킷이나 아이스크림, 음료에 단맛을 더하는 첨가제로써 사용하고, 에센셜 오일은 향수 제조나 화장품 산업에 이용된다(Doukas 2003).

키오스 마스틱 껌의 생물학적 활성은 다양한 화합물에 기인하였다. 그것은 주로 올리네인(oleanane), 유페인(euphane) 및 루페인(lupane) 유형의 트리테르펜으로 구성되었다(Andrikopoulos 등 2003, Assimopoulou and Papageorgiou 2005). 코어스닥(Koutsoudaki 등 2005)은 매스틱 오일과 껌의 주요 성분은 α-피넨, β-미르신, β-피넨, 리모넨과 β-카리오필렌이라고 보고하였다.

의학적 시도들은 매스틱 껌이 위장계에서 세포보호나 항산화 효과, 구체적으로 위궤양의 경감(매일 1g의 CMG 투여가 고통을 완화시켰고 대부분 환자의 위장과 십이지장 궤양을 2주 내로 치료했다 Al-Habbal 등 1984)과 항위궤양 약물, 아스피린에 의한 위장 점막의 손상 정도를 부작용 없이 감소시키는 효과가 있다는 것을 보여주었다. 매스틱 껌이 기내 실험에서 항바이러스와 항진균 작용을 상당히 가지고 있다고 보고되었고(Magiatis 등 1999, Tassou

와 Nychas 1995), 이는 버베논(verbenone), 알파 테피놀(alpha-terpineol), 리날로올(linalool)이 관여하기 때문인 것으로 보인다(Koutsoudaki 등 2005). 또한, 기내실험에서 헬리코박터 파일로리(H. pylori)와 위궤양에 효과적이라고 구체적으로 보고되었다(Huwez 등 1998, Bona 등 2001, Marone 등 2001). 그러나 헬리코박터 파일로리 감염에 대한 생체 실험에서, CMG의 활동은 항생제퇴치계획(antibiotic eradication schemes)과 비교되었으며, 7일간 유향수 수지(mastic)를 투여 받은 쥐의 위장에서 박테리아가 박멸된 것이 관찰되지는 않았다(Loughlin 등 2003).

같은 실험이 사람에게도 반복되었는데, 헬리코박터 파일로리 양성 환자들에게 유향수 수지를 캡슐로 7일간 투여했고, 치료받은 모든 환자에게서 헬리코박터 파일로리 양성 세포가 남아 있었다(Bebb 등 2003). 우리는 모든 선행연구에 적용되었던 원액 수지는 불용성이며 끈적거리는 고분자(poly-β-myrcene)가 높은 비율(30%)로 포함되었고(Van den Berg 등 1998), 이 고분자는 경구투여를 눈에 띄게 방해하고, 함유된 활성화합물의 생체이용율을 감소시킨다는 점을 고려해야 한다. 차후 연구에서는 이런 문제를 없애기 위해서, 고분자(polymer)가 없는 유향 추출물을 사용했다.

피스타키아 렌티스커스(P. lentiscus) 수지는 전통적으로 항암 물질이고 특히 가슴, 간, 장, 비장 그리고 위에 있는 암세포와 대항하는 것으로 알려져 왔다. 이러한 믿음은 CMG가 세포사멸을 유도하고(Balan 등 2005) 인간의 대장암 세포에 대한 항증식성 기능을 가지고 있다(Balan 등 2006)는 최근의 연구결과에 따라 증명되었다. 또한, CMG는 이미 심혈관 보호와 관련된 것으로 알려졌다. 이는 기내실험에서 인간의 LDL 산화를 억제하고(Andrikopoulos 등 2003) 중성과 산성 양쪽의 주요 구성요소들인 트리테르펜(triterpenes) 때문에, 말초 혈액 단세포들에 작용해 항산화 효과와 항아테로제닉(anti-atherogenic) 효과를 끌어내는 역할을 한다(Dedoussis 등 2004). 그러나 CMG의 항산화 효과가 널리 알려져 있지만, 아테로제니시스(atherogenesis)를 직접적으로 억제할 수 있는지 여부는 증명되지 않고 있다.

버섯은 대부분 아직 개발되지 않은 광범위하고 새로운 의약품의 원료가 되는 자원이다. 그동안 아시아 여러 나라에서는 오랜 전통으로 버섯을 의학적 용도로 사용해왔지만, 서반구에서는 최근 몇십 년 전부터 이들의 사용이 서서히 증가하고 있다(Lakhanpal과 Rana 2005, Lindequist 등 2005).

몇몇 연구에서 버섯의 의학적 속성들에 대해 최근에 발표되고 있으며, 이 고찰들은 주로 많은 버섯류의 약리학적 잠재성에 대한 개요를 다뤘다. 의학적 가치로 가장 잘 알려진 재배종 버섯들로는 영지버섯(*Ganoderma lucidum*), 표고버섯(*Lentinus edodes*), 잎새버섯(*Grifola frondosa*), 흰들버섯(*Agaricus blazei*), 동충하초(*Pleurotus ostreatus*) 그리고 노루궁둥이버섯(*Hericium erinaceous*) 등이 있다(Lakhanpal 등 2005). 재배 버섯에 관한 주제의 종합적인 검토를 위해서, 독자는 바서와 바이스(Wasser와 Weis 1999), 버쳐(Borchers 등 1999), 바서(Wasser 2002), 르칸펠과 래나(Lakhanpal과 Rana 2005), 린데키스키(Lindequist 등 2005)과 제이드먼(Zaidman 등 2005)의 연구를 참고할 수 있다.

비록 야생버섯은 채취의 기쁨과 풍성함 때문에 최근 부분적으로 관심이 증가하고는 있지만, 식용야생버섯 종들이 재배버섯만큼 광범위하게 연구되지는 않고 있다. 버섯의 영양적 가치는 오랫동안 고단백 저지방 식품으로 인식됐다. 버섯은 티아민, 리보플라빈, 아스코빅산과 비타민D2는 물론 상당량의 중요한 비타민과 미네랄을 함유하고 있다(Mattila 등 2000). 건조버섯의 10~50% 정도의 물질은 β-글루칸(β-glucans), 키틴(chitin), 헤테로다당류(heteropolysaccharide)에 속하는 식이섬유이다(Wasser와 Weis 1999). 버섯은 구체적으로 구리(copper), 아연(zinc), 셀레늄(selenium), 철(Iron), 몰리브덴(molybdenum)과 같은 미량 영양소의 좋은 공급원이다. 특히, 셀레늄(Selenium)은 동물실험과 임상실험에서 테스트한 수많은 미량 영양소 중 대부분 항암효과를 나타내고 있다(Zaidman 등 2005).

이 장에서 우리는 일반적으로 사용되는 식용야생버섯, 특히 북부 유럽의 여러 나라에서 이용되는 버섯들의 항암 속성과 항균 특성에 초점을 맞추었다.

항균작용

버섯은 그들이 속한 자연환경에서 살아남기 위해 항바이러스, 항진균성 화합물이 필요하다(Zak 1964, Kope와 Fortin 1989). 외생균근에 의해 생산된 세포 외 항생체는 식물 병원 균의 감염에 대항하여 뿌리를 보호하기 위한 보호작용의 한 형태이다(Zak 1964). 인간에게 도 도움이 될 수 있는 항균성 화합물은 많은 종에서 추출된다(Lindequist 등 2005). 미세균 류는 포유동물들 내에서 박테리아, 균류, 원생동물과 발암성 세포 등의 성장을 억제하는 경향이 있는 폭넓은 항균 특성이 있다고 밝혀졌다.

더글러(Dulger 2002) 등의 연구에서 몇 가지 젖버섯속(*Lactarius*) 종 락타리우스 데테르리 무스 (*L. deterrimus*), 락타리우스 산귀플루우스(*L. sanguifluus*), 락타리우스 세미산귀플루 우스(*L. semisanguifluus*), 락타리우스 피페라투스(*L. piperatus*), 락타리우스 델리치오수스 (*L. deliciosus*), 락타리우스 사모니컬러(*L. salmonicolor*)으로부터 추출된 메타놀이 몇몇 그 램 양성과 그램 음성 박테리아에 대항하는 항균작용을 밝혔지만, 효모균에 대해서 아무런 길항효과를 나타내지 못하였다. 젖버섯속(*Lactarius* species)들의 일반적인 특징은 자실체 의 몸통이 부서지거나 잘릴 때에 관찰할 수 있는 흰색의 유액(latex)를 함유하고 있다는 것 이다. 흠집이 있는 자실체 몸통에서 세스퀘테르펜의 형성은 효소로 나타나고, 자극적인 젖 버섯속(*Lactarius*)에서 이것은 곰팡이류의 방어체계에 확실히 기여 한다. 자극적인 종들이 아닌 락타리우스 델리치오수스(*L. deliciosus*)와 락타리우스 데테르리무스(*L. deterrimus*)는 또한 단일세스퀘테르펜의 지방산 에스테르를 포함하며, 이러한 추출물들은 흠집과 같은 부상에 대한 반응으로 세스퀘테르펜 알데히드와 알코올로 변환된다(Bergendorff와 Sterner 1988). 그렇지만 락타리우스 델리치오수스(*L. deliciosus*)와 락타리우스 데테르리무스(*L. deterrimus*)의 세스퀘테르펜은 퀘이얀 골격(quaiane skeleton)을 가지고 있는데, 이것은 자 극적인 종과 같은 방식으로 형성되지 않는다. 프로토일루단(protoilludane) 세스퀘테르펜 클래스는 젖버섯속 뿐만 아니라, 그보다 고등균류에서 널리 나타난다(Clericuzio 등2002).

꾀꼬리버섯(*Cantharellus ciparius Fr.*)의 에틸 아세테이트, 클로로폼과 에탄올 추출물에 대한 항균활성은 디글러(Dulger 2004) 등에 외해 디스크 확산법으로 테스트 되었다. 이 연 구에서, C.시파리우스(*C. ciparius*)는 몇몇 그램 양성과 그램 음성 박테리아, 효모균, 사상 균과 방선균에 대하여 항균작용이 있음을 밝혔다. 모든 추출물은 항박테리아 작용보다 항 진균 작용을 더 강하게 나타냈다.

펩타이볼(Peptaibols)은 균류 유기체(fungal organism)에서 기원하는데, 이들 중 몇몇 은 식물 병원균과 그램 양성 박테리아에 대한 항생활성을 나타낸다(Lee 등 1999). 펩타이볼(Peptaibols)의 항생기능은 그들의 막 삽입(membrane insertion)과 기공 형성 능력(pore-forming abilities)으로부터 생겨난다(Whitmore와 Wallace 2004). 그물버섯종(*Boletus spp.*)의 자실체 추출물로부터 유래된 새로운 펩타이볼과 볼레투신(boletusin)은 리(Lee 외 1999) 등에 의해 염기서열이 밝혀졌다. 볼레투신(Boletusine)은 19 잔기의 아미노산들로 구성되어있고 이는 몇몇 그램 양성 박테리아에 대하여 항균활성을 나타냈다(Lee 등 1999).

항암작용

지난 20~30년 동안 한국, 미국, 일본, 중국의 과학적 그리고 의학적 연구들은 암 치료와 예방을 위한 버섯 추출 화합물의 강력하고, 독특한 특성을 지속적으로 입증해왔다(Zaidman 등 2005). 항암작용을 가지고 있는 것으로 밝혀진 고등 담자균류에는 약 650종들이 있다(Wasser 2002).

버섯으로부터 나온 고분자 다당류 혹은 다당류 단백질 복합체는 타고난 세포성 면역 반응을 강화하며 동물과 인간에게서 항암작용을 나타낸다(Zaidman 등 2005). 비록 많은 버섯 종들로부터 추출한 면역조절인자(신체의 면역체계를 활성화하거나 억제시키는 물질)가 동물들에서 항암작용을 보여왔지만(Wasser와 Weis 1999), 단지 몇 종에 대해서만 인간의 항암 잠재력에 대하여 객관적인 임상평가를 계속 진행해 왔다. 항암작용이 있는 다당류는 그들의 화학적 구성과 배열뿐만 아니라 그들의 물리적 속성들에서도 상당히 다양하다고 바서(Wasser 2002)는 요약하였다. 글루칸의 주체인에서 β-(1→3) 연결들과 부가적으로 β-(1→6) 분기점과 같은 구조적 특징이 항암작용에서 필요하다(Wasser 2002). 모든 주요 분류학상 버섯 그룹들은 생물학적 활성 다당체가 조사됐으며, 그들 중 다수는 그러한 물질을 갖고 있다. 바서(Wasser 2002)에 따르면, 유럽 내에서 매우 일반적으로 이용된 균종은 다음

R1
OH
R2
HO
O
OH
OH
O

캠페롤 R1 = R2 = 2
퀘세틴 R1 = OH, R2 = H
미리세틴 R1 = R2 = OH
이소람네틴 R1 = OCH3, R2 = H

:: 그림 3-1 **플라보노이드 화학구조**

펠라르고니딘 R1 = R2 = H
시아니딘 R1 = OH, R2 = H
델피니딘 R1 = R2 = OH
피오니딘 R1 = OCH3, R2 = H
페튜니딘 R1 = OCH3, R2 = OH
말비딘 R1 = R2 = OCH3

:: 그림 3-2 **안토시아닌 화학구조**

에 나오는 예시(괄호 숫자는 연구된 종수)와 같고, 이런 종들은 항암 혹은 면역자극활성을 가진다고 보고되었다.

　그물버섯속(*Boletus*)(11), 껄껄이그물버섯속(*Leccinum*)(2), 그물비단버섯속(*Suillus*)(5), 꾀꼬리버섯속(*Cantharellus*)(5), 송이속(*Tricholoma*)(1), 노란띠버섯속(*Rozites*)(1), 젖버섯속(*Lactarius*)(18), 무당버섯속(*Russula*)(23) 등이다.

　송이버섯(*Tricholoma matsutake*)은 북유럽과 아시아에서 상당히 일반적이고, 일본에서는 고급이고 값비싼 요리재료로 인식되고 있다. 면역조절인자 활성이 있는 독특한 α-글루칸 단백질 복합체가 호시(Hoshi 외 2005) 등에 의해 송이버섯 균사체에서 분리되고 밝혀졌다. 송이버섯 균사체에서 추출한 생물학적 반응 변형체의 면역 활성은 이시하라(Ishihara 2002)가 쥐의 NK세포(자연살해세포)에서 스트레스 유도 감소(stress induced decrease)를 밝혀냄으로써 입증되었다. 항암 다당류는 또한 다른 송이속 종들로부터 분리되었다(Mizuno 등 1996).

　헤파톰 세포계(hepatome cell line)에서 세포독작용을 가진 것으로 밝혀진 폴리하이드록시스테로이드(Polyhydroxysteroids)는 유럽에서 귀한 요리 재료인 튜버 보르치(Tuber borchii)에서 렌소티(Lanxotti와 Iorizzi 2000) 등에 의해 발견되었다.

　매우 흥미롭게도 진균막, 에르고스테롤의 공통 구성성분이 타카쿠(Takaku 등 2001)에 의해 항암작용을 갖고 있다고 밝혀졌는데, 이는 혈관 형성(기존의 혈관으로부터 새로운 혈관의 성장과 관련된 생리학적 과정)의 직접적인 억제 때문일 수도 있다.

　공식적으로 발표된 의학적 버섯의 효능에 대한 대부분의 연구는 동물 연구 혹은 배양세포를 기초로 한다. 이러한 경우, 버섯 추출물의 생리작용이 사람들에게 구강이나 주사로 투여되었을 때와 실험할 때의 작용이 항상 일치될 수는 없다. 앞으로는 면역조절인자를 조사하는 것보다 균류의 의학적 속성을 이용하는 임상적 평가가 더 필요하게 될 것이다.

···▶ 숲 속 열매의 영양적, 의학적 속성들

재배되거나 야생에서 얻은 열매는 여러 유럽 국가에서 전통적인 식단의 일부였다. 스칸디나비아에서는 열매를 중요시 하였는데, 이것은 일반적으로 나무가 작게 자라고 접근하기 쉽기 때문이었던 것으로 여겨진다. 야생 열매 종들의 지리학적 분포는 다양하다. 예를 들면, 블랙 커런트 종(*Rives nigrum L.*)은 유럽 내 중부 유럽, 스칸디나비아와 영국에서 발견된다. 레드와 화이트 커런트 종(*Rives rubrum*)은 서부 알파인 지역과 중부 유럽 그리고 북부 유럽에서 발견된다. 아크틱 블랙베리 종(*Rubus arcticus*)은 일반적으로 위도 60°~70° 사이에서 발견되며, 호로딸기(*Rubus chamaemorus L.*)는 유럽 내 노르웨이, 스웨덴 그리고 핀란드 등지에만 넓게 분포한다. 종종 카우베리 혹은 마운틴 크랜베리라고 불리는 링곤베리(*Vaccinium vitis-idaea*)는 유럽 내 광범위한 지역에서 발견되며, 블루베리/빌베리(*Vaccinum myrtillus*)는 북부 유럽과 서부 유럽의 산악지역에서 발견되지만 남부 이탈리아와 이베리안 반도에서는 발견되지 않는다.

열매 채취는 사회적 활동으로 농촌의 전통적인 문화의 일부이다. 특히 스칸디나비아 국가에서 이러한 문화가 잘 나타나며, 19세기 이곳 사람들은 숲으로 가서 버섯과 열매를 채취하는 것을 '모든 사람의 권리(everyman's right)'라고 생각해 왔다. 열매에는 항산화 비타민C와 E, 섬유질(대부분 불포화 섬유소와 미량의 수용성 펙틴), 불포화 지방산, 오메가3와 오메가6 성분이 다량으로 함유된 이로운 지방산, 무(無)콜레스테롤, 저나트륨과 고칼륨의 천연 식재료이다. 이러한 것들은 인간건강에 다양한 방식으로 영향을 미친다. 불용성 섬유질은 소화기관에 건강 효과가 있고 변비 예방에도 효과가 있다. 수용성 섬유질은 혈중 콜레스테롤 수치와 당 수준을 낮춘다. 저나트륨과 고칼륨 내용물은 혈압에 효과가 있다. 열매의 결실에는 계절적 다양성이 영향을 미치는데, 즉 열매가 자라는 동안의 기상조건과 식물에 주어지는 환경적 스트레스에 영향을 받게 된다. 또한, 건강증진 화합물의 풍성함 정도에는 같은 종류의 열매라도 유전자유형에 따라 차이가 있다.

열매가 훌륭한 필수영양원이 되는 것은 물론 플라보노이드, 페놀산, 프로시아니딘 (procyanidins), 리그난(lignans), 스틸벤(stilbenes) 같은 페놀 화합물과 고분자 타닌(polymeric tannins)을 함유하고 있다. 음식에 포함된 플라보노이드(그림 3.1의 화학 구조 참조)는 흥미로운 주제로 인식되는 것을 알 수 있는데, 그 이유는 이들이 인간의 건강에 긍정적인 몇 가지 생물학적 기능들을 가지고 있기 때문이다. 이런 생물학적 기능 중에서 항산화 작용, 지방 포화도의 억제, 염증과 알레르기 억제, 혈압 상승의 억제 그리고 항균 활성 작용 등이 있다(Puupponen-Pimiä 등 2001). 산앵도나무(Ericaceae)과의 수종인 링곤베리, 블루베리, 빌베리(bilberry)에 들어있는 플라보노이드 물질(flavonols, anthocyanins, proanthocyanidins)은 특히 잘 알려져 있다(그림 3.2의 화학적 구조 참조). 이들은 항암 특성과 항발암 활성작용을 갖고 있으며, 전체적인 효과는 아직 조사 중이다(Bomser 등 1996). 가장 플라보놀 농도가 높은 열매는 크랜베리, 링곤베리(카우베리), 블랙 커런트와 늪지 산앵두나무(신선한 열매에서 50~200mg/kg) 등이다. 베리류에 함유되어있는 주요 후라보노이드 그룹은 안토시아닌이고, 열매는 검은색이고 블루베리/빌베리(blueberry/bilberry)와 블랙 커런트(black currant)에서 높은 농도(신선한 열매에서 2,000~5,000mg/kg)로 나타난다. 가장 풍부한 플라보노이드류는 캠페롤(kaempferol), 케르세틴(quercetin), 미리세틱(myricetic)이며 페놀산 중에는 p-쿠마르산(p-coumaric acid), 커피산(coffeic acid), 페룰산(ferulic acid), p-히드록시벤조익산(p-hydroxybenzoic acid), 갈산(gallic acid), 엘라그산(ellagic acid)이 가장 일반적이다. 산앵두나무속(Vaccinium) 종(링고베리, 크랜베리 그리고 빌베리/블루베리)과 까치밥나무속(Ribes) 종(레드 커런트, 블랙 커런트)에서 가장 풍부한 플라보노이드는 케르세틴(quercetin)이다. 클랜베리와 링고베리에서 발견된 가장 풍부한 페놀 화합물은 지드록시시나몬산(gydroxycinnamon acid)이고 레드와 블랙 커런트에서 풍부한 것은 플라보놀류이다. 엘라그산(Ellagic acid)은 호로딸기(cloudberry)와 레드 브램베리(red bramberry)에서 가장 풍부한 페놀 화합물이다(Häkkinen 등 1999). 레드베리에서 나타나는 주요 플라보놀 그룹은 안투시아닌(anthocyanins)이다. 최근 임상 연구들은 이런 열매들의 적당한 섭취가 혈소판 기능, HDL 콜레스테롤 그리고 혈압에 이로운 변화를 가져왔다고 보고했다(Erlund 등 2008).

빌베리/블루베리, 브램베리(bramberry), 링곤베리, 블랙커런트, 클라우드베리, 크랜베리와 산자나무(sea buckthorn)의 항균작용은 gram(+)과 gram(-) 활생균과 몇가지 병원균 종들을 포함한 다른 장내세균을 대상으로 테스트 되었다. 일반적으로 열매 추출물은 그램 음

:: 그림 3-3 **자일리톨 화학구조**

성 박테리아의 성장을 억제했지만 그램 양성 박테리아의 성장은 억제하지 못하였다. 호로 딸기(cloudberry)와 브램베리의 추출물은 특별히 살모넬라균에 대하여 효과가 있는 것으로 나타났다(Puupponen-Pimiä 등 2005a).

열매(berries)에 함유된 페놀 화합물은 병원균 박테리아의 성장 억제에 여러 가지 효과가 있다. 억제 효과가 가장 큰 것은 호로 딸기와 브램베리로 나타났으며, 엘라기탄닌(Ellagitannin) 화합물은 포도상구균(Staphylococcus) 박테리아의 성장을 효과적으로 억제했다(Puupponen-Pimiä 등 2005b).

페놀 화합물을 함유한 식물추출물은 강한 항산화 특성들을 갖고 있으며, 열매(berries)에 있는 페놀류의 총량은 상대적으로 높은 편이다(12.4~50.8mg/g GAE; gallic acid equivalent)(Kähkönen 등 1999).

베리를 상온에 저장하면 페놀류의 손실이 야기되었고, 저온에 저장하면 과실 내 페놀류의 량이 약간 감소하지만 항균활성에 영향을 미치지는 않았다. 또한, 냉동실에 저장할 경우 항균효과가 증가되었다(Puupponen-Pimiä 등 2005a).

분쇄한 블루베리/빌베리와 호로딸기(cloudberry) 샘플을 효소처리 하는 과정에서 주스 안에 있는 총 페놀(phenolic) 함량이 증가 되었고 또한 살모넬라와 포도상구균(staphylococcus) 종의 박테리아에 대한 항균활성도 증가 되었다(Puupponen-Pimiä 등 2005b). 효소처리는 세포벽에 결합 된 페놀(phenolic) 화합물을 자유롭게 하고 또한 그들의 구조를 변화시킬지도 모른다. 임상연구에서 요로감염증이 크랜베리-링곤베리 주스를 마시는 것으로 경감될 수 있다는 것을 밝혀냈다(Kontiokari 등 2001, 2003). 신장결석 위험요소에 대한 크랜베리 주스의 영향에 대한 어떤 임상연구에서 크랜베리 주스가 항담즙 속성을 가지고 있으며, 옥

:: 그림 3-4 **시토스테롤 화학구조**

살산 칼슘 신장결석을 다루는 치료 프로토콜의 일환으로 그것을 보증한다는 결론을 내렸다(McHarg 등 2003).

크랜베리는 콜레스테롤 조화와 균형에 영향을 미치는 것으로 알려졌다. 윌슨(Wilso 등 1998)은 크랜베리 추출물이 저밀도의 지방단백질 산화를 억제한다는 것을 발견했다. 크랜베리 주스는 1.55mg/1 GAE과 ph 2.5의 폴리페놀 함량을 가지고 있다. 이는 LDL 콜레스테롤의 전기연동 운동(electrophoretic movement)을 억제한다고 알려졌으며 그러므로 이 주스는 레드와인과 비슷한 방식으로 LDL 입자(LDL-particles)의 산화를 억제하는 능력을 가지고 있다. 기내 실험에서 크랜베리 주스가 LDL 산화과정에서 항산화효과가 있으며, 이 효과는 크랜베리 농도가 높을수록 더 강한 것으로 나타났다. 100g의 크랜베리 샘플의 항산화효과는 1mg 1정의 비타민C 혹은 3.7mg 1정의 비타민E와 비슷하다. 이 주스는 간세포(hepatocytes)에서 LDL 수용체들의 발현을 증가시켰고, 주스 샘플 크기와 비례해서 간세포의 능력을 증가시켰다(Chu와 Liu 2005). 이것은 크랜베리 주스가 혈장 잔여 콜레스테롤의 제거에 긍정적인 효과를 가질 수 있는 것과 심장질환의 억제제와 관상동맥의 질병 억제제로서의 역할을 할 수 있다는 것을 보여준다.

베리에서 발견된 또 다른 건강효과가 있는데, 블랙 커런트의 씨앗으로부터 추출된 긴 사슬 탄수화물은 위장의 벽에 궤양 박테리아(Helicobacter pyroli)의 착상을 억제할 수 있다. 많은 역학 연구는 매일 식단, 이를테면 과일과 채소에서 페놀 화합물들의 섭취와 심혈관계 질환과 폐암의 위험감소에 관계가 있다는 것을 보여주었다. 이러한 건강효과들은 산화 스트레스로부터 신체 조직들을 보호하는 페놀 화합물의 항산화 활성과 관련된 것처럼 보인다(Prior 2003). 또한, 암 예방 특성은 세포 주기 정지, 세포 사멸, 변형된 세포 신호 및 해독

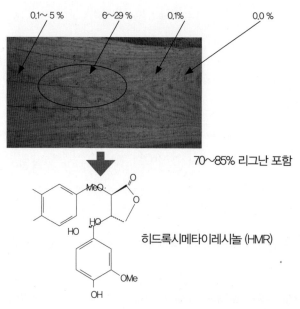

0.1~5%   6~29%   0.1%   0.0%

70~85% 리그난 포함

히드록시메타이레시놀 (HMR)

:: 그림 3-5 **전형적인 가문비나무의 리그난 분포**

효소의 유도와 같은 메커니즘에 기인할 수 있다(Chen과 Kong 2004). 임상연구는 특정 플라보노이드(flavonos와 flacanones)를 많이 섭취하는 것이 관상동맥심장질환, 뇌졸중, 폐암, 전립선암, 천식과 2형 당뇨병으로부터 보호할 수 있다는 것을 보여주었다(Knekt 등 2002).

숲과 관련 산업에서 만들어진 생산품에 의한 건강증진

16세기부터 19세기 중반까지 지금의 핀란드 지역에서 생산된 건강증진 화합물을 포함한 다양한 화학제품 중에서 목타르(방부제)가 가장 중요한 상업적 생산품이었다. 타르는 주로 나무로 만든 배를 칠하는 데 사용하였지만 건강식품으로 이용되기도 했다.

오랜 전통으로 내려오는 나무에서 만들어진 건강증진 제품의 다른 예로는 자작나무 껍질 타르, 자작나무 수액 그리고 소나무 내피 등이 있다.

오늘날, 나무로부터 생산되는 생리활성 화합물은 유럽에서 대량으로 생산된다. 이들은 다이어트 보조제 또는 기능성 식품으로 불리며 전 세계적으로 판매되는 화합물이다. 이 장에서는 자일리톨, 시토스테롤과 시토스타놀 등 3가지 생산품의 개발과 HMR 리그난이 설명되고 옹이와 수피로부터 또 다른 품목들을 개발하는 것에 대하여 논한다.

자일리톨 – 충치 예방 설탕

자일란의 산 가수분해에 의해 만들어진 자일리톨(그림 3.3), 활엽수내 우수한 헤미셀룰로오스나 자일로오스(xylose)의 재생산에 의해 생산된 자일리톨은 투르크(Turku) 대학의 연구에서 자일리톨이 충치를 억제할 수 있다고 발표한 1970년대에 핀란드에서 건강식품으로 개발되었다(Sheinin과 Mäinen 1976). 자일리톨의 상업적 생산품은 핀란드 코트카(Kotka) 지역에 있는 설탕 회사에 의해 시작되었다. 자일리톨이 함유된 껌이 치아 건강을 촉진하는 제품으로 개발되어 판매된 것이다. 그 후 자일리톨이 아동의 이염(ear infections)을 억제한다는 것도 밝혀졌다(Uhari 등 1996). 1986년 미국 식품청(US FDA)에서 승인을 받은 후, 자일리톨은 세계적으로 확산되었으며, 현재 매우 다양한 식품에 명품 감미료로 이용되고 있다.

혈청 콜레스테롤을 감소시키는 시토스테롤/시토스타놀

나무를 포함한 식물 내 우세한 스테롤(sterol)인 시토스테롤(sitosterol)은 혈중 콜레스테롤의 흡수를 억제하는 것으로 이미 1950년대에 알려졌다. 프랑스에서 1970년대 초기까지 시토스테롤(sitosterol)은 펄프산업 부산물인 톨유(tall oil)에서 생산되고 있었고, 주로 화장품 산업에 이용 되었다(Miettinen 등 1995). 화학적 펄프 부산물인 황산염 비누로부터 시토스테롤 생산은 1970년대 핀란드에서 개발되었고, 생산 공장은 라펜란타(Lappeenranta) 지역의 펄프 공장에 지어졌다. 1995년, 핀란드의 라이지오(Raisio) 회사는 새로운 마가린 생산품을 발표했는데, 이것의 이름은 베네콜(Benecol)이었으며, 시토스테놀(sitostanol) 지방산 에스터를 활성성분으로 함유하고 있었다. 시토스테놀은 시토스테롤에 포화된 유사체로, 시토스테롤의 촉매 수소화 반응으로 생산된다. 베네콜 마가린은 콜레스테롤을 낮춘 기능성 음식으로 판매되었고, 전 세계의 주목을 받게 되었다.

오늘날, 베네콜 생산품은, 크림 치즈, 파스타, 요거트, 신 우유, 육류제품 등 매우 다양하다. 베네콜의 경쟁사는 시토스테롤 지방산 에스테르 또는 순수 시토스테롤 사용을 기초하여 나타나고 있다. 이처럼 기능성 음식에 사용하기 위해 연간 생산되는 시토스테롤은 현재 총 10,000톤을 넘는다.

피세아타놀   메틸 피세아타놀   레스베라트롤

:: 그림 3-6 **단정한 나무껍질에서 추출할 수 있는 스틸벤**

HMR 리그난 – 가문비나무 옹이에서 추출된 새로운 항발암 물질이자 산화방지제

리그난 7-히드록시메타이레시놀(lignan 7-hydroxymatairesinol, HMR)(그림 3-5)은 가문비나무에 많은 리그난이다. 이것의 화학적 속성들은 1957년에 밝혀졌다(Freudenberg와 Knof, 1957). 1970년대와 80년대에 이미 HMR과 다른 가문비나무 리그난들은 오보 아카데미(Åbo Akademi)에서 연구되었다. 1990년대초 투르크 대학의 연구자들은 먼저 어류에 대해 에스트로젠 효과를 시험하고, HMR의 생의학적 특성을 테스트했다(Mellanen 등 1996). 그러나 어떤 효과들은 나타나지 않았지만, 그 화합물이 유방암 시험으로 연구되었을 때 긍정적인 반응을 얻게 되었다. 이것이 투르크에 있는 바이오테크 기업인 호르모스 메디컬(Hormos Medical) 회사가 건강 제품인 HMR을 개발할 수 있도록 유도했다. 이후 쥐를 이용한 실험을 통해 유방암 성장을 유의미하게 억제하는 것으로 보고되었다(Saarinen 등 2000).

특별히 HMR이 풍부한 나무가 가문비나무 옹이라는 것이 1998년도에 오보 아카데미(Åbo Akademi)에 의해 새롭게 밝혀졌다. 옹이는 10%의 리그난을 함유하고 있으며, HMR은 7%가 넘었다. 이후 연구에서 가문비나무에 있는 옹이가 평균 약 10% 정도의 리그난을 함유하고 그 중 HMR 70~85%를 포함하고 있다고 밝혀졌다(Willför 등 2003). 옹이 사이에 편차는 6%에서 29%까지 크게 나타났다(그림 3-5). 리그난 농도는 일반 줄기나무에서 보다 옹이에서 100~500배 더 높게 나타났고, 북부 핀란드의 가문비나무가 남부 핀란드 나무보다 상대적으로 더 많은 양의 리그난을 함유하고 있다(Piispanen 등 2008).

투르크 대학과 오보 아카데미에서 이뤄진 HMR에 대한 연구, 그리고 호르모스 메디컬 (Hormos Medical) 회사를 대신하여 이뤄신 더 많은 독소 및 임상연구들은 미국 식품의약청 (US FDA)에 제출하기 위해 필요한 데이터를 제공했다. HMR은 식이보충제로 판매될 수 있도록 FDA에 의해 2004년도에 승인되었다. 호르모스 메디컬은 그 뒤 전 세계 생산과 판매권을 스위스네 본사를 둔 피토제약 제조회사 리네아(Linnea) S.A에 팔았다.

HMR 리그난(HMR lignan)은 식이보충제로 2006년도에 시장에 출시되었다. HMR은 리그난 엔테로락톤(lignan enterolactone)에 직접적이고, 효과적인 전구체이다. 식물 리그난이 유방암, 전립선암, 대장암과 같이 진행이 특별히 에스트로젠에 의존하는 질병에 긍정적인 영향을 미친다는 과학적 근거를 마련하였다. 또한, 리그난은 심혈관의 건강을 유지하는 데 도움을 줄 수 있고, 폐경기 증상과 골다공증과 같이 에스트로젠에 의존하는 다른 건강문제들을 완화시킬 수 있다(www.hmrlignan.com).

HMR의 생산은 2005년에 시작되었다. 가문비나무 칩은 핀란드 북부에 위치한 제지공장에서 가져왔으며, 깨끗한 옹이 재료는 핀란드 남부에서 특허방법에 따라 분리, 처리되었다. 그런 다음 옹이 재료는 스위스로 보내졌고, 여기서 옹이가 추출되어지며, HMR은 침전에 의해 정제되었다. HMR 생산 발전에 있어 다음 단계는 건강식품을 위한 재료로 HMR을 사용하기 위한 승인을 얻는 것이다. 오보 아카데미의 연구에서 HMR은 우수한 리그난과 땅콩과 유지작물, 곡물에 천연적으로 존재한다는 것을 최근에 밝혔다(Smeds 등 2007).

HMR이 음식에 있는 공통적인 리그난이라는 이 새로운 사실은 건강식품에 이를 포함하는 것이 좋은 선택이라는 것을 입증하는 것이다.

옹이와 수피는 또 다른 잠재적인 생리활성화합물

옹이 내 폴리페놀류에 대한 연구는 1998년 오보 아카데미에서 시작되었고, 그 이후 널리 확산되었다(Holmbom 등 2007). 가문비나무 외에도 약 60여 수종의 옹이가 조사되었고, 거의 모든 수종에서 보통의 목질부보다 옹이가 20~100배 이상 상당히 높은 농도의 폴리페놀류를 함유하고 있는 것으로 나타났다. 특히 침엽수종의 옹이는 보통 5~15%(w/w)의 리그난과 폴리페놀을 함유하고 있고, 일부 수종들은 많은 양의 플라보노이드류와 스틸벤(stilbenes)을 함유하고 있다. 이러한 연구들은 옹이가 광범위하고 다양한 폴리페놀류의 풍부한 공급원이고, 모든 자연환경에서 가장 풍부한 자원이 될 것이라고 기록하고 있다.

나무를 보호하는 '피부'인 수피는 또한 생리활성 화합물의 풍부한 공급원이다. 생리활성 수피 제품들은 이미 시장에 나와 있다. 피코노제놀(Pycnogenol)은 프랑스의 보르도 근교 지역에서 자라는 해안송(Pinus pinaster)의 수피 추출물의 상품명이다. 이것은 폴리페놀 화합물의 복합 혼합물, 주로 프로시아니딘(procyanidins)과 생체플라본류(bioflavonoids)를 함유하고 있다. 이는 강력한 산화방지제이며 심혈관 건강, 피부관리, 건강보조 및 염증, 그 밖에 여러 가지에 좋은 것으로 알려졌다

가문비나무 수피는 많은 양의 스틸벤, 피세아타놀(아스트린게닌astringenin), 메틸에테르와 레스베라트롤을 함유하고 있다. 레스베라트롤은 레드와인과 다른 식물 추출물에서도 나타나는데, 요즘 연구의 커다란 관심사가 되고 있다. 그 이유는 이것이 세포나 포유동물의 수명을 연장한다고 밝혀졌고, 노화방지약품으로 개발될 수도 있기 때문이다.

결론

나무는 거의 모든 다른 생물체들보다 훨씬 오래 살며 위험으로부터 피하거나 도망갈 수 없다. 이들은 고정된 채로 홀로 수 세기 동안 견딜 수 있다. 나무가 일년생 식물들보다 훨씬 높은 농도의 보호 물질과 방어 물질을 가지고 있다는 것은 놀라운 사실이 아니다. 이러한 화합물은 수억 년 동안 미생물, 초식동물, 곤충과 다른 위협들로부터 나무를 보호하기 위해 자연 진화로 창조되어왔다. 따라서 나무에 있는 건강증진 화합물들을 발견할 기회는 많을 것으로 전망된다.

┄▶ 휘발성, 비휘발성 테르페노이드의 건강상 편익

식물들은 다양한 화학물질을 생산하는데, 2차 생산물로 불리는 이 물질은 대사경로에 직접 포함되지 않지만, 그럼에도 불구하고 중요한 생물학적 생태학적 기능을 가지고 있고 다양한 수단에 의해 식물을 보호하는 물질들을 함유하고 있다(Harborne와 Tomas-Barberan 1991). 이들 중 가장 큰 집단을 형성하는 테르펜은 지방 친화성이 높고, 5-카본(5-carbon, C_5)의 복합체로 구성된 열린 사슬 고리 화합물이다. 대략 35,000 테르페노이드가 이소프렌 단위와 입체이성의 다른 조합으로부터 주로 발생하는 거대한 변화와 함께

데이터로 소개되고 있다(Connolly와 Hill 1991). 테르펜 화합물은 아주 흔하며, 조류(말), 하등식물과 특히 침엽수류와 몇 가지 방향족 피자식물과(aromatic angiosperm families)에 풍부하다. 이들은 높은 휘발성을 가지며, 종종 에센셜 오일(대부분 C_{10}과 C_{15} 화합물)로 불리는 상쾌한 향기나는 화합물(pleasant-semlling compound)과 반고체 올레오레진(oleoresins; 대부분 C_{10}, C_{15} 그리고 C_{20} 화합물), 고체 수지(solid resins; 대부분 침엽수 내 C_{20} 화합물과 방향족 내 C_{30} 화합물)로 나타난다(Steele 등 1995). 이들의 주 용도는 많은 에센셜 오일을 함유한 허브와 향신료로써 순수한 형태로 음식이나 음료에 첨가하거나, 상업적으로 중요한 항암 약품인 택솔(Taxol)과 항말라리아 약물 알테미시닌 등을 포함한 약품 제제는 물론 민간요법에도 이용된다(McGarvey와 Croteau 1995). 숲 속 공기 속에 퍼져있는 휘발성 에센셜 오일은 정신건강 면에서도 효과가 있는 것으로 보고되고 있다. 또한, 휘발성 에센셜 오일과 수지(resins)에 존재하는 테르펜의 항균활성과 면역조정 작용은 수많은 과학 출판물들에 나타나 있다(Yatagai 등 1995, Barrero 등 2003). 역사를 통해 보더라도, 사람들은 보통의 식물과 숲의 나무들, 특히 침엽수에서 발산되는 휘발성과 비휘발성 테르페노이드 추출물을 이용하여 다양한 건강과 웰빙을 추구해왔다. 방향 수지(Fragrant resins)는 수천 년 동안 이런 자원에 접해 있던 거의 모든 진보된 문화권에서 향수나 연고, 소독약 등으로 이용되어왔다. 향으로 태워진 수지가 종교의식과 전통적 의약품으로 이용된 기록도 문헌에서 흔히 볼 수 있다(Claisse 1985, Buhagiar 등 2000).

7개 나자식물문(Gymnospermae)의 하나인 사이프러스과는 7개 아과, 30개 속과 붉은 삼목 세쿼이아(red woods Sequoia), 세쿼이아덴드론(Sequoiadendron), 타이와니아(Taiwania) 같이 최근에 낙우송과(Taxodiaceae)로 묶인 수종들을 포함하여 130여 종들로 구성된 넓은 과(family)이다. 가장 큰 속(genera)은 두송실(Juniperus 60 spp.), 사이프러스(Cupressus 15~22 spp.), 칼리트리스(Callitris 16 spp.), 측백나무(Thuja 5 spp.) 그리고 편백(Chamaecyparis 7 spp.) 등이 있다. 사이프러스과의 수종들 사이에 계통발생학적 관계는 생리활성 원리 법칙을 탐구하는 데 매우 유용한 도구들인데, 이것은 통상적으로 관련된 속들 사이에서 나타나기 때문이다(Farjon 등 2002).

고대부터 사이프러스과 수종들은 단단한 재질의 나무, 수지와 에센셜 오일의 중요한 공급원이 되었는데, 그 이유는 이런 수종들이 균류와 곤충의 공격에 대한 저항성이 있었기 때문이다. 키케로(Cicero)는 특정한 종류의 나무로 만든 테이블을 사기 위해 거대한 돈을

지불 했다는 기록이 있다. 몇몇 과 수종들의 수지는 태울 때 매우 향기롭기 때문에 특정 의식을 진행한다거나 힐링을 위해 사용되었다. 인간의 역사에서 아주 오래전에 누군가 이 나무가 지닌 특별한 속성을 다른 사람들에게 전하기 위해 연소시켜 향을 피우고, 그 향은 나무나 수지가 지닌 마법 때문이라고 힐링 효과와 연결시켰다. 좋은 사이프러스과의 몇몇 수종들은 이집트인들의 약초의학서, 성서, 테오프라스토서의 히스토리아 플랜타룸(Enquiry into Plants), 아유르베다 문헌들과 중국 약초서를 포함한 고대 문서들에 언급되어 있다. 많은 사이프러스과(cypress family) 내 속(genera)의 수종들, 이를테면 측백나무(*Thuja*), 사이프러스(*Cupressus*), 테트라클리니스(*Tetraclinis*)의 에센셜 오일과 수지 생산 종들은 '생명의 나무(라틴어로 Arbor Vitae 혹은 아랍어로 Shagjaret al. Hajat)'라고 명명되었는데, 이는 과거에 이런 수종들에 붙여진 생명보존 중요성을 증명하는 것이다. 이처럼 유익한 특성 중 몇 가지를 살펴보자.

문헌들에 보고된 건강에 대한 이점들

침엽수 수지에 포함된 휘발성의 모노테르페노이드(monoterpenoid) 구성 성분은 다양한 생리적, 정서적, 행동 반응을 유발한다고 알려졌다. 야타가이(Yataga 외 1985, 1995)등은 매우 낮은 농도 범위인 10~1000ppb정도의 테르펜 배출물이 있는 숲 속 공기의 이로운 효과에 대해 언급한다. 특히, 낮은 농도의 알파피넨은 긴장과 정신적 스트레스를 줄이고 신체적 그리고 정신적 건강을 증진하며 질병의 빠른 회복을 돕는다. 역으로, 높은 농도의 동일한 모노테르페노이드(monoterpenoid)는 피로와 스트레스를 증가시키는 결과를 얻었다. 휘발성의 테르페노이드류가 스트레스와 우울을 경감시키는 효과를 가지고 있다는 것을 감안하면, 에트루리아인과 로마인들이 죽으면 사이프레스 나무 아래 묻는, 지중해 전통 묘지 풍습은 우연의 일치가 아니다.

맛을 강화하거나 저장시 부패를 막는 방법으로 고대부터 테르페노이드 첨가물을 이용해 왔다. B.C 5000년 신석기시대의 도자기에는 와인을 식초로 변하게 하는 초산균(Acetobacter)을 방지하기 위해 첨가된 비침엽수 수지(non-conifer resin)로 수지가공 처리한 와인이 들어있었다(McGovern 등 1996). 그리고 오늘날, 수지가공 처리된 와인은 여전히 똑같은 이유로 생산되고 있지만, 종종 소나무나 다른 침엽수, 산다락나무(*Tetraclinis articulata*)로부터 추출한 수지를 사용하기도 한다. 음식의 맛과 두송나무(*Juniperus* communis)에서 나온 열매로 술의 맛을 내는 것 또한 이것과 관련해 언급될 수 있으며, 알파피넨과 베타피넨, 주니퍼 열매(juniper berry)와 잎(leaf oil)에 있는 보르네올(borneol)같은 모노테르핀은 살균 효과가 있는 것으로 알려졌다. 또한 커뮤닉산(communic acids)과 같은 다양한 디테르펜 수지산(diterpene resin acids)을 함유하고 있는 침엽수 수지도 항균특성을 갖고 있다(Merzouki 등 1997, Muhammad 등 1995).

어떤 문화에 있어서 민속 식물학의 목록은 다양한데, 사람과 가축의 몸에 영양을 공급하거나 질병을 치료하기 위해 테르페노이드가 풍부한 추출물을 독창적으로 활용했다. 그들은 외부적으로 살균제, 구충제, 방부제와 소독제 및 각성제로 활용했고, 내부적으로는 장내 기생충, 설사, 고창(속이 부글거림)과 호흡기 질환의 치료를 위해 사용하였다. 어떤 것들은 수천 년 동안 향수, 향기와 방부처리제, 진통제로 사용되었고, 또한 경련과 고열을 줄이기 위한 것으로, 상처를 치료하기 위한 연고로, 발한 자극제나 점막 부분 자극제로, 구강위생에서 구취를 중화시키는 의학적인 방법으로 이용되기도 하였다(Prendergast 등 1998). 사이프러스과 수종들로부터 유래된 수지와 다양한 오일의 특성과 약리작용은 모두 다용도의 기능이 있다. 즉 사이프러스 에센셜 오일(Cupressus sempervirens essential oil)은 수렴제, 소독제, 이뇨제, 발한제, 강장제, 거담제와 발적제로 이용된다. 사이프러스과 속인 산다락나무(Tetraclinis)와 칼리트리스(Callitris)에서 추출된 산다락 수지(Sandarac resins)는 극심한 설사의 치료, 회충과 촌충 감염, 치질과 호흡기 질환, 지혈, 치과용 충전제, 당뇨병, 고혈압 및 심장병, 피부병 그리고 우울증 등의 신경질환에 이용된다(Ait Igri 등 1990, Merzouki 등 1997, Ziyyat 등 1997, Eddouks 등 2002).

침엽수 올레오레신의 휘발성 그리고 비휘발성 부분에서 모노테르페노이드(monoterpenoid), 세스퀴테르페노이드(sesquiterpenoid), 디테르페노이드(diterpenoid) 구성 요소의 세포, 세포 이하 단위 조직에 대한 효과와 생화학적 효과는 모두 동등하게 다양하다. 병원균과 비병원균 박테리아 그리고 균류에서 모노테르페노이드(monoterpenoids)의 효과 또한 광범위하게 연구되어 오고 있고, 침엽수 추출물과 비침엽수 추출물을 통해 이를 모두 입증하였다(Chanegriha 등 1994). 다수의 침엽수에서 나타나는 디테르페노이드는 반복적으로 병원균 균류를 통제하는 능력을 갖고 있으며, 많은 연구자들은 자연 내 항균류 물질로서 이들이 이용된다고 보고 있다. 무하마드(Muhammad 외 1995) 등은 아프리카삼나무(Juniperus procera) 잎과 껍질로부터 유래된 디테르펜(diterpenes)이 강한 항균 격리 효과가 있다고 보고하였다. 토타롤(Totarol)은 높은 소수성 세균발육저지 물질인 디테르페노이드(diterpenoid)이고, 디테르페노이드는 결핵의 원인이 되는 물질인 마이코박테리움(Mycobacterium)종에 대하여 강한 활성을 갖는 것으로 밝혀진 나한송류(Totara pine)의 수종으로부터 분리되었다. 에반스(Evans 외 2000) 등은 역시 토타롤(totarol)의 항박테리아 활성, 화학적 유사체와 파생물 그리고 그램 양성 세균에 대한 약물내성을 보고하였다. 북미 화이트 시더(Thuja occidentalis, Cupressaceae)로부터 분리한 피마레인 디테르페노이드(Pimarane diterpenoids)는 항결핵 효과를 포함한 생물학적 활성의 범위와 균사체의 성장에 억제효과를 가진다(Chang 등 2000).

  항균 활성 외에 부가적인 생리활성 특성은 사이프러스(cypress)과 수종들에서 분리된 디테르페노이드(diterpenoid) 화합물에서 발견되었다. 시미즈(Shimizu 외 1988) 등은 몇 가지 유형의 피마란 디테르페노이드를 함유한 침엽수종인 삼나무(Cryptomeria japonica)에 대하여 국부적으로 적용된 천연추출물의 항염증 효과를 보고하였다. 비슷한 면역조절 효과들은 산다락나무(Tetraclinis articulata)의 목재와 잎으로부터 분리된 다수의 피마란 디테르페노이드(pimarane diterpenoids)에서 보고되었다(Barrero 등 2003). 민미(Minmi 외 2002) 등은 소나무속 루첸시스(Pinus luchensis)에서 분리된 래브단 타입 디테르펜(labdane type diterpenes)의 항암 및 항바이러스 잠재력에 대하여 발표하였는데, 이런 디테르펜은 사이프러스과 몇 가지 수종에도 있는 것으로 알려졌다. 사이프러스과(Cupressaeceae) 수종들 뿐만 아니라 속씨식물에 존재하는 다른 디테르페노이드는 G0/G1 혹은 G2/M 세포주기 정지, 뉴클레오솜 일부에 DNA 분열, sub-G1 DNA 함량과 세포 축적, 세포핵 응축 출현 등 세포사멸의 전형적인 모든 기능을 발휘하여 암세포범위에 있는 세포소멸(apoptosis)에 의해 대규모 세포사멸을 유도하는 것으로 밝혀졌다(Dimas 등 2001).

  의약품을 위한 약품 회사들은 약품을 개발하기 위한 생물탐사에 관심이 커지고 있다. 식물에 의해 생산된 테르페노이드 화합물이 많아지고, 의학적 적용성을 가진 추출물에 특정 테르페노이드 성분이 반복적으로 나타나며, 인간의 건강과 웰빙에 대한 보조제품 단계의 중요성이 증가하는 추세이다.

···▶ 결론

숲은 건강 증진과 의학적 효과가 있는 산물(産物)이 풍부한 재생 가능한 자원이다. 숲에는 나무뿐만 아니라 장과류(딸기 등), 견과류, 버섯 등과 같이 건강을 증진하는 산물과 의약품으로 이용될 수 있는 다양한 천연생리활성 화합물들이 있다. 나무에는 셀룰로오스(cellulose), 헤미셀룰로오스(hemicelluloses), 리그닌(lignin) 등 주요 구조를 이루는 화합물뿐만 아니라 수천 가지의 생리활성물질을 갖고있는 것으로 밝혀졌다. 특히 개발도상국에서 임산물은 전통의학 분야에서 늘 중요하고 핵심적인 역할을 계속해 왔다. 선진공업국의 제약산업도 다시 식물성 천연 약품에 점점 더 많은 관심을 보이고 있고, 식물성 화합물은 개발도상국의 전통적인 의약품과 선진국의 현대적 약품 사이에 가교역할을 하게 되었다. 식물에서 유래된 생리활성화합물은 특히 건강을 유지하는 데 도움이 되는 예방물질의 역할을 하고 있다.

오늘날, 숲에서 얻어진 생리활성 화합물은 발전되었으며, 많은 양이 유럽에서 생산되어 전 세계 시장으로 퍼져간다. 새로운 건강증진 제품은 옹이와 수피에서 특히 많이 생산되었다. 이러한 가능성을 탐색하는 데 필요한 연구 도구는 지난 30~50년 동안 적극적으로 개발되고 있으며 지속적으로 개선되었다. 우리는 온대림에서 더 많은 화학물질과 산물을 탐구하고 밝히는 데 있어서 전망이 밝다고 확신한다.

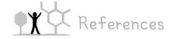 References

⋯ Ait Igri M, Holeman M, Ilidrissi A, Berrada M (1990) Contributions a l'étude des huiles essentielles des rameaux et du bois de Tetraclinis articulata (Vahl) Masters. Plantes Médicinal et Phytothérapie 24(1):36–43

⋯ Al-Habbal MJ, Al-Habbal Z, Huwez FU (1984) A double-blind controlled clinical trial of mastic and placebo in the treatment of duodenal ulcer. Clin Exp Pharmacol Physiol 11(5):541–544

⋯ Almario RU, Vonghavaravat V, Wong R, Kasim-Karakas SE (2001) Effects of walnut consumption on plasma fatty acids and lipoproteins in combined hyperlipidemia. Am J Clin Nutr 74:72–79

⋯ Anderson KJ, Teuber SS, Gobeille A, Cremin P, Waterhouse AL, Steinberg FM (2001) Walnut polyphenolics inhibit in vitro human plasma and LDL oxidation. J Nutr 131:2837–2842

⋯ Andrikopoulos NK, Kaliora AC, Assimopoulou AN, Papapeorgiou VP (2003) Biological activity of some naturally occurring resins, gums and pigments against in vitro LDL oxidation. Phytother Res 17(5):501–507

⋯ Arts IC, Hollman P (2005) Polyphenols and disease risk in epidemiological studies. J Agric Food Chem 81:317S–325S

⋯ Assimopoulou AN, Papageorgiou VP (2005) GC-MS analysis of penta- and tetra-cyclic triterpenes from resins of Pistacia species. Part I. Pistacia lentiscus var. Chia. Biomed Chromatogr 19(4):285–311

⋯ Balan KV, Demetzos C, Prince J, Dimas K, Cladaras M, Han Z, Wyche JH, Pantazis P (2005) Induction of apoptosis in human colon cancer HCT116 cells treated with an extract of the plant product Chios mastic gum. In Vivo 19(1):93–102

⋯ Balan KV, Prince J, Han Z, Dimas K, Cladaras M, Wyche JH, Sitaras NM, Pantazis P (2006) Antiproliferative activity and induction of apoptosis in human colon cancer cells treated in vitro with constituents of a product derived from Pistacia lentiscus L. var. chia. Phytomedicine 14:263–272

⋯ Barrero AF, Quilez del Moral JF, Lucas R, Paya M, Akssira M, Akaad S, Mellouki F (2003) Diterpenoids from Tetraclinis articulata that inhibit human leukocyte functions. J Nat Prod 66:844–850

⋯ Bauer JA et al (2006) Resveratrol improves health and survival of mice on a high-calorie diet. Nature 444:337–342

⋯ Bebb JR, Bailey-Flitter N, Ala'Aldeen D, Atherton JC (2003) Mastic gum has no effect on Helicobacter pylori load in vivo. J Antimicrob Chemother 52(3):522–523

⋯ Bergendorff O, Sterner O (1988) The sesquiterpenes of Lactarius deliciosus and Lactarius deterrimus. Phytochemistry 27:97–100

⋯ Bomser J, Madhavi DL, Singletary K, Smith MA (1996) In vitro anticancer activity of fruit extracts from Vaccinium species. Planta Med 62:212–216

⋯ Bona S, Bono L, Daghetta L, Marone P (2001) Bactericidal activity of Pistacia lentiscus gum mastic against Helicobacter pylori. Am J Gastroenterol 96:S49

⋯ Borchers AT, Stern JS, Hackman RM, Keen CL, Gershwin ME (1999) Mushrooms, tumors, and immunity. Proc Soc Exp Biol Med 221:281–293

⋯ Buhagiar JA, Camilleri Podesta MT, Flamini G, Cioni PL, Morelli I (2000) Contributions to the chemical investigation of the essential oils extracted from leafy and woody branches, cones and seeds of Tetraclinis articulata (Vahl) Masters. J Essent Oil Res 12:29–32

⋯ Ceyhan N, Ugur A (2001) Investigation of in vitro antimicrobial activity of honey. Riv boil 94:363–371

⋯ Chanegriha N, Sabaou N, Baoliouamer A, Meklati BY (1994) Activite antimicrobienne et antifongique de l'huile essentielle du Cupres d'Algerie. Rivista Italiana Eppos 12:5–12

⋯ Chang LC, Song LL, Park EJ, Luyengi L, Lee KJ, Fransworth NR, Pezzuto JM, Kinghorn AD (2000) Bioactive constituents of Thuja occidentalis. J Nat Prod 63:1235–1238

⋯ Chen C, Kong AN (2004) Dietary chemopreventive compounds and ARE/EpRE signalling. Free Radic Biol Med 36:1505–1516

···→ Chu Y-F, Liu RH (2005) Cranberries inhibit LDL oxidation and induce LDL receptor expression in hepatocytes. Life Sci 77:1892 – 1901

···→ Claisse R (1985) Drogues de la pharmacopee traditionnelle dans la region de Rabat-Sale 1- bryophytes, coniferes et monocotyledones. Plantes Medicinal et Phytotherapie 19(3):216 – 224

···→ Clericuzio M, Mella M, Toma L, Finzi PV, Vidari G (2002) Atlanticones, new protoilludane sesquiterpenes from the mushroom Lactarius atlanticus (Basidiomycetes). Eur J Org Chem 2002:988 – 994

···→ Colaric M, Veberic R, Solar A, Hudina M, Stampar F (2005) Phenolic acids, syringaldehyde, and juglone in fruits of different cultivars of Juglans regia L. J Agric Food Chem 53:6390 – 6396

···→ Connolly JD, Hill RA (1991) Dictionary of terpenoids, vol 2. Chapman and Hall, London

···→ Croteau R, Johnson MA (1985) Biosynthesis of terpenoid wood extractives. In: Higuichi T (ed) Biosynthesis and biodegradation of wood components. Academic, Orlando, pp 379 – 439

···→ De Smet PAGM (2005) Herbal Medicine in Europe. Relaxing regulatory standard. New Engl J Med 352(12):1176 – 1178

···→ Dedoussis GV, Kaliora AC, Psarras S, Chiou A, Mylona A, Papadopoulos NG, Andrikopoulos NK (2004) Antiatherogenic effect of Pistacia lentiscus via GSH restoration and downregulation of CD36 mRNA expression. Atherosclerosis 174(2):293 – 303

···→ Diel P, Smolnikar K, Michna H (1999) In vitro test systems for the evaluation of the estrogenic activity of natural products. Planta Med 65:197 – 203

···→ Diel P, Schmidt S, Vollmer G (2002) In vivo test systems for the quantitative and qualitative analysis of the biological activity of phytoestrogens. J Chromatogr B 777:191 – 202

···→ Dimas K, Demetzos C, Vaos V, Ioannidis P, Trangas T (2001) Labdane type diterpenes down-regulate the expression of c-Myc protein, but not of Bcl-2, in human leukaemia T-Cells undergoing apoptosis. Leukemia Res 25:449 – 454

···→ Doukas C (2003) Cosmetics that contain mastic gum and mastic oil. Chem Chron 12:36 – 39

···→ Dulger B, Yilmaz F, Gucin F (2002) Antimicrobial activity of some Lactarius species. Pharm Biol 40:304 – 306

···→ Dulger B, Gonuz A, Gucin F (2004) Antimicrobial activity of the macrofungus Cantharellus cibarius. Pak J Biol Sci 7:1535 – 1538

···→ Eddouks M, Maghrani M, Lemhardi ML, Ouahidi L, Jouad H (2002) Ethnopharmacological survey of medicinal plants used for the treatment of diabetes mellitus, hypertension and cardiac diseases in the south-east region of Morocco (Tafilalet). J Ethno-Pharmacol 82:97 – 103

···→ Erlund I, Koli R, Alfthan G, Marniemi J, Puukka P, Mustonen P, Mattila P, Jula A (2008) Favorable effects of berry consumption on platelet function, blood pressure, and HDL cholesterol. Am J Clin Nutr 87:323 – 331

···→ Evans GB, Furneau RH, Gravestock MB, Lynch GP, Scott GK (2000) The synthesis and antibacterial activity of totarol derivatives, part 1: modifications of ring-c and pro-drugs. (Internet Document). Industrial Research Limited, New Zealand

···→ Fabricant DS, Farnsworth NR (2001) The value of plants used in traditional medicine for drug discovery. Environ Health Perspect 109(suppl 1): 69 – 75

···→ Fady B, Ducci F, Aleta N, Becquey J, Diaz Vazquez R, Fernandez Lopez F, Jay-Allemand C, Lefèvre F, Ninot A, Panetsos K, Paris P, Pisanelli A, Rumpf H (2003) Walnut demonstrates strong genetic variability for adaptive and wood quality traits in a network of juvenile field tests across Europe. New Forest 25: 211 – 225

···→ Farjon A, Hiep NP, Harder DK, Loc PK, Averyanov L (2002) A new genus and species in Cupressaceae (Coniferales) from Northern Vietnam Xanthocyparis vietnamensis. Novon 12:179 – 189

···→ Farnsworth NR, Soejarto DD (1991) Global importance of medicinal plants. In: Akerele O, Heywood V, Synge H (eds) Conservation of medicinal plants. University Press, Cambridge, UK, pp 25 – 51

···→ Foster S, Johnson R (2006) Desk reference to nature's medicine. National Geographic Society, Washington, DC

···→ Freudenberg K, Knof L (1957) Die Lignane des Fichtenholzes (Lignans in spruce wood). Chem Ber 90:2857 – 2869

···→ Fukuda T, Ito H, Yoshida T (2003) Antioxidative polyphenols from walnuts (Juglans regia L.). Phytochemistry 63:795 – 801

⋯ Fulzele SV, Satturwar PM, Dorle AK (2002) Polymerized rosin: novel film forming polymer for drug delivery. Int J Pharm 259(1–2):175–184

⋯ Fulzele SV, Satturwar PM, Dorle AK (2003) Study of the biodegradtion and vivo biocompatibility of novel biomaterials. Eur J Pharm Sci 1:56–61

⋯ Fulzele SV, Satturwar PM, Dorle AK (2007) Novel biopolymers as implant matrix for the delivery of ciprofloxacin: biocompatibility, degradation, and in vitro antibiotic release. J Pharm Sci 96(1):132–144

⋯ Gheldof N, Wang XH, Engeseth NJ (2002) Identification and quantification of antioxidant components of honeys from various floral sources. J Agric Food Chem 50(21):5870–5877

⋯ Gómez–Caravaca AM, Gómez–Romero M, Arráez–Román D, Segura–Carretero A, Fernández–Gutiérrez A (2006) Advances in the analysis of phenolic compounds in products derived from bees. J Pharm Biomed Anal 41(4):1220–1234

⋯ Groombridge B (1992) Global biodiversity. Status of the earth's living resources. Chapman and Hall, London/Glasgow/New York

⋯ Gurib–Fakin A (2006) Medicinal plants, traditions of yesterday and drugs of tomorrow. Mol Aspects Med 27:1–93

⋯ Gutendorf B, Westendorf J (2001) Comparison of an array of in vitro assays for the assessment of the estrogenic potential of natural and synthetic estrogens, phytoestrogens and xenoestrogens. Toxicology 166:79–89

⋯ Häkkinen S, Heinonen M, Kärenlampi S, Mykkänen H, Ruuskanen J, Törrönen R (1999) Screening of selected flavonoids and phenolic acids in 19 berries. Food Res Int 32:345–353

⋯ Hamilton A, Dürbeck K, Lawrence A (2006) Towards a sustainable herbal harvest. Plant Talk 43:32–35

⋯ Harborne JB, Tomas–Barberan FA (eds) (1991) Ecological chemistry and biochemistry of plant terpenoids. Clarendon, Oxford, UK

⋯ Holmbom BS, Willfoer J, Hemming S, Pietarinen L, Nisula, Eklund P, Sjoeholm R (2007) Knots in trees – a rich source of bioactive polyphenols. In: Argyropoulos DS (ed) Materials, chemicals and energy from forest biomass. ACS Symposium Series 954, ACS, Washington, DC, pp 350–362

⋯ Hoshi H, Yagi Y, Iijama H, Matsunaga K, Ishihara Y, Yasahara T (2005) Isolation and characterization of a novel immunomodulatory α–glucan–protein complex from the mycelium of Tricholoma matsutake in Basidiomycetes. J Agric Food Chem 53:8948–8956

⋯ Huwez FU, Thirlwell D, Cockayne A, Ala'Aldeen DA (1998) Mastic gum kills Helicobacter pylori. New Engl J Med 339(26):1946

⋯ Ishihara Y, Iikima H, Yagi Y, Hoshi H, Matsunaga K (2002) Inhibition of decrease in natural killer cell activity in repeatedly restraint–stressed mice by a biological response modifier derived from cultured mycelia of the Basidiomycete Tricholoma matsutake. Neuroimmunomodulation 11:41–48

⋯ Jee WS, Yao W (2001) Overview: animal models of osteopenia and osteoporosis. J Musculoskel Neuron Interact 1:193–207

⋯ Jefferson WN, Padilla–Banks E, Clark G, Newbold RR (2002) Assessing estrogenic activity of phytochemicals using transcriptional activation and immature mouse uterotrophic responses. J Chromatogr B 777:179–189

⋯ Jonnessen VL, Stern ES (1978) US Patent 4128543. Chem Abstr 90:76409

⋯ Jurd L (1956) Plant polyphenols. I. The polyphenolic constituents of the pellicle of the walnut (Juglans regia). J Am Chem Soc 78:3445–3448

⋯ Kähkönen MP, Hopia AI, Vuorela HJ, Rauha JP, Pihlaja K, Kujala TS, Heinonen M (1999) Antioxidant activity of plant extracts containing phenolic compounds. J Agric Food Chem 47:3945–3962

⋯ Kalu DN (1991) The ovariectomized rat model of postmenopausal bone loss. Bone Miner 15:175–191

⋯ Kassi E, Papoutsi Z, Fokialakis N, Messari I, Mitakou S, Moutsatsou P (2004) Greek plant extracts exhibit selective estrogen receptor modulator (SERM)–like properties. J Agric Food Chem 52(23):6956–6961

⋯ Kassi E, Papoutsi Z, Pratsinis H, Aligiannis N, Manoussakis M, Moutsatsou P (2007) Ursolic acid, a naturally occurring triterpenoid, demonstrates anticancer activity on human prostate cancer cells. J Cancer Res Clin Oncol 33(7):493–500

···› Katsilambros NL, Philippides P, Touliatou A (1988) Metabolic effects of honey (alone or combined with other foods) in type II diabetics. Acta Diabetol Lat 25(3):197–203

···› Khmel'nitskii OK, Simbirtsev AS, Konusova VG, Mchedlidze GSh, Fidarov EZ, Paramonov BA, Chebotarev VYu (2002) Pine resin and biotin oitment: effects on cell composition and histochemical changes in wounds. Bull Exp Biol Med 133(6):583–585

···› Knekt P, Kumpulainen J, Järvinen R, Rissanen H, Heliövaara M, Reunanen A, Hakulinen T, Aromaa A (2002) Flavonoid intake and risk of chronic diseases. Am J Clin Nutr 76:560–568

···› Kolliaros G (1997) Chios mastic from antiquity to today. In: Chios mastic. Tradition and current practice (Acta of the International Symposium held in Chios, 3–5 October 1997). Athens 1997, pp 242–243 [in Greek]

···› Kontiokari TK, Sundqvist M, Nuutinen T, Pokka M, Koskela M, Uhari M (2001) Randomised trial of cranberry–lingonberry juice and Lactobacillus GG drink for the prevention of urinary tract infections in women. BMJ 322:1571

···› Kontiokari T, Laitinen J, Järvi L, Pokka T, Sundqvist K, Uhari M (2003) Dietary factors protecting women from urinary tract infection. Am J Clin Nutr 77:600–604

···› Kope HH, Fortin JA (1989) Inhibition of phytopathogenic fungi in vitro by cell free culture media of ectomycorrhizal fungi. New Phytol 113:57–63

···› Koul O, Wahab S (2004) Neem: today and in the new millennium. Kluwer, Boston, MA/London

···› Koutsoudaki C, Krsek M, Rodger A (2005) Chemical composition and antibacterial activity of the essential oil and the gum of Pistacia lentiscus var. chia. J Agric Food Chem 53(20):7681–7685

···› Kris–Etherton PM, Hecker KD, Bonanome A, Coval SM, Binkoski AE, Hilpert KF, Griel AE, Etherton TD (2002) Bioactive compounds in foods: their role in the prevention of cardiovascular disease and cancer. Am J Med 113(Suppl 9B):71S–88S

···› Lakhanpal TN, Rana M (2005) Medicinal and nutraceutical genetic resources of mushrooms. Plant Genet Res 3:288–303

···› Lange D (1998) Europe's medicinal and aromatic plants: their use, trade and conservation. TRAFFIC International, Cambridge

···› Lange D (2001) Trade in medicinal and aromatic plants: a financial instrument for nature conservation in Eastern and Southeast Europe? In: Heinze B, Bäurle G, Stolpe G (eds) Financial instruments for nature conservation in Central and Eastern Europe. BfN–Skripten 50. Federal Agency for Nature Conservation, Bonn

···› Lange D (2002) The role of East and Southeast Europe in the medicinal and aromatic plants trade. Med Plant Conserv 8:14–18

···› Lange D (2004) Medicinal and aromatic plants: trade, production, and management of botanical resources. Acta Hortic 629:177–197

···› Lanzotti V, Iorizzi M (2000) Chemical constituents of tubers. The case of tuber borchii Vitt. In: Lanzotti V, Taglialatela–Scafati O (eds) Flavour and fragrance chemistry. Proc Phytochem Soc Eur 46:37–43

···› Lee SJ, Yeo WH, Yun BS, Yoo ID (1999) Isolation and sequence analysis of new peptaibol, boletusin, from Boletus spp. J Peptide Sci 5:374–378

···› Lee CM, Lim S, Kim GY, Kim DW, Rhee JH, Lee KY (2005) Rosin nanoparticles as a drug delivery carrier for the controlled release of hydrocortisone. Biotechnol Lett 27(19):1487–1490

···› Li L, Tsao R, Yang R, Liu C, Zhu H, Young JC (2006) Polyphenolic profiles and antioxidant activities of heartnut (Juglans ailanthifolia Var. cordiformis) and Persian walnut (Juglans regia L.). J Agric Food Chem 54:8033–8040

···› Lindequist U, Niedermeyer THJ, Jülich W–D (2005) The pharmaceutical potential of mushrooms. Evid–based Compl Altern Med 2:285–299

···› Loughlin MF, Ala'Aldeen DA, Jenks PJ (2003) Monotherapy with mastic does not eradicate Helicobacter pylori infection from mice. J Antimicrob Chemother 51(2):367–371

···› Magiatis P, Melliou E, Skaltsounis AL, Chinou IB, Mitaku S (1999) Chemical composition and antimicrobial activity of the essential oils of Pistacia lentiscus var. chia. Planta Med 65(8):749–752

···› Maguire LS, O'Sullivan SM, Galvin K, O'Connor TP, O'Brien NM (2004) Fatty acid profile, tocopherol, squalene and phytosterol content of walnuts, almonds, peanuts, hazelnuts and the macadamia nut. Int J Food Sci Nutr 55:171 – 178

⋯→ Marone P, Bono L, Leone E, Bona S, Carretto E, Perversi L (2001) Bactericidal activity of Pistacia lentiscus mastic gum against Helicobacter pylori. J Chemother 13(6):611 – 614

⋯→ Mattila P, Suonpää K, Piironen V (2000) Functional properties of edible mushrooms. Nutrition 16:694 – 696

⋯→ McGarvey DJ, Croteau R (1995) Terpenoid metabolism. Plant Cell 7:1015 – 1026

⋯→ McGovern PE, Glusker DL, Exner LJ, Voigt MM (1996) Neolithic resinated wines. Nature 381:480 – 481

⋯→ McHarg T, Rodgers A, Charlton K (2003) Influence of cranberry juice on the urinary risk factors for calcium oxalate kidney stone formation. BJU Int 92:765

⋯→ Mellanen P, Petänen T, Lehtimäki J, Mäkelä S, Bylund G, Holmbom B, Mannila E, Oikari A, Santti R (1996) Wood–derived xenoestrogens. Studies in vitro with breast cancer cell lines and in vivo in trout. Toxicol Appl Pharmacol 136:381 – 388

⋯→ Merzouki A, Ed–Derfoufi F, El Aallali A, Moleru–Mesa J (1997) Wild medicinal plants used by local Bouhmed population (Morocco). Fitotherapia 68(5):444 – 460

⋯→ Miettinen TA, Puska P, Gylling H, Vanhanen H, Vartiainen MD (1995) Reduction of serum cholesterol with sitostanol–ester margarine in a mildly hypercholesterolemic population. New Engl J Med 333:1308 – 1312

⋯→ Minami T, Wada S, Tokuda H, Tanabe G, Muraoka O, Tanaka R (2002) Potential antitumor–promoting diterpenes from the cones of Pinus luchuensis. J Nat Prod 65(12):1921 – 1923

⋯→ Mintzberg H (2006) Patent nonsense: evidence tells of an industry out of social control. CMAJ 175(4):374 – 376

⋯→ Mizuno T, Yeohlui P, Zhuang C, Ito H, Mayuzumi Y (1996) Antitumor activity and chemical modification of polysaccharides from Niohshimeji mushroom, Tricholoma giganteum. Biosci Biotechnol Biochem 60:30 – 33

⋯→ Molan PC (2006) The evidence supporting the use of honey as a wound dressing. Int J Low Extrem Wounds 5(2):122

⋯→ Moutsatsou P (2007) The spectrum of phytoestrogens in nature: our knowledge is expanding. Hormones 6(3):173 – 193

⋯→ Mueller SO (2002) Overview of in vitro tools to assess the estrogenic and antiestrogenic activity of phytoestrogens. J Chromatogr B 777:155 – 165

⋯→ Muhammad I, Mossa JS, Al–Yahya AM, Ramadan AF, El–Feraly FS (1995) Further antibacterial diterpenes from the bark and leaves of Juniperus procera Hochst.Ex Endl. Phytother Res 9:584 – 588

⋯→ Mulliken T, Inskipp C (2006) Medicinal plant conservation: scope, scale and diversity. Proceedings of the 1st international conference on organic wild production. IFOAM, Bonn, Germany

⋯→ Oddo LP, Pianna L, Bogdanov S, Bentabol A, Gotsiou P, Kerkvliet J, Martin P, Morlot M, Valbuena AO, Ruoff K, Ohe KVD (2004) Botanical species giving unifloral honey in Europe. Apidologie 35:S82 – S93

⋯→ Papoutsi Z, Kassi E, Chinou I, Halabalaki M, Skaltsounis LA, Moutsatsou P (2007a) Walnut extract (Juglans regia L.) and its component ellagic acid exhibit anti–inflammatory activity in human aorta endothelial cells and osteoblastic activity in the cell line KS483. Br J Nutr 99:715 – 722

⋯→ Papoutsi Z, Kassi E, Fokialakis N, Mitakou S, Lambrinidis G, Mikros E, Moutsatsou P (2007b) Deoxybenzoins are novel potent selective estrogen receptor modulators. Steroids 72(9 – 10):693 – 704

⋯→ Pathak UV, Dorle AK (1990) Release kinetic study of RHPC coated aspirin microcapsules. J Microencapsul 7(2):185 – 190

⋯→ Philips MA, Croteau R (1999) Resin based defences in conifers. Trends Plant Sci 4:184 – 190

⋯→ Picazo O, Azcoitia I, Garcia–Segura LM (2003) Neuroprotective and neurotoxic effects of estrogens. Brain Res 990:20 – 27

⋯→ Piispanen R, Willtör S, Saranpää P, Holmbom B (2008) Variations of lignans in Norway spruce (Picea abies [L.] Karst.) knotwood: within–stem variation and the effect of fertilisation at two experimental sites in Finland. Trees 22:317 – 328

⋯→ Prendergast HDV, Etkin NL, Harris DR, Houghton PJ (eds) (1998) Plants for food and medicine (Proceedings). Royal Botanic Gardens, Kew

⋯→ Prior RL (2003) Fruits and vegetables in the prevention of cellular oxidative damage. Am J Clin Nutr 78:570S – 578S

⋯→ Puupponen–Pimiä R, Nohynek L, Meier C, Kähkönen M, Heinonen M, Hopia A, Oksman–Caldentey KM (2001)

Antimicrobial properties of phenolic compounds from berries. J Appl Microbiol 90:494 – 507

··• Puupponen-Pimiä R, Nohynek L, Alakomi HL, Oksman Caldentey KM (2005a) The action of berry phenolics against human intestinal pathogens. Biofactors 23:243 – 251

··• Puupponen-Pimiä R, Nohynek L, Hartmann-Schmidlin S, Kähkönen M, Heinonen M, Määttä-Riihinen K, Oksman-Caldentey KM (2005b) Berry phenolics selectivity inhibit the growth of intestinal pathogens. J Appl Microbiol 98:991 – 1000

··• Ros E, Nunez I, Perez-Heras A, Serra M, Gilabert R, Casals E, Deulofeu R (2004) A walnut diet improves endothelial function in hypercholesterolemic subjects: a randomized crossover trial. Circulation 109:1609 – 1614

··• Ross JA, Kasum CM (2002) Dietary flavonoids: bioavailability, metabolic effects and safety. Annu Rev Nutr 22:19 – 34

··• Ruoff K, Luginbühl W, Bogdanov S, Bosset JO, Estermann B, Ziolko T, Amado R (2006) Authentication of the botanical origin of honey by near-infrared spectroscopy. J Agric Food Chem 54(18):6867 – 6872

··• Saarinen NM, Wärri A, Mäkelä SI, Eckerman C, Reunanen M, Ahotupa M, Salmi SM, Franke AA, Kangas L, Santti R (2000) Hydroxymatairesinol, a novel enterolactone precursor with antitumor properties from coniferous tree (Picea abies). Nutr Cancer 36:207 – 216

··• Sahu NH, Mandaogade PM, Deshmukh AM, Meghre VS, Dorle AK (1999) Biodegradation studies of rosin-glycerol ester derivative. J Bioact Comp Polym 14:344 – 360

··• Satturwar PM, Fulzele SV, Panyamb J, Mandaogadea PM, Mundhadaa DR, Gogtec BB, Labhasetwarb V, Dorle AK (2004) Evaluation of new rosin derivatives for pharmaceutical coating. Int J Pharm 270(1 – 2):27 – 36

··• Satturwar PM, Fulzeled SV, Dorle AK (2005) Evaluation of polymerized rosin for the formulation and development of transdermal drug delivery system: a technical note. AAPS Pharm Sci Tech 6(4):E649 – E654

··• Scagel RF, Bandoni RJ, Rouse GE, Schofield WB, Stein JR, Taylor TMC (1965) An evolution survey of the plant kingdom. Wadsworth, California

··• Scheinin A, Mäkinen KK (1976) Turku sugar studies. An overview. Acta Odontol Scand 34(6):405 – 408

··• Schippmann U, Leaman DJ, Cunningham AB (2002) Impact of cultivation and gathering of medicinal plants on biodiversity: global trends and issues. FAO, Rome, Italy

··• Schippmann U, Leaman D, Cunningham A (2006) Cultivation and wild collection of medicinal and aromatic plants under sustainability aspects. In: Bogers R, Craker L, Lange D (eds) Medicinal and aromatic plants. Springer, Dordrecht, the Netherlands

··• Schramm DD, Karim M, Schrader HR, Holt RR, Cardetti M, Keen CL (2003) Honey with high levels of antioxidants can provide protection to healthy human subjects. J Agric Food Chem 51:1732 – 1735

··• Scotland R, Worthley A (2003) How many species of seed plants are there? Taxon 52(1):101 – 104

··• Shimizu M, Tsuji H, Shogaw H, Fukumura H, Taanami S, Hayashi T, Arisawa M, Morita N (1988) Anti-inflammatory constituents of topically applied crude drugs II: constituents and anti-inflammatory effect of Cryptomeria japonica D. Don Chem Pharm Bull 36(10):3967 – 3973

··• Simbirtsev AS, Konusova VG, Mchelidze GSh, Fidarov EZ, Paramonov BA, Chebotarev VYu (2002a) Pine and biopin ointments: effects on repair processes in tissues. Bull Exp Biol Med 133(5):457 – 460

··• Simbirtsev AS, Konusova VG, Mchelidze GSh, Fidarov EZ, Paramonov BA, Chebotarev VYu (2002b) Pine and biopin ointments: immunotoxic and allergic activity. Bull Exp Biol Med 133(4):384 – 385

··• Simbirtsev AS, Konusova VG, Mchelidze GSh, Fidarov EZ, Paramonov BA, Chebotarev VYu (2002c) Pine and biopin ointments: effects on nonspecific resistance of organisms. Bull Exp Biol Med 133(2):141 – 143

··• Simbirtsev AS, Konusova VG, Mchelidze GSh, Fidarov EZ, Paramonov BA, Chebotarev VYu (2002d) Pine and biopin ointments: effects of water-soluble fractions on functional activity of peripheral blood neutrophils. Bull Exp Biol Med 134(7):50 – 53

··• Skiadas PK, Lascaratos JG (2001) Dietetics in ancient Greek philosophy: Plato's concepts of healthy diet. Eur J Clin Nutr 55(7):532 – 537

··• Smeds AI, Eklund PC, Sjöholm RE, Willför SM, Nishibe S, Deyama T, Holmbom B (2007) Quantification of a broad spectrum of lignans in cereals, oilseeds and nuts. J Agric Food Chem 55:117–1346

⋯ Stauffer D (2002) Chewing gum: an ancient and modern forest product. Forest Chem Rev July–August 2002:9

⋯ Steele CL, Lewinsohn E, Croteau R (1995) Induced oleoresin biosynthesis in the grand fir as a defence against bark beetles. Proc Natl Acad Sci USA 92:4164–4168

⋯ Swellam T, Miyanaga N, Onozawa M, Hattori K, Kawai K, Shimazui T, Akaza H (2003) Antineoplastic activity of honey in an experimental bladder cancer implantation model: in vivo and in vitro studies. Int J Urol 10:213–219

⋯ Takaku T, Kimura Y, Okuda H (2001) Isolation of an antitumor compound from Agaricus blazei Murill and its mechanism of action. J Nutr 131:1409–1413

⋯ Tassou CC, Nychas GJE (1995) Antimicrobial activity of the essential oil of mastic gum (Pistacia lentiscus var. chia) on gram positive and gram negative bacteria in broth and model food system. Int Biodeter Biodegr 36:411–420

⋯ Terrab A, Hernanz D, Heredia FJ (2004) Inductively coupled plasma optical emission spectrometric determination of minerals in thyme honeys and their contribution to geographical discrimination. J Agric Food Chem 52(11):3441–3445

⋯ Topitsoglou–Themeli V, Dagalis P, Lambrou DA (1984) Chios mastiche chewing gum and oral hygiene. I. The possibility of reducing or preventing microbial plaque formation. Hell Stomatol Chron 28(3):166–170

⋯ Tsuda K, Nishio I (2004) Modulation of endothelial function by walnuts and sex hormones. Circulation 110:e73, author reply e73

⋯ Uhari M, Kontiokari T, Koskela M, Niemelä M (1996) Xylitol chewing gum in prevention of acute oititis media: double blind randomised trial. BMJ 313:1180–1184

⋯ UNCTAD COMTRADE database, United Nations Statistics Division, New York. Commodity group pharmaceutical plants (SITC.3: 292.4 = HS 1211)

⋯ Van der Berg KJ, Van der Horst J, Boon JJ, Sudmeijer OO (1998) Cis–1, 4–poly–β –myrcene: the structure of the polymeric fraction of mastic resin (Pistacia lentiscus L.) elucidated. Tetrahedron Lett 39:2645–2648

⋯ Verlet N, Leclercq G (1997) Towards a model of technical and economic optimisation of specialist minor crops. Concerted action AIR3–CT–94–2076. 1995–1996. Commission Européenne, Direction Générale de l'Agriculture D.G. VI F.II.3

⋯ Walter KS, Gillet HJ (1998) 1997 IUCN Red List of threatened plants. IUCN, Gland, Switzerland

⋯ Wasser SP (2002) Medicinal mushrooms as a source of antitumor and immunomodulating polysaccharides. Appl Microbiol Biotechnol 60:258–274

⋯ Wasser SP, Weis AL (1999) Medicinal properties of substances occurring in higher Basidiomycetes mushrooms: current perspectives (Review). Int J Med Mushrooms 1:31–62

⋯ Whitmore L, Wallace BA (2004) The peptaibol database: a database for sequences and structures of naturally occurring peptaibols. Nucleic Acid Res 32:D593–D594

⋯ WHO (2003) Guidelines on good agricultural and collection practices (GACP) for medicinal plants. WHO, Geneva

⋯ Willför S, Hemming J, Reunanen M, Eckerman C, Holmbom B (2003) Lignans and lipophilic extractives in Norway spruce knots and stemwood. Holzforschung 57(1):27–36

⋯ Wilson T, Porcari JP, Harbin D (1998) Cranberry extract inhibits low density lipoprotein oxidation. Life Sci 24:381–386

⋯ Wolfender JL, Ndjoko K, Hostettmann K (2003) Liquid chromatography with ultraviolet absorbance–mass spectrometric detection and with nuclear magnetic resonance spectroscopy: a powerful combination for the on–line structural investigation of plant metabolites. J Chromatogr A 1000:437–455

⋯ World Bank (2004) Sustaining forests: a development perspective. World Bank, Washington, DC

⋯ WWF/TRAFFIC Germany (2002) Healing power from nature. http://www.wwf.org.uk/filelibrary/pdf/healing_power_from_nature.pdf. Accessed 5 Jan 2008

⋯ Yatagai M, Sato T, Takahashi T (1985) Terpenes of leaf oils from cupressaceae. Biochem Syst Ecol 13(4):377–385

⋯ Yatagai M, Ohira M, Ohira T, Nagai S (1995) Seasonal variations of terpene emission from trees and the influence of temperature, light and contact stimulation on terpenes. Chemosphere 30(6):1137–1149

⋯ Zaidman BZ, Yassin M, Mahajna J, Wasser SP (2005) Medicinal mushroom modulators of molecular targets as cancer therapeutics. Appl Microbiol Biotechnol 67:453–468

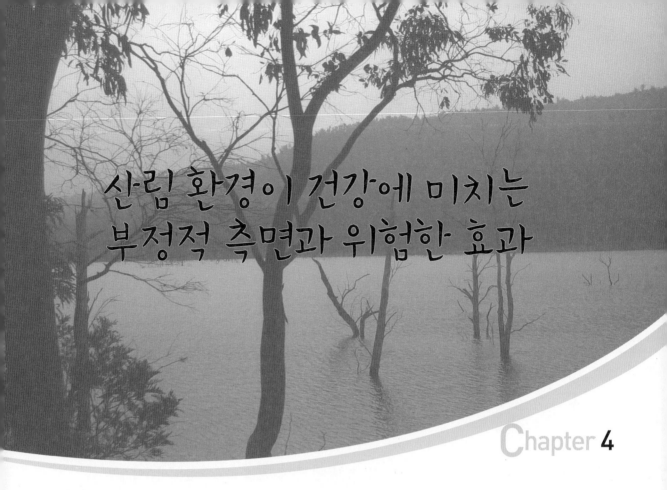

신림 환경이 건강에 미치는 부정적 측면과 위험한 효과

자연과의 직접적인 접촉은 사람들의 전체적인 건강을 향상하는 데 도움을 준다. 그러나 숲이나 다른 열린 녹지대에 가는 것은 때때로 건강상의 문제를 불러일으키거나, 심지어 인간의 삶에 위협을 주기도 한다. 늙고 오래되어 쓰러질 듯한 나무. 낙엽 그리고 야생동물과 마주칠 수도 있을 것 같은 더럽혀진 인도나 거리의 열매. 해충이나 병원균에 감염되어 더럽혀진 나무, 심지어는 이러한 문제들을 해결하기 위해 지은 공장까지도 비록 객관적으로 대부분의 경우가 그렇지 않더라도, 불쾌하고 무섭고, 위험하고, 혐오스러운 것으로 인식된다. 많은 경우에 이러한 위험은 열린 녹지 공간에서 발생할 수 있는 것으로 인지되지 않는다. 이번 장의 목표는 숲이나 도시근교 공원의 위험한 방문객에 관한 것이 아니라, 그들이 방문과 관련한 잠재적인 위험에 관한 것으로, 잠재적인 위협을 보여주고 이러한 방문으로부터 안전하고 건강을 지키고 잘 살기 위해 피해야 하는 장소, 시간 등을 제안한다.

옮김 – 연평식 (충북대학교 산림학과 겸임교수)

• 마렉 토마락 (Marek Tomalak) 폴란드 국립 식물 보호 연구소 • 엘리오 로시 (Elio Rossi) 이탈리아 캄포 디 마르테 병원 동종 요법 클리닉 • 프란체스코 베리니(Francesco Ferrini) 이탈리아 피렌체대학 토양 및 환경농림학과 • 파올라 A. 모로 (Paola A. Moro) 이탈리아 밀라노 니과르다 병원 독 제어 센터

⋯▶ 들어가는 말

이 책을 통해 명확히 보여주는 데이터는 개개의 나무, 공원, 그리고 숲들은 인간이 일반적인 환경에서 살아가는 데, 그리고 특별한 경우에 인간에게 신체적, 정신적으로 많은 이익을 제공한다는 것이다. 자연과의 직접적인 접촉은 정신적 스트레스부터 전체적인 건강 및 회복능력을 향상해주고 심장 순환 체계의 기능을 조절하여 준다. 그러나 숲이나 다른 열린 녹지 공간에 가는 것은 때때로 건강 문제를 일으키거나 심지어 인간의 생명에 위협을 주기도 한다. 보통 이러한 자연과의 접촉으로 인한 간접적인 효과들은 숲에 국한되지 않고, 심각한 위협이 되거나, 어떠한 경우에는 다른 어떤 곳보다 더 위협적인 존재가 된다.

우리는 이 장의 목적을 숲이나 다른 수목 공간을 불쾌하고 혐오스럽고 무섭고 위험하거나 좋지 못한 부정적인 것으로 간주할 때의 특징이나 상황에 대한 부정적인 측면을 정의하는 데에 한정한다. 이러한 특징이나 상황은 종종 신화적이거나, 역사적 근간으로 주관적으로 판단되기 때문에 특별한 숲 환경에서 정말로 존재할 필요는 없다. 위협적인 영향들은 특별한 환경에서 주관적으로 존재하고 실제로 건강에 영향을 끼칠 수도 있고, 심지어는 인간의 생명에 위협이 될 수도 있지만, 대개 공원이나 숲 등지에서 발생할 것이라고 인식되지 않는다.

이번 장의 주요 목표는 숲이나 도시근교 공원의 위험한 방문객에 관한 것이 아니라, 그들의 방문과 관련한 잠재적인 위험에 관한 것이다. 잠재적인 위협을 보여주고 이러한 방문으로부터 안전하고 건강을 지키고 잘 살기 위해 피해야 하는 장소, 시간 등을 제안한다. 우리는 특히 유럽의 숲과 나무에 존재하는 관련된 위험들에 대해 조명하고자 한다. 다른 지역과 관련된 예들은 오직 특이한 경우만 소개한다.

⋯▶ 부정적 측면

나무, 공원과 숲의 관리와 관련된 효과

적당한 나무 종을 심는 것, 위험한 나무를 식별하고 관리하는 것

해로운 나무들 – 나무는 공기를 맑게 하고 수질을 향상하는 데에 많은 이익을 주고, 에너지의 사용을 감소시키는 데에 도움을 준다. 간접적으로는 시민들을 위해 많은 친근한 서식 공간을 만들어 주고, 전체 생태계에 건강을 가져다준다. 그러나 몇몇 경우에는, 특히 도시 근교 지역에서는, 그들의 존재가 공간을 차지하고, 공존하는 데에 어려움을 주며, 그들의 관리와 유지에 상당한 경제적 자원을 소비하게 한다. 종종 근교 수목의 자산을 만드는 개별적인 나무는 다른 종에 속한다. 결과적으로, 그들의 모양, 크기와 다양한 문제를 유발하는 지역 조건에는 많은 다양성이 있다. 종종 마주치는 문제는 이들과 연결된 성장의 일반적인 주기와 식물의 계절적인 영향이다. 예를 들어, 곤충의 유인, 두꺼운 열매의 생산과 나무의 구조적 안정성 변화를 포함하여 알레르기를 일으키거나 꽃의 행태나 꽃가루의 생산에 부정적인 결과가 있을 수 있다. 꽃가루의 계절적 발산과 연관된 반복적인 인간의 건강에 방해를 주는 것은 도시 근교의 나무 종을 선택하는 것에 있어서 부적절성의 공통적인 결과이다. 손니(Sonni 2000)는 근본적으로 알레르기성 반응에 책임이 있는 꽃가루는 대부분 많은 양의 꽃가루를 생산하고 바람의 도움으로 약한 선택적인 발산에 의존하는 풍매성 종이라고 밝힌다. 이런 꽃가루의 알갱이는 전형적으로 매우 가볍고 작으며, 반듯하고 건조한 표면을 가지고 있다. 그것의 지름은 대개 20~30㎛로 구과식물의 경우 최대 150㎛다. 대조적으로, 곤충에 의해 번식하는 충매화의 꽃가루는 보통 더 크거나 해롭다. 대기 중에 밀집하여 공기를 통해 번식하는 것은 드물게 알레르기 반응을 일으킨다. 그러나 예외적으

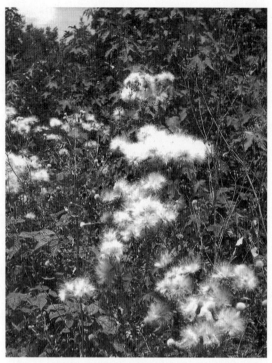
:: 사진 4-1 알레르기 반응을 유발하는 꽃가루의 잠재성은 그것의
양이나 분산성과 직접 상호 연관성을 갖지 않는다.

로 보리수와 같이 알레르기 반응을 일으키는 충매화 종 같은 경우도 있다.

공기 중으로의 번식이 제한적일 경우에는 식물이 생산하는 꽃가루와의 직접적인 접촉을
할 때 위협적인 알레르기 반응이 온다. 자연환경에서의 꽃가루 알갱이의 번짐은 개화기 동
안 기후적인 조건과(예를 들면, 바람, 비, 대기 습도) 그들의 번식을 방해하는 장애물(초목, 빌
딩 등)에 의존한다. 이러한 요소들의 강도 변화는 공기 중의 꽃가루와 알레르기 빈도의 출
현성을 대폭 변화시킨다.

알레르기 반응을 유발하는 꽃가루의 잠재성은 그것의 양이나 분산성과 직접 상호연관
성을 갖지는 않는다. 예를 들어, 침엽수는 꽃가루를 생산하는 양으로는 1위를 차지하지만,
사이프러스(*Cupressus semperirens*)를 제외하고는, 알레르기 반응을 일으키는 종에서는 하
위권에 그친다.

반대로, 화본과(*Graminaceae*)는 알레르기성으로 따지면 최고이지만, 개별적으로 생산하
는 꽃가루는 중간 정도이다. 그러나 그들은 자연에 널리 퍼져있고, 종종 매우 넓게 생물학

적인 연관성을 가지고 있다. 몇몇 종들이 오직 각각 개별 개체들이 많이 집중되어 생장할 때에만 알레르기 반응을 유발하는 것은 흥미로운 사실이다. 북미 지방의 주 알레르기 개체인 대추야자(*Phoenix dactylifera*)와 당종려(*Trachycarpus fortunei*)의 경우도 그렇지만 그들의 제한적인 생존 가능성 때문에 높은 고도에서는 거의 없거나 관심을 받지 못한다. 유사하게, 유럽 너도밤나무(*Fagus sylvatica*)와 홀스 체스트넛(*Aesculus hyppocastanum*)과 같은 종과 박달나무(*Betula*)종에 속하는 도시 근교에서는 일반적으로 찾을 수 없는 것들은, 처음 등장하였을 때, 알레르기를 유발하는 생산자로 중요성을 갖게 되었다.

기후변화는 종의 분포에 몇몇 변화를 가져다주고, 꽃가루의 생산을 강화할 수도 있다. 이것은 다시 말해 알레르기의 위험을 증가시킬 수 있다는 것이다. 지리학적인 요소가 수분을 하는 계절의 기간과 시간에 중대한 영향을 미칠 뿐만 아니라 총 꽃가루의 수에도 영향을 미친다. 이처럼, 고초열과 같이 꽃가루와 연관된 장애의 계절성은 기후에 의해 영향을 받은 것일 수 있다.

비록 나무 종 중에서의 규모는 다양할지라도 도시 근교의 나무로부터 생긴 쓰레기는 널리 퍼져있는 문제이다. 떨어진 열매는 자연환경을 더럽힐 수 있고, 불쾌한 악취(은행나무)를 발생시키거나, 넓게 또는 특이하게 딱딱한 열매(예를 들면, 이탈리아의 돌 소나무 *Pinus pinea*)의 경우에는 접촉 표면에 손상을 야기할 수 있다. 심지어 보통 떨어지는 나뭇잎들조차도 위험하거나 적어도 인도나 아스팔트를 미끄럽게 하는 문제를 일으킨다. 도시 근교 나무로부터 생성된 쓰레기에 대한 좋은 연구는 바커(Barker, 1986)에 의해 제시되었다. 저자는 도시 근교의 자연환경에서 대부분의 쓰레기를 생산하는 나무를 실험하였다. 풍(*Liquidambar styraciflua*)을 예로 들면 때때로 넓게 근교 거리를 따라 심어지고, 그것의 열매들은 성가신 쓰레기 문제를 일으킨다(Barker 1986). 산사나무(*Lavalle hawthorn Crataegus x lavallei*)는 스트레스의 한계치 때문에 거리에 식물을 심는 것을 추천하지만 (특히 좁은 거리), 그것의 열매는 미끄러지는 위험성을 증대시킨다. 다 자란 자주잎 자두 (*Prunus cerasifera*)는 대부분 장식용 나무에 속하지만, 그들의 열매는 참을 수 없는 골칫거리이고 도로와 인도를 더럽힌다. 일반적으로 두꺼운 열매는 대개 문제가 있지만, 다른 타입의 열매 또한 성가실 수 있다. 캐롭의 꼬투리(*Ceratonia siliqua*), 수엽나무 무리(*Gleditsia triacanthos*), 아카시아 나무(*Robinia peudoacacia*), 그리고 일본 회화나무(*Styphnolobium japonicum*), 또는 공처럼 생긴 나무 열매(*Platanus x acerifolia*)가 이 그룹의 좋은 예다.

만약 기존 나무로부터의 열매 쓰레기 문제를 감소시키고 방지할 수 있다면, 미래를 위한 최고의 해결책은 기존 나무를 대체하는 새로 개발된 품종과 비 열매종을 사용하는 것이다. 오직 수컷의 이가화 종(예를 들면, 은행나무 *Ginkgo biloba*, 컨터키 커피나무 *Gymnocladus dioicus*)을 전파하는 것이 비 열매 종을 획득하는 가장 쉬운 방법이다.

그러나 몇몇 경우에는 나무와 연관된 문제들이 계절적 주기에만 국한된 것이 아니라, 나무의 공간적 필요에 좋지 않은 자연적인 환경에서의 식물 성장과 연관된다. 이것의 결과는 보도의 구조물에 손상을 주거나 지상이나 지하에 있는 전력선의 방해를 준다.

나무의 뿌리는 하수관이나 패혈성 파이프, 폭풍우 방출, 물 공급 라인, 건물 기반, 인도, 거리, 주차장, 제한구역, 벽, 수영장에 심각한 손상을 초래한다. 매년 이러한 손상에 대한 복구로 시에서는 엄청난 비용이 든다. 이러한 나무의 뿌리와 연관된 문제를 일으키는 많은 나무의 종에는 잠재성이 있다. 예를 들면, 이탈리아 돌 소나무(*Pinus pinea*), 시카모어(*Acer pseudoplatanus*), 비술나무(*Ulmus pumila*), 메타세콰이아(*Populus spp.*)는 보도와 인도를 방해하는 것으로 알려졌다. 그러나 비록 나무의 뿌리가 콘크리트를 망가뜨리고 하수관을 침범한다더라도 그것은 나무와 나무의 뿌리를 포함하는 경치에서 제 기능을 하도록 적절히 설치되지 않은 구조적 잘못이라 지적된다. 불행히도, 너무 많은 도시가 나무에 부합하는 구조물로 재디자인하는 방법을 찾기보다는 나무를 제거하는 것으로 접근한다. 때때로 인간의 건강과 자연환경에 부정적인 상호작용을 일으키는 것은 식물 그 자체가 아니라 곤충이나 나무에 사는 진드기 같은 동물이다. 간혹 거대한 진화가 발생하거나 독나방과 그들의 애벌레가 독성의 털로 뒤덮이거나, 거리 나무의 진딧물 공격과 차, 인도, 보도를 진득한 먼지로 덮는 단물을 생산하는 것 또는 잠재적으로 인간에게 병원균을 전염시킬 수 있는 우연한 진드기의 떨어짐은 중요한 요소들이다. 다음 장에서는 이러한 문제들에 대해 좀 더 상세히 논의할 것이다.

의심의 여지 없이, 언제든지 가능하고, 주의 깊은 종의 선택과 적절한 나무의 배치는 위에 설명한 문제들을 피하고, 적어도 최소화시키도록 하는 데에 도움이 된다. "올바른 관리와 함께 올바른 장소에 올바른 나무 심기"의 원리는 항상 유효하다. 아직은 우리가 찾은 수목의 자산과 반드시 관리돼야 하는 것은 나무를 심는 측면에서 공간과 유지보수에 관심을 가질 때에 발생하는 나무 심기의 결과이고, 이는 갈등을 일으키지 않는다. 자원적 측면에서, 그것은 아마 다른 의미에서 문제를 더 적게 만드는 것이다.

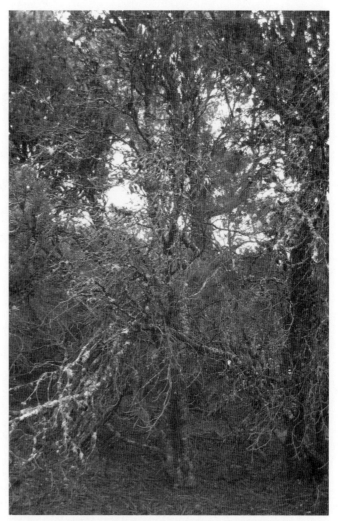

:: 사진 4-2 나무 심기는 올바른 장소에 바른 관리가 이루어져야 한다.

나무의 안정성 평가 – 도시 근교 자연환경에서의 나무는 종종 매우 어려운 조건에 직면한다. 그들은 기계적인 결함을 얻기 쉽고, 사람들과 건물들이 존재하는 지역에 위험을 일으킬지도 모른다. 기존 정의에 따르면 위험성은 "상처를 일으키는 물건, 조건 또는 상황의 성향"이다. 좀 더 구체적으로 말하자면, 나무가 구조적으로 손상되고, 자동차나 사람과 같은 가능한 대상이 있다면 위험하다. 대상이 없는 지역의 손상된 나무는 위험하지 않다. 모든 나무는 특별한 조건에서 안 좋아지고 위험해질 수 있는 잠재성을 가진다. 특히 늙은 나무는 대부분 이러한 특성을 보이기 아주 쉽다. 광합성, 뿌리의 생성, 세포 성장, 가지치기, 병균체에 대한 저항과 기타 다른 것들을 포함한 나무의 모든 기능은 점차 감소하거나, 비체계적으로 된다. 나뭇가지가 점차 떨어지고, 나무는 죽는다. 죽은 가지의 통제할 수 없는 망가짐과 죽은 나무나 약해진 나무의 실질적인 떨어짐은 결과적으로 드라마틱하다. 그러므로 공개적으로 접근 가능한 도로, 공원, 숲에 있는 위험한 나무에 대해서는 반드시 신뢰성 있는 평가를 내리고 적절한 조치를 취해야 한다.

도시 근교 자연환경과 연결된 나무의 관리 및 잠재적인 문제는 그들의 보호를 위해 필요한 중재 계획을 허용하고, 예상하지 못한 떨어짐의 위험을 제한하도록, 식물의 배치에 관한 지식뿐만 아니라 나무의 건강과 안정성에 대한 분석과 연관된 일련의 조치들을 포함한다. 나무의 건강과 안정성을 진단하기 위해 "가상적 나무 평가(VTA)" 방법이 사용된다. 이 방법은 나무의 진정한 안정성을 만들기 위해 가상적 분석을 하고, 필요한 경우 총체적인 분석을 종합하는 것이다.

VTA의 응용은 생체역학적 접근을 기반으로 한다. 나무의 모양, 공간적 위치, 주변환경과의 관계, 그것의 영양 및 건강 상태 등 많은 인자의 질적 분석을 근간으로 한다. 또 얻어진 데이터를 진행하고 평가하는 것은 불안정한 잠재적 요소를 판별하는 것을 가능하게 할 뿐만 아니라, 불량이라고 명시되는 위험 요소와 등급까지도 결정할 수 있게 한다. 결정을 위한 기본과 가능한 중재를 위한 계획의 특성들은 이러한 결과에 기본을 둔다.

VTA는 나무의 모양 및 방향이 거대 요소(나무의 머리, 나뭇가지, 나무의 몸통, 목 그리고 뿌리) 중 빛뿐만 아니라 물과 무기물질을 위한 역학적인 기원과 경쟁의 외부적 스트레스를 적절하게 나누고, 흡수할 수 있는 능력으로부터 유추된다는 가정에 기반을 둔다. 엄격한 역학적 관점에서 보면, 나무의 구조적인 측정은 끊임없는 긴장의 이치로 알려진 원리에 근간한다. 역학적 외인성(대기의 영향)과 내성적 스트레스(나무 머리의 무게)에 의존하는 나무들은 어느 한 지점의 무게가 너무 많이 나가거나(너무 많이 나가면 부러질 위험이 있음), 너무 적게 나가지(너무 적게 나가면 물질이나 에너지의 소비를 야기함) 않도록 구조를 최적화한다. 동등한 조건 하에서, 나무는 몸통을 통해 균일하게 스트레스를 분산하려는 경향이 있다.

식물이 일반화된 스트레스 조건에 있거나 그것의 한 요소가 손상을 입었을 때에는, 스트레스의 분산이 구조적으로 약한 부분에서부터 처음 발생한다. 이러한 관점에서 외부적 스트레스의 효과와 식물의 결과적인 반응 사이의 평형이 깨어지기 때문에, 스트레스는 파손이나 붕괴와 같은 충격이 큰 사건을 일으킬 수 있다. 구조적 결함이 내부적일 때, 나무는 구조적으로 약한 부분에 상응하도록, 그들을 지탱하는 조직을 생성함으로써 그것의 원래 평형을 유지하도록 하려는 경향이 있다. 각각의 내부적 결함은 보통 어느 특정한 외부적인 가시 징후와 상호작용한다.

구조적 결함의 중대한 징후가 있을 때에는, 그들이 실제로 존재하는지 확인하고, 그리고 가능하다면, 나무의 내부 특성을 파악하는 목적과 함께 그것의 정도와 위험성을 수량화하는 것이 필요하다. 도구를 이용한 분석은 총체적으로 나무의 뿌리, 나무의 몸통, 큰 나뭇가지의 역학적 저항 상태에 대해 야기되어지는 모든 질문에 대한 해결책이 될 수 있다. 이러한 종류의 조사는 다른 방법에 의해 해결될 수 없는 위험성이 심각한 것일 경우에만 실행돼야 한다. 이것은 의심되는 나무에 대한 급작스런 조사를 지속적이고 무분별하게 수행하면 부적절한 것과 같다. 정말로, 급작스런 기술은 구획화 장벽을 허물 수 있고, 상처를 통해 병원균을 확산시킬 수 있다. 몇몇 상황에서 내부 부식의 경우에, 나무가 잘 구획화되어 있는 구역에서 질병이 퍼진 지역에 봉쇄되어 있을 때, 그런 중대한 방해는 유해할 수 있다. 그러나 수목의 병에 대한 연구는 심지어 널리 퍼져 있는 진단 도구(소닉 또는 소닉 단층촬영)가 나무의 생체역학 평가를 위한 유용한 정보들을 제공하고, 그것들이 수목의 병을 보완하는 보다 확실히 빠르고 해석하기 쉬운 완벽한 방법이라고 할지라도 여전히 대체할 수 있는 도구가 없다.

나무의 부식에 대한 감지와 평가를 하는 많은 제품과 기술들이 시중이 나와 있다. 피쿠스 소닉 단층촬영(Picus Sonic Tomograph 아르고스 전자 유한회사, 로스톡, 독일)같은 아주 유용한 기술과 장비들이 수량을 파악하고 나무의 부식 위치를 찾는 널리 알려지지 않는 방법을 발전시켜 왔다. 소닉 단층촬영은 소리 음파 전달 속도의 기록에 차이를 둠으로써 고체물의 내부 구조적 영상을 만드는 데 쓰이는 기술이다. 최근에는 나무 통계의 평가를 위한 또 다른 접근 방식들이 널리 사용되어진다. 예를 들어, 슈투트가르트 대학에서 수행되어 온 연구와 신과 웨솔리(Sinn과 Wessolly 1989)에 의해 창안되어 온 것에 기반을 둔 정적 통합 평가(SIA, Static Integrated Assessment)와 정적 통합 방법(SIM, Static Integrated Method)이 있다. 나무 통계의 평가는 선택적으로 연구되었고, 이해의 정도를 다양화하는 데 적용되었다.

모든 가능한 경우의 수를 전부 고려할 수 있는 완벽한 방법이 없다는 것은 인정된 사실이다. 이러한 이유 때문에 현존하는 모든 접근 방법들이 나무의 안정성과 구조적 통합을 고려하여 최선의 결정을 위해 적절한 방법을 찾도록 하기 위해 연구될 필요가 있다.

위에 설명된 방법과 도구는 나무와 입목의 결함과 내부 부식을 측정하고 평가하는 데 기술자에게 도움을 제공해줄 수 있다. 그러나 그것은 지식이 풍부하고 경험이 많은 사람들에게 필요한 적절한 행동을 취할 수 있는 정보만을 제공한다는 것을 강조할 필요가 있다. 대조적으로, 잘못된 결과를 줄 수 있는 해석의 남용과 오용의 위험이 있을 수 있다.

마지막으로, 몇몇 나무의 종은 다른 것들보다 더 위험하다는 것은 강조되어야 한다. 더 위험한 종의 그룹은 참피나무(bass wood, *Tilia Americana*), 아카시아(Black locust, *Robinia pseudoacacia*), 버드나무류(Willows, *Salix spp.*), 네군도단풍나무 (boxelder, *Acernegundo*), 은색 단풍나무(silver maple, *Acer saccharinum*), 산단풍나무과(mountain maple, *Acer psudoplatanus*), 미루나무(cottonwood), 사시나무(quaking aspen), 그리고 그 밖에 포플러(*Populus spp.*)와 하늘나무(*Ailanthus altissima*) 등이다. 새로운 나무 심기를 계획할 때에, 이러한 종들은 피해야 하고, 가능한 실패를 방해하지 않을 만한 관리 계획을 세워야 한다. 게다가 뿌리 체계에 의해 토양의 가능한 면적이 파악될 때 또는 인간활동으로 또는 병원체나 해충에 의해 뿌리가 손상을 입었을 때, 특히 특정한 나쁜 날씨 조건에 의해 아주 안정적인 종조차 떨어질 수 있다.

해충이나 병원균에 의해 나무의 질의 악화 · 식물 보호 활동 – 미적이고 건강에 도움을 주는 가치는 특히 도시 근교 환경에 의해 공원과 숲에 있어서 최고의 우선순위이다. 그러므로 나무의 건강과 질과 다른 식물들은 녹지 공간에서 관리자와 방문객 모두에 의해 가까이에 관찰된다. 나무와 관목은 많은 생물 유기체에 의해 서식한다. 그들 중 초식성 곤충과 진드기, 식물성 병균 곰팡이와 박테리아 또는 더 큰 척추동물들은, 간혹 대량으로 재생산되고, 주식물에 광범위한 손상을 일으킬 수 있다. 이것은 나무의 가시적인 질과 자연환경에서의 지속성을 위협한다. 결과적으로, 나무의 건강이 파괴되는 것을 인식하는 시민들의 불만이, 녹지 공간의 감독자나 숲의 관리자에게 통보되어 진다. 이러한 것은 나뭇잎이나, 나무에 손상을 주는 해충이나 질병을 퇴치해 녹지공간에 가능한 한 높은 질을 유지하기 위해 필요하다. 그러나 식물 보호 활동은 또한 많은 녹지 공간 방문객들에게 논쟁적인 문제사항이다. 어떠한 개입도, 특히 도시 근교 자연환경에 있는 사람들은 부정적인 언급을 하고, 인간 건강에 잠재적 위험에 대한 불만을 표출한다. 그러므로 공공 나무들과 녹지 공간의 안전하

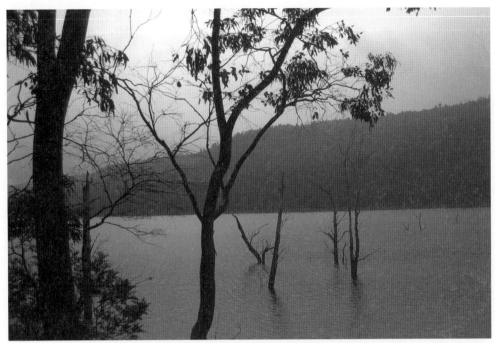

:: 사진 4-3 식물 보호 활동은 녹지 공간 방문객들에게 논쟁적인 문제사항이다. 어떠한 개입도, 특히 도시 근교 자연환경에 있는 사람들은 부정적인 언급을 하고, 인간 건강에 잠재적 위험에 대한 불만을 표출한다.

고 효과적인 관리를 지속하는 것뿐만 아니라, 방문객들에게 식물 관리 활동이 인간과 자연환경에 안전을 줄 수 있는 나무와 모든 조치를 위해 필요하다는 것을 알려주기 위한 신뢰있고 확실한 방법을 찾는 것은 아주 중요하다.

오솔길, 공원, 숲과 같은 외부의 접근이 제한적이지 않는 도시 근교 녹지 공간은 식물 보호 활동으로 특별한 안전의 제한을 주어야 한다. 인간의 안전이 타협되어 질 수 없듯이, 나무와 대중에 의해 인정될 수 있는 손상의 정도와 특별한 방법으로 이루어질 수 있는 식물 보호 조치의 효과 사이의 균형점을 찾는 것이 단 하나의 해결책이다. 비록 대부분의 시민을 위한 식물 보호는 보통 독성 화학 살충제와 연관되어 있다 하더라도, 통제관리자는 다양한 많은 방법과 휴양시설과 도시 근교 녹지 공간을 포함하는 다양한 자연환경에서 안전에 사용되는 방법을 찾고 있다. 도시 근교 나무의 해충이나 질병의 효과적이고 안전적인 통제가 유효한 방법들은 재배법, 생물학적 통제, 화학적 통제, 견딜 수 있고 저항할 수 있는 나무 종 또는 복제 생물과 다른 지역으로부터의 해충과 질병이 우연하게 들여오는 것을 막기 위한 적절한 법을 제정하는 것과 이런 목적의 나무 심기의 격리 등을 포함한다. 모든 이러한 방법들은 적절한 관리자와 도구의 선택에 몇 가지 유연성을 허용하고, 특히, 특별한 경우에 적용된다. 대부분 기대되는 효과들은 종종 모든 이러한 방법들의 호환적인 요소의 집합으로 획득되어 진다. 현재 기상학상의 상황과 관련한 해충 또는 병원균의 분포의 지속적인 분석과 연관된 거대한 붕괴와 정확한 모니터링 시스템의 장기적 관찰은 보호나 개입 조치의 필요성에서 올바른 결정을 내리는 데 유용하다.

공공녹지 공간 안에서 수행되는 해충과 질병 관리 프로그램에서, 재배법은 나무 관리를 위한 책임이 있는 서비스를 위해 수행하는 가장 쉬운 방법일지 모른다. 그 기술은 위생적인 가지치기, 사체와 감염된 가지 또는 전체 나무제거, 페로몬과 점착 포획장치의 사용, 관개와 배수의 관리 등을 포함한다. 가지치기와 죽은 혹은 죽고 있는 나뭇가지 또는 전체 나무의 제거는 주위로부터 해충이나 병원균을 방지하는 데에 도움을 줄 수 있다. 그것은 문제를 중지시키거나, 적어도 그 진행을 느리게 한다. 그것은 또한 잠재적으로 위험하거나, 어느 때라도 떨어지거나 부러질 수 있는 죽은 나뭇가지로부터 녹지 공간에서의 방문객들의 안전성을 높인다. 위생적인 가지치기는 박테리아 또는 나무 병원균 또는 나무에 구멍을 내는 곤충이 우글거리는 나무에 실행한다. 항상 적절한 통지와 사람들의 공공 접근을 임시로 막은 상태에서, 전문가에 의해 수행된다.

이처럼 방문객에의 잠재적인 위험은 최소화된다. 점착포획장치의 조합이 적용된 페로몬의 사용 또한 모니터링과 통제를 위해 특별한 해충 종을 잡는 데에 효과가 있다. 산림 사업에서 선택된 나무껍질 딱정벌레와 잎말이나방을 유인하는 데에 사용된다. 높은 특수성 때문에, 이러한 화학물질들은 사람이나 다른 종에게는 아무런 위험이 없다. 흰색, 파란색 또는 노란색의 끈적한 보드나 밴드 그리고 UV를 방출하는 다른 포획장치들은 때때로 날 수 있는 해로운 곤충(나방, 잎벌, 모기, 또는 나무껍질 딱정벌레)을 유인하는 데에 사용된다. 공공 공원이나 오솔길에서, 그들은 때때로 전체 녹지 공간이나 개별 나무들의 미학에 있어 부정적인 미적 영향에 대해 불만을 일으키기도 한다. 비록 적용하고 안전히 방지하는 조치로써, 모든 문제나 재배방법을 해결하는 데에는 만족스럽지 않더라도, 열린 녹지 공간의 관리에 널리 사용되어 진다.

적절한 나무와 관목 종 또는 복제식물들을 심는 것은 잠재적인 해충의 위험이나 질병과 연관된 손상을 줄일 수 있는 또 다른 방법이다. 이것은 공기와 토양오염, 가뭄, 과다한 빛 조건들의 높은 정도를 위해 형편없게 채택된 나무가 있고, 자연적인 숲 조건보다 해충과 병원균에 더 민감하고 지속해서 악화할 수 있는 거친 도시 근교의 조건에 특히 그러하다. 이 문제에 대한 가장 향상된 접근 방법은 그 지역에서 특정한 해충이나 병원균에 저항적이고, 견딜 수 있는 나무 종이나 복제생물을 선택하는 것이다. 그런 접근법의 고전적인 예로는 독일 느릅나무 질병의 원인이었던 곰팡이(*Ophiostomaulmi, O.novo-ulmi*)로부터 저항적인 생물체를 유전적으로 향상시키는 연구이다. 이러한 새로운 복제생물은 유럽과 북미를 통해 성공적으로 소개되었다. 비슷한 접근방법으로 현재 유럽의 말 밤나무 잎 나방(*Cameraria ohridella*) 벌레의 통제가 제안된다. 붉고 노란 말 밤나무의 개화기 종은 대부분의 일반적인 하얀 말 밤나무인 유럽산 마로니에(*A. hippocastanum*)보다 이러한 나방의 공격에 덜 민감하고 저항적이다. 그러므로 이전 종의 나무 심기나 이종결합은 이러한 손상을 줄이는 데에 도움을 줄 수 있다.

도시 근교 녹지 공간의 가장 중요한 특성 중의 하나는 상대적으로 작은 공간 안에 서식하는 나무와 관목의 종이 아주 다양하다는 것이다. 이러한 다양성은 상업적인 숲에 커다란 문제를 일으킬 수 있는 많은 해충과 병원균 종의 거대한 발생으로부터 아주 통과적이고 통제적인 조치이다.

소나무, 전나무, 낙엽송의 넓은 숲에 단일로 서식하는 단식성 잎벌(*Dirion spp, Acantholyda spp. Pristiphora spp.* 또는 그 외)이나, 나방(*Pannolis flammea, Lymantria monacha, Dendrolimus pini,* 또는 그 외)은 도시 근교 나무의 혼합종으로 대개 중요하지 않은 것으로 분류된다.

그러나 겨울나방(*Operophtera brumata*), 집시나방(*Lymantria dispar*), 또는 갈색꼬리 나방(*Euproctis chrysorrhoea*)과 같은 몇몇 주 종들에 먹이를 공급하는 능력을 갖춘 곤충들은 도시 근교 공원이나 관목과 숲에서 여전히 문제를 일으키기도 한다. 그들은 연관된 나무들을 고사시킬 수 있고, 그것의 건강이나 미적 가치에 심각한 위협을 준다.

만약 예상되거나 실질적인 손상이 관찰되어 즉각적인 개입을 요구한다면, 공공녹지 공간에서, 생체학적 통제 방법은 화학적 통제보다 더 우위에 있다. 실용적으로 사용되는 효과적인 생체학적 통제 약품은 상용적으로 몇몇 그룹들이 있다. 그것들은 잎벌과 나방의 몇몇 종에 대하여 효과적인 곤충병원성 선충 조제용 물질을 포함한다. 박테리아(대부분 *Bacillus thuringiensis*)는 나무에 널리 자생하는 잎사귀 딱정벌레와 나방의 애벌레에 효과적이다. 곤충병원성 선충 곰팡이는 진딧물과 유충에 매우 유용하고, 곤충병원성 선충의 성충들은 토양에 있는 많은 나무의 잎벌, 나방과 번데기 상태의 딱정벌레에 대항하여 효과적이다. 다양한 나무 해충의 통제를 위한 기생성 포식 곤충과 진드기의 성공적인 소개 기록 또한 있다. 모든 이러한 생체적 통제는 사람이나 다른 대부분의 생물체에는 절대적으로 안전하다. 그러므로 현장에서의 적용은 위험과 연관되어 있지 않다.

비록 나무와 관목의 미학적인 높은 질 뿐만 아니라, 죽은 나뭇가지로부터 자유로운 깨끗한 숲 환경이 도시 근교 공원과 숲의 표준적인 것으로 널리 받아들여진다하더라도, 누군가는 나무의 다른 기능들을 기억하여야 한다. 많은 새와 포유류는 알 품기, 서식지 만들기, 휴식, 먹이 구하기, 동면을 위해 나무 구멍을 사용한다. 죽은 나뭇가지는 이로운 곤충이나, 도마뱀, 두꺼비와 작은 포유류에게 주거할 서식지를 제공한다. 모든 이러한 생명체들은 자연환경의 균형을 맞추는 데에 도움을 주고, 개별적으로 해로운 종의 통제되지 않는 급번식을 막기 때문에 중요하고 보호되어야 한다. 그러므로 미적으로 완벽하지 않은 구멍이 있는 죽은 나뭇가지나 나무는 근처 지나가는 방문객들에게 위험하거나, 병원균이나 해충의 근원지가 되지 않는 한 남겨져야 한다. 공원이나 도시 근교 숲에 생존하는 곤충을 포함하는 생명체의 거대한 종들도 비슷한 방법으로 접근해야 한다. 그들 중 몇몇은 식물에 먹이를 공급한다. 다른 것들은 포식류이거나 기생충류이고, 도시 교외 근교의 숲이고, 식물에 먹이를 공급하는 종에게 먹이를 공급하여 효과적으로 그들의 번식을 감소시킨다. 만약 높은 생체의 다양성이 보존된다면, 대부분 우리는 나무나 관목에 야기되는 손상에 대해 걱정할 필요가 없다. 박테리아, 버섯, 원생동물, 선충 진드기, 곤충들과 같이 숲이나 공원 환경에 공통적으로 현존하는 아주 많은 곤충병원성 선충, 포식류, 기생충류들과 같이, 자연은 스스로 자신을 돌본다. 심지어 작은 개체들에서 발생하는 대부분의 해로운 종들은 오직 덜 중요하고, 일시적인 손상만 일으킨다. 진짜 문제는 과도한 식물과 동물 개체의 감소로부터 시작하고, 자연의 적에 의해 효과적으로 통제될 수 없는 개별적인 해충이나 병원균의 거대한 발생으로 시작된다. 이러면 단지 적절한 통제 프로그램에 의한 간섭만이 정당화되어 보인다. 대부분의 다른 상황에서는 우리는 그냥 즐기고, 이해하려 노력하고 형태와 기능을 많게 하는 생체 다양성으로부터의 이익에 감사해야 한다. 이것이 아마도 자연에서 해충과 병원균을 통제하는 대부분 효과적인 생체적 방법일 것이다. 도시근교 녹지 공간과 도시 근교에 인접한 휴양림 안에서는, 화학적 통제 방법이 대부분 유럽국가에서 화학 농약의 사용이 허용되지 않기 때문에, 보통 덜 중요한 역할을 한다. 그러나 상황이 급박하거나, 다른 효과적인 유효한 해충과 병원균의 통제 방법이 없을 때 등 몇몇 특이한 상황에 예외적으로 적용된다. 이러면 인간에게 덜 독성이 있는, 짧은 생존기간을 가지고, 특별한 조건에서 단지 식물의 내부에서만(예를 들어, 단성분 농약 Imidacloprid, abamectin) 생존하고, 단지 식물에게 먹이를 공급하는 곤충과 피레드로이드(예를 들어, deltamethrin, cypermethrin)에게 선택적으로 영향을 주는 키틴합성의 저해제(예를 들어, diflubenzuron, teflubenzuron) 같은 오직 몇 가지 화학 농약만이 사용될 수 있다. 대중들이 접근 가능한 환경에서는 지정된 지역에서 방문객들에게 잠재적인 위험을 완벽히 제거하거나 최소화할 수 있는 응용 방법을 사용하는 것이 중요하다. 몇 가지 방법으로는 바람에 의해 이웃으로 전이되는 것을 막는 방법인 큰 물방울을 이용하여 흠뻑 적시거나 뿌리고, 살충 기간과 예방 기간 동안 화학적 조치가 취해지는 지역으로부터의 대중의 접근을 막고, 나무 몸통에 화학제의 직접적인 주사 또는 약재를 투입하는 방법이 있다. 공공녹지 공간에서 화학적 농약으로 해충과 질병을 관리하는 것은 오직 경험 있고, 면허가 있는 자가 인증받은 장비로 할 때만이 가능하다. 방문객들에게 잠재적인 위험을 최소화하여야 하기 때문이다. 그럼에도 불구하고, 시민들에게 유효한 정보시스템의 향상과 공공녹지 지역에 붙여진 모든 공지사항을 주목하는 것은 어떠한 잠재적인 문제들을 피하기 위해서는 필요하다. 도시 근교 공원과 운동장에서 잠재적인 살충 방법은 다른 지역의 늦봄이나 여름 동안 대량 발생할 수 있는 모기나 흑파리와 소 등에 같은 피를 먹이로 하는 곤충들을 방제할 때이다. 간섭을 위한 결정에는 보통 벌레 물림과 연관된 사람들의 불편함뿐만 아니라, 바이러스나 원생동물, 선형동물과 같은 위험하고 전이되는 병원균 때문에 인간의 건강에 실제적 혹은 잠재적 위험이 되는 것에도 중요한 요소가 된다. 이러한 벌레들을 조치하는 방법들이 단지 해충 번식을 제한하는 데에만 효과가 있다 할지라도, 필라리드(filarid) 해충에 의해 야기되는 강물의 흐림, 회선사상충증 또는 수면병, 바이러스 뇌염이 고질적으로 발생하는 특별한 지역에서, 이러한 조치들에 대한 논쟁은 어렵다. 이러한 현상이 상세사항은 이 장의 후반부에 논익될 것이다.

이 절의 결론을 내리기 위해, 우리는 비록 해충이나 병원균에 의해 야기되는 손상뿐만 아니라, 공공녹지 공간에서 시행되는 식물보호 활동은 나무의 질의 악화 또는 인간에게 잠재적인 위험에 대한 걱정을 증가시킨다 할지라도, 대부분 상황에서 이러한 걱정들은 완전히 정당화되지 않는다고 판단한다. 현존하는 방법에서 두 가지 문제들은 인간을 위한 높은 안전성과 나무를 위한 완벽하고 합리적인 좋은 보호로 관리될 수 있다. 그러나 좋은 식물

보호 활동의 모든 예방책은 반드시 열린 녹지 공간과 숲의 관리 서비스와 녹지 공간의 방문객들에게 준수되어야 한다.

영향을 받는 야생 동물들

야생 동물들로 인한 잠재적인 공포는 많은 사람을 숲과 나무 지역을 방문하지 못하도록 한다. 큰 포식류나 독사뿐만 아니라, 작은 곤충들과 거미와 민달팽이들은 다양한 그룹의 사람들에게 공포를 일으킬 수 있다. 대부분의 경우 그러한 공포들은 이성적으로 정당화되어 질 수 없고, 그것의 근거는 이들의 인생 경험과 교육 레벨의 어딘가에서 추적돼야 한다.

사람들은 종종 두꺼비, 물뱀, 뱀, 늑대 또는 곰과 같은 야생의 독성이 있고 포식성인 동물들에 대해 감정적으로 부정적인 태도를 가지고 있다. 그러한 태도는 많은 종의 지역적인 멸종을 초래했다. 19세기와 20세기에 늑대, 스라소니와 미국너구리를 포함하는 큰 포유류의 번식은 급격히 감소했고, 유럽의 많은 숲에서 완전히 사라졌다. 다행히도 이러한 종들의 숲 생태계에서 긍정적인 가치가 최근 인지되었다. 선택적인 포식에 의해 그들은 설치류의 빠른 재번식을 통제하고, 반추동물의 약하고 건강하지 않은 개체들을 제거하고, 특별히 이로운 환경 조건에서 주기적으로 과다번식하는 그들의 경향을 감소시키게 하였다. 포식류들은 설치류와 반추동물로 인한 병원균과 질병의 확산을 감소시킴으로 인해서 숲 생태계의 중요한 역할을 한다. 또 이러한 동물들의 과다 먹이 공급으로 인해 발생되는 손상으로부터 어린 나무들을 보호한다. 그러므로, 대부분의 유럽 국가에서는 모든 이러한 동물들이 법에 의해 보호되고 많은 과학적인 프로그램들로 그들의 기원지에서의 멸종으로부터 완전히 또는 부분적으로 회복하여야 함을 일깨웠다.

그럼에도 불구하고, 많은 포식류들은 여전히 유럽의 숲에서는 드물다. 야생에서 이들을 볼 수 있는 가능성은 아주 낮고, 그들은 보통 인간과의 접촉을 피하는 경향이 있기 때문에, 그들의 새끼나 영토는 직접 위협을 받는다. 예외적으로 야생 곰이나 늑대, 오소리, 여우 또는 미국 너구리는 농장이나 인간 거주지 또는 캠프 지역이 자신들의 먹이를 얻을 수 있는 곳임을 인식하고 있다. 곰이나 늑대들이 쓰레기 더미로 방문하는 것은 세계 뉴스에 알려지게 되었다. 비록 드물게 관찰되지만, 그러한 동물들의 잠재적 공격성이 예상되므로, 쓰레기 지역에 울타리를 치고, 사람들이 신중하게 접근할 수 있도록 하는 적절한 조치들이 예방책으로 채택되어야 한다.

큰 포식류들의 지역적 증가 또는 인간 거주지로 향하는 그들의 습성은 자연환경에서 그들의 존재와 연관된 잠재적인 위협과 동물들에 대한 지역사회의 의견을 주기적으로 바꾸게 한다. 핀란드의 몇몇 지역에 인간 거주지에 출몰하는 늑대에 관한 최근의 보고 사항은 이러한 상황이 아이들이 밖에서 노는 데에 잠재적으로 위험하고, 유럽 몇몇 지역에서 인간과 가축의 안전을 방해하는 엄격한 늑대 보호에 대해 심각한 문제성을 불러일으킨다. 이러면 그런 상황의 근본적인 원인에 대한 상세한 연구들은 인간이 감정적인 느낌에 따라 편향된 결정을 하는 것을 막기 위해 요구된다.

현재, 늑대의 증가에도 불구하고, 인간을 공격하는 늑대에 대해 기록하는 최근의 연구는 유럽에서 늑대의 공격에 대한 위험성은 매우 낮다는 것을 알게 했다. 다른 야생 동물의 공격과 비교하였을 때, 치명적인 경우의 수 또한 매우 낮았다. 지난 50년 동안 유럽에서 죽은 9명의 사람들(러시아에서 8명, 북미에서는 발생하지 않음)에 대한 기록이 있다. 대부분의 공격은 공수병에 걸린 늑대, 그들의 습성, 인간에 대한 공포 상실, 도발 그리고 높은 변화된 자연환경과 연관되어 있었다. 린넬(Linnell 외) 등에 따르면, 공격의 비율이 낮음을 기록한 것은 대부분의 요소들이 더는 늑대 공격과 연관되어 있지 않은 것이 사실이기 때문일지도 모른다. 인간에 대한 천성적인 공포를 잃거나 공격적인 성향을 보이는 동물들을 제거하는 합법화된 사냥으로 늑대를 관리하는 방법뿐만 아니라, 공수병에 걸린 늑대에 의한 공격 위험성을 감소시키기 위해 국내 개와 야생에서의 공수병을 감소시키는 관리 방법이 상황을 좋게 만들 것이다. 유럽에서 포식성 있고 독성 있는 그 밖의 소수 종은 오직 인간에 대한 직접적인 접촉이 있을 때에만 위험하다. 그런 늑대는 보통 드물다.

····▶ 해로운 영향

알레르기 요인들

알레르기

알레르기라는 용어는 문자 그대로 '작용하는 또 다른 방법'을 의미한다. 알로스(*allos*)는 '이외' 또는 '다름'을, 에르고스(*ergos*)는 '작용'을 의미한다. 알레르기는 하나 혹은 여러 특정한 물질에 대해 지나친 과민반응을 생성하는 알러젠에 의하여 발생한다. 알러젠은 흔하며 자연환경의 무독성 요소이다. 우리가 과민 반응을 이야기하는 것은 비교적 작은 양의 알러젠이 접촉되어도 자극이 되기 때문이다. 알레르기는 보통 집안 내력과 선천적인 사유 및 천식 비염 피부염 두드러기와 같이 한가지 혹은 여러 가지 조합과 함께 병적인 조건으로 발생한다. 하지만 집안 내력 및 아토피 알레르기 없이 사람들은 항체면역글로블린 E(IgE)을 통하여 과민반응을 할 수 있다. 그리고 마스트(비만) 세포는 알레르기 반응에 대한 면역반응의 주세포 작동체이다.

환경요인과 전염병학

알레르기의 종류는 인구 증가와 함께 꾸준히 증가하고 있다. 알레르기 질병과 천식은 세계를 통틀어 가장 흔한 고질적인 병리학 질병 중의 하나로 대표된다(bousquetl 등 2003b).

알레르기 질병은 보통 유아기에 시작되며 대개 평생 지속된다(크랜 등 2002). 알레르기 질병은 선진국들에서 매우 흔하다. 유럽 인구의 2~15%가 천식으로 고통을 받는 것으로 추정되며, 특정 나라들에서는 50% 이상의 아이들이 알레르기의 영향을 받고 있다.

유럽지역에서 높은 천식 유행과 알레르기 증상이 나타난 나라는 핀란드, 독일, 아일랜드, 영국, 루마니아이다. 낮은 천식 유행과 알레르기 현상이 나타난 나라는 알바니아, 벨기에, 에스토니아, 그루지야, 이탈리아, 리투아니아, 스페인, 스웨덴이다. 다양한 연구 센터를 가지고 있는 여러 나라들(특히, 이탈리아)에서 유행의 변화가 관측되었다. 폴란드는 낮은 천식률을 기록하였지만, 높은 알레르기 비결막염 현상이 보고되었다.

대부분의 서구 국가에서 이 병적 현상은 인구의 20% 이상에게 영향을 미친다(세계보건기구 2003). 프랑스와 이탈리아에서는 지난 20년 동안 천식 환자의 수가 심각한 환경오염, 온난화, 기후변화, 위생 문제 등의 복합적인 영향에 의하여 두 배로 늘었다. 알레르기 질병과 천식의 유행은 지난 30~40년간 증가했다. 더욱 최근엔 비슷한 증가가 개발도상국에서 파악되었고 위 질병들은 현재 중요한 문제로 대두되고 있다(Bousquet 2003a).

유럽연합에서 천식을 포함한 알레르기 질병의 심각성과 유행은 전체 사회와 복지시스템으로의 심각한 도전으로 표현되고 있다. 천식은 가장 심각한 알레르기 질병으로 신체를 망가뜨리고, 때때로 치명적이다(영국과 웨일즈에서 연간 100,000건 이상의 입원을 유발한다)(Javos와 Burney 1998).

위생 가설(Hygiene hypothesis)은 설명이 가능하다. 이는 증가한 위생과 유년기 시절에 다양한 미세조직의 노출부족 결과로 면역시스템이 특정 질병과 싸울 수 있는 개개인의 능력을 약하게 하고 자가면역질환을 더욱 민감하게 한다(Nicolau 2005). 1980년 데이비드 스트래찬(David Strachan)에 의하여 처음으로 제기된 위생 가설은 비록 알레르기 유행 증가 원인에 대한 의견 일치는 않았지만 확고한 지지를 받았다. 다른 말로, 청결한 현대생활이 어린이들에게 정말로 해로운 요인이 될 수 있다는 것이다. 또 다른 요인으로는 환경오염이 있다.

최근에 출판된 《란셋 The Lancet (2008)》에 따르면, 알레르기는 심각한 사회 문제이며 해결하기가 매우 어렵다고 한다. 원인이 무엇이든 알레르기 현상이 증가하고, 신체를 쇠약하게 만들고, 많은 절망과 고통을 유발함은 의심할 여지가 없다. 사회적인 비용 또한 상당하다. 왜냐하면, 교육적인 성과와 노동력의 손실에 부정적인 영향을 주기 때문이다. 더욱이, 의학전문가들은 어떻게 알레르기에 취약한 환자들을 해결할 것인가에 대한 아이디어가 없다.

또한, 음식 알레르기 유행의 증가를 포함한 특정한 문제들이 포함되어 있다. 이것은 사람들의 인생의 질에 심각한 영향을 미치고 실제로 삶을 위협할 수 때문에 특별히 우려되고 있다(Munoz-Furlong 2003). 이 문제는 주로 아이들에게 영향을 미친다(sicherer 2002, Crespo와 Rodriguez 2003). 또 다른 중요한 알레르기 요인은 특별하게 녹지와 나무와 관련이 있는데, 꽃이 피는 시기에 식물들에 의하여 꽃가루가 퍼지게 된다. 꽃가루는 알레르기를 유발하며 매년 반복되는 건강문제를 유발한다.

알레르기 반응의 면역체계

유기물이 음식 단백질 또는 꽃가루와 접촉되면 항체로 인식되고, 혈장조직은 면역 글로블린F(IgF)를 생성한다. 다음으로 IgF가 비만세포로 고정된다. 호염기성 세포(예: 백혈구)는 특정 항원 활성화를 준비한다. 위 프로세스를 감작이라고 한다. 비만세포들은 피부와 점막표면 및 더 깊은 조직에 있으며, 유기체로의 외부물질의 통과를 조절할 수 있다. 알레르기 항체(IgE)는 비만세포에 부착되며 이것이 면역시스템 세포이다. 다음에 같은 알레르기 유발 물질이 몸에 들어오게 되면, 이 단백질이 비만세포를 기다리고 있던 IgE에 부착된다. 이 IgE는 비만세포가 재채기나 가려운 눈 또는 후비루와 같은 반응을 초기화하는 화학

물질들(히스타민, 류코트리엔)을 빼어내도록 유발한다.

병리 증상

알레르기 반응은 여러 가지 방법으로 접할 수 있다. 알레르기 유발 인자는 흡입(예: 꽃가루)될 수 있고, 주입(예: 약, 접종)될 수 있고, 삼켜(예: 음식과 음료)질 수 있다. 또는 피부(다양한 화학물질)를 통해서 직접 몸에 들어올 수 있다. 알레르기 반응은 다양한 형태(대체로 피부와 호흡)로 나타날 수 있다. 알레르기 유발 인자들은 소화기계, 눈, 머리, 습진, 비염, 천식 관련 아나필라틱 쇼크에 이르기까지 다양하게 영향을 미친다.

- 알레르기 비염 – 재채기, 비루, 코막힘, 결막염, 점액질 막의 가려움, 알레르기 유발 요인의 일시적인 관계발생으로 특징지어진다.
- 천식 – 기도 점액질의 만성 염증으로, 질병을 넘어선 다른 위험인자들로 다른 예측, 치료에 대한 다른 반응을 한 증후군이다.
- 습진성피부염 – 집안 내력 또는 자연적이나 화학적 알레르기 유발인자의 접촉으로부터 발생하는 아토피가 될 수 있다.
- 음식알레르기 – 미약한 골칫거리로 여겨지며, 소화불량이나 삶을 위협하는 아나필락시스(anaphylaxis)를 유발할 수 있다.

가장 흔한 알레르기 유발인자

자연에서 가장 흔한 알레르기 유발인자는 식물의 꽃가루이다(D'Amato 등 1992, Negrini와 Arobba 1992). 그중에서 잔디의 꽃가루가 가장 중요한 인자이다. 올리브, 사이프러스, 자작나무, 오리나무 등 많은 나무의 꽃가루 또한 알레르기를 유발한다. 다른 강한 알레르기 인자는 다양한 포자의 세균과 곰팡이, 집먼지진드기를 포함한다(예를 들어, 유럽 집먼지진드기 등). 동물의 털, 샐비어 또는 비듬 또한 알레르기를 유발한다. 이러한 광대한 범위의 잠재적인 알레르기 유발 인자가 존재하기 때문에 우리는 몇 가지 가장 흔하고 숲 환경을 대표하는 예만을 논의할 것이다.

잔디 – 티머시의 꽃가루, 오리새, 솔새, 라이그라스 및 다른 잔디들은 높은 알레르기성을 보이는 것으로 알려졌다. 이 식물들의 개화 시기는 3~4월 유럽 남부를 시작으로 5월 중유럽, 6~7월 대륙의 북부지역으로 이동한다. 일반적으로 수분 시기는 2개월 혹은 더 길게 지속한다. 거의 모든 잔디 종들은 매우 밀접하게 관련되어 있고 빈번하게 상호작용한다. 낮은 중요도의 잔디들은 갈대, 귀리, 버뮤다 잔디를 포함한다. 견과류, 콩, 땅콩, 다른 두류로 알려졌지만, 음식과의 상호반응은 흔하지 않다.

머그워트 (Mugwort) – 머그워트는 강한 알레르기성을 보여준다. 중앙 유럽에서는 7월 말에 시작되며 8월 중순에 최고조에 이른다. 수분 기간은 9월까지 지속한다. 머그워트 꽃가루는 다른 거의 모든 합성물들(특히 돼지풀)과 상호 반응한다. 추가로 민들레, 미역취, 해바라기, 캐모마일, 데이지 같은 꽃들과 상호 반응하는 것으로 알려졌다. 매우 중요한 상호 반응은 셀러리와의 음식 알레르기로 알려졌다.

수영 (sorrel, dock) – 4월부터 9월까지 확산하며, 지중해에서는 일 년 내내 지속한다. 상호 반응은 아직 알려진 바가 없다.

돼지풀 개화 – 시기는 8월 중순부터 시작하며, 대개 9월 초에 최고조에 이른다. 9월 말과 10월 말 사이에 시즌이 끝나게 된다. 빈의 높은 꽃가루 양은 헝가리로부터 부는 바람으로 인하여 발생하였다. 건초 알레르기 환자들의 최악의 시간은 늦은 오후와 저녁이다. 돼지풀 꽃가루는 거의 모든 다른 합성물(예: 머그워트)들과 상호 반응한다. 추가로 민들레, 미역취, 해바라기, 캐모마일, 데이지 같은 꽃들과 상호 반응하는 것으로 알려졌다.

유럽에 광대하게 퍼져있는 나무의 여러 가지 속(屬)은 높은 알레르기성에 대한 중성으로 잘 알려졌다. 다양한 지역에서 특정한 종들은 매년 주기적으로 증가하고 있다.

오리나무 – 이 나무는 계절 중 가장 먼저 개화한다. 유럽에서 개화시기는 온도가 5℃ 이상이어야 한다. 그리고 일부 지역에서 빨라야 12월 말이 되어야 시작한다. 오리나무는 개암나무보다 조금 더 높은 온도가 필요하다. 오리나무의 꽃가루와 개암나무는 자작나무 꽃가루와 상호 반응한다. 매우 민감한 자작나무 꽃가루 알레르기 환자는 개암나무와 오리나무 꽃가루가 대기 중에 있을 때 고통을 받게 될 것이다.

구주물푸레 – 구주물푸레는 약 2주의 상대적으로 짧은 개화기를 가지고 있다. 계절 중 한 번 최고조에 이르며, 자작나무의 첫 번째 최고조 기간과 함께 최고조에 다다른다. 위도에 따라 3월에서 4월에 시작한다. 구주물푸레와 올리브나무에서 강력한 상호 반응이 작용한다. 올리브 나무와 구주물푸레는 개나리, 쥐똥나무, 재스민, 라일락과 함께 상호작용한다. 음식과의 상호작용은 증명되지 않았다.

자작나무 – 날씨에 따라 개화시기는 이르면 3월 말에 시작하며, 대개 4월에 개화한다. 하지만 낮은 온도에 따라 산과 북유럽에서는 늦게 시작한다. 자작나무의 꽃가루는 높은 알레르기성을 가지고 있다. 참나무 목의 모든 속(오리나무, 개암나무, 서어나무, 너도밤나무, 참나무, 밤나무)들과 상호 반응한다. 녹색 사과나무와 상호작용은 매우 흔하다.

측백나무 – 측백나무는 사이프러스 종을 포함하는 주니퍼, 측백나무로 노출에 따라 높은 알레르기를 생성하는 것으로 알려졌다. 일본 향나무(침엽수의 다른 계에 속함)와 상호 반응하는 것으로 알려졌다.

올리브 나무 – 올리브 나무는 4월에서 6월까지 개화한다. 올리브 나무 꽃가루는 강한 알레르기성을 보여준다. 올리브 나무와 구주물푸레 나무 간의 강한 상호 반응이 있다. 올리브 나무와 구주물푸레 나무는 라일락, 개나리, 쥐똥나무, 재스민과 상호 반응한다. 음식과의 상호 반응은 증명되지 않았다.

버즘나무 – 개화시기는 지역에 따라 3월에서 5월까지 진행된다. 이 나무의 꽃가루는 강한 알레르기를 생성한다. 주로 자작나무, 오리나무, 개암나무, 서어나무, 너도밤나무, 참나무, 밤나무, 잔디 꽃가루와 상호 반응하는 것으로 알려졌다.

참나무 – 일반적으로 참나무는 중성적인 알레르기성을 나타낸다. 개화시기는 종과 지역적인 위치에 따라 4월과 5월(빠르게는 3월)에 시작한다. 다른 흔한 유럽 나무 속과 종 중에서 자작나무, 오리나무, 개암나무, 서어나무, 너도밤나무, 참나무, 밤나무, 단풍나무, 버드나무 등은 낮거나 중성적인 알레르기성을 나타낸다.

알레르기 테스트의 일반적인 형태는 다음을 포함한다. 생체 외 항체, 지연 민감성, 피부, 피내반응 테스트. 이 모든 방법은 환자의 피부나 혈액 표본으로 알레르기 직접적인 반응을 평가하는 것을 기반으로 하고 있다. 이 장에서는 위 테스트들의 자세한 기술을 허용하지 않지만, 각각의 테스트가 정밀성과 관련된 결점을 가지고 있음을 언급한다. 정확한 진단을 하기 위해서 알레르기 테스트 조합의 시행이 꼭 필요하다. 알레르기 처치에서 관습적인 약물은 회피, 약, 면역치료 등 세 개의 주요 처치 방법에 의존하고 있다.

회피 – 이 전략은 환자가 알레르기 유발인자의 노출을 줄이는 것이다. 알레르기 유인물의 접촉을 방지함으로써 증상을 최소화하는 것이다. 비록 이 접근은 제한된 효과가 있고 알레르기를 제거하지 못하지만, 환경적인 요인의 부정적인 영향을 제한할 수 있다. 개화 기간에 알레르기 꽃가루가 생성되는 식물들의 집중도가 높은 지역의 방문을 피하는 것은 효과적일 수 있다. 하지만 그런 식물들이 흔하게 자생하고 있는 지역의 경우 효과가 없을 것이다. 이는 어떤 환경에서도 피하지 못하는 먼지와도 같다.

약 – 알레르기약은 약사에게서 처방을 받을 수 있는 가장 흔한 약으로 여겨진다. 주요 알레르기약들은 다음을 포함하고 있다. 구강 항히스타민제, 비강 항히스타민제, 구강/비강 충혈 완화제, 스테로이드/비스테로이드 비강 분무기, 항콜린제, 류코트리엔 조절제. 하지만 이런 약의 부작용을 알아야 하며, 장기간 복용하기 전에 의사와 상담하는 것이 현명하다.

면역치료 – 면역치료 요법은 알레르기 치료로 인해 폭넓게 알려졌다. 환자들은 알레르기 증상을 유발하는 조합물에서 추출한 약한 형태의 성분을 주사 맞게 된다. 이후, 이 주사의 집중도는 알레르기 인자를 공격하기 위한 저항력을 키우기 위해 증가시킨다. 신체는 증상을 유발하는 알레르기 항체를 막기 위한 항체를 생성할 것이라는 이론이다. 하지만 이 방법은 한계를 지니고 있다. 예를 들면, 효과적인 레벨의 면역을 만들기 전 수년간 주사를 맞아야 할 수도 있다. 이 방법은 음식 알레르기 유발인자와 효과적으로 반응하지 않는 것으로 알려졌다.

파이토테라피와 동종요법을 통한 알레르기 치료 – 많은 경우 같은 식물들은 알레르기를 유발할 수 있고, 또한 알레르기 증상을 처치하고 예방하는 데 사용될 수 있다. 머루(*Ribes nigrum*) 또는 로즈힙(*Rosa canina*)과 같은 종의 경우 알레르기 비염이나 천식을 위한 자연 항히스타민제로 종종 사용된다. 동종요법의 관점에서 알레르기는 알레르기 자극에 대한 특정한 면역반응을 생성할 수 없는 조직체의 수비반응으로 간주한다. 알레르기 유발 인자에 대한 적절한 반응의 부족에 따라 조직은 체내 밖으로 알레르기 유발인자를 밀어내는 목적으로 보상 반응을 생성하도록 강요받는다. 동종요법과 파이토테라피에서 알레르기 처치는 할미꽃(*Pulsatilla*), 사바일라(*Sabadilla*), 산마늘(*Allium coepa*)과 같은 식물 생산물에 기반을 둔다. 물대(*Arundo*)와 돼지풀(*Ambrosia*)과 같은 대부분 종은 높은 양의 알레르기 유발 인자이다.

허브 약품의 부작용 – '자연적'이란 말은 안전하다거나 위험이 없음을 의미하지 않으며, 특히 자연 약물을 말할 때도 마찬가지이다. 유럽인들이 예방과 처방의 목적으로 허브 약품을 사용하는 것을 늘여가고 있다는 것은 잘 알려졌다. 그러나 지금까지 부작용과 허브치료 관련 약품의 상호 작용은 거의 알려지지 않았다. 은행나무(*Ginkgo biloba*)는 인지 기능 향상 효과로 광고되었으며 자발적인 출혈을 일으키는 것으로 보고되었다. 이는 항응고체들 및 항혈소판제와 상호 작용하였다. 세인트존스워트는 모노아민산화효소억제제 효과가 있거나 세로토닌, 도파민, 노르에피네프린의 레벨 증가를 일으킨다고 홍보하였다. 허브 생산물을 지닌 에페드린은 역 심혈관계 이벤트, 간질 발작, 죽음과 관련됐다. 인삼은 신체적 정신적 효과가 지속하는 것으로 잘 알려졌다. 그러나 와파린에 대한 감소한 반응으로 암시되었다. 시민들과 보건 담당자는 반드시 역효과와 허브 치료 약과 관련된 약의 상호작용을 주의해야 한다. 그리고 내과의사들은 위의 약품들 사용에 대해서 모든 환자에게 반드시 물어보아야 한다.

독버섯과 독초 (Toxic and Poisonous Mushrooms and Plants)

유럽의 식물군은 그 종이 방대하게 다양하고 특정지역에만 자생하는 고유 식물종이 많은 것이 특징이다. 어떤 종은 고대부터 식용으로 사용되었고, 또 어떤 것은 약용으로 이용되었다. 최근, 식량은 주로 농업을 통해 얻어지며 그로 인해 인간과 자연의 관계는 변화되었다. 자연을 향한 긍정적인 태도가 건강과 풍요로운 삶을 향상할 수 있다는 보편적 신념은 사람들을 공원과 숲으로 모여들게 하지만, 한편으로 숨겨진 위험에 빠지게 하기도 한다. 버섯 중에 많은 품종이, 그리고 식물 중에 다수의 종류가 독성을 가지고 있다. 독성을 가진 품종을 획득하는 위험은 매우 크고 거기다 식용으로 쓰이는 식물들을 밝히는 작업은 어려움이 있다. 유명한 책에 실린 사진이나 스스로 익힌 판별능력만으로는 그 구별이 불가능하다. 독성의 임상은 포함된 천연 독성의 유형에 따라 서로 달라질 것이다. 특정한 독성의 고유한 활동은 각각의 장기를 손상할 수 있고 혹은 환자를 사망 가능성이 있는 일반화된 중독 상태에 빠뜨리기도 한다.

버섯

야생버섯의 다수가 독성이 있지만, 극히 일부 종만 식용으로 사용된다. 식용버섯의 판별과 그러한 식용버섯이 가진 잠재된 독성효과를 제거하기 위해 널리 알려진 방식, 예를 들면 색깔의 변화를 평가하기, 작은 동물에게 먹여보기, 끓이기, 얼리기, 말리기, 절이기 등과 같은 방식은 신뢰하기 어렵고 보통 잘못된 방식이다. 독버섯의 섭취와 관련된 잠재적 증상의 범위는 넓고 버섯의 종에 따라 특징지어진다. 그 증상들로는 구토, 설사, 간 혹은 신장의 손상, 환각, 발작 그리고 심장 부정맥(cardiac arrhythmia) 등이 있다. 특히 매우 강한 독성의 버섯일 경우에 이러한 증상들은 버섯 섭취 몇 시간 이내 나타나거나 어느 정도 시간 혹은 며칠 지연되어 나타날 수 있다.

간(세포)에 유독한 종들 – 이러한 버섯들은 아마톡신(amatoxin)과 다른 사이클로펩타이드(cyclopetides)를 포함하는 것들로, 이를테면 알광대버섯(*Amanita phalloides*), 흰알광대버섯(*A. verna*), 독우산광대버섯(*A. virosa*), 갈잎에밀종버섯(*G. marginata*), 작은 갓버섯류(*Lepiota josserandii*) 등의 독버섯이 있다.

증상: 긴 잠복기(섭취 후 6~12시간)가 지난 후, 갑작스러운 메스꺼움, 구토와 설사가 시작되고 이 증상이 24시간 동안 지속 된다. 앞선 증상이 눈에 띄게 회복된 후에는 극심한 간염 증상이 섭취 후 2~4일 정도 나타난다.

강도 높은(집중된) 치료에도 불구하고 사망률은 매우 높은 상태이다. 말린 버섯은 그램당 5~15mg의 아마톡신을 함유하고 있고, 성인에게 아마톡신의 치사량은 0.1mg/kg이다. 그러므로 한 개의 독버섯, 갈레리나 버섯 15~20개 혹은 레피오타스 30개는 성인에게 치사량이 될 수 있다.

신장(세포)에 유독한 종들 – 이러한 종의 버섯들은 오렐라닌(orellanine)을 포함한다. 가장 잘 알려진 종들로는 코티나리우스 오렐라누스(*Cortinarius orellanus*), 시. 스페시오시시무스(*C. speciosissimus*) 그리고 시. 젠티리스(*C. gentilis*)가 있다.

증상: 초기 증상들은 36시간에서 11일 이내에 일어나고 이러한 증상들은 요량 감소증 (oliguria)이 발병하기 전에 감기처럼(메스꺼움, 근육통, 요통) 보이며 극심한 신부전증이 나타난다. 신장 손상은 거의 회복이 불가능하며 환자들은 영구적인 투석을 해야 하거나 이식이 필요하다.

신경에 유독한 종들

• 실로시빈–사일로신을 포함한 버섯들

이 범주는 다음과 같은 종류를 포함하는데, 코노시브 사이아노푸스(*Conocybe cyanopus*), 시. 스미티이(*C. smithii*, 푸른색 줄기를 가진 galera), 독청버섯(*Gymnopilus aeruginosa*, 녹색 pholiota), 좀말똥버섯(*Panaeolus campanulatus*, 종 모양의 panaeolus), 환각버섯속(*Psilocybe spp.*) 등이 있다.

증상: 30~60분 이내, 신경계 손상의 징후들과 뚜렷한 불쾌감, 빈약한 수행능력, 의도하지 않은 움직임, 동공확장, 현기증, 감각 이상, 근육약화 그리고 졸림 현상 등이 나타날 수 있다. 긴장성 간대성 발작과 이상 고열 역시 나타날지도 모른다.

• 이보텐산과 무시몰을 포함한 버섯들

가장 잘 알려진 종으로 애광대버섯(*Amanita citrina*, false death cap), 비듬마귀광대버섯(*A. Cothurnata*, booted amanita), A. 프로스티아나(*A. frostiana*, Frost's amanita), A. 젬마타 (*A. gemmata*), A.무스카리아(*A. muscaria*, fly agaric), 그리고 A. 판테리안(*A. pantherian*, panther amanita)가 있다.

증상: 발병은 섭취 후 보통 30분–3시간에 시작된다. 환자는 불쾌해지고 졸리게 된다. 혼란, 섬망, 환각, 과잉운동, 근 경련 발작이 무기력, 혼미와 혼수에 뒤이어 나타난다.

• 무스카린–히스타민을 포함한 버섯들

이 그룹은 백황색깔때기버섯(*Clitocybe dealbata*), 솔땀버섯(*Inocybe fastigiata*), 비듬땀버섯 (*I. lacera*), 밝은 기름 나무 버섯(*Omphalotus olearius*, Jack-O-Lantern 버섯) 등을 포함한다.

증상: 중독의 징후들은 섭취 후 일찍(30~120분 이내) 나타나며, 특징의 조합으로 이름

붙여진 PSL을 살펴보면 과도한 땀 흘림(Perspiration), 타액 분비(Salivation), 눈물 흘림(Lacrimation)이 있고, 이는 서맥, 감수분열(meiosis), 복통, 설사, 저혈압과 호흡곤란이 동반된다.

위장에 자극을 가하는 종들 – 이 그룹은 다양한 속들로부터 나온 많은 종들로 구성되어 있다. 구체적으로, 말버섯(*Agaricus arvensis*), A. 실바티쿠스(*A. silvaticus*, woods psalliota), 벌꿀버섯(*Armillariella mellea*), 붉은대그물버섯(*Boletus erythropus*, red-footed), B. 루리두스(*B. luridus*, lurid boletus), B. 풀체리무스(*B. pulcherrimus*, red-pored boletus), 사탄의그물버섯(*B. satanus*), 민감한 그물버섯(*B. sensibilis*), 회색 버섯(*Clitocybe nebularis*), 콜로비아 드로필라(*Collobia drophila*, nut-brown collybia), 나팔버섯(*Gomphus floccosus*, wolly chenterelle), 독 파이(*Hebeloma crustuliniforme*) 등이 있다.

증상: 위장 증상이 섭취 후 일찍(30분~2시간) 나타나며 메스꺼움, 구토, 복부통증, 설사와 같은 증상을 포함한다. 만약 수분 손실(fluid losses)을 극복하게 되면, 회복은 보통 24~48시간 내 완전히 이뤄지게 된다.

독성을 가진 다른 종들

• 코프린을 함유한 버섯들

예를 들면 두엄먹물버섯(*Coprinus atramentarius*, inky cap), 배불뚝이깔때기버섯(*Clitocybe clavipes*) 등이 있다.

증상: 만약 이 버섯을 먹은 뒤 48~72시간 내 술을 섭취한다면, 붉어지는 현상, 감각이상, 심계항진, 흉통, 무력감, 현기증, 혼란, 메스꺼움과 구토가 빠른 속도로 시작 될 것이다. 호흡부전과 혼수상태가 일어날 수도 있다. 코프린 신진대사물질은 알데하이드 탈수소효소를 억제하고, 디술피람 같은 반응을 만든다.

• 모노메딜하이드레진(MMH)을 포함하는 버섯들

이를테면 마귀곰보버섯(*Gyromitra esculenta*, false morel), 안장마귀곰보버섯(*G. infula*, hooded false morel), G. 기가스(*G. gigas*, snow morel)이 있다.

증상: 섭취 후 6~12시간의 긴 잠복 기간 후에 메스꺼움, 구토, 복통과 설사가 시작되어 대략 2일 동안 지속한다. 두통, 간 부위와 장 부위에 극심한 통증은 아주 극심한 경우에

서 황달, 발작과 혼수 뒤에 나타난다. 급성 중독과 함께 증상의 조기 발병은 마귀곰보버 섯 요리로부터 나온 증기의 흡입 후에 일어날 수 있다.

식물들

심각한 질병을 일으킬 수 있는 잠재적 위험을 가진 식물 종들은 수천 가지에 달한다. 야 생 장과류나 풀을 채취하는 습관은 극심한 중독을 입을 수도 있는데, 만약 독성을 가진 종 을 식용으로 실수한다거나 잘못 사용하게 될 경우에 그러한 결과를 낳는다. 심장 혹은 신 경 자극성의 독성을 포함하는 종들은 사망을 일으키는 경향이 있고, 또한 위장 혹은 자극 성 독성을 포함한 종들이 유발하는 수분손실, 전해액 불균형 그리고 혀를 목으로 삼키므로 야기되는 호흡곤란의 현상에 대해 적절한 치료를 받지 못할 경우, 이러한 이유로 심각한 임상적 문제를 일으킬 수 있다.

제한적 공간으로 인해, 유럽에 존재하는 유독한 그리고 위험한 식물종들의 완전한 목록 은 이 장에서 제공할 수 없다. 다만 가장 위험하고 공통적인 몇 가지 종들은 몇몇 식물과 관련해서 숨겨진 위험들을 상상하게끔 열거시켰다.

투구꽃 Aconitum napellus, A. vulparis (Ranunculaceae)

이러한 식물들은 유럽 각 지역에 널리 퍼져 자라고 있는 것을 발견할 수 있다.

독성 부위: 모든 부위는 독성이 있고 디테르펜과 노르디테르펜 알칼로이드를 포함한다. 신선한 투구꽃 1g은 2~20mg의 아코니틴(aconitine)을 함유하고 있고 이는 치사량에 달 할 것이다.

증상: 섭취 후 30분 이내에 혀와 입에 톡톡 쏘는 느낌이 시작되고 팔로 확장되며 피부 감 각 이상, 저림, 불안, 현기증, 매스꺼움 그리고 흉통이 나타난다. 심장박동의 방해와 마 비가 흔히 일어나며, 종종 죽음에 이르게 한다. 이 종들은 alpine-blue-sow-thisle로 착각할 수 있다.

말호두 Aesculus hippocastanum (Hippocastanaceae)

큰 낙엽수로, 가시가 있고 판이 있는 캡슐에 갈색의 빛나는 씨앗을 생산하는 나무이다.

독성 부위: 모든 부분이 독성이 있다. 어린잎들과 꽃들 그리고 나무껍질은 에스쿨린

(aesculin)을 포함하고, 반면에 씨앗은 다양한 양의 에스신(aescin)과 사포닌(sponin)의 혼합물을 함유하고 있다.

증상: 구토와 매스꺼움은 관찰되는 유일한 증상이다. 중추신경 억제, 혼미, 혼수, 근육 둔감, 마비 그리고 두통도 역시 보고되기도 한다. 이 나무의 씨앗은 식용 땅콩으로 착각된다.

아네모네 Anemone alpina (Ranunculaceae), 버터컵 Buttercup Ranunculus bulbosus (Ranunculaceae)

이러한 종류의 나무는 유럽에 있는 산들의 해발 1,000m 이상 되는 지역에서 쉽게 발견된다.

독성 부위: 모든 부위가 자극하고 발포하는 증상을 가진 프로토아네모닌(protoanemonin)을 포함한다. 이 화합물은 비안정적이고 건조되거나 가열되면 비활성 2분자체 아네모닌으로 손쉽게 변환된다. 그러므로 프로토아네모닌을 함유한 식물들을 말릴 경우에는 덜 유독하다고 볼 수 있다.

증상: 접촉성 피부염, 국부적인 통증, 피부와 점막의 부음과 물집 등이 보고된다.

벨라도나 Belladonna or Deadly Nightshade Atropa belladonna (Solanceae)

이것은 서부와 남부 유럽에서 자라는 다년생 풀이다. 덜 익었을 때, 이들의 열매들은 보라색에서 검은색이다.

노박덩굴 Bittersweet Solanum dulcamara (Solanaceae)

이는 무성한 나무(woody)이며, 바이올렛 보라색 꽃들과 작고 현란한 붉은색 열매로 된 여러해살이 넝쿨 식물이다.

독성 부위: 모든 부위가 독성이 있다. 다양한 농도의 트로판 알카로이드(atropine, gyscyamine, scopolamine)을 함유하고 있다.

증상: 팽창된 동공, 붉게 달궈진 피부, 심계항진, 환각, 혼미, 혼수, 경련(항 콜린성 증후군)이 공통된 증상들이다. 열매는 블루베리 과일로 착각하기도 한다.

미도우 사프란 Meadow saffron Colchicum autumnale (Liliaceae)

이 식물은 유럽 전역에 널리 퍼져 자라는 것을 볼 수 있다.

독성 부위: 이 식물의 모든 부위들이 알칼로이드 콜히친(alkaloid colchicine)을 포함하는

데, 이 성분은 세포분열을 저지하는 효과가 있으며, 구체적으로 세포분열을 중기단계로 멈추게 하는 결과를 낳는다.

증상: 초기 증상은 극심한 구토를 나타낸다. 설사와 복통은 먹은 뒤 몇 시간 내 나타나기 시작하며, 이는 12~24시간 지속한다. 또렷한 회복 후 혈액적 변형(haematologic alterations)과 다 장기 기능부전이 시작되며, 종종 사망에 이르게 한다. 이 식물은 식용 야생 마늘인 알리움 우리시넘(*Allium ursinum*)으로 쉽게 착각될 수 있다.

헬레보루스 Helleborus, Christmas Rose *Helleborus niger, H. viridis (Ranunulaceae)*

이들은 여러해살이 식물로 유럽의 중부와 남부지역에 넓게 분포되어 자라는 것을 볼 수 있다. 사리풀(*H. niger*)의 꽃들은 흰색이고, H. 비리디스(*H. viridis*)의 꽃들은 노란색에서 녹색이다.

독성 부위: 모든 부위가 독성이 있다. 프로토아네모닌(protoanemonin), 사포닌(sponins) 그리고 디기탈리스(digitalis)와 비슷한 글리코시드 화합물을 포함하고 있다.

증상: 사포닌과 프로토아네모닌은 구강, 위장 그리고 피부의 염증을 유발한다. 디기탈리스와 비슷한 글리코시드는 심장 독성을 생산한다.

유럽호랑가시나무 European Holly *Ilex aquifolium (Aquifoliaceae)*

상록수이며, 유럽이 원산지인 품종이다. 잎에 날카로운 이가 있고 열매는 밝은 붉은색 송이이다.

독성 부위: 잎들은 최소한으로 혹은 독성이 없지만, 잎에 있는 가시들은 물리적인 손상을 가져올 수 있으며 열매들에는 사포닌이 함유되어 있다.

증상: 열매의 섭취는 구토와 설사를 야기한다. 증상들이 심해지는 것은 섭취된 양과 관련된다.

은방울꽃 Lily-of-the-Valley *Convallaria majalis (Lilaceae)*

5월에 만개하는 흰색의 향기 나는 작은 꽃들을 가진 여러해살이 식물이다. 열매들은 붉은 오렌지 송이들로 되어 있다.

독성 부위: 식물 전체가 콘발라린(convallarin)과 콘발라마린(convallamarin)을 포함한다.

콘발라린과 콘발라마린에는 강심배당체가 들어있는데, 강심배당체들은 협죽도와 디기탈리스 종들에서 발견된 것들과 비슷하다.

증상: 매스꺼움, 구토, 심장박동의 느려짐, 저혈압, 심장 정지는 여기에서 관찰되는 증상들이다. 이 식물은 식용 야생 마늘로 쉽게 착각할 수 있다.

서양서향 Mezereon *Daphne mezereum (Thymelaeaceae)*

유럽이 원산지인 울창한 관목으로, 꽃들은 자줏빛을 띠고 그 열매들은 작고 붉은 석과이다.

독성 부위: 식물의 전 부위가 독성을 가지고 있다.

증상: 섭취는 목, 입 그리고 내장의 타오름, 부음 그리고 궤양을 야기하고 묽은 혈변과 함께 위장의 극심한 불편감, 무기력, 혼수와 사망을 낳는다.

황금 사슬나무 *Laburnum anagyroides, Cytisus laburnum (Leguminosae)*

남부 유럽이 원산지인 작은 나무로 축 늘어져 대롱거리는 노란 꽃들로 특징지어진다. 열매는 길고, 편평한 꼬투리이며 3개까지 씨앗을 포함한다.

독성 부위: 모든 부위에 시티신(cytisine)과 다른 퀴놀리지딘 알칼로이드(quinolizidine alkaloids)가 들어있다.

증상: 15~60분 이내, 다량의 그리고 지속적인 구토, 복통, 고혈압, 심계항진이 시작된다. 신경 증상들(혼란, 망설임, 무기력)과 근 무기력증 역시 나타날 수 있다.

주목과 Common Yew *Taxus baccata (Taxaceae)*

유럽이 원산지인 긴 가지가 있는 나무이다. 열매들은 붉고, 둥근 모양이며 두껍고 단단한 가종피로 둘러싸여 있는 작고 딱딱한 돌 같은 송이로 구성된다.

독성 부위: 붉은 가종피를 제외한 모든 부위에 독성이 있다.

증상: 1~4시간 내, 구토, 복통, 동공확장, 무기력, 혼수, 발작과 심장부정맥이 발생한다. 열매의 섭취는 대부분 아무런 증상을 일으키지 않는다. 그 이유는 씨앗이 부서지지 않고 삼켜지기 때문인데 이는 씨앗을 둘러싼 껍질이 소화효소들에 저항하여 씨앗이 드러나지 않기 때문이다.

꽃창포과 Veratrum *Veratrum album (Liliaceae)*

유럽에서 자라는 다년생 풀이다.

독성 부위: 모든 부위가 독성을 가지고 있으며, 특히 뿌리에 많다. 이 식물은 심계항진 알칼로이드를 포함한다.

증상: 주된 증상은 매스꺼움과 구토이며, 뒤이어 서맥, 졸도, 무기력, 감각 이상, 고혈압과 심전도의 변화가 나타난다. 이 식물은 겐티아나로 착각되기도 한다.

절지동물과 관련된 효과들 (Arthropod-Related Effects)

공원이나 숲에 일반적으로 사는 특정 절지동물과 접촉한 사람은 바로 신체적 혹은 알레르기 반응을 일으킬 수 있다. 그 이유는 동물들이 지닌 깨물기 혹은 찌르는 행동 때문인데, 이는 그 절지동물들의 찌르는 털과 접촉하거나 그들의 소화관으로부터 외부 대상을 전염시키는 병원체에 감염되기 때문이다. 비록 유럽에서 절지동물들로 인한 건강의 위협이 그리 크지 않다고 하지만, 잠재적인 위험은 고려할만하고, 녹지 공간을 방문한 사람들은 그 사실을 알고 있어야 한다. 가장 위험한 절지동물은 진드기, 쏘는 벌과 말벌, 무는 모기와 파리, 그리고 찌르는 털 혹은 가시로 덮인 나방이 있다. 비록 그들의 존재가 공원이나 숲에만 한정되지 않지만, 그들의 자연적 무리의 더 높을 가능성 때문에 이러한 절지동물들은 다른 환경들보다 이러한 곳에 더 빈번하게 출몰한다.

진드기와 진드기로부터 전염되는 병원체

진드기는 분류학상 절지동물로 거미류의 큰 범주에 속하며, 또한 응애, 거미 그리고 전갈을 포함하는 그룹에 속한다. 게다가 진드기에게는 피부를 뚫고 피를 빨아먹는 유쾌하지 않은 깨무는 습성이 있고, 이들 중 많은 종은 다양한 박테리아, 원생동물 또 바이러스성 병원체들을 인간에게 전염시키는 가능성이 있으며 몇몇은 알레르기 반응을 일으키기도 한다. 인간에게 질병을 전염시키는 것으로 알려진 참진드기와 연진드기가 대표적이다. 참진드기는 경화된 배측 방패가 있다. 그들은 보통 알, 애벌레, 유충 그리고 성충 단계로 2년의 생애 주기를 거친다. 참진드기들은 각 발달 단계 동안 한때 피를 빨며 양육을 위해서 그들의 숙주 속에 붙어 몇 시간 혹은 며칠을 지낸다. 연진드기는 뚜렷하게 경화된 배측 방패가 없다. 이들은 발달 주기에서 몇 가지 유충 단계가 있다. 각 단계에서 연진드기들은 여러 번

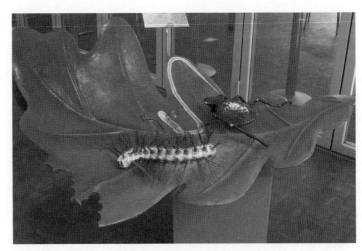

:: 사진 4-4 숲에 사는 곤충을 통해 병원체가 전염 되기도 한다.

흡혈을 할 수 있지만 참진드기들과 비교해서 그들의 양육은 보통 1시간 30분 이상 지속하기 어렵다. 놀랍게도, 그들은 어떠한 음식도 없이 몇 달 혹은 심지어 몇 년 동안 생존할 수 있다. 숙주에서 양육하는 동안, 진드기들은 다양한 미생물 혹은 바이러스 병원체들을 얻을 수 있고, 그 뒤 깨무는 동안 갑작스럽게 그 병원체들이 인간들에게 감염되는 것이다. 러시아의 상트페테르부르크에서 수행된 현장 연구는 검사된 연작류 1,606마리 중, 110(6.8%)개가 진드기의 애벌레 혹은 유충 접촉으로 감염되었음을 증명하였다. 110 마리 중 51.8%는 하나 이상의 인간 병원체 물질, 즉 진드기로부터 전염되는 뇌염 바이러스, 보렐리아(*Borellia spp.*), 에를리키아(*Ehrlichia spp.*), 아나플라즈마(*Anaplasma sp.*) 혹은 바베시아(*Babesia sp.*)가 발견됐다. 이러한 병원체들은 또한 식물에서 채취한 32.5%의 성충 산림진드기(*Ixodes persulcatus*)에서도 발견되었다. 비슷하게 높은 수치로, 불가리에서는 성충 진드기(*I. ricinus*)의 40%가 보렐리아, 35%가 에를리키아와 아나플라즈마로 보고되었다.

진드기로부터 전염되는 가장 중요한 질병 중에 최소 6개가 유럽에서 나타나고 있다. 그것은 지중해 열병(Mediterrranean spotted fever), 엘리히증(human granulocytic ehrlichiosis), 라임병(Lyme disease), 툴라레미아(tularemia), 바베스열원충증(babesiosis), 진드기로부터 전염되는 뇌염이 있다.

지중해 열병 – 지중해 열병은 리케차 코노리(*Rickettsia conorii*)가 원인이 된다. 이 질병은 남부 유럽, 아프리카 그리고 서부지역부터 중앙아시아에 이르기까지 발병한다. 발병은 병원균을 보유한 진드기에 의해 물린 후 6~10일경에 관찰된다. 이 병원균의 밝혀진 매개체는 갈색 개 참진드기이다. 이는 인간에게 접촉 가능한 지역이 단지 숲이나 우림지역에만 해당하는 것이 아님을 암시한다. 이 질병의 주요 증상들로는 두통을 동반하는 열병, 근육통 및 아스랄기스(arthralgis)가 있다. 이에 따라 보통 3일 이후, 반점 구진성 발진이 이어진다. 이 발진은 몸통, 발바닥, 손바닥에서 눈에 잘 띈다. 때에 따라, 환자들은 혼란스러워하고 폐렴을 일으키기도 한다.

엘리히증 – 이 질병은 아나플라스마 파고사이토필라(*Anaplasma phagocytophila*)가 원인이다. 유럽에서 이 병원체는 많은 야생종 조류와 가축용 조류 그리고 설치류, 육식동물, 말과 동물과 반추동물을 포함한 포유류에 넓게 퍼져있다. 이는 유럽에 서식하는 양 진드기에 의해 전염된다. 이 질병의 증상 발병은 병원균을 보유한 진드기에 의해 물린 후 5~10일경에 관찰된다. 감염된 사람들은 열병, 두통에 시달리며 근육통과 신경성 식욕부진증이나 매스꺼움이 나타난다. 5일 후 소출혈반양발진, 반점 구진성 발진 혹은 반점 발진의 비율은 상체 및 손바닥과 발바닥에 집중된다. 때에 따라, 설사, 임파선염 그리고 정신상태의 변화와 같은 기타 증상들이 나타날 수 있다. 이 질병은 심한 경우 생명을 위협하는 수준까지 이른다.

라임병 – 최소한 3가지 종들, 이름 하여 보렐리아 부르그도페리 센수 스트릭토(*Borellia burgdorferi sensu stricto*), B. 아프젤리(*B. afzelii*), B. 가리니(*B. garinii*)는 인간에게 해로운 병원균이며 라임병의 원인 매개체로서 알려져 왔다. 이 질병은 북아프리카, 유럽 그리고 아시아에 이르기까지 각각 다른 진드기 매개체로 보고되었다. 유럽에서 매개체는 I. 리시누스(*I. ricinus*)이다. 비록 다른 척추동물, 새나 도마뱀 역시 그 역할을 할 수 있지만, 대부분의 지역에 걸쳐 작은 쥐과 설치류가 박테리아의 주요 천연 저장소의 역할을 한다. 설치류 진드기 주기 내에 인간은 오직 우연한 숙주일 뿐이다. 보고된 감염사례의 수는 방대할 수 있는데, 예를 들면 크로아티아에서 1987년부터 2003년 동안 3,317 사례가 보고되었고, 한편으로 이 연구를 진행한 저자에 따르면 이 보고된 부분도 감염된 사람들의 일부에 불과할 것이라고 한다. 이 질병에 관한 비슷한 기록들은 다른 유럽 나라들에서도 역시 살펴볼 수 있다. 세계적으로 널리 보고된 사례들에서 이 병원균은 작고 발견하기 힘든 진드기 유충에 의해 전염된다고 밝힌다. 첫 증상들은 진드기에게 물린 뒤 3~30일경에 관찰되고 유주성 홍반으로 나타난다. 즉 물린 곳 주변에 붉은 반점이나 구진이 나타나고 이것이 서서히 확대되어 붉은 고리 모양의 띠로 나타난다. 이런 증상과 더불어 열병과 국소 임파선염과 같은 다른 장애들을 동반할 수 있다. 이러한 증상들은 3~4주가 지남에 따라 서서히 사라진다. 두 번째 단계로, 이 질병의 초기 단계 증상들에서는 다양하고 이차적인 고리 모양 피부 병소, 근육통, 심한 두통, 결막염 그리고 신경(특히 안면신경)마비가 있다. 질병의 세 번째 단계는 무릎과 다른 광범위한 관절부위에 영향을 주는 관절염의 반복적인 발생으로 나타나며, 다른 신경성 장애들, 이를테면 뇌병증, 말초 신경병증 혹은 치매로 나타난다. 치료를 받은 환자들에게도 지속적이거나 반복되는 비특이성 증상들이 발견될 수 있다.

이 진드기 매개체, I. 리시누스(I. ricinus)는 자신들의 성장을 위해 높은 습도가 필요하다. 그러므로 기록으로 나타난 인간 감염사례는 대부분 숲 환경, 특히 5월에서 9월 사이가 주를 이룬다. 연속되는 혈청연구들은 감염되는 사람들은 일반인보다 숲 환경에서 일하는 집단에서 항상 더 자주 관찰된다고 밝혔다.

툴라레미아(야생토끼병) – 이 질병은 그람음성균인 프란시셀라 툴라렌시스(Francisella tularensis)가 원인이 된다. 전 세계에 기록된 3가지 주요 생체군들은 다음과 같다. F. 툴라렌시스 바이오그룹 홀라티카(F. tularensis biogroup holartica)는 대부분 유럽과 아시아에 나타나고, F. 툴라렌시스 바이오그룹 노비시다(F. tularensis biogroup novicida)와 가장 치명적인 F. 툴라렌시스 바이오그룹 툴라렌시스(F. tularensis biogroup tularensis)는 북미에서 발견된다. 유럽의 진드기 매개체는 I. 리시누스(I. ricinus)이다. 유럽에서 보고되는 툴라레미아 사례는 나라별로, 나라 안에서도 지역별로, 연도별로 그리고 연도 안에서 시즌별로 다르다. 스웨덴에서 시행된 풍토병 툴라레미아에 대해 심층 연구한 결과는 다음과 같다. 중앙에 위치한 나라들에서 북쪽이나 남쪽에 위치한 나라들보다 더 많은 사례가 보고되었다는 것을 밝혔다. 감염 발생은 특정 연도들(예를 들면 1967년–2,729 사례)이 다른 해(예를 들어 초기 1990년대–20 사례 이하)에 비해 월등했으며, 8월에서 9월이 12월에서 6월까지보다 월등했다. 툴라레미아의 배양기는 평균 3~5일 정도 걸린다.

이 질병은 가벼운 정도에서 사망에 이르는 심한 경우까지 광범위하다. 질병의 발병은 갑작스러운 고열, 오한, 근육통, 구토, 피로 그리고 두통으로 시작된다. 툴라레미아는 몇 가지 형태가 있는데, 궤양샘(ulcerogalandular), 글랜쥴러(glandular), 눈샘(oculoglandular), 구강 인두(oropharyngeal), 장티푸스(intestinal typhoidal), 폐렴(pneumonic) 등이 있다. 이 질병은 위험할 수 있으며 심지어 인간의 생명을 위협하기도 한다. 대부분의 사망은 최종 두 단계 증후군들과 관련된다.

바베스열원충증 – 베베스열원충증은 원생동물인 바베스열 원충(*Babesia divergens*)이 원인이다. 이 병원균은 I.리시누스(*I. ricinus*)에 의해 전염된다. 풍토 지역에서 감염은 일반적이다. 배양 기간의 범위는 일주일에서 몇 주까지이다. 질병의 발병은 천천히 시작되며, 일반적 증상으로는 열병, 오한, 땀 흘림, 두통, 피로, 불쾌감과 신경성 식욕부진증이 있다. 비장 비대증 및 간 비대가 나타날 수 있다. 이 질병은 몇 주에서 몇 달 동안 지속될 수 있고 회복되는 환자들은 오랫동안 불쾌감을 경험할 수 있다. 아동은 성인보다 좀 더 가벼운 질병 형태를 보인다. 사망에 이르게 하는 심각한 형태는 환자의 5% 정도에 나타나고, 심각한 형태는 주로 50세가 넘는 환자들에게 보인다.

진드기로부터 전염되는 뇌염 – 진드기로부터 전염되는 뇌염 플라비바이러스는 한 가닥의 RNA 바이러스이다. 매해 인간에게 1,000 사례 정도의 감염을 일으킨다. 지리학상 지역에 따라 진드기로부터 전염되는 뇌염은 세 가지 중 한 개의 바이러스 하위유형들에 의해 일어날 수 있다. 그 3가지 종류는 다음과 같다. 극동(이전에 Russian spring-summer) 뇌염, 시베리아(이전에는 west-Siverian encephalitis) 바이러스 그리고 서부 유럽(이전에 central European encephalitis) 바이러스이다. 극동뇌염은 치사율이 20~60%에 이르는 매우 위험한 질병을 유발한다. 진드기 매개체는 지리학상 위치에 따라 다르며 유럽의 경우에는 I. 리시누스(*I. ricinus*)이다.

진드기와 접촉방지 그리고 진드기 제거 – 병원균들과 그와 관련된 질병들은 유럽을 통틀어 균등하게 분포되어 있지 않다. 이는 기후조건들에 강한 영향을 받고, 적절한 매개체 그리고 그들의 자연적 숙주에 크게 의존한다. 그럼에도 불구하고 진드기와 그 어떤 잠재적 접촉도 피해야 한다. 위험한 진드기 감염이 있는 습한 숲 속 지역을 피하는 것, 적절한 옷과 신발을 착용하는 것 그리고 방충제를 사용하는 것은 가장 효과적인 방어수단들이다. 진드기에게 물리는 경우, 재빠르게 피부에 붙어 있는 진드기를 제거해야 진드기로부터 감염되는 병원균이 인체로 들어오는 것을 효과적으로 차단할 수 있다. 피부에서 진드기를 제거하는 가장 빠른 방법은 가느다란 핀셋으로 가능한 한 피부에 가까이 근접해서 그 진드기를 잡는 것이다. 그런 다음, 부드럽게 하지만 착실하게 그 진드기를 들어낸다. 여기서 진드기의 몸통이 부서지지 않도록 하는 것이 중요한데, 몸통이 부서지게 되면 내장에 들어있는 내용물이 피부 속으로 역류해서 들어가게 되고 그러면 감염의 가능성이 높아지게 된다. 진드기가 제거되고 나면, 물린 자국과 손과 핀셋은 살균해야 한다. 다른 방법들로는, 가는 바늘을 사용한다거나 페트롤리움 젤리 혹은 매니큐어제 사용은 효과적이지 못하고, 진드기를 흥분시키는 결과를 낳을 수 있으며 상처 내부로 내장의 내용물이 역류하게 된다.

곤충들

몇몇 생물군과 생태군들은 곤충 중에서 인간에게 잠재적으로 위험한 것으로 구별될 수 있다. 그러한 생물군은 다음과 같이 구별될 수 있다.

• 척추동물의 혈액을 먹이로 삼고, 인간의 피부를 뚫는 깨무는 종들(대부분 쌍시류 곤충으로 모기, 검은 날벌레, 양이파리와 등에)

• 방어하는 반응으로 쏘는 부위를 통해서 침입자의 신체로 독을 투여하는 쏘는 종들(대부분 막시류의 곤충으로, 벌이나 말벌)

• 쉽게 부러질 수 있고, 침입자의 피부로 들어가거나 호흡으로 또는 먹는 중에, 심지어 무관한 사람에게도 일어날 수 있는 독성을 가진 털이나 보호기관으로 덮여 있는 종들(대부분 인시목 곤충으로, 털 덮인 나방이나 애벌레)

• 체내에 맹독성 액체를 생산하여 적을 중독시키는 종들(대부분 캔서리드cantharid이고 특정 반날개 딱정벌레). 행동의 유형과 잠재적인 위험이 상당하게 다를 수 있기 때문에, 이러한 모든 집단을 분리해서 논의할 것이다.

흡혈곤충들 Biting Blood Feeders – 녹지 공간에는 모기, 검은 날벌레 그리고 등애 등 흡혈곤충 중 일부가 산다. 이들은 사람들을 깨무는 것으로 귀찮게 할 뿐만 아니라 때에 따라 병원균을 전염시키며, 이로써 심각한 건강문제를 유발할 수 있다. 다행히도 아프리카, 아시아와 아메리카와 대조적으로, 유럽은 모기, 검은 날벌레의 병원균으로부터 상당히 안정한 지역이다. 이러한 곤충들의 대량 흡혈은 보통 수분이 많은 지역, 예를 들면 수영장, 호수, 강, 개울 등에서 일어난다. 그렇지만, 성충들은 그들의 필요한 식사를 찾기 위해 그들의 서식지역으로부터 수 킬로미터를 날아갈 수 있다. 도시지역에서 이들은 인간의 피부에서 방출되는 화학적 단서로 먹이를 찾는다.

대부분의 지리학상 지역에서 모기들은 대표적으로 흡혈하는 곤충이다. 수컷들은 꽃의 꿀이나 물을 먹지만, 반면에 암컷들은 임신과 건강한 산란을 위해서 흡혈이 필요하다. 이들은 복잡한 침으로 깨문다. 그것의 기능은 피부를 뚫고 피를 빨며, 혈액이 응고되는 것을 막기 위해 타액을 상처로 방출하는 것이다. 대부분 인간들은 이 타액에 알레르기가 있다. 특정 모기 종의 깨물림에 처음 노출된 사람들은 초기에는 반응이 없지만, 다시 물린 후에는 민감해지게 된다. 현재, 모기 물린 부스럼은 항 타액제인 면역 글로불린 항체(IgE antibodies)에 의해 중화된다는 사실이 잘 알려졌다. 모기 물린 것에 대한 전형적인 국소 피부의 반응은 직접적인 물린 자국으로 구성되고 20분경에 확 타오르며, 지연된 가려움증과 구진이 24~36시간 내 고조된다. 며칠이나 몇 주가 지나서야 이는 약해진다. 이에 비해 좀 덜 빈번한 커다란 국소지역 반응은 가려움, 붉은 반점이 모기 물린 몇 분 후에 나타나고 구진, 반상반응, 수포반응, 맹렬한 반응이 물린 후 2~6시간 후에 나타난다. 이것들은 며칠에서 몇 주 동안 지속될 수 있다. '모기 알레르기'라는 용어는 커다란 국소지역 반응에만 적용되거나 아나필락시스(anaphylaxis), 앤지우데마(angiooedema), 일반화된 두드러기(generalized urticaria) 혹은 천명(wheezing)과 같이 전체적인 반응일 경우에만 해당한다. 커다란 국소 염증 반응은 때에 따라 낮은 열을 동반하기도 하는데, 이를 '모기 증후군'이라 한다. 모기 물림에 대한 극심한 반응의 높은 위험은 보통 다음에 열거된 것들과 관련이 있다. (a) 높은 수준의 노출 (b) 유아나 어린 아동과 같이 자연 치유능력은 낮음이나 부재 (c) 사는 지역의 고유 모기 종에서 노출된 이전 경험의 부재나 부족 (d) 에이즈나 암과 같은 다양한 유형의 질병에 대한 면역결핍이 있다.

두 번째로, 가장 거대한 흡혈 곤충 집단은 검은 날벌레이다. 봄과 여름 동안 그들의 어마어마한 출현은 숲 속 지역과 다른 자연적 지역에서 성가실 뿐만 아니라 도심지역과 곤충 서식지역과 떨어진 곳에서도 마찬가지이다. 형태상으로는 검은 날벌레는 분명 모기와 다른 형태를 보인다. 이들은 모기보다 더 작고 굳세며, 더 짧은 더듬이와 다리가 있다. 그럼에도 불구하고, 이들은 보통 집단으로 더 빨리 걷고 난다. 이들의 유충은 상대적으로 시내와 강의 깨끗한 물에 살고, 플랑크톤을 여과한다. 성충은 시내 혹은 강 근처에 무리 지어 날고 잠재적 숙주, 예를 들면 양계농장, 야영장, 목초지 그리고 도시지역과 같은 밀집된 다른 지역들로 비행한다. 모기와 비슷하게, 임신한 암컷들은 알들의 부화를 완료하기 위해 혈액 단백질이 필요하다. 검은 하루살이들은 사람을 포함한 다양한 새들과 포유류를 깨물고 피를 빤다. 그들이 깨무는 것은 모든 증상과 결과가 모기의 그것과 비슷한 가운데 보통 숙주에게는 더 고통스럽다. 다행히도, 유럽에 검은 하루살이들은 아프리카에서 인간의 건강에 위협을 가하는 정도가 아니다. 아프리카에서 검은 하루살이 몇 종들은 사상충을 포함하여 인간 병원균을 옮길 수 있으며 이에 대한 반응으로 사상충증이 나타난다.

이러한 곤충들의 두 집단은 필요한 혈액을 구하기 위해 서식지로부터 수 킬로미터를 날아갈 수 있다. 그러므로 이들의 개체 수 조절이 넓은 지역에 걸쳐 체계적인 행동이 요구될 것이다. 이 노력은 기술적으로 쉽지 않거나 불가능하다. 화학 살충제의 지역적 살포로 짧은 시간, 보통 몇 시간 동안 효과적일 수 있으며, 적절한 옷과 피부 혹은 옷에 직접 적용되는 살충제와 같은 개인적 보호가 모기 혹은 검은 하루살이 서식지역을 오랜 시간 걷는 동안 고려되어야 한다.

흡혈하는 곤충의 다른 집단은 양이파리(이파리과)로, 전형적으로 숲 속의 야생 반추동물과 관련 있는데, 구체적으로 사슴, 엘크 그리고 기타 소과 동물 혹은 조류가 있다. 양이파리 종의 다수는 전 세계에 걸쳐 숲 환경에서 발견될 수 있다. 인간과 이들의 접촉은 보통 드물지만, 특정지역 이를테면 최근 스칸디나비아 같은 곳에서 양이파리는 숲을 방문한 사람들에게 발견될 수 있다. 가장 보편적인 종은 디어 케드(deer ked, *Lipoptena cervi*)이며, 유럽과 시베리아 그리고 아시아에서 빨간 사슴(red deer), 노루(roe deer), 엘크(elk) 그리고 시트카 사슴(sitka deer) 등은 양이파리와 관련이 있다. 이 종들은 또한 갑작스럽게 북미에서 발견되었다. 성체 양이파리는 길이가 5~7mm이고 색은 밝은 갈색 계통이다. 이들의 평편한 몸통과 특별한 발톱은 움직이고, 자신들의 숙주의 털에 붙어 있는데 도움을 준다. 양이파리는 오직 짧은 거리만 비행이 가능하다. 목표로 한 숙주에 침입하고 나면, 이들은 날개를 없애고 털을 뚫고 파고든다. 암컷과 수컷 모두 숙주의 피를 먹는다. 대부분의 애벌레 성장은 암컷 몸체의 내부에서 일어난다. 다 자란 애벌레는 땅속이나 숙주의 보금자리 잔해 내에서 번데기가 된다. 성충 양이파리들은 우연하게 인간들에게 들끓고 그들의 피를 빨아먹는다. 이들은 선택된 반추동물 외에 다른 어떤 숙주에게 번식하지 않을 것이다. 인간을 가끔 무는 것은 최초에 작은 흔적을 남긴다. 그렇지만, 3일 이내에 이 흔적은 단단하게 부푼 자국으로 변할 수 있다. 동반되는 가려움증과 때에 따라 가려움증을 일으키는 구진은 2~3주 동안 혹은 더 오랫동안 지속될 수 있다. 비록 디어 캐드 피부염에 대한 직접적인 원인이 되는 매개체가 명확하게 알려지지 않지만, 문헌을 살펴보면 특정 박테리아, 이를테면 바르토넬라 슈엔부첸시스(*Bartonella schoenbuchensis*)가 이러한 반응의 시작에 대한 책임이 있을지도 모른다고 제안한다.

쏘는 곤충 Stinging Insects – 이 그룹에서 가장 중요한 곤충들은, 벌과 말벌로 오래된 막시류 곤충(*Hymenoptera*)에 속한다. 형태상으로, 그들은 더 잘 알려진 파리(오래된 *Diptera*)와 비슷하지만, 이들은 두 쌍의 막을 형성하는 날개를 가지고 있으므로 한 쌍을 가진 파리와 쉽게 구별될 수 있다. 쏘는 능력은 벌 중에서 주로 사회를 구성하는 벌(social honey) 그리고 꿀벌, 그리고 사회적 말벌(social wasps), 이를테면 말벌과에게 나타난다. 복부 끝에 있는 찌르는 침은 독을 생산하는 분비기관과 연결되어 있다. 피해자의 피부와 연결된 곤충은 침을 넣고 상처로 독을 분비한다. 막시류의 독에 있는 화학적 물질들의 조합, 예를 들면 활성 아민, 아픔을 만드는 키닌, 히스타민이 방출하는 펩타이드 그리고 기타 물질들은 반응의 넓은 스펙트럼을 생산할 수 있으며, 그 스펙트럼의 범위는 가벼운 붓기부터 한 시간 안에 희생자를 갑작스러운 사망에 이르게 하는 것까지 있다. 곤충 한 마리에 의한 쏘기는 보통 벌이나 말벌이 식량을 찾는 동안 방해받을 때 일어난다. 이것은 따듯한 시기 동안 일어날 수 있지만, 대부분 늦여름이나 가을에 빈번하게 일어나며, 수많은 말벌이 익은 나무 과일이 있는 정원에 이끌리며 실외에서 식사하는 인간들에게 끌리게 될 때, 앞서 말한 상황이 발생한다. 한 마리가 쏘는 것은 보통 심각한 건강상 문제를 발생시키지 않는다. 통증과 쏘인 부분의 피부가 부어오르는 것은 하루 혹은 이틀 내 사라지고, 더 심각한 결과는 없다. 그렇지만, 목이나 머리에 쏘인 것으로 나타나는 결과에 대한 과민증은 종종 매우 위험할 수 있고, 심하면 짧은 시간 안에 사망에 이르게 된다. 그 이유는 저혈압, 후두 부종 혹은 기관지 협착증 때문이다.

덜 빈번하긴 하지만, 인간의 건강에 더 큰 위험을 나타낼 수 있는 것은 이 벌레들의 구역을 침범한 침입자에 대한 수많은 벌레의 공격적인 반응으로 나타나게 되는 심각한 유독동물 외상증이다. 이는 벌집이나 말벌집에 우연히 손상을 가하게 되므로 일어날 수 있는데, 주로 벌집과 함께 나무를 자르거나 부수게 될 때 혹은 나무에 매달려 있는 벌집을 건드릴 경우에 나타난다. 벌집의 크기에 따라 대량 공격 내 벌침의 숫자는 수백에 달할 수 있다.

그러한 공격들은 전체적인 중독 반응들을 유발할 수 있고, 신부전과 때에 따라 죽음으로 이끌기도 한다. 일반적으로 적은 숫자의 말벌의 공격은, 그보다 많은 숫자의 꿀벌의 공격보다 더욱 위험하다. 심부전 혹은 사망은 20~200개 말벌 침으로부터 150~1,000개가 넘는 꿀벌 침을 맞은 환자들에서 보고된다.

두 집단의 벌떼에서 발생한 대량 유독동물 외상증의 효과는 비슷하다. 초기 증상들은 피로, 매스꺼움, 현기증, 고열, 부종과 의식상실이 있다. 전체적인 손상은 24시간 혹은 때에 따라 최대 며칠 내 진전될 수 있다. 전체적인 증상은 다양한 체내 효소들의 수준에 변화가 있고, 혈액과 근육세포의 파괴, 심부전 그리고 근육통, 경련, 칼륨과잉혈, 고혈당증, 저혈압과 같은 증상들을 동반한 신경계통의 일탈이 일어난다. 이러한 증상들은 만약 환자가 공격당한 후 재빨리 의료적 처치를 받는다면, 회복할 수 있다.

숲이 우거진 지역을 방문하는 사람들은 군집을 이루는 곤충들이 보통 급작스럽게 물리적으로 그들을 방해하거나 그들의 영역을 침범하는 침입자에게 방어적 반응으로 쏘는 행위를 한다는 것을 기억해야 한다. 이러한 반응은 이 곤충들의 발달이나 재생산에 필수적인 것이 아니다. 그러므로 만약 필수적인 주의점을 잘 따른다면 이러한 사태는 피할 수 있거나 그 횟수를 줄일 수 있다. 벌집이나 말벌집을 만지거나 쪼개거나 부수거나 심지어 근처에 있는 행위는 반드시 피해야 한다. 대량 공격은 오직 쏘는 곤충들의 서식지 근처에서만 일어나기 때문에, 최선의 방어책은 그들의 서식지로부터 가능한 한 빨리 벗어나는 것이다. 이 곤충들은 그들의 영토를 벗어나서는 계속 추격하지 않을 것이다. 대량 벌침 공격을 받은 경우 약물 처방을 위해 즉각적인 의료행위를 받아야 한다. 대량 벌침 공격 후 며칠 동안의 잠복기 뒤 심각한 증상이 나타날 수 있기 때문에 그 경과를 지켜보기 위해 병원에 입원해야 한다.

털에 독이 있는 곤충들 – 세계적으로, 애벌레 그리고 때에 따라 성충의 나방과 나비의 150여 종이 넘는, 12속의 출현은 인류 건강에 심각한 문제를 일으킬 수 있다. 그 이유는 직접적이거나 공기를 통해 그들의 독성 있는 털과 피부 혹은 점막이 접촉하기 때문이다. 이에 대한 증상은 피부염과 아토피 천식부터 뼈 연골염, 소비성 응고장애, 신부전 그리고 대뇌출혈까지 나타날 수 있다. 비록 이러한 곤충들이 독침을 가지고 있지 않다고 하더라도, 그들은 특별한 외부 자사나 찌를 수 있는 털, 가시 혹은 포식자 그리고 적으로부터 방어하기 위한 반격을 위해 강모를 가진다.

나방 혹은 나비와 관련된 질병의 분류에서 몇 가지 범주들은, 구체적으로 에루시즘(erucism), 레피도테리즘(lepidopterism), 덴드로리미아시스(dendrolimiasis), 만성적 안염(ophtalmia nodosa), 그리고 응혈 이상 폐결핵(consumptive coagulopathy)으로 분류된다. 에루시즘(Erucism)은 피부염을 일으키는 애벌레이며, 이 피부염은 수포성 접촉 피부염과 애벌레의 쐐기털, 가시 혹은 독성혈액림프에 접촉 혹은 공기 접촉에 의해 일어나는 두드러기로 특징지어진다. 레피도테리즘(Lepidopterism)은 전신에 영향을 주는 질병으로 애벌레, 고치 혹은 나방의 쐐기 털, 가시 혹은 체액과 직접 혹은 공기 중 접촉으로 나타나는 부정적인 효과의 복합체에 의해 야기되며, 일반적인 두드러기, 두통, 결막염, 매스꺼움, 구토, 기관지 경련, 천식 그리고 드물게 호흡곤란이 나타나는 것이 특징이다. 옵탈미아 노도사(Ophthalmia nodosa)는 만성적 시각적 염증 상태이며, 초기 결막염과 각막 침투가 원인이 되는 차후의 프뉴베티타이티스(penuveititis), 그리고 차후의 독나방 애벌레와 나방 그리고 타란툴라의 쐐기털의 안구 내 이동이 특징이다.

많은 털북숭이 애벌레들은 숲과 도심 숲에서 먹고 산다. 개별적으로 나타날 경우, 보통 그들은 어떤 유의미한 위험을 갖지 않는다. 하지만 쐐기 털을 가진 대부분 종이 군집 생활하는 종들이며 그들의 대량 재생산 활동은 정기적으로 임야의 몇천 헥타르를 넘게 확장할 수 있는 전염병을 일으키며, 지역 거주자와 숲을 방문한 사람들에게 실제 건강의 위협을 일으킨다. 유럽에서는 오직 몇 종들만이 잠재적으로 위험한 독성 쐐기 털을 가지고 있다. 이러한 것들은 타우메토포에이데(*Thaumetopoeidae* 예를 들면 *Thaumetopoea spp.*), 리만트리데(*Lymantridae* 예를 들면 *Lymantria spp.*, *Euprocitis spp.*, *Orgyia spp.*) 그리고 라스시오캠피데(*Lasciocampidae*, 예를 들면 *Dendrolimus pini*)과에 속하는 나방들이다.

나방 행렬 *Processionary Moths* (*Thaumetopoea spp.*) – 유럽의 지형학적 범위 내, 적어도 3가지 종의 나방 행렬이 숲에서 발견될 수 있다. 프로세셔너리(processionary)라는 이름은 애벌레들이 낮 동안 숨어 지내다 양육하는 나무 꼭대기 공동의 둥지로부터 이동하는 특정 행렬 모습에서 기원한다. 이 곤충은 홀로 떨어져 있는 나무들 혹은 숲이나 공원 가장자리에서 자라는 나무들을 선호한다. 그러므로 공원이나 숲을 방문한 접촉자들도 곤충과 같은 습성을 가질 것이라고 생각된다. 이 세 가지 종 중에 두 가지, 타우메토포에 피티오캄파

(*Thaumetopoea pityocampa*)와 T. 피니보라(T. *pinivora*)는 소나무에 산다. 세 번째 종, T. 프로세시오네(T. *processionea*)는 참나무와 관련 있다. T. 피티오캄파(T. *pityocampa*)의 지리학적 분포는 유럽의 남쪽 지방에 한정되어 있는데, 이는 지중해 지역 내 풍족함 때문이다. 다른 두 종은 중부 그리고 북부 유럽에 나타나긴 하지만, 이들은 앞서 말한 종 보다 덜 빈번하게 나타난다. 종에 따라, 어른 나방들은 늦봄이나 여름에 비행한다. 이들은 상대적으로 큰 편이고 날개 길이가 30~40mm에 달하며, 갈색 빛깔—노란색 혹은 회색 빛깔—노란색의 가는 줄무늬가 앞날개에 있다. 애벌레들은 회색 빛깔—녹색 혹은 갈색 빛깔—녹색에 어두운 점들이 있다. 프로세셔너리(processionary) 나방의 애벌레 대량 양육은 생태계 혹은 미적 손상을 가져와 나무를 손상하는 원인이 될 수 있다. 그렇지만, 더 중요하고 위험한 것은 인구가 밀집된 도시지역이나 휴게공간에서 인간의 건강에 잠재적인 위협이다.

이 곤충들의 애벌레들은 독성 있는 쐐기 털로 덮여 있는데, 이 쐐기 털에 직접적인 피부접촉 혹은 기도를 통한 유입은 심한 알레르기 반응을 일으키는 원인이 되고, 접촉성 두드러기와 민감한 개인들에게서는 과민증이 나타나게 된다. 이 털은 피부와 눈의 망막을 찌를 수 있다. 곤충의 소피층에서 부서져 떨어져 나가게 되면, 이들은 레피도프테리즘(lepidopterism)의 임상적 증상을 나타내는데 주요한 원인이 되는 타우메토포에인(Thaumetopoein), 히스타민—리버라티옹 독(histamine-liberationg toxin)을 담고 있는 액체를 방출하게 된다. 비록 대부분 자주 감염되는 개인들의 집단이 벌목자, 농장일꾼 그리고 경우에 따라 숲 환경에 연관된 일을 하는 사람들을 포함한다지만, 특정 개인에게 알레르기의 특징 증상이 발병할 수 있다. 예를 들어, 스페인에 있는 시골 지방의 소나무 숲에서, 검사받은 아동들 653명 중 9.2%만이 프로세셔너리(processionary) 나방 애벌레들에 대한 노출로부터 피부반응을 보고 하였다.

독나방 *Brown-Tail Moth* (*Euproctis chrysorrhoea*) – 이 곤충들은 보통 야생자두나무 그리고 산사나무에 나타나지만, 종종 그들은 참나무 그리고 다른 나무와 관목 종들에 나타날 수도 있다. 갈색 혹은 오렌지—갈색 꼬리를 가진 흰 나방들은 여름에 비행한다. 암컷들은 숙주 나무의 껍질에 알을 낳고 복부에 있는 오렌지—갈색 털로 알들을 덮는다. 어린 유충은 8월 중순부터 부화해서 집단 내에 함께 먹고 자라기 시작한다. 이들은 싫어하는 날씨와 겨울 동안 그들이 머무는 비단 텐트를 건설한다. 양육은 숙주 나무에 새로운 나뭇잎이 생겨나는 이듬해 봄에 다시 시작된다. 더 성장한 애벌레는 독립한다. 갈색 꼬리 나방 애벌레들의 군집 양육은 울창한 나무에 상당한 낙엽을 만드는 원인이 될 수 있다. 그렇지만 인간의 주거지역 근처에 있는 나무들에 이 종들의 잦은 출현은 인간의 건강에 직접적인 위협을 가한다. 그 위험은 어른 나방과 애벌레 모두의 독성 쐐기 털이 심한 알레르기, 행렬 나방들에서 묘사되었던 흡사한 증상들을 일으키기 때문이다. 갈색 꼬리 나방 애벌레의 직접적인 접촉은 테스트한 개인들의 대략 70% 정도에서 피부염을 유발했다. 이는 쐐기 털의 독성과 화학적 효과들 모두가 인간의 피부병에 원인이 된다는 것을 보여준다.

매미나방 *Gypsy Moth* (Lymantria dispar) – 이 나방은 영향력 있고 종종 숲을 파괴하는 해충으로 고려된다. 애벌레의 대량 양육은 또한 도시 환경에서 광범위한 나무 종들의 나뭇잎에 손상을 줄 수 있다. 이 곤충은 유럽 전 지역에 걸쳐 출현하고 북미에서도 그 모습을 드러내고 있다. 이들은 나무껍질, 나무로 된 펜스, 차고 문 속 등에 커다란 무리 속에 암컷의 털로 덮여 보존되어 겨울을 난다. 유충은 4월 말이나 5월에 부화한다. 이들은 새롭게 난 싹이나 잎들을 먹고 2~3개월 동안 성장한다. 어른 나방들은 4월 말부터 비행을 시작한다. 이 곤충의 애벌레들은 쉽게 부서지고 피부에 달라붙을 수 있거나 공기 중으로 날아다닐 수 있는 긴 털로 덮여 있다. 보통, 인간의 건강에 이 나방의 부정적인 효과가 직접 발견되지 않는다. 그렇지만 미국의 다수 지역에서 이 곤충의 대량 번식이 일어나는 동안, 빈번한 피부염(가려움과 피부발진)이 인구 내 높은 비율로 보고됐다. 특히 학령기 아동 중 42%까지 이 피부염이 발견되었다. 작은 제일 유충은 특히 알레르기를 유발하였다. 비록 피부발진이 이러한 반응에 우세한 증상이었지만, 다른 알레르기와 비슷한 증상, 눈의 염증 그리고 단 호흡증 역시 보고되었다.

솔나방 (Dendrolimus pini) – 이 종들은 널리 퍼져있고 유럽과 아프리카 북부 지역 그리고 아시아에서 공통적으로 볼 수 있다. 이 종은 대량 번식을 하는 능력과 함께 소나무의 위험한 파괴자로서 기록된다. 나방들은 4월부터 8월까지 비행을 한다. 애벌레는 9월부터 11월까지 솔잎을 먹으며 그런 다음 이른 봄부터 4월까지 다시 솔잎을 먹으며 지낸다. 성충 애벌레들은 8cm까지 자라며, 회색에 짙은 갈색의 눈에 띄는 파편이 있다. 그들은 갈색과 은색의 털로 덮여 있고, 이 털은 부러질 수 있다. 이 곤충은 때에 따라 덴드로리미아시즘

(dendrolimiasism)을 유발할 수 있는데, 이는 레피도프테리즘(lepidopterism)의 만성 형태이다. 증상으로는 두드러기, 관절부종과 통증을 동반하는 반구진 피부염, 고열과 오한, 염증을 유발하는 다발성 관절염과 다연골염이 있다. 일반적으로, 죽은 애벌레들과 접촉이 살아있는 곤충들의 접촉보다 더 위험했다. 놀랍게도 피부염의 창궐은 중국의 중부와 남부 지역 몇 곳에서만 지금까지 보고돼 온다. 이 곤충이 지리학상 넓은 지역에 분포되어 있으므로, 이러한 전염은 유럽 역시 포함한 다른 지역에 잠재적으로 일어날 수 있다.

애벌레 유독동물 외상증의 관리에 대한 보편적인 방법들 – 대부분 애벌레에 대한 노출들은 간단한 개인적 보호장비와 가정에서 방법들에 의해 예방할 수 있다. 일반적으로 정원, 공원이나 숲에서 발견한 어떤 털북숭이 애벌레들도 직접 만지는 것을 금지해야 한다. 제 일령충이 극심한 시기 동안 벌레들이 들끓는 지역의 방문은 피하거나 줄여야 하는데, 그 이유는 제 일령충, 그리고 성충에 가까운 애벌레의 털이나 허물이 바람에 의해 주변을 날아다니기 때문이다. 만약 사람의 거주지역에 벌레들이 들끓는 나무들이 가까이 있다면, 창문은 반드시 닫혀있어야 하고 밖에서 옷을 말리는 것은 피해야 한다. 나무와 관목을 자르는 경우, 가급적 긴 소매가 있는 보호의를 챙겨야 하며 장갑을 사용해야 하고 모자를 써야 한다. 접촉 후, 대부분 애벌레 쐐기 침을 다루는 방법이 다음과 같이 나열된다. (a) 독성 혈액 림프와 분출된 쐐기 털을 제거하기 위해 쏘인 부위를 비누와 물로 즉시 씻기 (b) 만지지 말고 수건이 아니라 헤어드라이어기를 이용해 상처 부위를 말리기 (c) 부드럽게 접촉부위를 셀로판테이프나 접착테이프를 이용해서 벗김 (d) 알코올이나 암모니아로 상처 부위를 닦은 뒤 아이스 팩으로 냉찜질 (e) 국소용 혹은 복용 항히스타민제를 사용 (f) 국소용 혹은 복용 코르티코스테로이드류를 사용 (g) 만약 알레르기 반응이 길어질 경우, 구강용 혹은 근육 내 항히스타민제 혹은 코르티코스테로이드류를 사용.

가뢰과와 기름 딱정벌레 Blister and oil Beetles – 가뢰과(*Meloidae*), 오에데메리데(*Oedemeridae*) 그리고 스태필리리니데(*Staphilinidae*)의 몇 종들을 포함하는 가뢰과 딱정벌레(Blister beetles)는 인간에게 피부염을 유발할 수 있는 또 다른 절지동물의 집단이다. 성충들은 대략 1~3cm 길이며, 다양한 색깔이 될 수 있고, 메탈 블루, 녹색과 동색이 주를 이룬다. 방해받거나 눌리거나 혹은 뭉개졌을 때, 이들은 피부에 염증을 일으킬 수 있는 액체를 분비

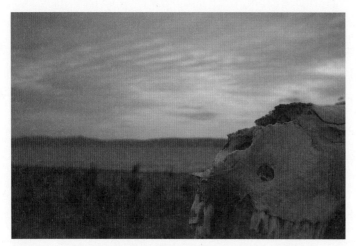

:: 사진 4-5 독사들은 우림지역, 초원 혹은 돌이 많은 경사지를 선호한다.

한다. 증상들은 극심한 피부병변의 형태로, 홍진, 경미한 부종과 접합지점에 탄력 없는 물집 그리고 고름집으로 나타난다. 접촉 후 한 시간 내 발진이 일어나고 3~6일 동안 지속한다. 이러한 반응들은 칸타리딘으로 인해서 발생되는데, 이는 독성물질로 멜리오데와 오에데메리데과의 가뢰과 딱정벌레에 의해 만들어진다. 칸타리딘은 피부와 점막을 통해 유입될 수 있지만, 한편으로 섭취를 통해 유입되는 강력한 독성물질이기도 하다. 이에 대한 중독을 칸타리즘(cantharidism)이라고 한다. 이 독성은 장을 통해서 흡수된다. 증상들은 가벼운 우울감이나 불편함, 땀 흘림, 신경성 식욕부진증부터 극심한 통증, 위장염, 신염, 쇼크와 사망까지 이른다. 칸타리딘의 대량 투여는 쇼크와 6시간 내 사망을 유발한다.

유럽에서 리타 베시카토리아(*Lytta vesicatoria*)는 대표적으로 흔한 가뢰과로 이들은 물푸레나무의 잎이나 올리브 나뭇잎을 주식으로 한다. 또한 멜로에 프로스카라바에우스(*Meloe proscarabaeus*)는 숲의 짚에서 빈번하게 발견되는 종이다. 유럽 대륙의 남부지역, 이를테면 터키와 북부 이탈리아에서 인간들의 주기적인 피부병은 블리스터 로브 비틀(blister rove beetle)인 파에데루스 푸시페스(*Paederus fuscipes*)가 원인이다. 이것은 육식이고 죽은 동물의 사체를 먹는 종으로, 물가에 있는 모래토양 내 다른 곤충의 죽은 애벌레와 잔해를 먹고 산다. P. 푸시페스(*P. fuscipes*)는 독특한 종으로 그 이유는 이 벌레가 파에드린(paederin)이라는 독성 화학 물질을 만들어내기 때문이다. P. 푸시페스에 의해 유발된 피부병은 맹렬해지기 전에 타는 듯한 느낌과 눈에 띄는 두드러기가 나타나는 보다 더 격렬한 피부반응이 특징적이다.

뱀과 관련된 효과

유럽에 살고 있는 거의 40여 종에 이르는 뱀들 가운데 오직 몇 종류만이 독성이 있고, 그들과 접촉하는 것이 사람들 혹은 정원을 거니는 애완동물에게 위험할 수 있다. 이러한 동물들의 다수는 남부 그리고 중부 유럽에 살고 있으며, 반면에 오직 한 종, 즉 유럽 살모사(Vipera berus)는 자신의 지리적 범위를 북부 지역으로 한다. 유럽 독사들은 보통 다른 대륙에 있는 독사들만큼이나 위험하거나 빈번하게 나타나지 않지만, 유럽 여러 나라에서 많은 사고가 보고된다. 만약 빠르고 적절한 치료가 이뤄지지 않았다면, 물린 사람들은 생명에 위협을 받을 수 있고 심지어 사망에 이르기까지 한다. 그러므로 뱀에 물리는 것은 항상 심각한 것으로 고려돼야만 하는데, 더군다나 독사와 다른 독사가 아닌 뱀들의 구분에 대한 혼란의 가능성이 항상 크기 때문에 더 주의해야 하는 이유가 있다.

독사와 독이 없는 다른 뱀들 사이에 주요한 차이점들은 삼각형 모양의 얼굴, 수직의 눈동자 그리고 물린 상처에 하나 혹은 두 개의 송곳니 자국이 있다. 때로는 독사가 독이 없이 무는데, 그래서 독사에 물리는 모든 경우가 유독동물외상증을 낳는 것은 아니다. 지혈대를 사용하거나 빨거나 물린 부위를 절개하는 것과 같은 보편적인 행동은 위험하고 거기에다 효과가 없다. 그러므로 그러한 방법들은 추천하지 않는다. 독사들에게 물리는 것은 항상 응급한 상황이고 빠른 검사와 적절한 의료적 처치를 요구한다. 의료적 처치는 보통 현재 나타나는 징후나 증상들에 기초로 한다. 해독제는 오직 더 심각한 경우에 사용한다.

독사들은 우림지역, 초원 혹은 돌이 많은 경사지역을 선호한다. 그들은 돌 아래나 죽은 나무에 숨거나 햇볕이 내리쬐는 동안 데워진 돌 위에서 휴식을 취한다. 독사에 물리는 사건은 보통 독사를 만지거나 우연하게 밟는 경우에서 발생하는 경우가 많다. 모든 독사는 작은 동물들, 즉 곤충, 개구리, 도마뱀, 새 그리고 작은 포유류 특히 쥐를 먹이로 한다. 특별하게 쌍으로 된 입속 분비샘에서 만들어지고 독사의 송곳니를 통해 주입되는 높은 독성을 가진 그들의 독의 주요 기능은 먹잇감을 움직이지 못하게 하는 것이고, 어떤 경우에는 먹잇감의 조직들을 분해함으로써 소화의 과정을 시작하는 것이다. 독은 또한 방어수단으로 사용된다. 사실상 사람에게 공격하는 행동은 보통 자신들을 보호하기 위한 방어본능이다. 이는 반드시 언급되어야 하는 것으로, 유럽에 현존하는 대부분의 뱀 종들은 공격적이지 않으며, 차라리 그들은 공격하는 대신 근처의 초목으로 회피하는 것을 선호한다.

즉각적인 통증 이외에, 뱀에 물리는 것은 위험할 수 있는데 그 이유는 피해자의 신체의 유독동물외상증과 뱀의 입속에 있는 미세한 병원균으로 인한 상처의 잠재적인 오염 모두가 도사리고 있기 때문이다. 독사의 각 종류는 효소의 범위에 따른 독의 독특한 조합을 가지고 있는데, 이러한 독특한 조합은 단백질 가수분해의 효소들, 포스포리피아제 그리고 히알루로디아제, 또한 폴리펩타이즈톡신, 마지막으로 기타 독성 화합물을 포함하고 있다. 이것은 중독된 장기의 정상적인 기능을 방해하고 그 조직을 파괴한다. 일반적으로 독은 신경계에 영향을 미치는 신경증으로 또한 희생자의 혈액순환계에 영향을 미치는 혈액 독에 따라 분류된다. 그렇지만, 다수의 독사에서 두 그룹 모두를 이용한 조합이 독으로 나타난다. 독사에게 물리는 것은 희생자에게 증상의 연속이 시작되는 것으로, 구체적으로 통증, 부종, 물린 자국 주변 피부의 변색 등이 있다. 또한, 어지럼증과 아린감도 보고된다. 비록 유럽 독사들에 의한 사망자들이 적절한 치료로 드물게 발생하지만, 유독동물외상증은 다른 임상적 징후, 즉 국소 조직파괴, 심혈관의 붕괴 그리고 응고장애를 포함한 넓은 스펙트럼을 일으킬 수도 있다.

독사 중에 북살모사(V. bergs), 긴 주먹코 살모사(long nosed adder, V. ammodytes) 그리고 오르시니 독사(Orsini's viper, V. ursinii)는 아마도 유럽에서 가장 잘 알려진 독사들이다. 가장 위험한 종은 긴 주먹코 살모사로 대부분 유럽의 남동부 지역에 살고 있다. 그것은 주둥이에 한 개의 뿔이 있는 것이 특징이다. 이 종은 사망으로 이어지는 상당한 의료적 위협을 줄 수 있는데, 발칸지역에 높은 개체 밀도를 보이며 기록된 사망률이 높다.

비록 앞서 언급한 종만큼 위험하진 않지만, 이들의 넓은 지리학적 범위와 인구밀집 지역에 빈번한 출현 때문에 북살모사는 유럽의 중부와 남부지역에서 물리는 사고가 상대적으로 높게 나타난다. 예를 들면, 스웨덴에는 해마다 의료적 처치가 요구되는 환자 대략 12%와 함께 1,300명의 추정치가 집계된다. 유독동물외상증 증상들은 즉각적이고 강도 높은 고통과 그 뒤에 부종과 어지럼증이 나타난다. 부종은 팔과 다리 혹은 몸통 그리고 특히 아동들에게는 전신으로 퍼질 수 있다. 다른 증상들로는 과민증, 이를 테면 매스꺼움, 구토, 복통 그리고 설사, 땀 흘림, 고열이 나타나며, 의식상실 또한 일어날 수 있고 드물게 사망에 이른다.

독의 활동은 독사의 종류에 따라 달라진다. 그중 몇몇 종, 예를 들어 오르시니 독사와 같은 경우, 인간에게 특별하게 위험이 되지 않는다. 그럼에도 불구하고, 모든 뱀은 주의를 기울여 다뤄야 한다. 그리고 직접 접촉하는 것은 가능한 한 피해야 한다. 뱀에게 물리는 것을 피하기 위해서는 그들을 만지지 않는 것과 장난치지 않는 것이 조언이 된다. 또한, 안전거리만큼 떨어져 있는 것이 더 나은 조언인데, 그 안전거리는 뱀의 몸길이에 최소 두 배가 되는 지점이 된다. 부츠와 콜스, 긴 바지는 야생 수풀 지역을 여행하는 동안 반드시 착용해야 하는 것들이다. 뱀에게 물리는 것은 대부분 팔과 다리에 영향을 미치기 때문에, 전에 눈으로 확인하지 않았던 가려진 장소에 팔과 다리를 넣지 않는 것이 원칙이다.

포식성 포유류와 관련된 효과

역사적으로 큰 포식자들, 예를 들면 늑대와 곰은 아마도 유럽에서 가장 두려운 동물들이었다. 하지만 현재 그들의 개체 수는 상당히 수적으로 감소하여오고 있으며 그들의 출현은 제한된 구역, 보통 자연보존지역이나 국립공원으로 제한된다. 그러므로 야생 내 이러한 동물들과 잠재적 만남은 극단적으로 드물다. 그렇지만 포식자의 영역과 인간의 활동영역이 겹치는 경우, 때에 따라 충돌이 일어날 수 있다.

유럽에서 가장 큰 포식자는 갈색곰(*Ursus arctos*)이다. 이 종은 아시아, 유럽, 북미와 남미가 원산지이다. 유럽에는 14,000마리 정도의 갈색곰들이 분산되어 스페인의 서부부터 러시아의 동부지역까지, 그리고 스칸디나비아 북부 지역부터 루마니아와 불가리아의 남부 지역까지 분포한다. 영국에서 곰은 멸종되었고 프랑스, 스페인 그리고 대부분의 중앙 유럽에서는 멸종위기에 놓여 있다. 유럽에서 가장 많은 갈색곰들이 밀집된 지역은 러시아 외부 지역으로 카르파티아 산맥의 개체 수가 4,500에서 5,000마리로 추정되고 있다. 갈색곰은 다양한 음식을 먹이로 하는 잡식성 동물이다. 그들의 식성은 주로 채식성 요소들로 땅콩, 뿌리류, 과일 열매, 버섯류이며 그들이 취하는 음식의 90%까지 구성할 수 있다. 프라코위아크와 굴라(Frackowiak와 Gula)는 봄에 너도밤나무 열매가 곰의 식단의 78%까지 구성될 수 있음을 발견했다. 나머지는 대부분 곤충, 물고기와 작은 동물들로 구성된다. 일반적인 생각들과 달리 곰은 대체적으로 육식동물이 아니다. 갈색곰은 경우에 따라 빨간 사슴과 노루 그리고 무스를 먹이로 할 수도 있다. 이러한 경우 그들은 보통 어리거나 쇠약한 것들을 공격하는데 그 이유는 보다 잡기 쉽기 때문이다.

곰은 매우 강력하다는 사실을 기억해야만 한다. 큰 곰은 다 자란 동물들, 예를 들자면 사슴이나 엘크의 뼈를 부러뜨릴 수 있다. 게다가, 큰 덩치에도 불구하고 갈색곰은 50Km/h가 넘는 속도로 달릴 수 있다. 그러므로 그들의 공격으로부터 탈출하기는 쉽지 않다. 일반적인 상태에서 공격적이지 않지만, 화가 났을 경우에는 곰은 사람에게 실제로 위험할 수 있다. 그렇지만 전 세계적으로 곰의 공격으로 인한 인간 사망의 기록은 흔하지 않다. 북미에는 사망에 대한 기록이 연평균 두 건에 불과하고, 유럽의 경우에 더 흔하지 않게 나타난다. 구체적으로 스칸디나비아 지역에는 그러한 공격이 지난 100년 동안 겨우 4번밖에 없었다. 스칸디나비아의 곰 연구 프로젝트 결과에 따르면 다음과 같은 경우 잠재적인 위험이 있다고 한다. (1) 부상 당한 곰을 만나는 경우 (2) 곰 앞에 갑자기 나타나게 되는 경우 (3) 곰의 굴에서 곰을 만나는 경우 (4) 화가 난 곰을 만나는 경우 등이 있다. 또한 인간과 곰이 만남이 가능한 특별한 상황이 있다. 곰은 잠재적인 식량 원천을 찾을 때 인간 거주지에 매료된다. 그들은 쓰레기 더미와 쓰레기통을 파헤치거나 농장 지역이나 외양간으로 침입하기도 한다. 만약 그들이 인간의 거주지역 범위 내에서 음식을 찾는 데 성공했을 경우, 그들은 이러한 경험들을 이어나갈 수 있고 지속적으로 돌아올 수 있다. 경우에 따라 곰들은 농장 동물들, 주로 양을 죽이거나 먹을 수 있다.

갈색곰 다음으로 두 번째로 큰 포식자는 회색 늑대(Canis lupus)이다. 이들은 명확하게 정해진 영토 내에 가족 공동체로 살아간다. 늑대들은 영리하고 보통 인간과의 대치를 회피하는 것을 선호한다. 그렇지만 과거에는 그들의 사냥감에 종종 농장 동물들을 포함했고, 그러므로 19세기 동안 늑대는 유럽의 중부와 남부지역에서 죽임을 당했다. 이런 현상은 개체 수의 상당한 감소를 가져왔다. 늑대에 대한 부분적 혹은 전적인 보호가 도입된 후, 이들은 몇 개의 나라에서 자연적으로 그 개체 수가 회복되고 있다. 유럽에는 그 개체 수가 10,000에서 20,000마리가 추정된다. 현재, 가장 많은 개체 수는 동부 유럽 나라들에서 찾아볼 수 있다.

이리떼는 그들의 영토 내 다양한 큰 초식동물들을 사냥한다. 비록 그들이 이러한 무리 사냥에 잘 조직되어 있다고 하지만, 공격의 성공률은 보통 낮고 개체 수를 유지하기 위해서 지속해서 사냥해야만 한다. 지역에 따라, 늑대의 식성은 사슴, 무스 그리고 기타 소와 말 같은 유제류를 포함한다. 독립적으로 생활하는 늑대는 더 작은 동물, 즉 쥐와 같은 것에 더 의존한다.

비록 늑대들이 드물게 인간을 공격한다지만, 공격의 원인은 다양할 수 있다. 예를 들면 서식지의 감소는 늑대의 천연 먹잇감의 감소에 기인할 수 있다. 결과적으로, 이는 지역 개체들로 하여금 가축이나 좀 더 드물지만, 심지어 인간을 공격하게끔 변하게 하는 원인이 될 수 있다. 대체로 인간에 가까워지는 것 또한 습관화를 가져올 수 있다. 이 경우, 늑대들은 인간에 대한 공포를 잃고 결과적으로 너무 가까이 접근하게 된다. 습관화는 또한 인간이 늑대를 자신들에게 오게끔 격려할 때, 보통 그들에게 먹이를 제공함으로 일어난다. 습관화는 또한 예기치 않게 일어날 수 있다. 무분별한 수렵, 숲의 개발과 집약적인 가축 방목지가 자연적 피식자의 분포를 감소시킨다. 그러한 상황이 늑대들에게 애완동물과 쓰레기를 먹이로 삼게끔 몰아가며 이들을 인간과 아주 근접하게 한다. 그렇지만 야생늑대들은 보통 성인 인간들을 두려워하며 이들과 접촉을 피하려 시도한다. 건강한 늑대들의 공격에 대한 역사적 그리고 오늘날의 데이터 대부분은 주로 18세 이하의 아동들이 90%로 주를 이루고 있고, 특별히 10살 미만이 다수이다. 소수의 사례에서 성인들이 죽임을 당했을 경우에는 대부분이 여성이었다. 반면에 광견병에 걸린 늑대는 대부분 성인을 공격했으며, 주로 남성이었다.

다행히도, 환경 내 수 많은 개선 때문에 그리고 늑대의 개체 수 관리로, 회색 늑대에 의한 인간에 대한 공격들은 현재 아주 드물다. 유럽과 50년 동안 러시아에서 오직 17명의 사망자가 보고되었다. 늑대가 인간을 공격하는 것과 관련된 요인이 있기 때문이며, 그것은 광견병, 습관화, 도발, 그리고 능력을 감소시키는 환경의 상당한 변화 등이 있다. 늑대 관리 프로그램에서 이러한 상황들을 피하는 것이 인간의 안전을 책임지는 기관에 가장 좋은 방법인 것처럼 보인다. 늑대 서식지역에 살거나 방문하는 개인들에게 과격할 수도 있는 친근하고 온화한 동물들과 직접적인 접촉, 먹이 주는 것, 화나게 하거나 새끼들이 있는 굴로 들어가는 것을 피하는 것이 아마도 개인의 안전을 지키는 가장 중요한 방법일 것이다.

병원균으로 발생하는 그리고 숲의 포유동물에 의해 전염되는 질병들

비록 야생 포유동물과 새들이 바이러스, 박테리아, 원생동물문, 편형동물류 그리고 선충류를 포함하는 다수의 인간 병원균을 가지고 있을 수 있지만, 대부분의 경우 이러한 요소들의 인간으로 전염은 단순한 접촉을 통해서는 불가능하다. 그들은 보통 추가적인 매개체, 이를테면 앞서 언급했던 것과 같은 진드기 그리고 곤충 혹은 직접적인 감염된 고기의 소비와 같은 것들을 필요로 한다. 그렇지만 포유동물과 새들에 의해 전염되는 몇 가지 병원균들은 방치된 위생의 결과, 그리고 물리거나 다른 직접적인 경로를 통해서도 인간에게 전염될 수 있다(편형동물인 *Fasciola hepatica*와 촌충인 *Echinococcus spp.*와 같은 경우에서처럼). 그러한 상황은 경우에 따라 숲이나 다른 녹지공간을 방문하는 동안 일어날 수 있다. 광견병과 포상포충증이 문제를 묘사하기 위해 논의된다.

광견병

광견병은 남극대륙과 몇몇 섬들을 제외하고 모든 대륙에서 나타난다. 최근 몇 년 동안, 많은 서부 유럽 국가들에서 거의 근절되어오고 있다. 하지만 WHO 보고서는 야생에서 광견병 사례 수가 최근 유럽에서, 특히 동부와 남부 지역에서 증가하고 있다는 것을 보여준다. 1999년에 보고된 4,269 사례 수가 2003년에는 7,095건으로 증가해왔다. 이것은 부분적으로 광견병 매개체의 개체 수 급증에 기인한다. 유럽에서 가장 영향력 있는 매개체는 붉은 여우와 너구리이다. 최근 종들은 러시아에 제한되었지만, 최근에 동부와 중부 유럽 국가들로 퍼져가고 있다.

비록 포유동물들의 민감성이 상당히 다르지만, 광견병은 포유동물의 모든 종을 감염시킬 수 있다. 애완동물들은 감염된 포유동물에서 가장 큰 부분을 차지한다. 유럽 내 야생에서 붉은 여우와 너구리 외에, 광견병은 늑대, 북극여우, 오소리, 족제비 그리고 담비에게도 발생하며 기타 종들에게는 오직 가끔 감염된다. 조류, 파충류, 양서류 그리고 어류는 이 질병에 걸리지 않는다. 광견병은 뇌를 공격하는 바이러스에 의해 유발된다. 이 바이러스는 감염된 동물의 타액을 통해서, 보통 무는 것을 통해 체내로 들어간다. 만약 눈, 코 혹은 입과 같은 곳에 점막으로 타액이 튀거나 벌어진 상처로 타액이 들어갈 경우에, 이 또한 전염될 수 있다. 침투 후, 이 바이러스는 신경세포들을 따라서 뇌를 향해 이동한다. 이것들은 자기복제를 하며 타액 분비기관으로 이동한다. 감염된 동물이 인간 혹은 다른 동물을 물게 될 때, 이 주기는 반복된다. 광견병에 걸린 동물들은 공격적이고 포악하며 무기력하고 약하다. 사람들에게 초기 광견병 증상들인 고열, 두통 그리고 피로 다음으로 혼란, 망설임, 환각 그리고 마비가 따른다. 증상이 시작되면, 질병은 거의 항상 사망에 이르게 한다.

대부분 건강한 야생동물들은 인간과 접촉을 피하려 할 것이고 심지어 시야에 들어가는 것조차 피하려 할 것이다. 만약 포유동물들이 광견병에 걸린다면, 이들은 느릿느릿 움직이며 친근하게 변하지만 다른 동물이나 인간들에 의해 접촉되거나 충분하게 가까워질 때, 언세든지 공격할 수 있다. 이는 숲, 도시공원 혹은 심지어 가축과 야생동물 모두가 접근해 오던 뒷마당에서 일어날 수 있다. 그러므로 열린 공간 내에서 포유동물, 특히 개과 동물들을 직접 접촉하는 것은 피해야 한다. 만약 물리게 되었다면, 의료적 검사와 적절한 치료를 서둘러 받을 필요가 있다.

알베올라 포충증 Alveolar echinococcosis

촌충인 에치노코쿠스 멀티로쿨라리스(*Echinococcus multilocularis*)에 의해 유발되는 알베올라 포충증(Alveolar echinociccosis)은 유럽에서 가장 영향력 있는 인수공통전염병이다. 사망률은 치료받지 않는 경우 90%가 넘는다. 지난 몇십 년 동안 유럽에서 촌충인 에치노코쿠스 멀티로쿨라리스의 분포 범위는 대부분의 동부와 남부 지역(체코, 슬로바키아, 벨라루스, 헝가리, 폴란드, 루마니아와 에스토니아)에서부터 서부지역(독일, 덴마크, 벨기에, 네덜란드와 룩셈부르크)으로 확장되고 있다. 촌충의 생애주기에서 갯과 동물과 같은 최종숙주는 자신들의 창자에서 다 자란 촌충을 배출하지만, 상대적으로 감염에 의한 영향은 없다. 그렇지만 작은 포유동물 중간 숙주에서 촌충의 애벌레는 간에서 발달하며 이는 숙주를 사망에이르게 한다. 인간 숙주는 촌충의 생애주기의 기초적인 부분이 아니므로 인간으로 촌충 애벌레의 감염은 예기치 않는 것이다. 유럽에서, 종결 그리고 중간 숙주들의 목록에는 여우, 북극여우, 너구리, 늑대, 야생 고양이, 들쥐, 사향 쥐를 비롯한 각종 쥐가 있다. 그들 중에 붉은 여우는 가장 빈번한 최종숙주인 것처럼 보인다. 에스토니아의 동부와 서부 지역에서실시한 붉은 여우의 내부기관 검사는 촬영한 동물의 29%에서 촌충의 성충 단계인 에치노코쿠스 멀티로쿨라리스의 출현을 보여주었다. 최종숙주 내 성충으로 성장한 뒤, 알로 채워진 그들의 말단 편절들은 배설물과 함께 밖으로 배출된다. 오염된 초목을 먹은 작은 초식포유동물에 의해 섭취된 이 알들은 애벌레로 부화하며 혈류로 들어간다. 그 뒤에 감염된장기들, 이를테면 간에서 애벌레는 낭종으로 발달한다. 감염된 작은 포유동물이 갯과 동물최종숙주에 의해 소모되고, 그들의 창자에서 다자란 촌충으로 발달하면 이러한 생애주기가 완성된다. 인간은 씻지 않은 과일 송이에 있는 기생충 알과 접촉을 통해서 혹은 작은 설치류를 먹어 기생충을 얻은 애완동물을 통해서 예기치 않게 감열 될 수 있다. 그러므로 숲을 방문하는 동안 그리고 숲에서 얻은 어떠한 천연 과일을 먹기 전, 위생에 대한 엄격한 주의가 필수적이다.

⋯▶ 결론

비록 나무들, 공원들과 숲들이 인간의 건강과 풍요로운 삶에 많은 이익을 가져다준다지만, 때에 따라 부정적인 역할을 할 수 있는 많은 요인도 있다. 이런 부정적인 것들은 방문자들을 환경에 대해 불쾌하게 만들고 건강에 영향을 주거나 심지에 생명을 위협하기도 한다.

이러한 요인들은 나무들의 출현과 직접 혹은 간접적으로 관계가 있을 수 있다. 그러므로 이들을 관리하는 것에는 녹지공간을 관리하는 사람과 방문하는 사람들 모두에게 이로운 접근이 필요하다.

특정 환경(이를테면 도시) 내 산림조성에서 잘못된 나무 종을 선택하는 것은, 그리고 이러한 환경의 생태적, 물리적 특징에 나무들의 부적합성은 알레르기 요소들을 확장에 기인할 수 있고, 해충과 병원균에 대한 민감성을 증가시킬 수 있으며, 이 때문에 공기 오염, 바람 그리고 폭설에 대한 저항력을 낮추면서 예상치 못한 붕괴에 대한 가능성이 증가하고 나무들의 이른 사망 그리고 각 가지 혹은 나무 전체의 쓰러짐을 유도 할 수 있다.

녹지공간 관리부서에 의해 착수된 식물 보호정책에서 부족하거나 빈약한 전략은 영향을 받는 나무들의 이른 시기의 상실과 활력의 감소를 이끌 수 있다. 만약 해충과 병원균 통제 방식에서 적절하지 않은 선택 이뤄졌다면, 이는 또한 방문자들의 건강을 직접 위협할 수도 있다.

녹지공간은 많은 식물과 동물들이 살아가는 환경이다. 이들 중 일부는 직접적(독초류, 독버섯류, 모기, 벌과 말벌 그리고 독사) 혹은 간접적(진드기, 곤충들, 조류, 그리고 인간 병원균을 전염시키는 포유동물, 독성 쐐기 침으로 둘러싸인 애벌레)으로 인간의 건강에 영향을 미칠 수 있다. 나무와 숲을 관리하는 기술의 방식에 의한 이러한 요인들의 완전한 제거는 실천적으로 불가능하고 비합리적이지만, 만약 녹지공간을 방문한 사람들이 신체적으로 정신적으로 즐거워하고 만족한다면, 이들에게 필수적인 주의에 대해 효과적으로 경고하는 시스템을 개발하는 것은 필요하며 고려할 수 있는 개인적인 대책도 추천한다.

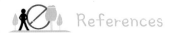 References

⋯ Alekseev AN, Dubinina HV (2003) Multiple infections of tick—borne pathogens in Ixodes spp. (Acarina: Ixodidae). Acta Zoologica Lituanica 13:311–321

⋯ Anderson JF, Furniss WE (1983) Epidemic of urticaria associated with the first—instar larvae of the gipsy moth (Lepidoptera: Lymantriidae). J Med Entomol 20:146–150

⋯ Barker PA (1986) Fruit litter from urban trees. J Arbor 12(12):293–298

⋯ Benjamin C (1979) Persistent psychiatric symptoms after eating psilocybin mushrooms. Br Med J 1:1319–1320

⋯ Bouget J, Bousser J, Pats B (1990) Acute renal failure following collective intoxication by Cortinarius orellanus. Intensive Care Med 16:506–510

⋯ Bousquet J, Ndiaye M, Ait—Khaled N, Annesi—Maesano I, Vignola AM (2003a) Management of chronic respiratory and allergic diseases in developing countries. Focus on sub—Saharan Africa. Allergy 58:265–283

⋯ Bousquet J, VanCauwenberge P, Khaltaev N (2003b) Allergic rhinitis and its impact on asthma (ARIA) – executive summary. Allergy 57:841–855

⋯ Brazzelli S, Martinoli F, Prestinari F, Rosso R, Borroni G (2002) Staphylinid blister beetle dermatitis. Contact Dermat 46:183–184·

⋯ Brent J (1998) Mushrooms. In: Haddad LD, Winchester JF (eds) Clinical management of poisoning and drug overdose, 3rd edn. W.B. Saunders Company, Philadelphia, PA, pp 365–374

⋯ Buckingham SC (2005) Tick—borne infections in children. Pediatr Drugs 7:163–176

⋯ Burek V, Misić—Majerus L, Maretić T (1992) Antibodies to Borrelia burgdorferi in various population groups in Croatia. Scand J Infect Dis 24:683–684

⋯ Cadera W, Pachtman MA, Fountain JA (1984) Ocular lesions caused by caterpillar hairs (Ophthalmia nodosa). Can J Ophthalmol 19:40–44

⋯ Calvino J, Romero F, Pintos E (1998) Voluntary ingestion of cortinarius mushrooms leading to chronic interstitial nephritis. Am J Nephrol 18:565–569

⋯ Christova I, Van de Pol J, Yazar S, Velo E, Schouls L (2003) Identification of Borrelia burgdorferi sensu lato, Anaplasma and Ehrlichia apecies, and spotted fever group rickettsiae in ticks from southeastern Europe. Eur J Clin Microbiol Infect Dis 22:535–542

⋯ Crane J, Wickens K, Beasley R, Fitzharris P (2002) Asthma and allergy: a worldwide problem of meanings and management? Allergy 57:663–672

⋯ Crespo JF, Rodriguez J (2003) Food allergy in adulthood. Allergy 58:98–113

⋯ D'Amato G, Dalbo S, Bonini S (1992) Pollen related allergy in Italy. Ann Allergy 68:433–437

⋯ De Jong MCJM, Bleumink E, Nater JP (1975) Investigative studies of the dermatitis caused by the larva of the brown—tail moth (Euproctis chrysorrhoea L.). Arch Dermatol Res 253:287–300

⋯ Dehio C, Sauder U, Hiestandi R (2004) Isolation of Bartonella schoenbuchensis from Lipoptena cervi, a blood—sucking arthropod causing deer ked dermatitis. J Clin Microbiol 42(11):5320–5323

⋯ Dezhou H (1991) Dendrolimiasis: an analysis of 58 cases. J Trop Med Hyg 94:79–87

⋯ Diaz JH (2005a) Syndromic diagnosis and management of confirmed mushroom poisonings. Crit Care Med 33:427–436

⋯ Diaz JH (2005b) The evolving global epidemiology, syndromic classification, management, and prevention of caterpillar envenoming. Am J Trop Med Hyg 72:347–357

⋯ Dujesiefken D, Drenou C, Oven P, Stobbe H (2005) Arboricultural practices. In: Konijnendijk CC, Nilsson K, Randrup TB, Schipperijn J (eds) Urban forests and trees. Springer, Heidelberg, pp 419–441

⋯ Editorial (2008) Allergic rhinitis: common, costly, and neglected. Lancet 371:2057

··· Ellenhorn MJ (1997) Plants, mycotoxins, mushrooms. In: Ellenhorn MJ, Schonwald S, Ordog G, Wasserberger J (eds) Ellenhorn's medical toxicology: diagnosis and treatment of human poisoning, 2nd edn. William and Wilkins, Baltimore, MD, pp 1832 – 1896

··· Ellison M (2005) Quantified tree risk assessment used in the management of amenity tree. J Arboric 31(2):57 – 65

··· Frackowiak W, Gula R (1992) The autumn and spring diet of brown bear Ursus arctos in the Bieszczady Mountains of Poland. Acta Theriol 37:339 – 344

··· Frohne D (2004) Poisonous plants: a handbook for doctors, pharmacists, toxicologists, biologists and veterinarians, 2nd edn. Manson Publishing Ltd, London, 450 pp

··· Giannini L, Vannacci A, Missanelli A (2007) Amatoxin poisoning: a 15–year retrospective analysis and follow–up evaluation of 105 patients. Clin Toxicol (Phila) 45(5):539 – 542

··· Goddard J (2003) Physicians' guide to arthropods of medical importance, 4th edn. CRC Press, Boca Raton,FL, pp 137 – 138

··· Goldfrank LR (1998) Mushrooms: toxic and hallucinogenic. In: Goldfrank D (ed) Toxicologic emergencies, 6th edn. Appleton and Lange, New York, pp 1207 – 1219

··· Haines JH, Lichstein E, Glickerman D (1985) A fatal poisoning from an amatoxin containing Lepiota. Mycopathologia 93:15 – 17

··· Helman RG, Edwards WC (1997) Clinical features of blister beetle poisoning in equids. J Am Vet Med Assoc 211:1018 – 1021

··· Holmala K, Kauhala K (2006) Ecology of wildlife rabies in Europe. Mamm Rev 36:17 – 36

··· Ivanov VI (1975) Antropophilia of the deer blood sucker Lipoptena cervi L. (Diptera, Hippoboscidae). Med Parazitol 44:491 – 495

··· Jackson OF (1980) Effects of a bite by a sand viper (Vipera ammodytes). Lancet 27:686 – 687

··· Jarvis D, Burney P (1998) ABC of allergies: The epidemiology of allergic diseases. Br Med J 316:607 – 610

··· Karlson–Stiber C, Persson H (2003) Cytotoxic fungi – an overview. Toxicon 42(4):339 – 349

··· Kunkel DB (1998) Poisonous plants. In: Winchester LD, Haddad JF (eds) Clinical management of poisoning and drug overdose, 3rd edn. W.B. Saunders Company, Philadelphia, PA, pp 375 – 385

··· Lamy M, Werno J (1989) The brown–tail moth of bombyx Euproctis chrysorrhoea L. (Lepidoptera) responsible for lepidopterism in France: biological interpretation. C R Acad Sci III 309:605 – 610

··· Linnell JDC, Andersen R, Andersone Z, Balciauskas L, Blanco JC, Boitani L, Brainerd S, Beitenmoser U, Kojola I, Liberg O, Løe J, Okarma H, Pedersen HC, Promberger C, Sand H, Solberg EJ, Valdmann H, Wabakken P (2002) The fear of wolves: a review of wolf attacks on humans. NINA Oppdragsmelding 731:1 – 65

··· Lonsdale D (1999) Principles of tree hazard assessment, HMSO, London, 388 pp

··· Mallow D, Ludwig D, Nilson G (2003) True vipers: natural history and toxicology of old world vipers. Krieger, Malabar, FL, 359 pp

··· Mattheck C, Breloer H (1994) The body language of trees. HMSO, London, 241 pp

··· Mattheck C, Breloer H (1998) La stabilità degli alberi. Fenomeni meccanici e implicazioni legali dei cedimenti degli alberi. Il Verde Editoriale, Milano, 281 pp

··· McCarthy J, Moore TA (2000) Emerging helminth zoonoses. Int J Parasitol 30:1351 – 1359

··· Michelot D, Toth B (1991) Poisoning by Gyromitra esculenta – a review. Appl Toxicol 11:235 – 243

··· Moks E, Saarma U, Valdmann H (2005) Echinococcus multilocularis in Estonia. Emerg Infect Dis 11:1973 – 1974

··· Moro PA (2007) Poisonings from herbs and medicinal plants used for self–medication in Italy: epidemiology and clinical cases from Poison Control Centre of Milan. Abstract, eCAM 4(1):60

··· Mulić R, Antonijević S, Klišmanić Z, Ropac D, Lučev O (2006) Epidemiological characteristics and clinical manifestations of Lyme borreliosis in Croatia. Mil Med 171:1105 – 1109

··· Munoz–Furlong A (2003) Daily coping strategies for patients and their families. Pediatrics 111:1654 – 1661

··· Negrini AC, Arobba D (1992) Allergenic pollens and pollinosis in Italy: recent advances. Allergy 47:371 – 379

··· Nelson LS, Shih RD, Balick MJ (2006) Handbook of poisonous and injurious plants. Springer, New York, 340 pp

⋯ Nicolau N, Siddique N, Custovic A (2005) Allergic disease in urban and rural populations: increasing prevalence with increasing urbanization. Allergy 60:1357–1360

⋯ Norton S (1996) Toxic effects of plants. In: Casarett and Doull's (eds) Toxicology: the basic science of poisons, 5th edn. McGraw Hill, International Edition, New York, pp 841–853

⋯ Okarma H (1995) The trophic ecology of wolves and their predatory role in ungulate communities of forest ecosystems in Europe. Acta Theriol 40:335–386

⋯ Olesen LL (1990) Amatoxin intoxication. Scand J Urol Nephrol 24:231–234

⋯ Olson KR (ed) (2004a) Mushroom poisonings. In: Poisoning and drug overdose, 4th edn. McGraw Hill, International Edition, New York, pp 271–275

⋯ Olson KR (ed) (2004b) Poisonous plants. In: Poisoning and drug overdose, 4th edn. McGraw Hill, International Edition, New York, pp 309–319

⋯ Pauli JL, Foot CL (2005) Fatal muscarinic syndrome after eating wild mushrooms. Med J 182:294–295

⋯ Payne L, Arneborn M, Tegnell A, Giesecke J (2005) Endemic tularemia, Sweden, 2003. Emerg Infect Dis 11(9):1440–1442

⋯ Randrup TB, McPherson EG, Costello LR (2003) A review of tree root conflicts with sidewalks, curbs, and roads. Urban Ecosyst 5:209–225

⋯ Reynolds WA, Lowe FH (1965) Mushrooms and a toxic reaction to alcohol: a report of 4 cases. N Engl J Med 272:630–631

⋯ Rupprecht CE, Hanlon CA, Hemachudha T (2002) Rabies re–examined. Lancet Infect Dis 2:327–343

⋯ Health and Safety Executive (1995) Generic terms and concepts in the assessment and regulation of industrial risks. Discussion Document. HSE Books, Sudbury, Suffolk, UK, 43 pp

⋯ Satora L, Pach D, Butryn B (2005) Fly agaric (Amanita muscaria) poisoning. Case report and review. Toxicon 45:941–943

⋯ Shih RD (1998) Plants. In: Goldfrank LR (ed) Goldfrank toxicologic emergencies, 6th edn. Appleton and Lange, New York, pp 1243–1259

⋯ Sicherer SH (2002) Food allergy. Lancet 360:701–710

⋯ Sinn G, Wessolly L (1989) A contribution to the proper assessment of the strength and stability of trees. Arboric J 13(1):45–65

⋯ Smalley EB, Guries RP (1993) Breeding elms for resistance to Dutch elm disease. Annu Rev Phytopathol 31:325–352

⋯ Smietana W, Klimek A (1993) Diet of wolves in the Bieszczady Mountains, Poland. Acta Theriol 38:245–251

⋯ Sogni S (2000) Arredo urbano ed allergie: le barriere fisiologiche al fruimento del verde pubblico. Acer 2:42–47

⋯ Sterken P, Coder KD (2005) Protocol for assessing tree stability. Part one: wind load and tree hold. Arborist News 14(2):20–22

⋯ Stipes RJ (2000) The management of Dutch elm disease. In: Dunn CP (ed) The elms. Breeding, conservation and disease management. Kluwer, Boston/Dordrecht, pp 157–172

⋯ Straw NA, Tilbury C (2006) Host plants of the horse–chestnut leaf–miner (Cameraria ohridella), and the rapid spread of the moth in the UK 2002–2005. Arboric J 29:83–99

⋯ Street D (1970) The reptiles of Northern and Central Europe. B.T. Batsford Ltd, London, 268 pp

⋯ Tello M–L, Tomalak M, Siwecki R, Gáper J, Motta E, Mateo–Sagasta E (2005) Biotic urban growing conditions – threats, pests and diseases. In: Konijnendijk CC, Nilsson K, Randrup TB, Schipperijn J (eds) Urban forests and trees. Springer, Heidelberg, pp 325–365

⋯ Tuthill RW, Canada AT, Wilcock K, Etkind PH, O'Dell TM, Shama SK (1984) An epidemiologic study of gipsy moth rash. Am J Public Health 74:799–803

⋯ Vega ML, Vega J, Vega JM, Moneo I, Sanchez E, Miranda A (2003) Cutaneous reactions to pine processionary caterpillar (Thaumetopoea pityocampa) in pediatric population. Pediatr Allergy Immunol 14:482–486

⋯ World Health Organization (2003) Prevention of allergy and allergic asthma. WHO, Geneva. http://www.worldallergy.org/

professional/who_paa2003.pdf

⋯⋯> World Health Organization (2004) Country summaries of rabies cases, 1st quarter. Rabies Bull Eur 28:4 – 21

⋯⋯> Zedrosser A, Dahle B, Swenson JE, Gerstl N (2001) Status and management of the brown bear in Europe. Ursus 12:9 – 20

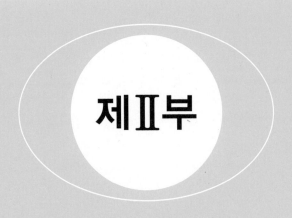

제Ⅱ부

신체와 정신 건강과
자연의 경험

Chapter **5** **자연 체험의 건강 효능** – 심리적, 사회적 및 문화적 프로세스

Chapter **6** **자연 경험을 통한 건강의 유익점** – 실무와 연구의 연계라는 도전

Chapter **7** **자연 경험에서 얻는 건강 편익** – 연구의 실천에 대한 시사점

자연체험의 건강 효능
– 심리적, 사회적 및 문화적 프로세스

Chapter **5**

···▸ 이 장에서 우리는 자연에서의 경험이 인간의 건강과 복지에 어떻게 영향을 주는지에 대해 알아본다. ◂···

···▸ 우리는 먼저 과거에서부터 현재에 이르기까지 '무슨 일이 있었는지'에 대해 다룰 것이다. 자연환경이 ◂···

···▸ 건강 증진에 미치는 영향에 대한 이론과 조사들의 변천에 대해 고대에서 현재까지 간략하게 알아볼 ◂···

···▸ 것이다. 이로써 요즘의 연구가 장기적이고, 밀접하게 꼬여진 사회적이고 문화적인 다양한 과정들의 ◂···

···▸ 최근의 표현이라는 것을 알 수 있다. 그 후 우리는 '우리의 현재 위치'에 대해 토론한다. 자연이 줄지도 ◂···

···▸ 모르는 건강 혜택에 대하여 우리는 현재의 이론과 관련된 조사를 검토한다. ◂···

:: 옮김 – 박범진 (충남대학교 산림환경자원학과 교수), 임춘화 (을지대 의대 교수)

• 테리 하티그(Terry Hartig) 스웨덴 웁슬라 대학 • 아그네스 E. 반 덴 버그(Agnes E. van den Berg) 네덜란드 와그닝헨 대학 연구 센터 • 캐롤린 M. 헤거홀(Caroline M. Hagerhall) 노르웨이 생명과학 대학 조경 및 공간계획 학과 • 마렉 토마락(Marek Tomalak) 폴란드 국립 식물 보호 연구소 • 니콜 바우어(Nicole Bauer) 스위스 연방 산림 연구소 • 랄프 한스만(Ralf Hansmann) 스위스 ETE 취리히 환경과학부서 • 앤 오잘라(Ann Ojala) 핀란드 헬싱키 대학 사회 연구 학과 • 에피 신고리토우(Efi Syngollitou) 그리스 테살로니키 아리스토텔레스 대학 심리학과 • 쥬세페 카루스(Giuseppe Carrus) 이탈리아 로마 트레 대학 문화 및 교육학과 • 앤 반 헤르첼(Ann van Herzele) 벨기에 자연 산림 연구소 생태계 서비스 그룹 • 사이먼 벨(Simon Bell) 영국 에딘버러 예술 대학 열린 공간 연구 센터 • 마리 T. C 포데스타(Marie Therese Camilleri Podesta) 몰타대학 해부학과 • 그리데 바세스(Grete Waaseth) 노르웨이 스타인세르, 자연자원 관리 및 공공계획 부서

···▶ 들어가는 말

　나무와 숲은 인간의 건강과 관련해 여러 측면으로 영향을 미친다. 공기의 질을 유지하고, 영양 있는 음식과 약재들을 제공하며, 강한 햇빛과 바람, 홍수로부터 집과 작물 및 중요한 기반 시설들을 지켜줌으로써 인간의 건강을 유지하는 데 도움을 준다. 반면에 나무와 숲은 꽃가루를 날리고 질병을 가진 벌레들을 숨겨주고, 산사태와 화재라는 예기치 못한 위험한 상황을 초래해 건강을 위협하기도 한다. 2, 3, 4장에서 다루었던 신체적이고 생화학적인 변화 외에도 나무와 숲은 주로 인간의 행동과 경험에 관련하여 건강에 영향을 미친다. 예를 들면, 다양한 나라에서 시행된 조사에 의하면 사람들은 숲 속에서 긴장을 풀고 안정할 수 있기 때문에 숲과 같은 자연 장소에 가는 것을 좋아한다. 행동학과 사회학 연구자들은 이러한 일상적인 활동과 귀한 경험에 관심을 가져왔고, 그들은 건강에 대한 영향들에 관하여 다양한 설명을 했다. 이러한 설명은 자연적인 특혜, 집중력 회복, 스트레스 회복, 개인적인 발전과 같은 현상에 집중되어 있다. 이 장의 목적은 가장 널리 이용되는 몇몇 이론과 관련된 경험주의 조사들을 검토하는 것이다. 이 장에서 다뤄지는 이론과 의견은 숲과 나무의 혜택에 대해 다른 장에서 설명한 이론과 중요한 차이점이 있다. 그중 하나로, 이 장은 단순히 나무와 숲에만 집중한 것이 아니라 전반적인 자연환경과 관련된 건강 혜택에 대해서도 다루고 있다.

또한, 이 장은 신체적인 병과 건강을 넘어서, 감정적인 복지나 소속감과 같은 다양한 신체적이고 사회적인 건강에 대해 다루고 있다. 나아가 어떻게 자연환경이 건강에 영향을 미치는지에 대해 설명하면서, 연구자들은 추상적인 성격을 가진 변수들을 도입했다. '지능'은 눈에 직접 보이지 않지만, 개인적인 지능의 등급을 측정하는 테스트를 이용하여 연구가 진행된다. 이처럼 이 장에서 다루는 '스트레스'나 '회복' 또한 눈에 보이지는 않지만, 심장혈관의 운동, 표준화된 테스트의 결과, 현재 감정의 진술서와 생리적이고 신체적인 다른 지표들과 같은 간접적인 방법들로 연구가 진행된다. 다음으로, 우리는 기초적인 정의를 제공함으로써 준비를 마칠 것이다. 그리고 우리는 '무슨 일이 있었는지'에 대해 다룰 것이다. 자연환경이 주는 건강 혜택에 대한 이론과 조사의 변천 과정을 고대에서 현재까지 간략하게 알아볼 것이다. 그 후 '우리가 지금 어디에 위치하는지'에 대해 토론할 것이다. 자연이 줄지도 모르는 건강 혜택에 대하여 우리는 현재의 이론들과 관련된 조사들을 검토한다. 우리의 목적이 문헌에 대해 속속들이 알고자 함이 아니라, 독자에게 현재로는 탐구의 영역인 이 분야에 대해 알아갈 수 있는 몇 개의 포인트를 주고자 함이다. 마지막으로 우리는 '우리가 어디로 가고 있는지'에 대해 다룬다. 우리는 조사를 하기 위해 추가적인 방향에 대해 다루고, 예견되는 미래에 대해 꼭 다뤄져야 할 문제들을 알아볼 것이다. 이슈 중 몇 가지는, 자연환경이 건강 복지에 영향을 준다는 의견들이 실행되는 정책, 입안, 건강 복지 측면에서 두드러진다. 이러한 이슈들에 대한 우리의 토의는 이 책의 6, 7장에서 다루는 이론과 실행의 관계 부분에서 더 자세하게 다뤄질 것이다.

····▶ 기초적인 정의

나무와 숲에서부터 자연의 경험까지

여기서 다뤄지는 대부분은 객관적인 신체적 자연환경에 대해 중요성을 두고 있지만, 본래는 자연 경험의 주관적인 측면에 대해 집중한다. 사람은 주변을 감지하고, 평가하며, 그들 주변의 세계에서 일어나는 일들에 대해 의미 부여하는 데 몰두한다. 그들의 감지, 평가, 그들이 부여한 의미들, 그리고 행동들은 환경이 건강과 관련되는 과정에 영향을 준다. 우리는 사람이 경험하는 객관적인 환경의 중요성을 부정하지 않고, 그 환경들에 대해 집중하고자 한다. 부분적으로 우리는 '자연'의 경험에 대해 집중적으로 다룬다.

자연의 개념은 광범위한 의미를 가지는데, '사물들의 고유한 특징'이라는 개념에서부터 '물질 세계의 전부'를 이른다(Gurthrie 1965, Naddaf 2006).

우리가 앞으로 다룰 개념과 이론 조사에 따라, 집중할 것은 자연에 부여된 좁은 의미의 개념이다. 특별한 기구나 감각적인 보조 없이 지각할 수 있는, 자연적인 특징과 과정을 보다 중요하게 다룰 것이다.

나무와 숲의 자연, 다른 식물들, 동물들과 바람, 햇빛, 구름과 비, 계절에 따른 경관의 변화, 강과 흐름의 물의 변화, 해안선에서의 조수 변화 등등 '자연'의 의미는 인간의 존재나 개입의 뚜렷한 증거가 거의 없거나 아예 없는 넓은 바깥세상을 뜻하는 '자연환경'의 의미와 상당히 겹치지만 똑같지는 않다.

자연환경은 집, 거리, 광장, 인공물이 포함된 지어진 환경과 보통 반대되는 뜻을 가진다. 우리가 다룰 문헌에서, '자연'과 '자연환경'은 비슷한 의미를 지니고 있어 단어를 교차하여 사용할 수 있지만 '자연'과 '자연환경'은 다소 차이점이 있다. '자연'은 단지 자연환경에서만 볼 수 있는 것이 아니라 인공적으로 만들어진 환경 속에서도 찾을 수 있다는 것이다. 사람의 손길이 닿지 않은 숲길을 걸은 사람의 경험 외에도, 집 안에 심어진 식물을 본 사람이나, 창문을 통해 거리에 심어진 나무를 본 사람의 경험에도 우리는 흥미를 느꼈다. 이것은 단지 드러나는 모순뿐만이 아니다. 사람들이 자연으로 여길지도 모르는 어떤 자연환경들은 사실 여느 도심과 같이 철저하게 디자인되고, 모양이 만들어지고, 조직된 것이다. 그러나 나무와 다른 식물들 즉 자연적으로 보이는 특징들로 이루어져 만들어졌기 때문에 빌딩, 도로와 같이 건설된 특징들을 가진 지어진 자연환경과 다르게 생김으로써 자연으로 여겨질 수 있다.

이러한 인공적인 특징들을 알면서도, 사람들은 자연환경을 꾸민 도시적인 공원과 정원, 골프 코스를 즐기는지도 모른다. 자연과 자연환경에 대한 광범위한 변수에도 불구하고, 우리가 다룰 대부분 조사는 사람들이 흔하게 경험할 수 있는 장소에 집중했다. 자연환경 중에는 사람이 거의 드나들지 않는 지역도 있다. 극지방이나 사막, 높은 산, 깊은 바다, 정글, 그리고 미지의 위험한 지역을 모험하는 사람들의 경험들도 우리가 다루는 것과 관련이 있다. 그러나 우리가 다루는 대부분 문헌은 상서롭고, 친근하고, 집에 가깝고, 다른 사람들과 나눌 수 있는 자연의 특징과 자연환경에 대해 다루고 있다. 동시에 대부분 문헌은 −계속 '자연적인' 환경에서 살아온 토착민들 보다 자연과 인공 사이의 미묘한 차이점에 대해 덜 민감할지도 모르는—도시화한 사회에서 사는 사람들의 경험을 다룬다. 마지막으로, '자연적인 환경' 그리고 '자연경관', 즉 단순히 '경관'이라는 단어들은 우리가 다루는 몇 문헌에서 상호 교환이 가능하게 쓰인다. '경관'이라는 단어는 보통 내려다보이는 광경, 또는 시선으로 보이는 땅 또는 지역과 지형을 말한다(Daniel 2001).

보통 인공물을 배제하는 자연환경의 정의와는 다르게, 경관의 정의는 인간의 개입을 포함한다. 이것은 종종 경관이라는 단어에 붙는 '문화적인' 그리고 '전원적인'과 같은 지시들이 반영한다. 그러나 조사와 실행은 자연환경의 시각적인 측면에 집중한다(즉, 자연경관). 그리고 사람들을 자연 풍경을 감상하려는 관찰자들로 다룬다. 시각적 경험의 중요성에 따라, 우리는 자연 경험과 특징들의 —광범위한 시각 미디어, 경관 그림, 사진, 영화, 비디오 그리고 실제 자연과 같은— 대리물에 관심을 가졌다. 객관적으로 보면 완전히 인공적인 환경이라도, 대리물을 통해 사람은 자연환경 속에 있는 것과 같은 감각을 가지고 또 자연환경 속에서의 경험을 되살릴 수 있다. 여기서는 자연, 자연환경, 경관에 대한 정의가 포함하는 복잡성을 세세하게 다루지 않았다. 이것들에 대해 더 자세하게 읽고 싶은 사람들은, 예를 들어, 올베일(Wohhvill 1983), 에버딘(Evernden 1992), 마스너(Mausner 1996), 에더와 리터(Eder와 Ritter 1996)를 참조하면 된다. 환경적인 본질이 감지되고 평가되고 —사회문화 측면에 관련된—개인들이 내린 의미로 조사할 때, 우리의 조사 목적을 위해서 환경적인 본질들에 관해 관심을 두고 있다는 것을 확실히 해야 한다.

건강과 복지

세계보건기구(WHO)는 건강을 '단지 질병과 질환의 부재를 말하는 것이 아니라 완전한 신체적, 정신적, 사회적 안녕의 상태'라고 정의해왔다.

건강에 대한 정의는 세계적으로 많은데, 1948년 기구의 설립 공표 이후 WHO는 이 정의를 지원해왔다.

그러나 이 정의는 유토피아적이고 비현실적이라고 비난받아 왔다.

현재의 목적에서, 건강의 정의는 몇몇 발견적 학습의 우위를 가지고 있다. 첫째, WHO가 발표한 정의가 사람의 신체적, 정신적, 사회적 상태의 주의를 불러일으키는 것으로 보이나, 이것은 건강의 다면적인 측면을 나타내고 있다. 이것은 사람들이 동시에 상대적으로 건강에 좋게 느낄 수도 있고 상대적으로 건강을 해로울 수도 있다는 것을 의미한다 (Antonovsky 1979). 예를 들어, 신체적, 정신적으로 건강한 사람이, 사회적으로 분리되거나 차별의 대상이 되어 건강을 해칠 수 있다. 다면적으로 건강을 보는 시각은 신체적, 정신적, 사회적 그리고 환경적 요인들로부터 건강 상태가 어떤 상태 인지에 대한 주의를 필요로 한다.

둘째로, 안녕이라는 것이 절대적으로 주관적인 측면을 가지고 있기 때문에, WHO의 정의는 주관적인 건강의 정의에 대한 주의가 필요하다. 주관적인 안녕의 지수는, 한 사람 인생의 평가와 정신적인 감정들의 집합으로 볼 수 있기 때문이다(Kahneman 등 1999).

그래서 WHO에서 정의한 건강은, 한 사람의 환경에 영향을 주는 요소와 평가들이 관련된, 감정적이고 인지적인 요소들을 가지고 있다(Diener 2000, Diener와 Lucas 2000). 이러한 요소 중 몇몇 주관적인 안녕에 대한 요소가 바뀔 때, 어떤 것들은 시간이 가고 환경이 변해도 일정하게 유지하는 특성을 가질 수도 있을 것이다(Becker 1994). 단순히 건강을 좋게 유지하기 위해서 뿐만 아니라, 건강의 주관적인 요소에 주의하는 것이 얼마나 정신적, 사회적, 문화적 요소들로써 만성적인 질병에 작용하는지 이해할 수 있을 것이다. 세 번째로, 건강의 정의를 단지 증상의 부재가 아니라 안녕과 연결함으로써, WHO 정의는 치료 방법들뿐 아니라 예방의 중요성을 지지한다.

건강의 주관적 다면적인 특성의 이해는, 건강을 단지 치료를 해야 하는 증상으로 한정 짓던 때와 달리, 보건 기구가 더 많은 다양한 활동가들을 필요로 함을 의미한다. 의료 전문가들은 병을 돌보는 데 핵심적인 역할을 할 것이지만, 또한 추가적인 활동가들이 병을 예방하고 개인의 복지와 인구를 촉진하는 데 그 책임을 나눌 수 있다. 예방 작업은 인간과 환경의 관계의 부정적인 측면과 아울러 긍정적인 측면도 목표로 했다. 예를 들어, 환경 건강 전문가들이 단지 유독 물질을 알아내고 제거함으로써 건강을 촉진하는 것만 아니라, 환경 경험에 대한 가능성을 포함한(Frumkin 2001) 환경의 병 건강학적인 특징을 알아냄으로써 건강을 촉진할 수 있게 되었다. 이것은 질병 예방과 건강 촉진이 전문가들에게만 위임되면 안 된다는 것을 말해준다.

주관성인 측면을 인정하는 건강의 정의는 은연중에 개인에게 약간의 책임을 부과한다. 개인들은 상황이 나빠질 때 회복에 희망을 걸고 의사에게 찾아가는 것 이상의 행동을 취해야 한다. 개인의 유전적인 특질과 같은 내인성의 결정자들에 대해 스스로 공부하는 것 외에도, 개인은 다음과 같은 외설적인 결정자들에 대한 책임을 져야 한다. 평소 삶의 방식(예를 들어 식단, 흡연, 운동)과 사회적 환경(친구와 가족들과의 관계, 그리고 신체적인 환경, 거주 환경, 자연환경과의 근접성)에 대해서(Hollander와 Staatsen 2003) 여기 있는 모든 것들이 모두 개인의 통제하에 있지는 않다. 질병 예방과 건강 촉진을 연구하는 다른 전문가들은 정신적, 사회적, 신체적 안녕을 위한 사회적이고 환경적인 필수 조건을 성립하기 위해 노력하고 있다. 이러한 이슈들은 6, 7장에서 더 깊게 다뤄질 것이다.

자연과 건강을 연결하는 과정

자연과 건강을 연결하는 과정과 그에 관련한 이론 중에서 사람들은 흔히, 이러한 것들 사이의 관계에 대한 간단한 사실로 만족하지 않는다. 그들은 어떻게 그러한 관계가 만들어졌는지에 대해 알고 싶어 한다. 여기서 다뤄지는 이론들은 몇몇 과정들을 설명하는데, 우리는 이 이론들을 구조의 특징 변화의 순서를 알기 위해 사용하고자 한다. 동시에, 이론은 원인과 결과를 예측하기 위한 기반을 제공한다. 미래에 한 사람이 구조의 특성들을 바꾸게 된다면, 그 사람은 규정된 대로 또 다른 변화가 뒤따르리라는 것을 예상하는 기초를 가지고 있을 것이다. 원인과 결과를 아는 것은 실용적인 가치를 지닌다. 따라서 이론을 배경으로 한 예견이 정확하다면 이론은 실용적인 가치를 지니게 된다. 이 장에서 가장 중요한 이론은 심리학적인 과정에 대한 것이다. 예를 들어, 사람이 일상생활에 꼭 필요한 자원—예를 들어 시선을 끄는 방법—을 회복하는 과정에 대한 이론을 검토할 것이다. 이러한 이론들은 숲과 나무의 건강 효과에 대한 신체적이거나 생화학적인 설명들에 비해 덜 확고한 배경을 바탕으로 한다. 이는 환경적인 요소들을 조정하거나 전하는 것으로 생각되는 변수들이 사람 행동의 관찰로부터 나오기 때문이다.

그럼에도 불구하고, 이러한 이론들을 심화한 발전과 사용은, 현상들을 이해하고자 하는 욕망의 만족과 잠재적인 실용성으로 정당화된다. 미리 이러한 혜택들을 발견하고 상대적으로 좋은 건강을 즐기는 사람인지 아니면 병에서 벗어난 사람인지에 따라서 이 과정들은 예방적, 혹은 치료적 혜택을 발생시킨다. 예방 혜택은 전형적으로 나중의 결과를 일으키는 중간 성과물이다. 시간이 흐름에 따라 사람들이 이러한 혜택을 반복적으로 깨닫는다면, 이것들이 점점 더 쌓여 사람이 나쁜 병에 걸릴 확률을 낮추어주는 결과를 가져오게 될 것이다. 예를 들어, 심리적인 스트레스가 계속적이고 만성적으로 된다면, 이것은 장기적으로 우울증과 심장혈관 질환과 같은 다양한 건강 문제를 일으키게 될 것이다. 숲에서 산책하는 사람은 심리적인 회복과 단기적으로 스트레스가 경감되는 경험을 할 것이다. 숲에서의 한 번의 산책은 장기적으로는 거의 작용을 하지 않을 것이다. 그러나 숲으로 정기적으로 산책하러 나간다면, 그리고 정기적인 심리적 회복은, 점점 더 쌓여 의학적인 우울함과 심장혈관 질환의 가능성을 줄일 수 있을 것이다.

비록, 통상적으로 단기간에 불과하지만, 환경적 경험의 치료 혜택은 더 큰 결과를 위한 중간 매개체가 될 수도 있다. 이것은 점점 더 병을 빠르게 회복하거나 완전히 나을 수 있도록 도울 수 있다. 모든 과정은 어떤 활동들의 코스로서 나타난다. 이러한 활동들은, 그리고 특히 '신체적인 활동들'은 건강을 촉진하는 종류이고, 이것들의 영향과 환경적인 영향을 떨어뜨려 놓는 것은 어려울지도 모른다. 예를 들면, 사람들은 보통 스트레스를 줄이기 위해 산책하거나 뛴다. 그리고 그들은 이러한 활동을 위해 보통 높은 회복의 질을 가진 상대적으로 자연적인 환경을 고른다. 그들의 선택에 따라서, 결과적으로 환경 경험에 기인한 스트레스 감소는 신체 운동에 기인한 스트레스 감소와 합쳐진다. 만약 그들이 교통체증과 함께 걷거나 달렸다면, 그들의 경험은 스트레스 감소보다는 그저 짜증과 불쾌함이었을 것이고, 또한 오염된 공기로의 노출과 함께 신체 활동의 혜택 또한 불분명해졌을 것이다(Bodin 과 Hartig 2003, Hartig 등 2003, Pretty 등 2005). 자연환경에서의 신체적 활동의 건강 혜택에 대해서는 8, 9, 10장에서 다룰 것이므로, 이것에 대해 여기서는 말하지 않을 것이다. 이 장에서 우리는 특정한 활동의 타입에 대해 집중하지 않고, 대신 사람이 자연에서 겪을 수 있는 다양한 활동 중에서 일어나는, 정신적인 과정에 대해 집중적으로 다룰 것이다. 그러므로 우리는 혜택이 되는 과정들을 활동의 종류와 별개의 것으로 다룰 것이다.

····▶ 역사적인 배경

자연 경험과 건강에 관련된 과학적 조사는 솔직히 상대적으로 짧은 역사를 가지고 있다. 그러나 자연의 경험이 건강에 도움이 된다는 개념은 다양한 지적인 그리고 전문적인 관습들에서 깊은 뿌리를 찾을 수 있다. 여기서 우리는 그러한 뿌리들을 다룰 것이다. 북아메리카와 유럽을 중심으로 주제에 대한 생각의 발전을 봄으로써 우리는 '무슨 일이 있었는지'에 대해 다룰 것이다. 고대부터 발전은 진행 중인 상태이고, 매우 복잡하다. 따라서 우리는 추상적으로 중요한 측면과 이정표들을 간략하게 알아보는 것밖에 하지 못한다. 그러나 이 간략함도, 사회적 추세가 다양한 과학적이고 전문적인 분야로 집중된, 현재 상황 이해를 위한 배경설명으로는 충분하다. 이는 자연 경험과 건강의 더 시스템화된 연구 촉진을 가능케 할 것이다.

건강 과학의 진화

우리는 환경과 건강의 관계에 대한 이해를 건강과학의 발전을 통해 알 수 있다. 일찍이 전통적으로 물리학자 히포크라테스(Hippocrates of Cos 460~370 BC)가 쓴 《공기, 물, 장소 (Airs, waters, places)》라는 중요한 문헌이 있었다. 이것은 '도시 사람들을 괴롭히는 질병들은 도시의 환경 환경—예를 들어 썩은 물과의 근접성, 강한 바람에의 노출— 을 참고한다면 알 수 있다'고 역학에서 중요한 것을 말한다. 새로운 도시를 계획할 때 장소에 주의를 기울여야 하는 이유는 미래의 주민들이 해롭지 않고 건강하게 살 수 있는 환경을 위해서였다. 《공기, 물, 장소》의 저자인 히포크라테스는 이 장에서 다루는 과정들에 언급하지는 않았지만, 그는 특정한 자연환경은 집단의 건강에 공헌한다고 강조했다. 그리고 그는 인구의 건강뿐 아니라 개인의 건강에도 식단, 일, 기분전환과 같은 일상생활 요소들이 관계있음을 인정했다(Buck 등 1989). 질병의 특징적인 개념들과 예방에 대한 접근과 함께, 여러 시대를 걸쳐 건강 과학은 발전했다(Catalano 1979, Rosen 1993, Susser와 Susser 1996). 4개의 체액(blood, black bile, phlegm, yellow bile)의 불균형의 표현으로서의 신체적 정신적 장애의 개념은 히포크라테스를 앞질러 나타났지만, 이것은 19세기에서도 여전히 사용되었다. 아마도 이 개념이 일상생활 관습에서의 절제의 권장을 수반하고 —실제로 효과가 있는 것처럼 보이던— 체액의 불균형 환경적 원인에 주의를 기울였기 때문일 것이다.

이것을 잇는, 포말전염설은 콜레라와 같은 전염성 질환의 원인이 더러운 물과 같은 자원들로부터 나온 것으로 생각했다. 이것으로 인해 하수 시스템을 위생적으로 개선하게 되었고, 상수원을 보호하게 했다. 비록 나쁜 공기를 쫓는 것보다는 다른 이유로지만, 이러한 시도들은 성공적이었다. 과학자들은 콜레라에 대해 결국 이해했고(Filippo Pacini in 1854, Robert Koch in 1884), 그들이 제출한 매균설은 전염성 질병들에 대한 이해에 성공적인 획을 그었다. 하지만 매균설은 심장질환과 같은 만성적인 질병에 대한 적절한 설명을 제공하지 못했고, 여러 나라에서는 전염병을 죽음의 주요 원인으로 대체하였다. 단 하나의 필연적인 병에 원인의 노출을 조사하는 대신에, 건강 연구자들은 삶을 살아가는 동안의 일상생활 방식과 유전적인, 그리고 환경적인 요소들의 복잡한 상호작용에 대해 풀어야만 했다. 스트레스와 사회적인 지원과 같은 건강과 병의 사회적이고 정신적인 요소들은 점점 더 관심을 받았고, 자연환경과 건강에 대한 연구의 새로운 개념과 방법들이 가능하게 되었다.

지적 · 경제적, 인구학적인 추세

자연환경과 건강에 대한 개념의 발전은 장기적이고 밀접하게 연관된 사회적 변화와 관계를 가진다. 체액설이 성격과 질병, 건강을 말하는 가장 지배적인 설명이었을 시기에, 유럽에서 사람과 자연의 관계 개념에 깊게 영향을 미칠 변화들이 진행되었다. 계몽운동은 이성과 과학적인 방법에만 발전을 가져오지 않았고, 신의 의도와 생각들이 자연 현상으로 분별 될 수 있다는 믿음과 함께, 거친 자연에 대한 감사의 움직임을 일으켰다(Garraty와 Gay 1972). 과학적 진보는 산업화를 지지했고, 산업화는 도시화를 촉진했다. 그리고 이것은 시골에서 농업을 하던 더 많은 사람을 도시의 공장으로 데려왔다.

밖에서 일하고 계절적 변화에 따라 그들의 시간을 맞추던 사람들은 마을, 농장, 숲을 떠나 도시와 공장으로 향했다. 그곳에서 그들은 자연의 차이트게버(zeitgeibers; 체내體內 시계의 주기에 영향을 주는 외적 인자—명암 · 온도 등)에 덜 겹치는 일을 하게 되었다. 도시와 시골의 생활의 차이는 점점 커졌다. 더 완전히 커진 차이점들은 철학, 음악, 미술과 문학에 걸친 낭만주의 운동을 일으키는 데 도움을 주었다. 야생의 자연과의 접촉은 여러 계층에서 유행했다. 초기에는 호숫가(Lake District나 the Haslital)에서 산책하기 위해 도시를 떠날 수 있을 만큼 경제적 여유가 있던 여행을 즐기는 문학가들로부터 시작해, 나중에는 다양한 층의 대중들에게도 유행하였다. 동시에 사람들은 자연의 감상에 열광했고, 낭만주의 운동은 단지 신체에 대한 부정적인 영향에 대해서 뿐만 아니라, 정신적, 사회적, 도덕적 해로움에 대해, 도시 생활에 대해 비판하기에 이르렀다. 도시 대 자연(교외와 변두리)의 장단점에 대해서는, 여전히 인기 있는 문학일 뿐만 아니라 과학적인 주산물로써 남아있다. 그리고 자연과 도시 사이의 차이점은 자연과 건강에 대한 현재의 토의들에도 주요 주제로 구성된다. 더 자세한 사실들에 대해서는 다음 논문을 참고하면 된다(Ekman 2007, Nash 1982, Schama 1995, Stremlow와 Sidler 2002, Thomas 1983).

자연적인 환경을 포함한 건강관리에 대한 접근 방식의 진화

도시와 자연환경의 차이는 다양한 정신적, 신체적 장애에 대한 접근 방법을 발전시켰다. 도시로부터 멀리 떨어져, 자연에서 사는 시간이 치료를 촉진할 것이라는 의견은 일반적이었다.

예를 들어, 유럽의 많은 나라에서는, 돈 많은 사람이 신경 안정과 히스테리 감소 및 치료를 위해서, 16세기부터 온천을 이용했다(Fuchs 2003, Mansen 1998). 자연에서의 경험은 온천을 한 것과 같은 치료 효과를 낸다고 했다. 스웨덴의 로네느비 브론스파크(the Ronneby Brunnspark)에서는 예를 들어, 다른 온천 프로그램의 부가 프로그램으로써, 미네랄 물을 마시고 신체적 활동을 하는 것과 같은, 전반적으로 자연에서의 경험을 돕는 프로그램이 있었다(Jakobsson 2004). 도덕적인 치료의 다른 예로, 그 당시에 가혹하게 다뤄졌던 정신적인 장애인들을 치료해준 비교적 인도적이고 성공적으로 밝혀진 치료가 있었다. 잉글랜드의 요크지방의 리트리트(Retreat)–1769년 문을 열었다–에 대해 에딩튼(Edginton 1997)이 설명했듯이, 도덕적인 치료는 '정신이상을 가라앉히는 수단으로서 자연의 이용'뿐 아니라 '상태에 영향을 끼치는 집이나 사회의 모든 교제로부터 생기는 광기를 제거'하는 것을 포함한다(p.95). 더 최근의 예로는 결핵 환자를 치료하는 요양소가 있다. 이 질병은 빽빽하게 세워진 도시에서 많은 사람을 괴롭혔다. 요양소에서는 결핵 환자를 격리하고, 그들에게 좋은 공기와 햇빛, 쾌적한 자연환경을 제공했다(Bonney 1901, Gardiner 1901, Anderson 2009, Engelhardt 1997).

첫 번째 휴양지가 1859년 폴란드의 고르베르스토퍼(Gorbersdorf), 현재는 소콜로버스코(Sokolowsko)에서 문을 열었다. 그 후 핀란드, 스위스, 캘리포니아, 각지에서 다른 휴양지들이 경관 좋은 시골에 생겼고, 항생제를 사용한 치료가 발견될 때까지 이용되었다. 비록 결핵 치료 휴양지들이 치료의 진보에 무너졌지만, 건강 회복 시설과 프로그램에 역사적으로 이용된 자연환경의 쓰임은, 정신적 장애를 가진 아이들을 진정시키는 치료와 같이 현재까지도 남아있다(Levitt 1988). 발견된 관습적인 치료 방식들의 단점들– 몇몇 기준에서는 효과적이지만 모든 사람의 요구를 충족시키지는 못한다– 과 함께 최근 몇십 년은 자연 경험의 치료적 가치에 대해 관심이 쏠렸다. 대안적이고 대체적인 치료들에 대한 커지는 개방성은 원예치료와 같은 자연 기초적인 개입들에 대한 더욱 큰 관심을 이끌어냈다(Irvine과 Warber 2002, Sempik 등 2003, Townsend 2006, Gonzalez 등 in press). 관련된 발전으로는,

메마르고 겁을 주는 하이-테크 환경에 대한 불만족이 많은 병원에서 '치료 정원'의 발생을 촉진했다(Cooper Marcus와 Barnes 1999, Hartig와 Cooper Marcus 2006). 이 두 발전을 통해, 전문적으로는 회의적인 의학적 커뮤니티에 자신들의 제안을 확신시키기 위해서 자연 경험의 치료적 가치에 대해 적절한 과학적인 증거가 필요하다는 것을 인정했다.

자연적 접근을 고려한 환경 디자인 직업의 발전

도시화는 도시에 사는 사람들에게 자연으로의 접근을 제공하는 책임감을 맡는 자연적인 직업의 발전을 촉진했다. 초기 제안자들의 일은 자연적 경험이 도시의 공공 건강에 좋을 것이라는 확신을 배경으로 했다. 유명한 초기 제안자 한 명은 경관 건축자 프레드릭 옴스테드(Frederick Law Olmsted)이었는데, 대부분의 북아메리카 도시들의 도시적 공원들을 위한 그의 계획은 신체적, 정신의학적인 이론 지식을 반영하는 것이었다(Hewitt 2006). 도덕적인 치료에 따라, 다른 디자인 요소들—공원 외부 건물—은 방문자들이 평소의 치료와 더 심리적인 거리감을 느낄 수 있게 도와주지만, 포말전염설에 따라 공원의 열린 공간과 나무들은 깨끗한 공기와 햇빛을 제공했다(Szczygiel와 Hewitt 2000). 계획 전략을 진행하면서 도시 계획자들도 또한 자연에의 접촉이 주는 효과에 대한 가정을 고려해야 했다. 이것에 관한 하나 유명한 예로는, 에버니저 하워드(Ebenezer Howard)가 있다. 하워드(1902~1946)의 책《미래의 정원 도시(Garden Cities of Tomorrow)》의 아이디어는 도시와 도시 외곽의 장점이 '정원 도시'에서 합쳐져야 한다는 것이다. '인간 사회와 자연의 아름다움을 함께 즐길 수 있어야 한다. 둘은 반드시 하나로 만들어져야 한다.'(p.48)고 말했다. 하워드의 정원 도시 아이디어는 전 세계 이웃들의 디자인뿐만 아니라 영국에 있는 레치워스와 웰윈(Letchworth와 Welwyn)의 정원 도시의 설립에 영감을 주었다(Meacham. 1999).

도시 자연의 경험으로 가능한 건강과 관련된 기능을 뛰어넘어, 자연경관 건축과 함께, 도시의 삶 속 자연에 대한 관심은 요즘에도 도시 계획의 핵심이다(Whiston Spirn 1985).

환경 운동의 발전

자연을 도시로 가져오려는 노력 외에도 19세기는 몇 나라의 운동에 특징이 있었다. 그들은 대규모 자연 자원의 개척에 반대하여 큰 국립공원과 숲을 만들고, 도시 밖에 야생 보호구를 만드는 노력을 했다. 이러한 환경 운동은 자연의 복지를 위해서만이 아니라 인간

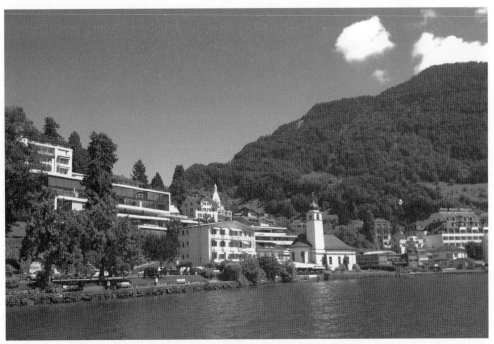

:: 사진 5-1 인간은 계속해서 자연을 공유할 수 있는 환경을 만들어 가려고 노력한다.

의 복지를 염려함으로써 촉진되었다(Grundsten 2009, Runte 1979). 예를 들어, 앞서 말한 자연환경 건축가 옴스티드(Olmsted)는 1865년 문헌에서 자연의 건강증진 기능에 대해 다루었다. 그리고 이것은 국립공원의 설립을 설명해주는 철학적인 근거가 되었다(Olmsted 1865/1952). 이 문헌은 공공을 위한 경치를 보존하기 위한 목적으로, 미국 연방 정부에서 땅 대부분을 이전하던 중, 캘리포니아의 관리자에게 안내사항을 주기 위해 만들어진 조사로부터 만들어졌다. 이 땅 이전은 지금의 요세미티(Yosemite) 국립공원을 포함했다. 옴스티드의 공원 땅이 가진 경치적 가치를 보호하자는 대표적인 논리적 근거는 현재의 스트레스, 정신적 피로 회복에 관한 논술과 비슷하다.

자연의 경치를 가끔 바라보는 것이 인상적인 특성을 일으킨다는 것은 과학적인 사실이다. 특히 이러한 바라봄이 평소의 치료에서 벗어난 공기와 습관의 변화라면, 인간의 건강과 활기에 좋다. 특히 그들에게 주어지는 어떤 것들보다 지능적인 면을 활발하게 한다. 또한, 잠깐의 기쁨을 주는 것이 아니라 지속적인 행복함과 행복을 지키는 방법을 준다. 습관적으로 일과 집안일에 억압받은 사람들에게, 때때로 기분 전환의 결핍은 어떠한 종류의 장애들을 일으킬 수 있다. 예를 들면, 정신 장애의 일종으로 두뇌 연화의 급격한 형성과 마비, 중풍, 편집증 또한 정신이상이 있다. 하지만 그보다 더 자주 정신적인 흥분과 시무룩함, 우울함과 급한 성격, 지적이고 도덕적인 적절한 행동들을 불가능하게 할 수 있다(p.17).

환경 보호는 오래되고 유용한 동기를 가지고 있다. 예를 들어, 18세기 후반 독일의 과학적인 산림관리의 출현은 숲의 나무들의 소비적인 사용에 대한 대응이었고, 이 역시 또 다른 형태의 공공 행정으로, 사회는 이성적으로 자연 자원을 관리해야 한다는 믿음을 반영했다(Ciancio와 Nocentini 2000). 미국(1872)과 스웨덴(1909)의 국립공원 설립은, 그 반경과 범위, 집중화되고 지역적인 통제, 명백한 동기의 다양성에서, 이전의 환경 보호의 형태보다는 더 나아간 듯 보인다. 공원은 그들을 연구할 기회를 얻을 뿐 아니라, 종과 서식지를 보호했다. 그들은 중대적 분기점을 보호했다. 특히, 그들은 야생 자연과 문화적으로 중요한 경관이 줄어들 수 있다는 경험에서 가능성을 보호했다. 예를 들어, 자연 경험의 건강적 가치의 중요한 지지자인 폴란드인 로디치카(Wodziczko 1930)는 공원, 공공 정원 그리고 도시의 녹색 공간이 아무리 아름답게 정리되어 있어도 몸을 완전히 건강하게 유지하는 데는 충분하지 않다고 주장했다. 그는 도시의 과밀화에 질린 사람들은 최소한, 정기적으로 숲, 강, 호수와 같은 자연 속에서 기분전환을 해야 한다고 주장했다. "단 몇 순간이라도, 가능하다면, 도시의 벽들에서 벗어나라! 그리고 원시의 아름다움을 보존하고 있는 자연으로 가라(p.40)." 로디치카(Wodziczko)는 그의 의견이 윌코포로스키(Wielkopolski) 가까이에 공공 녹색 공간뿐 아니라, 윌코포로스키-포즘(Poznan) 가까이에 위치한다- 국립공원에서 실행되는 것 또한 보았다(Wodziczko 1928). 요즘 환경 운동은 자연의 아름다움을 보호하는 것을 넘어서고 있다. 환경오염, 빠른 인구 증가, 원자력, 핵무기, 지속 불가능한 교통, 농업적인 관습들, 환경적인 결정, 그리고 많은 이슈가 의제에 오르고 있다. 이것은 아무런 가치가 없다. 그러나 환경 운동의 저명한 특징들은 자연과 운동가들의 글, 생태학적인 바깥의 삶에 대한 감사를 나타내고 있다(Brower 1990, Carson 1962, Leopold 1949). 환경 운동의 동기는 자연에서의 긍정적인 경험에 뿌리를 두고 있다.

다양한 토지이용의 발전

다양한 운동가들이 환경 보호와 보존을 위해 각각의 동기를 가져왔다. 그리고 어떠한 동기들은 상반된다. 다른 동기에서 나온 분쟁을 해결할 필요성은 자연과 건강의 연계성 조사

분야에서 나온 과학적인 조사들의 기동력을 제공했다. 유명한 예로는, 20세기쯤의 미국에서 일어난 자연 보호주의자와 보전주의자 사이의 갈등이 있다. 자연 보호주의자인 길프로드 핀체트(Gifford Pinchot)는 프랑스와 독일에서 과학적인 산림 관리를 연구했고, 미국 산림청의 첫 번째 장이 되기 위해 미국에 왔다. 그는 국제적인 숲들은 지속적인 자원의 생산을 위해 정리되고 관리돼야 한다고 생각했다(그의 자서전 p.71, 1947/1987). 그는 산림 관리를 할 때, 미적이고 여가적인 가치들을 중점적으로 보았다. 무분별한 개척보다는 나은 대안이었지만, 핀체트의 유용주의적인 시각을 보전주의자인 존 뮤어(John Muir)는 싫어했다. 스코틀랜드에서 태어난 자연주의자이자 씨에라 클럽(Sierra Club)의 공동창립자인 그는 아메리카 야생 지역의 유용적인 가치를 알았지만, 그는 미적이고 여가적인, 또한 초자연적인 가치들을 강조했다.

"요즘의 야생 속에서 돌아다니는 활동의 대중화는 보기에 매우 즐겁다. 지쳐버린, 떨리는 정신으로 지나치게 도시화 된 환경에서 살고 있는 수많은 사람이 점점 깨닫기 시작한다. 산에 올라가는 것은 집에 가는 것과 같으며, 야생은 반드시 필요하고, 산의 공원과 보호구역은 단지 물을 수자원을 함양하기 위해, 단지 목재의 생산지로써만 유용한 것만이 아니라, 삶의 원천로써도 유용하다는 것을.

지나치게 산업화되어 발생하는 나쁜 효과에서, 죽은 듯이 냉담한 부귀에서 깨어나, 그들은 자연과 함께하는 그들만의 작은 진행을 풍부하게 하려고, 녹과 질병을 지우기 위해 그들이 할 수 있는 최선을 다하고 있다(Muir 1901/1981, pp.1-2)".

보호주의자와 보전주의자의 동기 분쟁 —자연 자원의 지속 가능한 개발 대 생태학적이고 경험적인 감상으로써 자연의 가치— 은 결국 미국 공공 야생 지역의 다양한 사용 관리 전략의 발전을 가져왔다(Pitt와 Zube 1987). 여론은 당선된 공무원들이 토지 관리자에게 자연 자원들의 소비뿐 아니라 문화적이고, 여가적인 그리고 미적인 가치를 운영하는 것에 대한 제정권한을 넘길 것을 시시했다. 결국, 다양한 관리 대안들에 관한 대중의 선호를 이해할 수 있는 지식이 필요해졌다. 사회학적, 행동학적 연구가들은 이 요구를 다루기 위해 고용되었다. 예를 들어, 환경 기구들의 활용에(Brower 1990), 야생 지역의 레크리에이션 활동에 대해 사람들이 매긴 가치에 대한 정보를 모으기 위해(1962), 야외 레크리에이션 자원심의회(ORRRC-Outdoor Recreation Resources Review Commission)가 1958년 만들어졌다. ORRRC는 자연의 실험적인 가치에 대한 보호의 알림을 위해 정부에서 한 초기 조사의 한 예이다.

1960년대 초기부터—아메리카 정부에 고용되거나 연방 땅 관리 에이전시들에 자금을 받은—사회학적, 행동학적 연구자들은 자연적 경험의 건강 가치에 대해, 자연경관 혜택과 야외 레크리에이션의 혜택의 연구를 계속해나갔다(Driver 외 1987, Ewert와 McAvoy 2000, Knopf 1987, Roggenbuck와 Lucas 1987, Stankey와 Schreyer 1987, Zube 외 1982). 자연적 경험의 다양한 이용에 관한 충돌은 많은 유럽 나라에 자연적 경험의 조사에 대한 연구 조사를 요구했다. 우려되는 환경 변수들과 환경을 이용하기를 원하는 인구들의 상황(예를 들어 도시화의 정도), 그리고 이 환경에서 추구하는 소비적이고 여가적인 활동에 따라서, 나라에 따라 조사의 필요가 다양했다. 이러한 변수의 개요를 잡는 것은 본 장의 범위를 넘어서는 것이다. 간단히 말하자면, 미국에서처럼 결과를 정책, 기획, 토지 관리 과정에 이용할 의도로, 자연경관 선호와 야외 레크리에이션의 혜택과 같은 주제들에 대한 조사가 몇십 년 동안 여러 유럽 국가에서 추구되어왔다. 최근의 조사들은 이를 포함한다(Bell 2001, Bauer 등 2009, Hunziker 1995, Jensen과 Koch 2004, Konijnendijk 2003, Lindhagen과 Homsten 2000, Scott 2003, Van den Berge 등 1998, Van Herzele과 Wiedemann 2003). 이러한 작업은 최근 자연 경험과 건강에 관련하여 더 정확한 조사를 강화할 수 있게 도움을 주고 있다.

요약

지금까지, 우리는 자연 경험과 건강에 대해 인식의 발전을 지능적이고 사회적인 발전에 따라 정리했다. 이러한 발전은 다음을 포함해왔다. 건강 과학과 건강의 개념과 사람과 자연 간의 관계에 대한 개념의 출처와 그것들을 연구하는 접근법들 그리고 이러한 경험의 기회뿐만 아니라 자연 경험의 요구에 영향을 미치는 생산과 확정의 패턴 또한 자연환경의 건강관리 접근 측면과 환경적인 디자인 직업들, 그리고 환경 운동, 그리고 자연환경의 대립적인 이용에 관한 분쟁을 해결하는 것에 관한 조사와 정부의 역할. 이 섹션을 끝내면서, 우리는 오직 조사 분야의 기원들을 간략하게 소개하기만 했다는 것을 강조하고 싶다. 우리는 예를 들어 —빠른 인간 발전에서 환경적인 요소들의 적용에 대해 말할 때, 자연 경험이 가지는 건강 가치 시각에 대해서 펼치는—진화적인 생각의 발전에 대해서, 아무것도 말한 것이 없다. 우리는 또한, 자연환경과 건강을 조사하는 데 중요한 공헌을 한 환경 심리학과 같은 학술적인 접근의 출현에 대해서 토의하지도 않았다. 이러한 발전들은 다음 섹션에 알아볼 것인데, 우리가 토의할 몇 개의 이론은 이러한 발전들의 직접적인 표현이다. 생략에도 불구하고, 자연적인 경험과 건강의 과학적인 연구가 연구 중인 현상들과 같이 장기간의 사회적이고 문화적인 과정에서 이루어진다는 것을 우리의 요약은 잘 요약했을 것이다. 오늘날의 연구들은 친근한 현상들을 현재의 과학적인 개념과 방법들로 접근하기 때문에, 딱히 신선한 현상들을 설명하지는 않는다.

⋯▶ 현재 이론적인 관점들

'무슨 일이 있었는지'에 대해 알아봤으므로, 다음으로 우리는 '우리가 어디에 있는지'에 대해 알아볼 것이다. 자연이 건강에 좋은 영향을 주는 일련의 정신적인 과정들에 대한 현재 이론들과 조사에 대해 이 섹션은 검토할 것이다. 내용은 현재의 탐구 영역에 대해, 문헌에 대해 접근할 수 있는 몇 개의 포인트와 함께 이해하는 데 도움을 준다. 우리는 세 분야를 조사했다. 세 개의 분야는 환경적인 선호, 정신적인 회복, 학습적이고 개인적인 발전이다. 다뤄질 이론들은 타고난 행동, 문화적인 행동, 개인적인 행동 등 3가지 행동의 영향 요인에 따라 다양하다. 간단하게 말하자면, 진화론의 평범한 기준은 인간이 인간 발전의 환경에 적응해왔다는 것이다. 그러므로 인간은 그들이 태어나 적응해 왔던 환경과 함께인 것이 좋다는 것이다(Parsons 1991). 이러한 추론의 다른 대안으로는, 문화적인 힘을 강조한다. 환경이 어떻게 건강에 영향을 미치는지에 대해 인간이 공유했던 믿음과 인간이 겪을 수 있던 환경, 둘 다를 형성한 문화적인 힘을 강조하는 것이다. 이 관점에 따르면, 특정한 환경에 대한 사람의 반응은 사고방식과 믿음 그리고 특정 사회문화적인 학습을 통해 특정시대마다 다양하다고 한다(Tuan 1974).

사회문화적인 관점에서, 독특한 개인의 경험은 자연과 접하는 활동들의 선택에서 뿐만이 아니라, 환경이 어떻게 혜택을 주는지에 대해 개인적인 믿음을 형성한다. 환경에 따른 건강을 이해하기 위한 더 큰 노력으로 부하사(Bourassa 1988, 1990)의 예가 있다. 그는 경관을 보고 나타나는 미적인 반응을 개인적, 문화적, 타고난 결정요인들을 이론적으로 통합하고자 했다. 우리는 이 이슈를 다음 장에서 다루고자 한다. 동시에, 여기서 다루는 이론들이 단순히 하나의 요인만 강조하는 것처럼 보이지만, 그것들이 다른 요인들을 배제하는 것만은 아님을 강조하고 싶다.

환경 선호

사람이 환경을 좋아하는 것처럼 보이는 것은 단순한 문제가 아니다. 다른 것에 비해 하나를 좋아하거나 선호하는 것은 행동의 선택에 영향을 미친다. 예를 들어, 어떤 길을 갈 것이냐, 여가에 어디로 갈 것이냐, 주말 동안 어떤 호텔 방을 쓸 것이냐, 집을 어디에 지을 것이냐 등등 환경적인 선호는 실용 미학을 반영한다고 볼 수 있다. 그것들은 복지에 관련된 상태를 나타내준다. 이 견해에서, 다른 환경에 비해 한 환경을 선호하는 것은, 그것이 복지를 위해 취해졌음을 나타낸다. 따라서 우리는 환경적인 선호에 관한 이론적인 몇 가지 논술들을 검토할 것이다. 모든 논술은 인간 진화 동안의 적응한 환경의 선호를 기본으로 한다. 이것들은 그러므로 문화적, 개인적, 동일 시간상에서의 선호에서의 단일과 일치를 강조한다(Purcell과 Lamb, 1984).

생명애(愛)

다양한 삶의 영역, 삶의 과정, 그리고 모든 살아 있고 죽는 것들에 대해 설명하기 위해서, '생명애(biophilia)'라는 단어는 에리히 프롬(Erich Fromm 1964)이 처음 도입했다. 이 단어는 에드워드 윌슨(Edward O. Wilson 1984)에 의해 잇따라 유행하게 되었는데 그는 생명애를 '인간이 남은 생애 동안 무의식중에 추구하는 관계'라고 정의했다(p.350). 삶의 다른 형태들을 통합하기 위해 인간이 본능적으로 움직인다는 의견과 가설은 연구자들의 많은 관심을 끌었다(Kahn 1997, Kellert 1993a, 1993b, 1996). 생명애 가설의 대표 개념은 사람은 자연경관과 식물, 동물과 함께하는 삶이나 삶과 같은 과정과 잘 맞는다는 것이다. 다른 형태의 삶과의 적응하은 유전적인 결정자들을 가진다. 계속되는 환경애의 유전학적인 적응은 생물학적인 진화를 환경적으로 유리한 유전자 변화로 만들었다. 특정한 환경에 더 잘 적응하는 기관들은 높은 생존율과 재생산 성공을 보였다. 따라서 장기적으로 전체 인구의 환경적 건강을 위해서, 그들은 인구의 유전자 풀에 그들의 유전적 특성을 공헌할 더 나은 기회를 가진다. 이러한 관점에 따라, 자연 선택에 의한 종 발전의 과정은 느리고, 개인적인 변화들은 몇 만 년이 걸릴 수 있다. 생명애 가설은 그러므로 우리 인류가 진화한 몇백만 년 동안 인간은 자연환경과 가까운 관계로 공존했다는 관찰에 의존한다. 그러므로 행동 반응과 관련된 뇌의 부분을 포함한, 인간 기관의 가장 큰 적응은 환경에 의해 만들어진 필요에 반응해 진화했다는 것이다. 반대로, 인간 문명의 역사는 상대적으로 짧다. 인간은 약

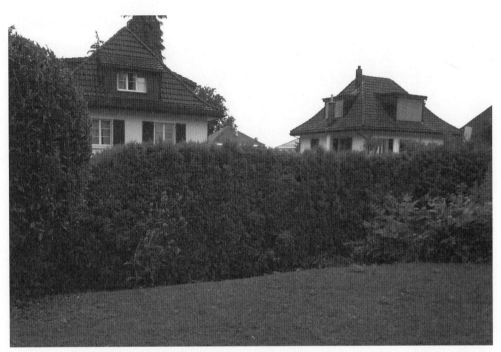

:: 사진 5-2 자연 환경 선호는 주거 환경을 결정짓는 큰 요소이기도 하다.

1,000년 동안 농업을 배경으로 모여들었고, 도시화 된 지역은 그보다 더 짧다. 인간이 상대적으로 인공적인 배경을 가지고 있을 때, 진화가 적응을 바꿀 가능성은 현저히 적다.

생명애적인 관점에서, 인간은 옛 적응을 물려받았고, 그들이 잘 활동할 수 있는 환경을 선호하거나 좋아하는 경향이 있다고 한다. 윌슨(Wilson 1984)에 따르면, 생명애적인 본능은 무의식중에 나타나고 대부분 모든 사회에 걸쳐 반복되는 문화의 패턴으로 쏟아져 나온다. 생명애적인 가설은 자연을 향해 인간의 긍정적인 반응을 강조한다. 그러나 자연은 생명애적인 가설에서, 부정적이고—바이오포비아 같은— 무서운 반응을 초래할 수 있다(Ohman과 Mineka 2001, Van den과 Ter Heijne 2005). 몇몇 연구자들은 생명애 가설을 뒷받침하기 위해 바이오포비아에 대한 광범위한 연구를 다루고 있다(Ulrich 1993). 부정적인 환경 신호(포식자로부터의 위험, 독사와 독충들)뿐 아니라 긍정적인 환경 신호(예를 들어 잠재적인 음식과 물의 출처나 피난처)에 반응할 수 있는 능력은 인간 진화 과정에서 적응적인 중요성을 가졌을 것이다. 생명애자들과 바이오포비아들은 준비된 학습의 예로 볼 수 있다. 그들은 '쉽고 빠르게 익히고, 어떤 물건이나 상황을 맞닥뜨렸을 때 생존을 높이는 교제나 반응들을 지속적으로 유지하는' 경향을 보였다(Ulrich 1993). 물고 쏘는 곤충들, 뱀, 박쥐, 그리고 다른 동물들은 많은 사람에게 반감과 공포를 이끌어냈다. 이것은 전에 이러한 동물들과 접촉하지 못했던 않은 사람들에게도 그러했는데, 아마 이것은 다른 사람의 반응을 관찰함으로 인한 대행학습으로 인한 결과일 것이다.

이 이론의 최초 제시부터, 생명애적 가설은 수많은 비판적인 주석들의 대상이었다. 칸(Kahn 1997)은 3가지 주요 관심사들에 대해 사려 깊은 요약을 내놓았다. (1) 유전적으로 생명애자가 결정되는 정도 (2) 자연과의 부정적인 제휴가 생명애적 가설과 충돌하는지 (3) 경험과 문화가 생물학적인 성향의 강함과 방향, 내용에 영향을 미치는 것이 인정받는다면 얼마나 잘 생명애자들이 정밀한 조사들을 견디어내는지.

많은 상황적인 증거에도 불구하고, 많은 좋은 실험으로 설명되는 바이오포비아에 비해, 생명애적 가설은 확증이 부족해 보인다(Ulrich 1993, Ohman와 Mineka 2001, Coelho와 Purkis, 2009). 비판과 증거 부족에도 불구하고, 생명애의 개념은 현재 인간-자연의 관계에 대한 연구와 논의에 중요한 자극이 되고 있다.

사바나 이론

1980년 고든 오리안(Gordon Orians)에 도입된 진화론은, 동물이 알맞은 서식지를 찾아 배치된 것과 같은, 잠재적인 행동 선택 메커니즘으로 환경 선호를 설명했다. 오리안(Orian)의 관점으로, 적합 서식지의 일시적이고 공간적인 가변성에 의해 이러한 메커니즘들은 진화의 과정 중 형성되었다. 그는 동물들이 적절한 서식지를 찾을 때의 선택 과정 중 작용하는 요소들—서식지 대안에 대한 가능한 지식, 대안을 고르는데 들일 수 있는 시간, 관련된 환경 특징들의 가변성—을 분석했다. 이러한 서식지 선택이 보통 무지의 상태에서 진행된다고 가정하고, 오리안은 적절치 않은 서식지와 그렇지 않은 곳을 향한 강하고 자연 발생적인 감정 반응의 유용성을 주장했다. '좋은 서식지는 강한 긍정적인 반응을 일으키고 나쁜 서식지는 약하고 부정적인 반응을 일으킨다'는 주장과 동시에, 그는 즉각적인 필요의 기능으로서 반응들이 다양해진다고 제안했다. 예를 들어, 그는 '배고픔은 좋은 서식지가 아직 발견되지 않았다는 신호이기 때문에, 배고픈 동물은 배부른 동물보다 쉽사리 뒤떨어진 서식지를 받아들인다'고 주장했다.

오리안은 일찍이 인간 서식지의 적합성에 영향을 미친 요소들을 자원 이용 가능성과 포식자로부터의 보호로 그룹 지었다. 그의 분석은 '절벽과 굴이라는 환경이 불규칙적으로나마 주어지는 열대 사바나는 선조들에게는 가장 최선의 환경이었을 것이다'고 결론 내렸다. 그러므로 사바나 배경에 대한 강한 긍정적인 반응은 인간의 서식지 결정 메커니즘에 의해 선택되었을 것이다. 그는 몇몇 증거들을 통해 그의 가정을 뒷받침했다. 아메리카 대평원-그 당시에는 사람의 주거 신호가 거의 나타나지 않았던-의 초기 여행자들의 감정적인 경관 설명. 적합한 서식지로서의 특징을 가지고 있는 장소를 주거나 여가를 위해 이용하는 것(적합한 서식지의 예로는 물과의 접근성이 있다). 그리고 미적인 초목들을 선택, 정렬함으로써 공원과 다른 장소들이 사바나와 비슷하게 꾸미는 평범한 관습들. 이 모두가 그 증거가 된다. 뒤따르는 문헌에서 오리안(1986)은 보링과 팔크(Balling와 Falk 1982)의 발견들을 인용하면서 증거들을 집결시킨다. 두 연구자는, 아메리카 북동쪽의 사람들 사이에서, 아이들은 그들의 지역에서 익숙한 자연적 풍경들보다 열대 사바나의 풍경들을 좋아한다는 것을 발견했다. 더 나이 든 사람들 사이에서는 더 친숙한 광경들을 사바나 풍경들과 비슷하게 좋아했다. 오리안과 주디스 히어왜건(Orians와 Heerwagen 1992, Heerwagen과 Orians 1993)과의 나중 작업은 기초 증거-적절한 서식지에서 나는 나무 모양에 대한 강한 선호도의 발견-뿐 아니라 분석 또한 정교하게 했다. 사바나 이론은 적절한 거주지를 찾는데 관련한 문제들의 해결과 광경에 대한 감정적인 반응들을 연결하는 데에 있어 뛰어나다. 몇몇 독립적인 연구들은 특정한 나무 모양이 적절한 서식지로서의 신호가 된다고 이론적인 주장을 했다(Summit와 Sommer 1999, Loh와 PearsonMims 2006). 보링과 팔크(Balling과 Falk 2009)에 의한 나이지리아 열대우림 지역 학생과 학교 아이들 사이에서 조사한 최근의 연구는 사바나와 같은 배경에 대한 선천적인 선호에 대한 증거를 제공했다. 80%의 참가자들이 그들의 지역 밖을 나가본 적이 없다는 사실에도 불구하고, 두 그룹은 우림지역을 포함 다른 생활구역보다 사바나 지역의 풍경들에 선호를 표현했다. 그러나 다른 학자들은 사바나가 꼭 일찍이 인간 발전에 안정적이고 관계된 배경이었는지에 대해 의심을 제기했다. 그리고 그들의 주장과 발견들은 이론에 반박을 제기했다(Potts 1998, Han 2007).

예상-피난 이론

세 번째 진화적 접근 또한 원시인들이 접근했던 문제들인 서식지의 안정성에 관해 고려했다. 하지만 이 예상-피난처 이론에서 애플턴(Appleton 1975)은 오리안(1980)에 비해 문제를 더 좁게 정의 내렸다. 포식자들을 피해 목표를 향해 나아가는 것이 생존의 최고 중요성이었을 것이라는 가정과 함께 그는 이러한 점을 받쳐주는 환경이 다른 생존 잠재성 들보다 더 감정적인 반응을 이끌어냈을 것이라고 주장했다. 따라서 그는 더 구체적으로 선호에 확실히 영향을 미쳤을 풍경의 특징을 발표하고, 인간–풍경 교환의 상징적인 면을 보다 구체적으로 다루었다. 자신의 위치를 드러내지 않고 포식자를 볼 수 있는 환경이라는 이 개념은 애플턴(Appleton 1975)의 예상–피난, 위험 풍경에 대한 분석을 이끌어냈다.

직접적인 전망은 현재 점유한 자리 혹은 주요 우월 장소들로부터 가능한 시점이다. 그러한 예로는 물체들로 경계 지어져 있지 않은 전경과 경치를 포함한다. 아래로 굽은 전망과 같은 간접적인 전망은, 사람이 풍경에서 멀리 떨어진 곳에 도달하여, 제2의 주요 장소로써 참조할 때 얻는 광경을 포함한다. 피난처는 대피소나 숨는 장소로 이용된다. 이 두 가지 기능을 동시에 충족할 수는 없을 것이다. 피난처가 대피소로서 폭풍의 대피소를 제공한다면 포식자의 시선에서 거주자를 숨길 수는 없기 때문이다. 그러므로 대피소와 은신처의 차이점은 위험의 종류에 따라 중요성을 가진다. 기능 외에도, 피난처는 그것의 접근성, 효능, 기원(자연적이냐 인공적이냐), 물질(땅 피난처는 굴이 있고, 초목 피난처는 나무와 풀이 있고, 안개와 같은 흐린 피난처도 있다)에 따라 다르다. 정체를 들키지 않고 보는 것의 필요성, 또한 피난처로서의 필요성을 정의할 때, 분석에 있어 위험은 중요하다. 위험은 살아 있을 수 있고(예: 포식자들) 또는 그렇지 않을 수도 있다(날씨). 이것은 자유로운 움직임에 방해가 될 수 있고(장애 위험) 생존의 필수요소(물) 부재도 있다(부족 위험). 많은 위험이 더는 눈에 띄지 않을지 모르지만, 애플턴(Appleton 1975)은 풍경에 대한 사람의 반응이 어느 정도 예상과 피난처 가치에 의해 결정된다고 쭉 생각했다. 풍경을 보고 겪는 미적인 경험이 다음의 영향을 받는다고 생각했다. 예상과 피난처를 상징화한 물건들 그리고 상징의 공간적인 정렬, 예상과 피난처 상징물들의 균형 변화가 미적인 경험에 영향을 준다는 것이다. 게다가 예상–피난처 상징은 단순히 하나의 단계에서 더 나아간 것처럼 보인다. 이것은 풍경 속 물체들의 물질적인 특질들로부터 뿐 아니라, 관찰자의 상상과 경험으로부터 나왔다. 예상–피난처 이론은 어떤 부분에서 깁슨(Gibsonian)처럼 설명될 수 있다. 예상과 피난처의 행동 유동성을 말할 때, 풍경의 설명을 수반하기 때문에. 행동 유동성은 환경의 물질적인 특징들의 고유한 기능적 가치들이다. 생태학 관점에 대한 그의 설명에서, 깁슨(Gibson 1979)은 걷고서는 것이 가능한 표면을 감지할 때, 사람들은 즉시 그들이 보는 측면의 기능성을 깨닫는다고 주장했다. 애플턴(Appleton 1996)은 그의 이론의 기원적인 제안을 보는 회고적인 시선에서 이 특징을 인정했다. 그는 앞서 작업에 대한 두 비판을 다룰 기회를 얻었다.

첫째로, 그는 '이 책은 문화적 측면에서의 상당한 결핍으로 중요성이 없다.'는 것을 강조한다. 그러므로 결코 '변호 사례를 포함하는 사례의 실행을 기대하지 말라'고 강조한다. 둘째로, 그는 '문화적, 사회적, 역사적 영향들이 매우 중요하지만, 그것들은 진공 상태에서 작동하지 않는다'고 강조했다. '어느 정도 어떠한 영향들이 작용하여 광경의 품위를 형성한다. 풍경들은 갑자기 툭 튀어나오는 것이 아니라, 그곳에 있던 것, 즉 본질적인 요소들로부터 나타나 형성되는 것이다.'

예상-피난처 이론은 많은 토의를 만들어냈지만, 비교적 경험주의 조사는 토의가 덜 이루어졌다. 스탬스(Stamps 2006)는 214개의 작업이 이 이론을 언급했다는 것을 파악했지만, 그는 그 중 오직 11%만이 경험주의라는 것을 분별해냈다. 스탬스(2008 a, b)에 의한 최근의 경험주의 조사들은 몇 가지 주장들(예를 들어, 산에서 보는 풍경의 선호)을 뒷받침했다. 그리고 그는 이론의 유용성을 추정하는데 주의를 기울일 것을 당부하였다.

환경 선호에 대한 유용한 관점

환경 선호에 대한 네 번째 접근은 이것이 경험주의에 입각한 심리학이라는 것에서 앞서 3가지 것들과 다르다. 그러나 이것은 또한 진화론을 형성하고, 원시인들의 필요에 관심을 가졌다. 스티븐과 레이첼 카플란(Stephen과 Rachel Kaplan)은, 환경으로부터 나오는 계속되는 획득의 요구와 급속한 정보의 처리에 응답하는, 진화론의 관점을 제공했다(Kaplan과 Kaplan 1978, 1982, 1989). 포식자들과 함께 번성하던 사바나의 나무들로부터 기원하여, 원시인들은 환경에서 일어나는 일들을 빠르게 예상하고 반응해야 하는 지각 능력의 발전을 세워야 하는, 선택의 압박하에 있었다. 수렵으로 인한 계속된 생존으로 인한 큰 무리의 유지를 위해, 넓은 공간을 차지하고 설계할 능력들이 선호되었다. 이러한 평가로, 환경 선호는 본질적인 생존 정보들에 대한 민감함을 반영했다.

원시인들은 생존을 위해 그들이 의존했던 지도를 넓힌 것으로 보인다. 그들의 성공은 어느 정도 그들의 환경에 대한 민감성이, 그들의 길 찾기에 영향을 미쳤기 때문인 듯하다. 탐험하는 환경의 재빠른 이해 외에도, 더 넓은 탐험의 가능성은 선호를 형성하였다. 그러므로 이해와 탐험, 이 두 가지에 유용한 시각적인 정리인 지도는 선호를 정립하는 데에 큰 영향을 주었다. 인식의 명확함을 유지하고자 하는 열망은 미적인 응답들을 여전히 강화하는 듯하다. 미적인 응답은 비록 무의식중이지만 인지적으로 꼭 맞는 것이었고, 감정을 일으켰다(Kaplan 1987). 카플란(Kaplan 1982, 1989)은 선호 행렬의 두 면으로 정보의 질은 정리했다. 첫 면은 일시적이고, 한 사람이 환경을 조사하는 순간, 그에게 직접 전해진 정보이다. 다른 면은 정보에 관하여 한 사람이 무엇을 하고 있는지에 관한 것이다. 그 사람은 새로운 정보를 얻는 것을 계속할 뿐 아니라, 이용 가능한 정보를 알아내기 위해 몰두하고 있는 것으로 보인다.

그러므로 (1) 이해를 위한 즉각적인 욕구는 지각된 환경요소들의 일관성으로 뒷받침 된다. (2) 미래의 이해를 위할 가능성은 마치 앞에 있는 것처럼 판독할 수 있다. 읽을 수 있는 풍경은 사람이 계속 길을 잃지 않고 나아갈 수 있게 한다. (3) 한사람에게 주어진 탐구는 주어진 요소 내부의 복잡성에 의해 고무된다. (4) 유리한 점과 미스터리의 변화와 함께 더 깊은 탐구는 추가적인 정보의 약속으로 발전된다. 이러한 정리로, 질서와 불확실함은 미적인 반응과 관련이 있다. 충분한 일관성과 판독 가능성은 환경을 이해하는 데 필요하지만, 이것들은 충분한 복잡성과 미스터리로 개인들에게 더 정보를 모으게 유혹해야 한다.

정보의 질 뿐 아니라, 이론은 생존 가치들을 나타내는 특정한 내용을 연구했다(Kaplan과 Kaplan 1982). 모형 제작 선호에서, 나무와 물 같은 자연 요소들은 최우선의 경관 요소들로 지목되는데 이는 이것들이 긍정적인 영향을 가지고 있기 때문이다. 선호의 체제는 서식지 이론에 근거를 두고 있다. 수많은 경험주의 연구들이 사진 풍경 선호의 유익함과 만족 성에 대한 영향성을 발표했다(Herzog 1985, 1989, Kaplan과 Kaplan 1989). 하지만 메타분석에 기초한다면, 스탬스(Stamps 2004)는 4개의 유익 요소와 선호 사이의 관계는 일관성과 거리가 멀다고 결론지었다. 이것에 대한 하나의 가능성 있는 설명은 관계의 강도가 배경의 종류에 따라 달리지 않을까 하는 것이다(예를 들어, 인공 환경과 자연환경의 차이 Herzog와 Leverich 2003). 스탬스(2004)는 이 이론의 더 구체적인 연구를 위해 몇몇 구체적인 의견을 제공했다.

프랙털 기하학과 프랙털 차원

프랙털이라는 단어는 점점 미세한 확대 속에서 반복되는 형태를 보이고 있는 파열된 모형을 설명하기 위해 사용된다. 규모 불변의 특징은 프랙털 차원, D라고 불리는 파라미터로 정량화되고 확인될 수 있다. 프랙털 차원은 구조가 그것의 기본 차원을 넘어 다음 차원을 채우려고 할 때의 범위의 척도로 정의될 수 있다. 그러므로 프랙털 선에서, D는 하나보다 크고 둘에 이르는 정도이다. 비슷하게 프랙털 면 D는 2와 3 사이의 가치를 가질 것이다. 처음부터, 프랙털 기하학의 발전은 산의 범위와 해안선과 같은 자연의 형태를 수학적으로 설명하는 데와 관련되어 있었다(Mandelbrot 1983). 자연환경에서 프랙털의 편재(Barnsley 1993, Barnsley 등 1988, Gouyet 1996)는 패턴의 프랙털적 특징과 일치하게 감지되는 시각 특징들 사이의 관계에 관한 수많은 이론이 만들어지게 했다. 프랙털 이미지들의 D가치를 배경으로 하여 프랙털 이미지들을 구별해내는 관찰자의 능력은, 자연 배경과 같은 D가치의 프랙털 이미지에서 최대한으로 나타난다(Knill 등 1990, Geake와 Landini 1997). 그리고 이것은 시각 구조의 민감성이 자연환경의 프랙탈 통계학에 적용되는지 안 되는지 토의를 유도해낸다(Knill 등 1990, Gilden 등 1993). 다른 D가치들을 구분해 내는 데에서 최고의 능력을 보여주었던 관찰자들은, 저자들이 추측한 자연적인 프랙털 표상은 장기 기억 속에 남는다는 추측과 함께 '동시에 존재하는 중합체(장기간의 기억 속의 정보와 현재의 지각 정보를 합치는 능력)'와 같은 인지적인 능력에서도 탁월함이 밝혀졌다(Geake와 Landini 1997).

게다가 에이케스와 스프로트(Aks와 Sprott 1996)는 그들의 연구에 노출된 미적으로 선호되는 D가치가 자연환경에서 찾아진 프랙털에 더 자주 반응한다는 것을 공지했다. 그들은 '아마 이것이 자연과 사람의 선호를 나누는 추상적인 형태를 가리키는 걸지도 모른다고' 추측했다. 이러한 종류의 추측은 환경 선호와 특정 경관 요소들에 대한 미적 감정이 진화의 요소라고 주장하는 비슷한 사상들을 따랐다. 더 일반적인 이론은, 관찰된 환경의 프랙털 구조가 인식과 지각 아래에 있던 프랙털 구조와 맞물리는 상태에서 경험된다는 관점에서 프랙털 미학을 토의한다(Briggs 1992). 예를 들어, 풍경의 공간적 정보는(시각 대뇌 피질의 세포들이, 그들이 발견한 공간적인 주파수에 따라 '채널'이라는 그룹들로 나뉘는) 다분해 구조 속에서 가공된다.

이 '채널들'이 공간 진동수로 나뉘는 방법은 관찰된 배경에서의 프랙털 패턴들의 비율 축소 관계와 일치한다(Field 1989, Knill 등 1990, Rogowitz와 Voss 1990). 그러므로 미적 경험은 예를 들어, 채널들의 비율 관계가 잘 맞는 공예품이나 창문으로 보이는 풍경 속에서 경험될 수 있다. 어떻게 미적인 경험이 프랙털과 관련이 있는지에 대한 경험주의 연구의 수는 적다. 그리고 이용되는 시각적인 자극들은 매우 다양하다. 어떤 연구들은 사람들이 프랙털

이 아닌 패턴보다 프랙털인 패턴을 좋아한다고 밝혔다(Taylor 1998, 2003). 하지만 특정한 프랙털 차원들이 다른 차원들보다 선호되는지에 대해서는 아직 의문이다.

높은 D가치(Pickover 1995)와 낮은 D(Aks와 Sprott 1996) 가치 둘의 선호에 관해, 연구들은 시초에 매우 다양한 결과들을 이끌어냈다. 아직 정해지지 않은 견해들은 보편적으로 선호되는 프랙털 차원은 없고, 또한 미적인 특징들은 어떻게 그 패턴이 만들어졌느냐에 달라질 수 있다고 제안했다(Taylor 2001). 이 가설들은 자연적이고, 인공적이고 컴퓨터로 만든 프랙털을 이용해 테스트 되었다. 놀랍게도 1.3~1.5 범위의 프랙털 차원들은 패턴의 기원과 관계없이 대개 선호된다는 것이 밝혀졌다(Taylor 등 2001, Spehar 등 2003). 중간 범위의 D 가치들에 대한 선호가 가리키는 결과는, 사진에서 추출한 풍경 실루엣에 관한 연구에 의해서도 밝혀진다(Hagerhall 등 2004, Hagerhall 2005). 그리고 사진의 풍경은, 중간 범위 프랙털 차원들이 가장 선호되는 곳인, 그리고 가장 지각되는 자연의 점수가 높은 곳이었다.

환경 선호에 관한 맺음말

우리는 여기서 환경 선호에 대해 많은 관심을 쏟았다. 왜냐하면, 선호는 복지에 관련된 상태 척도로 받아들일 수 있기 때문이다. 다른 환경에 비해 한 환경을 선호하는 것은 한 사람을 비교적 혜택을 받는 환경으로 이끌 수 있다. 하지만 이것은 선호를 표현하는 것 자체가 복지의 향상을 만들어낸다는 말은 아니다. 따라서 우리는 더 직접 어떻게 자연 경험이 건강을 제공하는지에 대한 이론들을 검토할 것이다. 우리는 선호에 대한 개념을 절대 버리지 않고, 대신, 앞으로 다뤄질 연구 중 몇몇 경우에 선호와 건강 관련 자연 경험의 혜택 둘 사이의 일치에 대해 다룰 것이다.

정신적인 회복에 대한 이론들

검토된 이론들은 단지, 환경적인 선호가 선천적인 기초를 가지고 있을 것이라고 가정했다. 가정을 정당화하기 위해서는, 원시인들이 그들의 환경에서 겪어야 했던 다양한 도전들에 대해 다뤄야 한다. 요즘 사람들은 그러한 도전들을 겪지 않지만, 조상들의 생존에 도움이 되었을 자연적 특징들에 긍정적으로 반응하는 특성들을 보유하고 있다고 주장된다. 이러한 고대의 경향들은 요즘 사람들을 회복의 기회로 안내함으로써 그들에게 봉사한다. '회복'이라는 단어는 매일의 욕구를 채우느라 감소한 자원을 회복하는 과정들도 포함한다. 이러한 자원들은 다양하다. 생리학적인 자원들은 어떠한 목표를 위해 −기차를 달려가 잡을 때처럼 격렬하게, 또는 기한을 맞추기 위해 여러 날 일을 할 때처럼 끈기 있게− 에너지를 움직이는 능력을 포함한다. 심리학적 자원들은 잡음이나 다른 방해요소들이 방해해도, 일에 집중하는 능력을 포함한다. 사회적 자원들은 가족과 친구들이 도움을 주는 기꺼움을 포함한다. 사람은 매일의 요구를 충족시키는데 다양한 자원들을 고갈시키므로, 회복의 잠재성이나 필요성이 정기적으로 떠오르고 있다. 새로운 요구는 계속 나타날 것이므로, 인간은 감소한 자원이나 위험이 새로운 욕구와 만나지 않게 회복시켜야 한다. 시간이 갈수록, 부적절한 회복은 정신적이고 육체적인 건강의 문제를 일으켰다(Hartig 2007). 도시 환경에 밀집된 요즘 인구들에, 인공적으로 지어진 환경 속에서 정기적인 회복의 필요성은 제기되어 왔다. 자연 경험은 때때로 회복의 필요성이 시급한 곳에서 멀리 있기 때문에, 그들은 감소한 자원회복을 받아들일지도 모른다. 자연 경험은 동시에 회복을 촉진할 것이다. 이는 자연 선호에서 설명했던 이론들에서 나오듯이, 사람은 편안함과 쾌적함을 자연에서 찾을 수 있기 때문이다. 그러므로 자연 경험의 회복 효과는 진화적인 기초를 가지고 있을지 모르지만, 그 힘은 기초적으로 문화적인 특성이 있다. 인공적 환경에 위치한 운동들과 함께한 회복하려는 욕구의 시작은, 다른 활동들과 함께 이러한 필요성 들을 다루기 위해서, 더 자연적인 것으로의 이동을 뒤따랐다.

회복하려는 환경에 대한 이론들은 반드시 회복해야 하는 사람들로부터의 자원 고갈의 선례들을 특징지어야 한다. 주어진 자원들로 회복의 과정을 설명해야 한다. 그리고 단순히 이를 받아들이는 것 말고, 그러한 과정을 촉진한 환경에 대해 특징지어야 한다(Hartig 2004). 두 이론은 자연 경험의 회복 효과에 대한 현재 조사들을 잘 안내했다. 비록 둘 다 자연의 회복 특징에 대해 강조했지만, 둘은 선행 상태와 회복 과정에서의 상술이 다르다.

정신진화 이론

로지 울리히(Roger Ulrich)의 정신진화 이론(ffirich 등 1991, Ulrich 1983)은 정신사회학적인 스트레스로부터의 회복과 관련이 있다. 스트레스는 행복에 빠듯함과 두려움을 주는 상황에서의 과정이라고 정의 내려진다. 울리히(Ulrich)는 계속되는 생존에 관련된 스트레스를 주는 상황 속에서 행동의 진화된 시스템의 작동을 당연하게 여겼다. 그런 적응성 시스템은 행동 전략을 세울 때(접근 혹은 피함), '고정된' 감정 반응과 그러한 전략을 실행하는 데 필요한 생리적인 움직임을 포함한다. 스트레스는 이 조사뿐 아니라 다양한 조사에서 부정적인 감정을 증가시키고, 자율신경의 흥분을 높이는 것이 명백하다. 풍경이 호기심을 가라앉히는 부드러움, 쾌적함, 고요함을 불러일으킬 때 회복이 일어날 수 있다고 이론은 말한다. 스트레스를 겪고 있고, 더 큰 운동을 위한 힘이 필요한 사람에게 계속해서 경계를 가라앉히는 풍경을 적용한다. 처음 이것은 풍경의 ―흥미를 포함, 빠르게 감정적인 반응을 이끌어낼 수 있는―시각적인 특징에 의존한다. 이 반응은 '고정된' 것으로 여겨진다. 풍경에 대해 딱히 의식적인 판단을 해야 하지도 않고, 이것은 판단 같은 것을 공식화하기 전에 그냥 나타난다. 반응을 일으키는 풍경의 특징들은, 총체적인 체계와 총체적인 깊이 구조, 그리고 총체적인 환경적인 내용의 모음을 가지고 있다는 것이다. 이것에 따르면, 울리히(1999)는 '진화의 유전적 자투리로서의 현대 인간은 생물학적으로 준비된 능력―특정한 자연환경과 그 내용(초목, 꽃, 물)에 회복 반응을 얻고 유지하기 위한―을 가지고 있다. 하지만 인공 환경과 그 물건들에 대해서는 그러한 능력들을 갖추고 있지 않다. 그러므로 이 이론은 인공적인 환경보다는, 자연환경과 그 특징들에 회복 능력을 부여한다.

회복의 과정은 이와 같다. 절제되고 정리된 복합체의, 적절한 깊이의, 초점이 있는, 초목과 물과 같은 자연 물체들이 있는 것이 빠르게 흥미와 긍정적 감정을 가져온다. 주의를 끌 수 있고, 그러므로 부정적인 감정들을 치환하고 제한한다. 스트레스로 인한 자율신경의 높은 흥분을 더 적당하게 가라앉힌다. 회복은 예를 들어, 혈압과 심장 박수, 근육 긴장과 같은 신체적인 파라미터의 낮은 레벨과 감정에서 더 명백해질 수 있다. 이 이론에서 소개된 실험은 실제의 또는 모조의 자연과 도시 환경을 보여주어 생리학적이고 감정적인 변화 결과를 기록했다. 예를 들어, 울리히(Ulrich 1991) 등은 대학생들에게 스트레스를 주는 산업 사고 영상들을 보여주고 다음엔 10분짜리 자연환경, 도시 교통, 그리고 야외 보행자 길을 보여주었다. 스트레스 요인이 끝나고, 근육 긴장과 피부 전도력, 심장 박동수, 맥파 전달 시간이 모두 하향으로 내려가 환경 자극 때에는 가장 아래였다. 자가 진단에서, 자연 비디오와 함께 광범위의 감정 회복을 보여주는 심리적인 결과가 나왔다(Chang과 Chen 2005, Parsons 등 1998, Park 등 2007).

주의 회복 이론

스티븐과 레이첼 카플란(Stephen과 Rachel Kaplan)의 주의 회복 이론(Kaplan과 Kaplan

1989, Kaplan 1995)은 주의 산만의 회복과 관련되어 있다. 그들은 억제 능력과 그 메커니즘이 중심이 되어 집중 능력이 결정된다고 생각했다. 흥미롭지 않은 무언가에 집중하기 위해서는 흥미로운 무언가에 집중하려는 충동을 억제해야만 한다. 이를 위해서는 노력이 필요하지만, 서로 모순된 자극들을 억제하는 사람의 능력은 길고 집중적인 사용으로 약해질 수있다. 억제능력의 상실은 다양한 부정적인 결과들을 가지고 온다. 이는 성급함과 대인관계 신호 인식의 실패, 낮은 자제심, 관리된 집중을 해야 하는 일의 성과에 실수를 늘릴 수있다. 매력적인 일을 겪을 때 사람은 자주적으로 주의를 돌림으로써 줄어든 능력을 회복할 수있다. 그 매력적인 일을 할 때에 사람들은 카플란(Kaplans)의 가정처럼 무의식적인 형태로 노력이 필요하지 않고, 능력의 한계도 없는 상태가 된다. 사람이 계속되는 활동에 매력을 느낄 수 있을 때 제어 능력의 요구는 진정되고 주의를 기울여 하는 능력은 회복될 것이다. 카플란(Kaplans)이 설명했듯 매력(fascination)은 물건이나 사건, 환경을 탐험, 알아가는 것에 몰두하는 것이다. 그러나 매력은 회복에 충분하지 않다. 일상적으로 집중하는 것처럼 이론은 작업에서 심리학적인 거리를 두고(being away), 목표를 추구하는 것의 중요성에 대해 언급한다. 더 나아가, 사람이 논리적으로 정리되고 상당한 범위(extent)를 가지고 있는 환경을 경험한다면 매력은 계속 유지될 수 있다. 마지막으로, 이론은 사람의 경향과 환경에 의해 주어지는 욕구—의도한 활동 양립을 위한—와 환경적 지지가 같을 경우의 중요성을 인정한다(compatibility).

ART에 따르면, 회복을 위해 4개의 진보적인 단계가 있다(Kaplan과 Kaplan 1989). 첫 단계는 '머리를 깨끗이 하는 것'이다. 이것은 무작위적인 생각들이 마음을 헤매고 점차 사라지는 것을 두게 하는 것이다. 두 번째는 지도된 주의력을 다시 잡아보는 것이다. 그리고 세 번째 단계에서, 부드러운 매혹이 마음속 잡음을 줄이고 인식의 고요함을 향상한다, 그로 인해 사람은 선명하게 금지되지 않은 생각들이나 문제들에 대한 마음속의 생각을 들을 수있다. 마지막이자 가장 깊은 단계는 '사람의 우선순위와 가능성, 행동과 목표에 대한 삶이 회고'를 포함한다(Kaplan과 Kaplan 1989, p.197).

비록 늘어난 열중과 늘어난 자연에서의 시간과 함께 회복이 진보되었을지라도, 최상의 상태하에서 자연과 시간에 얼마만큼 노출이 필요한지는 분명치 않다. 많은 환경이 멀리 떨어짐, 매력, 범위, 양립성의 경험을 위한 여유가 있지만, 카플란(1989)은 자연환경은 다른 환경들보다 더 쉽게 그러한 여유가 있어야 한다고 주장했다. 예를 들어, 자연환경은 다른 것들과 격리됨에서 더 쉽다. 왜냐하면, 그곳에는 직업이나 관련된 사람의 부재, 주의를 끌고자 하는 사람들과의 교제, 다른 사람들의 행동들과 같은 주의를 끄는 물건들이 없기 때문이다. 카플란은 또한, 자연환경은 미적으로 좋은 특징들이 풍부하다고 주장했다. 이는 자기 회상적인 분위기를 만들어주는 자연환경에 적절하고 부드러운 매력을 일으키는 풍경, 일몰과 같은 것이 있기 때문이다. 이처럼 환경적인 선호에 대한 유용적인 관점을 조사하듯이 그들은 매력적인 특정한 자연 특징을 찾는 데에 진화적인 바탕이 있을지도 모른다고 제안했다. 말하자면, 그들은 다른 환경에서의 경험보다 자연환경에서의 경험이 주의 회복을 촉진한다는 것을 제안들을 실제 실험들로 테스트했다. 이 연구들로, 조사자들은 집중을 해야 하는 업무의 성과에 대해서 의도한 집중 능력을 조작할 수 있게 하였다. 예를 들어, 하티그(Hartig 외 1991) 등은 자연 현장 조사를 발표했다. 그곳에서 교정 실행이 자연 보호지역, 도시 중심 또는 수동적인 기분전환 상태에서 40분 뒤에 측정되었다. 평균적으로, 무작위로 자연환경 상태에 놓인 대학생들은 나머지 두 그룹보다 더 나은 사후 시험 교정 성과를 보였다.

회복성 환경에 관련한 실험의 확장

회복성 환경 주제는 최근 많은 토의와 조사들에 영감을 주었다. 어떤 작업은 정신진화학 이론의 과정들과 집중 회복 이론이 동시에 발생할지에 대해서 연구했다(Hartig 등 2003). 더 최근의 연구는 초기 실험의 표본에서의 단점들—대개의 참여자가 단지 몇 개의 환경들에 속해 있는 대학생에 불과하다는—을 처리하는 것을 적절하게 추구했다. 어떤 연구들은 더 광범위한 환경에서의 치료적 효과에 대해 평가했다(Berto 2005). 동시에 다른 사람들은 학생들이 아닌 다른 인구들에 관심을 가졌다(Ottosson과 Grahn 2005). 표본에 대한 것 외에도 집중 회복 이론에 대한 최근의 연구는 특히 —집중을 제어하는 능력을 지켜주는, 제어의 메커니즘 실행을 정확하게 포착하는—실행 방법들을 사용하는 것을 추구했다(Berman 등 2008, Laumann 등 2003).

단지 실용적인 목적에서 뿐만 아니라, 이론의 실험을 위해서도, 여전히 다른 조사들은 집중 회복 이론에 설명된 회복성 경험의 요소들을 발전시키는 것을 추구하고 있다(Hartig 등 1997, Laumann 등 2001, Herzog 등 2003, Pals 등 2009). 이러한 다양한 종류의 실험들은 다양한 방법으로 자연의 회복 장점에 대한 초기의 실험들을 확약해왔다. 그리고 그들은 여전히 다른 방법론적 이슈들을 제기하고 있다. 추가적인 환경비교와 조사 인구, 조사 방법들 조사 계획의 이용으로 인한 조사 영역의 확장은 연구의 영역을 풍부하게 하고 있다. 동시에 분량의 설명들로 이용 가능한 결과들을 요약해 보는 메타 분석적인 조사에 대한 도전을 궁극적으로 만들어 내고 있다. 연구 영역이 점차 넓어지고 있는 또 다른 방법으로는 환경 선호와 회복 경험의 연관에 관련된 것이다.

예를 들어, 조사자들은 프랙털 이미지들에 반응한 피부 전도도(Taylor 등 2005, Taylor 2006)와 뇌파 활동(Hagerhall 등 2008)에 대해 측정했고, 선호되는 중간 범위의 프랙털 차원이 스트레스 감소에 공헌할지도 모른다는 결과를 얻었다. 헤이그홀(Hagerhall 2005)은 규모에서의 자기 유사성 때문에, 자연 풍경에서의 프랙털 기하학은 새로운 정보와 복잡성을 질서와 예상 가능함과 결합한다고 발표했다. 그리고 이것은 회복성의 부드러운 매력을 촉진해 관심을 끌었다(Joye 2007). 반 덴 버그(Van den Berg 외 2003) 등은 실험을 통해, 인공 환경에서보다, 자연환경에서의 산책을 찍은 비디오가 스트레스 후 엄청난 감정적인 향상을 일으킨다는 것을 밝혔다. 그리고 또한 이러한 차이점이, 편파적으로 환경에 대해 표현되는 선호 차이(미모 순위처럼)를 중재시킨다는 것을 밝혔다. 노틀(Nordh 외 2009) 등은 74개의 작은 도시공원들의 선호의 평가—한 그룹에 의해 나누어진—가 공원에서 회복할 수 있는지에 대한 가능성 평균 평가—여러 그룹의 평가자들로부터 나누어진—와 관련되어 있다는 것을 알아냈다.

환경 선호와 회복의 가능성의 연관성은 매우 실제적인 함축을 담고 있다. 적어도 몇 가지 카테고리의 환경에 불과하더라도, 선호도가 회복의 가능성을 나타낸다는 것을 알고 있는 것은 확장적인 문헌—배경 계획을 위한, 특정한 신체 환경 선호도 조사와 같은—의 사용을 뒷받침한다. 발더(Vlarde 외 2007) 등에 공지되었듯이, 경험주의 문헌은 회복 환경에 대해 이제까지 특정한 설명을 거의 제공하지 않았다. 대부분 연구가 매우 제한된 환경 표본을 가지고 있었기 때문에 어떻게 경관 건축가와 다른 사람들이 회복 환경을 디자인했는지에 대한 설명을 거의 제공하지 않았다. 자연 경험과 건강의 관계에 관해서, 아마도 가장 중요하게 확장되는 이슈는 누적 효과에 있을 것이다. 이제까지 언급된 조사들은 분리된 회복 경험이라 불릴 수 있는 것들에 대해서였다. 언급된 조사들은 힘든 일이 끝나고 공원을 가는 것처럼 주어진 환경에서 시간에서 분리되어 회복이 필요한 사람이 그것이 허락된 상황으로 들어가는 것이었다(Hartig 2007). 분리된 회복 경험들에서 무엇이 일어났는지에 대해 아는 것은 중요하다. 그리고 이용 가능한 증거는 그러한 경험들에서 자연의 회복 장점에 대해 말해준다(Health Council of the Netherlands 2004). 그러나 하나의 경험은 좋은 건강유지를 촉진하는 데 매우 적은 영향을 준다. 게다가, 회복 환경에 관한 조사의 기본 가정은 그것들의 누적 효과에 관한 것이다. 회복 가능한 기간 비교적 높은 회복 특성의 환경에 접근하는 것은, 그보다 덜 높은 회복 특성의 환경에서보다, 점점 더 큰 건강 혜택을 가져올 것이다. 가정은 3가지 요소를 가지고 있다. 하나는 사람이 시각으로, 신체적으로 접근성을 가지는 환경이어야 한다. 둘째로는 회복이 일어날 수 있는 기간과 일시적 유예의 시간―간단한, 그저 지나치는 시간이거나 상당한 기간, 회복의 목적으로 주어진 시간―을 포함한다.

세 번째로, 반복적인 회복 경험이 누적 효과를 만들 수 있는 정도의 기간을 포함한다. 이 모두를 아울러서 이 '누적 효과 가정' 요소들은 일상생활에서의 사람들이 집중할 수 있게 해준다. 늘어난 시간 위에서 회복의 가능성에 대해 찾거나 추구하는 일상 속에서 흔하고 정기적으로 일어난다(Hartig 2007). 많은 연구는 이러한 추리의 연장으로 생겨났고, 그들 중 대부분은 자연 경험과 건강과 복지에 관련된 변수들 사이의 관계를 조사했다. 예방의 효과뿐만 아니라 치료의 효과에 대해서, 조사들은 다양한 인구와 환경들 속에서 일어났다. 어떤 예들은 수술에서 회복한 병자들도 있었고(Ulrich 1984), 유방암 치료를 받는 여자들도 있었고(Cimprich와 Ronis 2003), 우울증을 가지고 있는 사람들(Gonzalez 등 in press), 도시 공공 주택의 주민(Kuo와 Sullivan 2001), 시골 빈민가에서 사는 아이들(Wells와 Evans 2003), 도시 공무원들(Bringslimark 등 2007, Shin 2007), 레저를 위한 집을 가지고 있는 사람들(Hartig와 Fransson 2009), 최근에 스트레스 쌓이는 일들을 겪은 사람들(Van den Berg 등 2010), 독일인 일반 인구들(de Vries 등 2003, Maas 등 2006), 그리고 영국의 보통 사람들(Mitchell와 Popham 2007, 2008)이 있었다. 환경 선호가 어떻게 회복의 경험을 도와주는지에 대해 보여주었기 때문에, 마지막 연구의 종류는 언급되어야만 한다.

슈타츠(Staats 외 2003) 등은 일련의 실험들을 알아냈다(Staats와 Hartig 2004, Hartig와 d Staats 2006). 회복이 절실하게 필요할 때, 도시에서의 산책과 숲에서의 산책의 선호도의 차이에 대한 실험들이었다. 피로하거나 상쾌한 모습을 단지 상상할 것을 요구받은 피실험자와 정말로 상대적으로 상쾌하거나 수업 후 오후 매우 지친 피실험자와 함께하는 사례였다. 게다가 피실험자들의 다양한 산책에 대한 선호 평가는 그들이 주어진 산책 동안 겪을 주의력 회복 가능성에 대한 평가와 강하게 관련되어 있었다. 이 결과들의 패턴은 두 개의 중요한 사실을 말한다. 사람들은 어떤 장소는 다른 장소에 비해 회복을 더 돕는다는 것을 알게 될 것이다. 그리고 그들은 일부러 그들의 에너지와 주의력, 그리고 다른 적응성 기지들을 관리하는 데 그 지식을 이용하는 것이 가능할 것이다(Korpela와 Hartig 1996, Korpela 와 Ylen 2009).

정신적인 회복에 대한 맺음말

자연환경에 대한 선호는 사람들의 회복을 돕기 때문에 사람을 더 혜택을 받을 수 있는 상황으로 이끌지 모른다. 회복 경험은 사람을 더 효율적으로 수행하게 하고, 기분을 낫게 하며, 다른 사람들과 잘 어울리게 하는 등의 행동들을 돕는다. 장기적으로 반복적인 회복 경험들은 더 나은 건강을 즐길 수 있게 해줄 것이다. 자연에서의 회복 경험은 우연히, 자연 과 가까운 곳에서 살면서 얻어질 뿐 아니라, 적응 기지들을 관리하기 위한 신중한 전략으 로서도 일어날 수 있다. 이 모든 것은 자연환경의 경험이 회복의 과정들을 통한 건강만을 살피는 것만이 아니라고 말한다. 사람들이 새로운 기술을 익히는 것, 그들의 능력에 대해 더 이해하는 것, 그리고 그뿐 아니라 긍정적인 방향으로 발전시키는 과정들을 통해 건강의 영향을 바라본다. 우리는 지금 그러한 과정들에 대해 토의하려 한다.

학습적, 개인적 발달

여기 관심사는 −자연환경에서 지각된 우연적인 사건들에 의해 형성되는 행동을 집중적 으로 다루는−자연 경험으로 인한 혜택 모델의 종류이다. 이러한 모델들은, 자연환경 속에 서 사람의 행동을 형성하는 강화나 피드백은 사람이 평소 환경에서 받는 것들과 다르다는 아이디어를 바탕으로 한다. 차이점의 순효과는 스스로 관점과 행동 패턴들의 변화이다. 보 통 이러한 모델들은 단지 자기 회고의 기회를 가질 뿐 아니라 문제와 직면함으로써, 자연 환경을 개인의 성장이나 적응성 없는 행위의 수정을 위한 배경으로 본다. 이 문헌에서 언 급된 더 구체적인 결과들은 향상된 문제풀이 능력과, 높은 자존, 자기 개념, 자기 존중, 몸 이미지, 그리고 억제의 인식 궤적에 대한 변화들을 포함한다(Driver 등 1987, Levitt 1988). 효과들은 보통, 실제로 환경에 있는 시간보다 더 지속하여, 평일이나 주말에 나타난다. 자 연 경험의 효과로서의 학습과 개인 발전에 대한 토론은 야생 환경에서 진행되는 프로그램을 진행하는 사람이나 그룹을 종종 언급하기도 한다(Russell 2000, Ewert와 McAvoy 2000). 게다가, 그러한 프로그램의 참가자들은 때때로 특이한 결핍을 한 어린이들이기도 하다. 환경 경험과 치료 프로그램의 조합은 자연 경험의 혜택을 이해하고자 했던 사람들에게 문제를 나타낸다. 프로그램의 체제, 직원 고용, 활동들은 프로그램이 열리는 환경보다 더 참여자들에게 유익할지 모른다. 자연환경은 프로그램 활동들을 촉진할 것이지만, 그것은 자연환경의 특징들이 그 프로그램의 성공에 필수적이라는 것은 아니다. 그러한 치유를 위한 캠핑이나 야외 도전 프로그램들에 관한 연구들은 비교 그룹의 부족과 같은 방법론적인 문제들을 겪었다. 그리고 이것은 환경의 역할에 대한 더 명백한 관점을 제압했다. 이러한 다양한 프로그램들에 대한 관점과 세목들은 많은 검토에서 토의되고 있다(Driver 등 1987, Levitt 1988, Ewert와 McAvoy 2000). 하지만 환경 그 자체가 혜택적인 변화를 지원한다는 것을 믿어야 하는 이유가 있다. 관련된 문헌의 검토에서, 크노프(Knopf 1987)는 −행동의 배경으로써, 매일의 환경들과는 차이가 있는−5가지 방법에 대한 목록을 만들었다. 첫째, 자연환경 그리고 특히 야생은 습관화된 행동 양식과 자원, 문제풀이 방식들에 의문을 제기한다. 둘째, 자연환경은 공정하거나 무관심하다. 그리고 부정적이거나 판단을 내리는 피드백을 거의 주지 않는다(Wohlwill 1983). 셋째, 관련된 자연환경의 조종성과 예상 가능함은, 수비적이고 맞서는 행동으로 사람을 소비할 필요가 없음을 의미한다(Bernstein 1972). 네 번째, 이것은 자기표현의 더 큰 범위를 허락한다. 마지막으로, 자연 배경은 인간적인 제어의 이해를 허락한다. 마지막 가설은 하지만, 카플란과 탈보(Kaplan과 Talbot 1983)가 반박을 제기하였다. 그들은 환경을 제어하고자 하는 노력의 완화는 야생 프로그램의 참여자들에게 중요했다고 말한다.

체제가 잡힌 야생 프로그램을 통해 학습된 무력함을 개선하기 위해서, 뉴만(Newman 1980)의 모형은 또한 프로그램 면에서 야외에서 활동한다는 것이 사람에게 혜택을 주는지에 대한 통찰을 제공했다. 학습된 무력함은 원하는 결과를 향한 사람의 노력과 실제로 나오는 결과 사이의 우발을 감지하는 것의 무능함으로부터 나온다. 더 일반적으로 사람은 결과에 영향을 줄 수 없다고 믿는 것을 배운다(Seligman 1975). 감정적이고, 인식적이고, 동기부여적이고, 또한 아마 자기 이해의 결손으로 인해서 약화된 문제 풀이 능력, 실패 앞에서 업무의 지속의 불가능성, 낮은 자존감, 그리고 우울증과 같은 상태는 수반된다(Abramson 등 1978). 학습된 무력함으로부터 고통을 겪는 사람들은 그들의 실패를 지속적이고 보급 능력의 결핍과 같은 안정적이고, 세계적이고 내부적인 원인의 탓으로 돌리는 경향이 있다. 반대로 그들은 그들의 성공을 특정 경우에서 좋은 운과 같은 외부적, 특징적, 그리고 불안정한 원인의 탓으로 돌리는 경향이 있다(Abramson 등 1978). 뉴만(Newman 1980)에 따르면, 외부에 묶인 프로그램들의 구조와 야생 배경의 특징들은 원인의 속성과 예상에 대한 선명하고 현실적인 패턴들을 개발하는 데 도움을 준다. 또한, 기술의 획득과 숙달을 촉진하고, 언어 능력과 지배력을 격려시키고, 긍정적으로 자아와 자기존중에 영향을 끼치기 위해서 직접적인 능력의 지각을 돕는다.

몇몇 야생의 특징들은 도움이 된다고 여겨진다. 첫째로, 야생에서는 정보 처리 능력의 요구가 적다. 평소의 정신적 잡음들을 다루는 것에서 벗어난 인간은, 속성적인 양식들로써 필요한 통찰력을 얻을지도 모른다. 둘째로, 스트레스를 주는 매일의 환경(소음, 군중, 자극들의 불명확함)이 존재하지 않거나, 사람의 통제 아래서 더 쉽게 보일 수 있다. 날씨와 같은 사람이 지배할 수 없는 조건들은 공정한 것처럼 보인다. 세 번째, 야생의 참신함과 위협적인 가치들은 숨겨진 주의와 싸우고자 하는 노력을 이끌어낸다. 처리하기 쉬운 혼란과 분노들을 다루는 것은 기대치 않은 상황에서, 능력 향상의 기회를 준다.

마지막으로 야생 환경에 있는 것은 능력 형성을 촉진하고, 성공과 실패에 대한 더 정확히 돌아서는 기회들을 제공하는, 기초적인 생존 활동들에 몰두한다는 것을 의미한다. 리저와 세어(Reser와 Scher 1988)는 야생이 적응성과 인간의 발전을 격려시킬 수 있다는 방법들에 대해 비슷한 견해를 냈다. 하지만 체계화된 프로그램에서의 야생 만남이나 병리 상의 상태에서의 정정 효과 등은 말하지 않았다.

그들은 달리기나, 야생 트래킹과 같은 본질적으로 자극을 주는 활동들이 일어나는 인간−환경 교류의 모델을 발표했다. 그들은 이러한 활동 중에 일어나는 인간−환경 교류는 명백하고 명확한 피드백을 포함한다고 주장했다. 이러한 특성들 때문에, 사람이 통상적인 환경에서 가져온 정보의 확실성의 부족과 모호함에 비례해, 보수를 주는 정보의 특징을 가진다. 리저와 세어는 일상생활의 신체적, 사회적 환경으로부터 사람이 받는 피드백은 보통 간접적이며, 모호하고, 일상화되고, 역할이 예정된 것이라고 가정했다. 그들의 모형은 학습적 접근과 주의력 측면, 그리고 카플란과 같은 진화적인 모델로부터의 정보 가공 고찰의 측면들을 모두 통합시켜 흥미롭다. 생물학의 정보 가공 시스템을 위한 최선의 기능에서의 피드백의 유용성 때문에, 명백하고 분명한 피드백은 부분적으로 보수적인 가치를 지닌다.

학습적이고 개인적인 발전에 대한 이론들은, 어떻게 자연 경험이 건강을 보충하는지 이해하기 위한 노력과 함께 심리학적 회복 이론에 대한 중요한 보충을 제공한다.

단지 감소된 자원을 회복함으로써 아닌 새로운 능력들도 얻음으로써, 사람들은 자연환경에서의 경험들로 혜택을 얻을 수 있다.

자연환경에서의 활동들로 사람은 평소의 −주의 결핍이나, 그보다 더 심각한, 학습된 무기력함과 같은 것들− 결손을 고칠 수 있다. 이 사례들로, 단지 결손을 고치는 것에서 더 나아가 활동은 발전과 성장의 과정을 계속해나갈 것이다. 교육과 치료의 배경으로써 자연환경은 11장과 12장에서 더 자세하게 다룰 것이다.

···▶ 미래 연구를 위한 이슈들

'무슨 일들이 있었냐'와 '우리가 어디에 있는가'에 대해 토론했으므로, 우리는 마지막으로 '우리가 어디로 향하고 있는지'에 대해 토의하려고 한다. 전 섹션에서 우리는 처음으로, 몇 가지 추가적인 조사의 방향들을 알아보았었다. 우리는 예측 가능한 미래에서의 조사를 위한 전반적인 이슈들을 알아볼 것이다. 이 이슈들은, 자연에 대한 반응의 개인 차이점에 대해서 뿐만 아니라, 자연환경과 건강에 관련된 몇몇 이론들로 만들어진, 진화론에 대한 반박들을 포함하고 있다.

조사의 추가적인 주제

앞의 섹션에서 우리는 많은 복지와 건강에 대해 함축한 심리학적인 과정들에 대해 토의했다. 다양한 과정들에 관련된, 가능한 한 많고 더 자세한 조사를 다루기에는 이 공간이 너무 작다. 하지만 두 개의 주제들은 간단하게라도 언급할 가치가 있다. 이것들은 자기조질과 장소 애정이다. 회복과 회복적인 환경의 토의에서, 우리는 어떤 장소들은 회복을 더 빨리 돕는 경향이 있다고 배웠다. 그리고 이러한 지식을 적응 기지로써 운용하여 적용할 수도 있을 거라고 했다.

이러한 종류의 행동은 코펠라(Korpela 1989)에 의해 설명된 자기조절에 없어서는 안 된다. 우호적인 기쁨—고통 균형을 유지하고, 현실의 데이터를 논리적인 개념의 구조로 동화하고, 자존의 적절한 성도와 다른 사람들과의 관계를 유지하기 위해서 사람은 행동한다(Korpela 등 2001, p.574). 사람은 다양한 전략들—예를 들어, 바라는 대로 다양한 방식들을 느낄 수 있는, 장소의 선택과 같은 전략. 혼자 있던가, 남과 함께 등등—의 사용과 함께 이러한 기능적 원칙을 수반한다. 자기 조절은 정기적인 회복을 포함한다(Korpela과 Hartig 1996), 그리고 어떤 사람들은 주어진 환경에서, 회복의 목적으로 자연적인 환경에 가는 것을 선호할지 모르지만, 또 다른 이유로 인해서도 그들은 자연환경으로 갈 것이다(Scopelliti 와 Giuliani 2004). 그들은 예를 들어 활력을 느끼고 싶어 한다(Ryan 등 2010). 활기의 목적이든, 회복의 목적이든, 자기 조절 목적의 환경 사용은 건강과 명백한 관계를 맺고 있는 듯 보인다. 심화한 조사는 자연 경험과 회복, 활기를 포함하여, 자기 조절 체제에 관한 광범위한 보충 과정들을 유익하게 연구했다.

언급할 두 번째 주제는 자연에의 유대감이다. 몇몇 조사자들은 최근, 이러한 전반적인 주제에 관한 개념들을 조사했다. 주제는 사람이 자연을 추구할 때 느끼는 감정뿐만 아니라, 사람이 자연에 있을 때 느끼는 감정도 포함한다. 이러한 개념들은 자연을 좋아하는 감정(Kals 등 1999)이나, 자연에 있을 때의 자연에의 포함(Schultz 2002), 환경적인 동일함(Clayton 2003), 자연과의 애착(Mayer와 Frantz 2004)을 포함한다. 최근의 경험주의 조사는 이러한 개념들이 상당한 범위가 겹친다는 인상을 확실히 했다(Brugger 등 in press). 그럼에도 불구하고, 자연환경과의 감정적인 유대를 나타내는 이러한 표현들은 환경에 해로운 영향을 줄이도록 하는 행동을 유발하는 것으로 보여 관심을 끈다. 이와 비슷한 기질 조사는 심리학적인 회복을 위한 자연환경의 이용을 지지하는 사람들이 환경적으로 친화적인 행동들을 더 많이 취한다는 것을 밝혀냈다. 조사는 그러므로 건강 증진과 환경 보호가 서로 강화한다는 역학을 다룬다. 이것은 새로운 개념은 아니다. 우리는 이것에 대해 환경 운동의 발전에 대해 토의할 때 암시했었다. 하지만 이것은 실용적인 잠재성으로, 여전히 조사자들에게 심오한 연구로 남아있다.

진화론에 대한 반박들

자연에 관계한 건강을 이해하기 위한 노력은 점점, 자연을 향한 미적 반응들의 타고난, 문화적인, 개인적인 결정자들의 결합한 기여를 설명하기 위해 노력할 것이라고, 우리는 일찍이 제안했다. 이를 위해서, 다른 것들 사이에서 진화론의 발전에 관심을 요구했다. 자연 경험과 건강에 대한 요즘 개념들 대부분 근거가 되는 진화론은 1960년대와 1970년대 공식화 이후로 명백히 거의 검토 되지 않았다. 따라서 몇몇 연구자들은 진화론을 여전히 적은 세대들도 거의 가지지 않는 신조로 받아들이고 있다. 이 신조는 인간들이 인공적인 환경, 특히 도시 환경에서 생물학적인 적응을 얻기 위해 전해졌다. 이 믿음의 유효성은 현재 조사의 관점에서 평가돼야 한다. 하나로는, 옛 인류학자들은 사바나가 진화의 적절함에서 독특한 환경이었는지에 대한 의문을 제기했다(Potts 1998). 또 다른 것으로는, '인간들이 적어도 1백만 년 전에 아프리카의 사바나를 퍼뜨렸다'는 것과 '사바나에 대한 본능적인 반응들을 새롭게 맞닥뜨린 서식지에서도 하는 선천적인 반응으로 되돌리기 위해, 우리는 그때부터 많은 시대─몇만 개의 세대들─를 가졌다'(Diamond 1993 p.253~254, cited in Kahn 1997)는 것이다. 옛 인류학자들의 작업 외에도, 최근 몇십 년간─환경은 세대가 내려갈 때 유전자에 영향을 미치지 않는다는─정설에 대한 지속적인 반박들을 발견했다. 적응 변수들의 선발이라는 역할 외에도 환경은 종속할 수 있는 유전 변수의 역할로 합의된다(Jablonka와 Lamb 1998).

이것은 자연 인구의 생태학적인 특색들의 더 급속한 변화를 가져올지 모른다. 유전학자들과 분자 생태학자들은 분주히 후생 변수와 유전의 과정들을 조사하고 있지만, 생태학자들은 그것들의 실제 세계에서의 원인과 결과를 이해하기 위해 작업 중이다(Bossdorf 등 2008). 과정 중 하나로써, 그들의 작업은 건강과 자연의 관계에 대한 더 정확한 설명을 가능하게 할지 모른다. 인식된 후 이래로 쭉, 생태학적 선택과 문화는 상호 역할을 하고 있다. 사람들은 그들의 틀을 짓는 환경을 형성했다(Dobzhansky 1962, Dubos 1965, Hartig 1993). 이 과정에서 우리는 단지 유전자의 운반자와 번식자로서가 아니라, 그들이 가진 문화가 재생산되게 하는 운반자로서도 개인들을 이해할 수 있다. 만약 특정한 문화가 자연과 건강 사이의 강한 관계를 유지한다면, 문화 속 개인은 그러한 의미를 강화하고, 유전자적 변수를 생산하고 고르는 환경에 영향을 미치며 문화에 맞게 행동했을 것이다.

자연에 대한 개인 반응의 차이

자연에 대한 반응의 일치성을 강조하는 진화론을 따르면서, 자연과 건강에 대한 조사는 자연에 반응하는 개인들이 체계적으로 다를 가능성을 다루려는 지속적인 노력을 발견하지 못했다. 장단기적으로 자연과 건강 관계의 방향, 힘의 차이점들을 설명해주는 개인적인 변수들에 몇몇 종류들이 있다. 이것들은 성, 나이, 소득, 교육, 사회경제학적인 위치와 같은 사회인구통계학의 변수들을 포함한다. 그 외에도 다양한 변수들을 포함한다. 예를 들어, 감각 추구적인 성격 특징(Zuckerman 1994)이다. 자치 국가의 필요성과 같은, 동기 유발 지향과 필요(Deci와 Ryan 2000), 구조의 필요성(Van Den Berg와 Van Winsum-Westra in press), 자연 이미지와 같은 지식 관계적인 변수들(De Groot와 Van den Born 2003, Ewert 등 2005), 지역적인 친근함을 포함한 특정 종류의 환경들과 관련된 개인적인 경험, 어렸을 때의 경험과 장소 애착(Ewert 등 2005), 그리고 마지막으로, 다양한 아이의 성장 단계들을 포함하는 전 수명을 아우르는 국면들(Kellert 2002)이다. 전통적으로 자연에 대한 개인적인 차이점들에 관한 조사는 주로 사회인구통계학적인, 풍경의 시각적 선호와 다양한 인간 영향의 상관관계에 집중했었다(Strumse 1996, Simoni 2003, Van den Berg 등 1998). 시각적 선호에 대한 다른 조사는 개인적인 변수들을 다루기 위해 사회인구통계학적인 관점을 넘은 듯이 보인다. 예를 들어, 알벨로와 베르날데즈(Abello와 Bernaldez 1986)는 '책임감'에서 높은 점수를 얻은 사람들이 적의를 싫어하고, 판독하기 쉬움에도 불구하고 잎이 없는 겨울의 풍경을 싫어하는 경향이 있다고 했다. 반면에, '감정적으로 덜 안정적'이라고 분류된 주제들의 사람들은 규칙적 반복 패턴을 가진 풍경들을 선호했다고 밝혔다. 개인적인 변수들은 자연에 대한 시각적 선호를 완화할 뿐만 아니라 개인의 건강 반응들과 매우 관련이 있다고 한다. 건강 심리학에서는 흔히, 사람마다 매우 다르게 건강을 위협하는 요소들을 이겨낸다고 알려졌다(Leventhal 등 1984). 이 차이점들은 개인적인 변수들(예: 신경증적 경향)뿐만 아니라, 건강 위협 요소들을 다루는 데 이용되는 사회적이고 환경적인 자원들의 접근 가능성과 관련이 있다(Stockdale 등 2007). 후자의 개념과 같이, 최근 네덜란드의 전염병학 조사는 일상 환경에서의 녹색 공간과 자가진단 건강 사이에서의 관계가 노인, 주부, 아이들과 같이 집에 틀어박혀 그저 이웃의 녹색 공간에 의존하는 그룹보다 강하다는 것을 발견했다(De Vries 등 2003, Maas 등 2006). 다른 최근의 연구는 성별을 사회적 역할을 표지로 제안했고, 행동학적인 기준이 자연을 경험하는 기회로부터 어른들이 깨달은 건강 혜택을 조절할 수도 있다고 했다. 예를 들어, 스웨덴의 도시 주민에 대한 장기간의 인구 조사는 남자들 사이에서 레저 지역 건물의 소유주가 미래에 건강을 이유로 한 조기 사임의 낮을 가능성을 가진다고 나왔다. 여자들 사이에서는 고등 교육을 받은 사람들, 특히 레저 지역 건물의 소유자가 조기 퇴임의 경향이 있었다. 아마 이는 레저 지역 건물은 추가적인-자연과의 관계의 혜택에 더 중점을 둔- 집안일이 필요하기 때문일 것이다. 더 깊은 연구의 함축에 더해 자연 경험의 건강 혜택 아이디어들이 실행에 옮겨지고 있는 정책적, 기획 입안, 건강관리 면에서 이러한 사실들은 고려할 필요가 있다.

···▶ 결론

자연 경험과 건강의 관계에 대한 의견들은 긴 역사를 가지고 있다. 주제에 대한 최근의 조사는 수많은 장기적인, 복잡하게 꼬인 사회적이고 문화적인 과정들의 현재의 표현으로 볼 수 있다.

이러한 과정들은 과학적이고 전문적인 영역에서의 발전들을 하나로 모았다. 이는 그렇게 함으로써, 자연 경험과 건강 그리고 그 연구를 돕는 상대적으로 뛰어난 과학 능력들을 구조적으로 연구해야 함을 강제하기 위해서였다.

건강과 자연에 관한 '보통의 상식적인 시각들에' 반박하여, 연구자들은 요즘 과학적으로 확실해 보이는 이론들과 방법들을 사용하는 중이다. 하지만 미래의 연구자들은 의심할 나위 없이, 그들의 직업적 책임에 따라, 현재 사용되는 방법들과 공식에서 문제점들을 찾아낼 것이다. 그럼에도 불구하고, 현상들을 이용 능력들의 발전과 우리의 현상 이해 능력이 발전해가는 것을 고려하는 것은 좋은 것이다. 조사와 적용의 상호작용 관련 이슈들은 다음의 두 장에서 다루어진다.

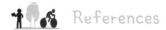 References

···› Abello RP, Bernaldez FG (1986) Landscape preference and personality. Landscape Urban Plan 13:19-28

···› Abramson L, Seligman M, Teasdale J (1978) Learned helplessness in humans: critique and reformulation. J Abnorm Psychol 87:49-74

···› Aks DJ, Sprott JC (1996) Quantifying aesthetic preference for chaotic patterns. J Empirical Stud Arts 4:1-16

···› Anderson D (2009) Humanizing the hospital: design lessons from a Finnish sanatorium. Canadian Medical Association Journal, September. doi:10.1503/cmaj.090075

···› Antonovsky A (1979) Health, stress, and coping. Jossey-Bass, San Francisco, CA

···› Appleton J (1975) The experience of landscape. Wiley, London

···› Appleton J (1996) The experience of landscape. Revisedth edn. Wiley, London

···› Balling JD, Falk JH (1982) Development of visual preference for natural environments. Environ Behav 14:5-28

···› Barnsley M (1993) Fractals everywhere. Academic Press, London

···› Barnsley MF, Devaney RL, Mandelbrot BB, Peitgen HO, Saupe D, Voss RF (1988) The science of fractal images. Springer, New York

···› Bauer N, Wallner A, Hunziker M (2009) The change of European landscapes: human-nature relationships, public attitudes towards rewilding, and the implications for landscape management in Switzerland. J Environ Manage 90:2910-2920

···› Becker P (1994) Theoretische Grundlagen. In: Abele A, Becker P (ed) Wohlbefinden. Theorie - Empirie - Diagnostik. Juventa, Weinheim, pp 13-49. (Becker P (1994) Theoretical foundations. In: Abele A, Becker P (ed) Wellbeing. Theory - empirical data - Diagnostics. Juventa, Weinheim, pp 13-49)

···› Bell S (2001) Landscape pattern, perception and visualisation in the visual management of forests. Landscape Urban Plan 54:201-211

···› Berman MG, Jonides J, Kaplan S (2008) The cognitive benefits of interacting with nature. Psychol Sci 19:1207-1212

···› Bernstein A (1972) Wilderness as a therapeutic behavior setting. Therap Recreat J 6:160-161

···› Berto R (2005) Exposure to restorative environments helps restore attentional capacity. J Environ Psychol 25:249-259

···› Bodin M, Hartig T (2003) Does the outdoor environment matter for psychological restoration gained through running? Psychol Sport Exercise 4:141-153

···› Bonney SG (1901) Discussion upon climatic treatment of pulmonary tuberculosis versus home sanatoria. Trans Am Clin Climatol Assoc 17:224-234

···› Bossdorf O, Richards CL, Pigliucci M (2008) Epigenetics for ecologists. Ecol Lett 11:106-115

···› Bourassa SC (1988) Toward a theory of landscape aesthetics. Landscape Urban Plan 15:241-252

···› Bourassa SC (1990) A paradigm for landscape aesthetics. Environ Behav 22:787-812

···› Briggs P (1992) Fractals: the patterns of chaos. Thames and Hudson, London

···› Bringslimark T, Hartig T, Patil GG (2007) Psychological benefits of indoor plants in workplaces: putting experimental results into context. HortScience 42:581-587

···› Brower D (1990) For Earth's sake: the life and times of David Brower. Gibbs Smith, Salt Lake City, UT

···› Brügger A, Kaiser FG, Roczen N (in press) One for all: connectedness to nature, inclusion of nature, environmental identity, and implicit association with nature. Euro Psychol. doi: 10.1027/1016-9040/a000032

···› Buck C, Llopis A, Nájera E, Terris M (1989) The challenge of epidemiology: issues and selected readings. Pan American Health Organization, Washington, DC

···› Carson R (1962) Silent spring. Houghton-Mifflin, Boston, MA

···› Catalano R (1979) Health, behavior, and the community: an ecological perspective. Pergamon, New York

···› Chang CY, Chen PK (2005) Human response to window views and indoor plants in the workplace. HortScience 40:1354-1359

⋯ Ciancio O, Nocentini S (2000) Forest management from positivism to the culture of complexity. In: Agnoletti M, Anderson S (eds) Methods and approaches in forest history (IUFRO Research Series 3). CABI Publishing, Oxon, UK

⋯ Cimprich B, Ronis DL (2003) An environmental intervention to restore attention in women with newly diagnosed breast cancer. Cancer Nurs 26:284 – 292

⋯ Clayton S (2003) Environmental identity: a conceptual and an operational definition. In: Clayton S, Opotow S (eds) Identity and the natural environment: the psychological significance of nature. MIT Press, Cambridge, MA, pp 45 – 65

⋯ Coelho CM, Purkis H (2009) The origins of specific phobias: influential theories and current perspectives. Rev Gen Psychol 13(4):335 – 348

⋯ Cooper Marcus C, Barnes M (eds) (1999) Healing gardens: therapeutic benefits and design recommendations. Wiley, New York

⋯ Daniel TC (2001) Whither scenic beauty? Visual landscape quality assessment in the 21st century. Landscape Urban Plan 54:267 – 281

⋯ Deci E, Ryan R (2000) Self-determination theory and the facilitation of intrinsic motivation, social development, and well being. Am Psychol 55(1):68 – 78

⋯ De Groot WT, Van den Born RJG (2003) Visions of nature and landscape type preferences: an exploration in The Netherlands. Landscape Urban Plan 63:127 – 138

⋯ De Hollander AEM, Staatsen BAM (2003) Health, environment and quality of life: an epidemiological perspective on urban development. Landscape Urban Plan 65:53 – 62

⋯ De Vries S, Verheij RA, Groenewegen PP, Spreeuwenberg P (2003) Natural environments–healthy environments? An exploratory analysis of the relationship between greenspace and health. Environ Plan A 35:1717 – 1731

⋯ Diamond J (1993) New Guineans and their natural world. In: Kellert SR, Wilson EO (eds) The biophilia hypothesis. Island Press, Washington, DC, pp 251 – 271

⋯ Diener E (2000) Subjective well-being: the science of happiness and a proposal for a national index. Am Psychol 55:34 – 43

⋯ Diener E, Lucas RE (2000) Subjective emotional well-being. In: Lewis M, Haviland–Jones JM (eds) Handbook of emotions, vol 2. Guilford, New York, pp 325 – 337

⋯ Dobzhansky T (1962) Mankind evolving. Yale University Press, New Haven, CT

• Driver BL, Nash R, Haas G (1987) Wilderness benefits: a state-of-knowledge review. In: Lucas RC (ed) Proceedings
– National wilderness research conference: issues, state-of-knowledge, future directions. USDA Forest Service General Technical Report INT-220, pp 294 – 319. United States Department of Agriculture Forest Service Intermountain Research Station, Ogden, UT

⋯ Dubos R (1965) Man adapting. Yale University Press, New Haven, CT

⋯ Eder K, Ritter M (1996) The social construction of nature: a sociology of ecological enlightenment. Sage, London

⋯ Edginton B (1997) Moral architecture: the influence of the York retreat on asylum design. Health Place 3:91 – 99

⋯ Evernden N (1992) The social creation of nature. Johns Hopkins University Press, Baltimore, MD

⋯ Ewert A, McAvoy L (2000) The effects of wilderness settings on organized groups: a state-of-knowledge paper. In: McCool SF, Cole DN, Borrie WT, O'Loughlin J (eds) Wilderness science in a time of change conference – vol 3: wilderness a place for scientific inquiry. USDA forest service proceedings RMRS-P-15-VOL-3, 2000, pp 13 – 26. USDA Forest Service Rocky Mountain Research Station, Ogden, UT

⋯ Ewert A, Place G, Sibthorp J (2005) Early–life outdoor experiences and an individual's environmental attitudes. Leisure Sci 2:225 – 239

⋯ Ekman K (2007) Herrarna i skogen. Albert Bonniers Förlag, Stockholm

⋯ Falk JH, Balling JD (2009) Evolutionary influence on human landscape preference. Environ Behav. doi:10.1177/0013916509341244

⋯ Field DJ (1989) What the statistics of natural images tell us about visual coding. SPIE proceedings on Human vision, visual processing and digital display, vol 1077, p 269

⋯▸ Fromm E (1964) The heart of man. Harper and Row, New York

⋯▸ Frumkin H (2001) Beyond toxicity: human health and the natural environment. Am J Prev Med 20:234 240

⋯▸ Fuchs T (2003) Bäder und Kuren in der Aufklärung: Medizinaldiskurs und Freizeitvergnügen. Berliner Wissenschafts-Verlag, Berlin

⋯▸ Gardiner CF (1901) The importance of an early and radical climatic change in the cure of pulmonary tuberculosis. Trans Am Clin Climatol Assoc 17:202–205

⋯▸ Garraty JA, Gay P (1972) Columbia history of the world. Harper &Row, New York

⋯▸ Geake J, Landini G (1997) Individual differences in the perception of fractal curves. Fractals 5:129–143

⋯▸ Gibson JJ (1979) The ecological approach to visual perception. Houghton Mifflin, Boston, MA

⋯▸ Gilden DL, Schmuckler MA, Clayton K (1993) The perception of natural contour. Psychol Rev 100:460–478

⋯▸ Gonzalez MT, Hartig T, Patil GG, Martinsen EW, Kirkevold M (2010) Therapeutic horticulture in clinical depression: a prospective study of active components. J Adv Nurs 66:2002–2013

⋯▸ Gouyet JF (1996) Physics and fractal structures. Springer, New York

⋯▸ Grundsten C (2009) Sveriges nationalparker. Bokförlaget Max Ström, Stockholm

⋯▸ Gurthrie WKC (1965) Presocratic tradition from Parmenides to Democritus (vol. 2 of his history of greek philosophy). Cambridge University Press, Cambridge

⋯▸ Hagerhall CM (2005) Fractal dimension as a tool for defining and measuring naturalness. In: Martens B, Keu AG (eds) Designing social innovation – planning, building, evaluating I. Hogrefe and Huber, Cambridge, MA, pp 75–82

⋯▸ Hagerhall CM, Purcell T, Taylor R (2004) Fractal dimension of landscape silhouette outlines as a predictor of landscape preference. J Environ Psychol 24:247–255

⋯▸ Hagerhall CM, Laike T, Taylor RP, Küller M, Küller R, Martin TP (2008) Investigations of human EEG response to viewing fractal patterns. Perception 37:1488–1494

⋯▸ Han KT (2007) Responses to six major terrestrial biomes in terms of scenic beauty, preference, and restorativeness. Environ Behav 39:529–556

⋯▸ Hartig T (1993) Nature experience in transactional perspective. Landscape Urban Plan 25:17–36

⋯▸ Hartig T (2004) Restorative environments. In: Spielberger C (ed) Encyclopedia of applied psychology, vol 3. Academic Press, San Diego, CA, pp 273–279

⋯▸ Hartig T (2007) Three steps to understanding restorative environments as health resources. In: Ward Thompson C, Travlou P (eds) Open space: people space. Taylor and Francis, London, pp 163–179

⋯▸ Hartig T, Cooper Marcus C (2006) Essay: healing gardens – places for nature in healthcare. Lancet 368:S36–S37

⋯▸ Hartig T, Evans GW, Jamner LD, Davis DS, Garling T (2003) Tracking restoration in natural and urban field settings. J Environ Psychol 23(2):109–123

⋯▸ Hartig T, Fransson U (2009) Leisure home ownership, access to nature, and health: a longitudinal study of urban residents in Sweden. Environ Plan A 41:82–96

⋯▸ Hartig T, Kaiser FG, Strumse E (2007) Psychological restoration in nature as a source of motivation for ecological behaviour. Environ Conserv 34:291–299

⋯▸ Hartig T, Korpela K, Evans GW, Gärling T (1997) A measure of restorative quality in environments. Scand Hous Plan Res 14:175–194

⋯▸ Hartig T, Mang M, Evans GW (1991) Restorative effects of natural environment experiences. Environ Behav 23:3–26

⋯▸ Hartig T, Staats H (2006) The need for psychological restoration as a determinant of environmental preferences. J Environ Psychol 26:215–226

⋯▸ Health Council of the Netherlands (2004) Nature and health. The influence of nature on social, psychological and physical well-being. Health Council of the Netherlands and Dutch Advisory Council for Research on Spatial Planning, Den Hague

⋯▸ Heerwagen JH, Orians GH (1993) Humans, habitats, and aesthetics. In: Kellert SR, Wilson EO (eds) The biophilia hypothesis. Island Press, Washington, DC, pp 138–172

⋯▸ Herzog TR (1985) A cognitive analysis of preference for waterscapes. J Environ Psychol 5:225–241

⋯› Herzog TR (1989) A cognitive analysis of preference for urban nature. J Environ Psychol 9:27 – 43

⋯› Herzog TR, Leverich OL (2003) Searching for legibility. Environ Behav 35:459 – 477

⋯› Herzog TR, Maguire CP, Nebel MB (2003) Assessing the restorative components of environments. J Environ Psychol 23:159 – 170

⋯› Hewitt R (2006) The influence of somatic and psychiatric medical theory on the design of nineteenth century American cities. History of Medicine Online. Accessed on the internet on 2010–04–14 at http://www.priory.com/homol/19c.htm

⋯› Howard E (1902/1946) Garden cities of to–morrow (reprinted). Faber and Faber, London (originally published in 1902)

⋯› Hunziker M (1995) The spontaneous reafforestation in abandoned agricultural lands: perception and aesthetic assessment by locals and tourists. Landscape Urban Plan 31:399 – 410

⋯› Irvine KN, Warber SL (2002) Greening healthcare: practicing as if the natural environment really mattered. Altern Ther Health M 8:76 – 83

⋯› Jablonka E, Lamb MJ (1998) Epigenetic inheritance in evolution. J Evol Biol 11:159 – 183

vJakobsson A (2004) Vatten, vandring, vila, vy och variation: den svenska kurparkens gestaltningsidé, exemplet Ronneby Brunnspark (Rapport nr 2004:1). Sveriges lantbruksuniversitet, Institutionen för landskapsplanering, Alnarp

⋯› Jensen FS, Koch NE (2004) Twenty–five years of forest recreation research in Denmark and its influence on forest policy. Scand J Forest Res 19(suppl 4):93 – 102

⋯› Joye Y (2007) Architectural lessons from environmental psychology: the case of biophilic architecture. Rev Gen Psychol 11:305 – 328

⋯› Kahn PH Jr (1997) Developmental psychology and the biophilia hypothesis: children's affiliation with nature. Develop Rev 17:1 – 61

⋯› Kahneman D, Diener E, Schwarz N (1999) Well–being: the foundations of hedonic psychology. Russell Sage Foundation, New York

⋯› Kals E, Schumacher D, Montada L (1999) Emotional affinity toward nature as a motivational basis to protect nature. Environ Behav 31:178 – 202

⋯› Kaplan S (1987) Aesthetics, affect, and cognition: environmental preferences from an evolutionary perspective. Environ Behav 19:3 – 32

⋯› Kaplan S (1995) The restorative benefits of nature: toward an integrative framework. J Environ Psychol 15(3):169 – 182

⋯› Kaplan S, Kaplan R (1978) Humanscape: environments for people. Duxbury Press, Belmont, CA (republished Ann Arbor, MI: Ulrich's Books, 1982)

⋯› Kaplan S, Kaplan R (1982) Cognition and environment: functioning in an uncertain world. Praeger, New York

⋯› Kaplan S, Talbot JF (1983) Psychological benefits of a wilderness experience. In: Altman I, Wohlwill JF (eds) Behavior and the natural environment. Plenum, New York, pp 163 – 203

⋯› Kaplan R, Kaplan S (1989) The experience of nature: a psychological perspective. Cambridge University Press, Cambridge

⋯› Kellert SR (1993a) The biological basis for human values of nature. In: Kellert SR, Wilson EO (eds) The biophilia hypothesis. Island Press, Washington, DC

⋯› Kellert SR (1993b) Attitudes toward wildlife among the industrial superpowers: the United States, Japan, and Germany. J Soc Issues 49:53 – 69

⋯› Kellert SR (1996) The value of life. Island Press, New York

⋯› Kellert SR (2002) Experiencing nature: affective, cognitive, and evaluative development in children. In: Kahn P, Kellert SR (eds) Children and nature: psychological, sociocultural, and evolutionary investigations. MIT Press, Cambridge, MA, pp 117 – 151

⋯› Knill DC, Field D, Kersten D (1990) Human discrimination of fractal images. J Opt Soc Am 77:1113 – 1123

⋯› Knopf R (1987) Human behavior, cognition, and affect in the natural environment. In: Stokols D, Altman I (eds) Handbook of Environmental Psychology, vol 1. Wiley, New York, pp 783 – 825

⋯› Konijnendijk CC (2003) A decade of urban forestry in Europe. Forest Pol Econ 5:173 – 186

⋯› Korpela K, Hartig T (1996) Restorative qualities of favorite places. J Environ Psychol 16:221 – 233

···› Korpela KM (1989) Place identity as a product of environmental self-regulation. J Environ Psychol 9:241-256

···› Korpela KM, Hartig T, Kaiser FG, Fuhrer U (2001) Restorative experience and self-regulation in favorite places. Environ Behav 33:572-589

···› Korpela KM, Ylén M (2009) Effectiveness of favorite-place prescriptions: a field experiment. Am J Prev Med 36:435-438

···› Kuo FE, Sullivan WC (2001) Aggression and violence in the inner city: effects of environment via mental fatigue. Environ Behav 33:543-571

···› Laumann K, Gärling T, Stormark KM (2001) Rating scale measures of restorative components of environments. J Environ Psychol 21:31-44

···› Laumann K, Gärling T, Stormark KM (2003) Selective attention and heart rate responses to natural and urban environments. J Environ Psychol 23:125-134

···› Leopold A (1949) A sand county almanac with sketches here and there. Oxford University Press, Oxford

···› Leventhal H, Nerenz DR, Steele DJ (1984) Illness representations and coping with health threats. In: Baum A, Taylor SE, Singer JE (eds) Handbook of psychology and health: vol 4. Erlbaum, Hillsdale, NJ, pp 219-252

···› Levitt L (1988) Therapeutic value of wilderness. In: Freilich HR (ed) Wilderness Benchmark 1988: proceedings of the National wilderness colloquium. USDA Forest Service General Technical Report SE-51, pp 156-168. United States Department of Agriculture Forest Service Southeastern Forest Experiment Station, Asheville, NC

···› Lichtenstein P, Annas P (2000) Heritability and prevalence of specific fears and phobias in childhood. J Child Psychol Psychiatr All Disciplines 41:927-937

···› Lindhagen A, Hörnsten L (2000) Forest recreation in 1977 and 1997 in Sweden: changes in public preferences and behavior. Forestry 73:143-151

···› Lohr VI, Pearson-Mims CH (2006) Responses to scenes with spreading, rounded, and conical tree forms. Environ Behav 38:667-688

···› Maas J, Verheij RA, Groenewegen PP, de Vries S, Spreeuwenberg P (2006) Green space, urbanity and health: how strong is the relation? J Epidemiol Commun Health 60:587-592

···› Mandelbrot BB (1983) The fractal geometry of nature. W. H. Freeman, New York

···› Mansén E (1998) An image of Paradise: Swedish spas in the 18th Century. Eighteenth Cen Stud 31:511-516

···› Mausner C (1996) A kaleidoscope model: defining natural environments. J Environ Psychol 16:335-348

···› Mayer FS, Frantz CMP (2004) The connectedness to nature scale: a measure of individuals' feeling in community with nature. J Environ Psychol 24:503-515

···› Meacham S (1999) Regaining paradise: Englishness and the early Garden City movement. Yale University Press, New Haven, CT

···› Mitchell R, Popham F (2007) Greenspace, urbanity and health: relationships in England. J Epidemiol Commun Health 61:681-683

···› Mitchell R, Popham F (2008) Effect of exposure to natural environment on health inequalities: an observational population study. Lancet 372:1655-1660

···› Muir J (1901/1981) Our National Parks. Houghton Mifflin, New York. Republished by University of Wisconsin Press, Madison

···› Naddaf G (2006) The Greek concept of nature. Suny Press, New York

···› Nash R (1982) Wilderness and the American mind. 3rd edn. Yale University Press, New Haven, CT

···› Newman RS (1980) Alleviating learned helplessness in a wilderness setting: an application of attribution theory to Outward Bound. In: Fyans LJ Jr (ed) Achievement motivation: recent trends in theory and research. Plenum, New York, pp 312-345

···› Nordh H, Hartig T, Hagerhall C, Fry G (2009) Components of small urban parks that predict the possibility for restoration. Urban Forest Urban Green 8:225-235

···› Öhman A, Mineka S (2001) Fears, phobias, and preparedness: toward an evolved module of fear learning. Psychol Rev

108:483－522

⋯→ Olmsted FL (1865/1952) The Yosemite valley and the Mariposa big trees: a preliminary report, with an introductory note by Laura Wood Raper. Landscape Archit 43:12－25

⋯→ Orians GH (1980) Habitat selection: general theory and applications to human behavior. In: Lockard JS (ed) The evolution of human social behavior. Elsevier, New York, pp 49－66

⋯→ Orians GH (1986) An ecological and evolutionary approach to landscape aesthetics. In: Penning-Rowsell EC, Lowenthal D (eds) Landscape meanings and values. Allen and Unwin, London, pp 4－25

⋯→ Orians GH, Heerwagen JH (1992) Evolved responses to landscapes. In: Barkow JH, Cosmides L, Tooby J (eds) The adapted mind: evolutionary psychology and the generation of culture. Oxford University Press, Oxford, pp 555－579

⋯→ Ottosson J, Grahn P (2005) A comparison of leisure time spent in a garden with leisure time spent indoors: on measures of restoration in residents in geriatric care. Landscape Res 30(1):23－55

⋯→ Outdoor Recreation Resources Review Commission (1962) Wilderness and recreation － a report on resources, values, and problems (ORRRC Study Report 3). US Government Printing Office, Washington, DC

⋯→ Pals R, Steg L, Siero FW, van der Zee KI (2009) Development of the PRCQ: a measure of perceived restorative characteristics of zoo attractions. J Environ Psychol 29:441－449

⋯→ Park BJ, Tsunetsugu Y, Kasetani T, Hirano H, Kagawa T, Sato M, Miyazaki Y (2007) Physiological effects of shinrin-yoku (taking in the atmosphere of the forest) － using salivary cortisol and cerebral activity as indicators. J Physiol Anthropol 26:123－128

⋯→ Parsons R (1991) The potential influences of environmental perception on human health. J Environ Psychol 11:1－23

⋯→ Parsons R, Tassinary LG, Ulrich RS, Hebl MR, Grossman-Alexander M (1998) The view from the road: implications for stress recovery and immunization. J Environ Psychol 18:113－140

⋯→ Pickover C (1995) Keys to infinity. Wiley, New York

⋯→ Pinchot G (1987) Breaking new ground. Island Press, Washington, DC (originally published by Harcourt, Brace, and Co, New York, 1947)

⋯→ Pitt DG, Zube EH (1987) Management of natural environments. In: Stokols D, Altman I (eds) Handbook of environmental psychology, 2. Wiley, New York, pp 1009－1042

⋯→ Potts R (1998) Environmental hypotheses of hominin evolution. Yearbook Phys Anthropol 41:93－136

⋯→ Pretty JN, Peacock J, Sellens M, Griffin M (2005) The mental and physical health outcomes of green exercise. Int J Environ Health Res 15:319－337

⋯→ Purcell AT, Lamb RJ (1984) Landscape perception: an examination and empirical investigation of two central issues in the area. J Environ Manage 19: 31－63

⋯→ Reser JP, Scherl LM (1988) Clear and unambiguous feedback: a transactional and motivational analysis of environmental challenge and self-encounter. J Environ Psychol 8:269－286

⋯→ Roggenbuck JW, Lucas RC (1987) Wilderness use and user characteristics: a state-of-knowledge review. In: Lucas RC (ed) Proceedings － National wilderness research conference: issues, state-of-knowledge, future directions. USDA Forest Service General Technical Report INT-220. United States Department of Agriculture Forest Service Intermountain Research Station, Ogden, UT, pp 204－245

⋯→ Rogowitz BE, Voss RF (1990) Shape perception and low dimension fractal boundary contours. In: Rogowitz BE, Allenbach J (eds) Proceedings of the conference on human vision: methods, models and applications, Santa Clara. SPIE/SPSE symposium on Electron imaging, vol 1249, pp 387－394

⋯→ Rosen G (1993) A history of public health, expandedth edn. Johns Hopkins University Press, Baltimore, MD

⋯→ Runte A (1979) National parks: the American experience. University of Nebraska Press, Lincoln, NB

⋯→ Russell KC (2000) Exploring how the wilderness therapy process relates to outcomes. J Experiential Education 23:170－176

⋯→ Ryan RM, Weinstein N, Bernstein J, Brown KW, Mistretta L, Gagné M (2010) Vitalizing effects of being outdoors and in nature. J Environ Psychol 30:159－168

⋯→ Schama S (1995) Landscape and memory. Vintage Books, New York

···› Schultz PW (2002) Inclusion with nature: the psychology of human–nature relations. In: Schmuck P, Schultz PW (eds) The psychology of sustainable development. Kluwer, New York, pp 61–78

···› Scopelliti M, Giuliani MV (2004) Choosing restorative environments across the lifespan: a matter of place experience. J Environ Psychol 24:423–437

···› Scott A (2003) Assessing public perception of landscape: from practice to policy. J Environ Pol Plan 5:123–144

···› Seligman MEP (1970) On the generality of the laws of learning. Psychol Rev 77:406–418

···› Seligman MEP (1975) Helplessness: on depression, development, and death. Freeman, San Francisco

···› Sempik J, Aldrige J, Becker S (2003) Social and therapeutic horticulture: evidence and messages from research: thrive and centre for child and family research. Loughborough University, UK

···› Shin WS (2007) The influence of forest view through a window on job satisfaction and job stress. Scand J Forest Res 22:248–253

···› Simonič T (2003) Preference and perceived naturalness in visual perception of naturalistic landscapes. Zb Bioteh Fak Univ Ljublj Kmet 81:369–387

···› Spehar B, Clifford CWG, Newell BR, Taylor RP (2003) Universal aesthetic of fractals. Comput Graph 27:813–820

···› Staats H, Hartig T (2004) Alone or with a friend: a social context for psychological restoration and environmental preferences. J Environ Psychol 24:199–211

···› Staats H, Kieviet A, Hartig T (2003) Where to recover from attentional fatigue: an expectancy–value analysis of environmental preference. J Environ Psychol 23:147–157

···› Stamps AE (2004) Mystery, complexity, legibility and coherence: a meta–analysis. J Environ Psychol 24:1–16

···› Stamps AE (2006) Literature review of prospect and refuge theory: the first 214 references. Institute of Environmental Quality, San Francisco, CA. Accessed on the internet on 2010–04–14 at http://home.comcast.net/~instituteofenvironmental quality/LitReviewProspectAndRefuge.pdf

···› Stamps AE (2008a) Some findings on prospect and refuge theory: I. Percept Motor Skill 106:147–162

···› Stamps AE (2008b) Some findings on prospect and refuge theory: II. Percept Motor Skill 107:141–158

···› Stankey GH, Schreyer R (1987) Attitudes toward wilderness and factors affecting visitor behavior: a state–of–knowledge review. In: Lucas RC (ed) Proceedings – National wilderness research conference: issues, state–of–knowledge, future directions. USDA Forest Service General Technical Report INT–220. United States Department of Agriculture Forest Service Intermountain Research Station, Ogden, UT, pp 246–293

···› Stremlow M, Sidler C (2002) Schreibzüge durch die Wildnis. In: Wildnisvorstellungen in Literatur und Printmedien der Schweiz. Haup, Bern

···› Stockdale SE, Wells KB, Tang L, Belin TR, Zhang L, Sherbourne CD (2007) The importance of social context: neighborhood stressors, stress–buffering mechanisms, and alcohol, drug, and mental health disorders. Soc Sci Med 65:1867–1881

···› Strumse E (1996) Demographic differences in the visual preferences for agrarian landscapes in western Norway. J Environ Psychol 16:17–31

···› Summit J, Sommer R (1999) Further studies of preferred tree shapes. Environ Behav 31:550–576

···› Susser M, Susser E (1996) Choosing a future for epidemiology: I Eras and paradigms. Am J Pub Health 86:668–673

···› Szczygiel B, Hewitt R (2000) Nineteenth–century medical landscapes: John H. Rauch, Frederick Law Olmsted, and the search for salubrity. Bull Hist Med 74:708–734

···› Taylor RP (1998) Splashdown. New Sci 2144:30

···› Taylor RP (2001) Architects reaches for the clouds: how fractals may figure in our appreciation of a proposed new building. Nature 410:18

···› Taylor RP (2003) Fractal expressionism–where art meets science. In: Kasti J, Karlqvist A (eds) Art and complexity. Elsevier, Amsterdam

···› Taylor RP (2006) Reduction of physiological stress using fractal art and architecture. Leonardo 39(3):45–251

⋯ Taylor RP, Newell B, Spehar B, Clifford CWG (2001) Fractals: a resonance between art and nature? Symmetry: art and science 1:194－18197

⋯ Taylor RP, Spehar B, Wise JA, Clifford CWG, Newell BR, Hagerhall CM, Purcell T, Martin TP (2005) Perceptual and physiological responses to the visual complexity of fractal patterns. J Nonlinear Dynam Psychol Life Sci 9:89－114

⋯ Thomas K (1983) Man and the natural world: a history of the modern sensibility. Pantheon Books, New York

⋯ Townsend M (2006) Feel blue? Touch green! Participation in forest/woodland management as a treatment for depression. Urban Forest Urban Green 5:111－120

⋯ Tuan YF (1974) Topophilia: a study of environmental perception, attitudes, and values. Prentice－Hall, Englewood Cliffs, NJ

⋯ Ulrich RS (1983) Aesthetic and affective response to natural environment. Behavior and the natural environment. In: Altman I, Wohlwill JF (eds) Behavior and the natural environment. Plenum, New York, pp 85－125

⋯ Ulrich RS (1984) View through a window may influence recovery from surgery. Science 224:420－421

⋯ Ulrich RS (1993) Biophilia, biophobia, and natural landscapes. In: Kellert SR, Wilson EO (eds) The biophilia hypothesis. Island Press, Washington, DC, pp 73－137

⋯ Ulrich RS (1999) Effects of gardens on health outcomes: theory and research. In: Cooper Marcus C, Barnes M (eds) Healing gardens: therapeutic benefits and design recommendations. Wiley, New York, pp 27－86

⋯ Ulrich RS, Simons R, Losito BD, Fiorito E, Miles MA, Zelson M (1991) Stress recovery during exposure to natural and urban environments. J Environ Psychol 11:201－230

⋯ Van den Berg AE, Koole SL, Van der Wulp NY (2003) Environmental preference and restoration: (How) are they related? J Environ Psychol 23:135－146

⋯ Van Den Berg AE, Maas J, Verheij RA, Groenewegen PP (2010) Green space as a buffer between stressful life events and health. Soc Sci Med 70:1203－1210

⋯ Van den Berg AE, ter Heijne M (2005) Fear versus fascination: an exploration of emotional responses to natural threats. J Environ Psychol 25(3):261－272

⋯ Van Den Berg AE, Van Winsum－Westra M (2010) Manicured, romantic, or wild? The relation between need for structure and preferences for garden styles. Urban Forestry and Urban Greening 9:179－186

⋯ Van Herzele A, Wiedemann T (2003) A monitoring tool for the provision of accessible and attractive urban green spaces. Landscape Urban Plan 63:109－126

⋯ Velarde MD, Fry G, Tveit M (2007) Health effects of viewing landscapes － landscape types in environmental psychology. Urban Forest Urban Green 6:199－212

⋯ Wells NM, Evans GW (2003) Nearby nature: a buffer of life stress among rural children. Environ Behav 35:311－330

⋯ Whiston Spirn A (1985) Urban nature and human design: renewing the great tradition. J Plan Edu Res 5:39－51

⋯ Wilson EO (1984) Biophilia, the human bond with other species. Harvard University Press, Cambridge

⋯ Wodziczko A (1928) Wielkopolski Park Narodowy w Ludwikowie pod Poznaniem (Wielkopolski National Park in Ludwikowo near Poznan). Ochrona Przyrody 8:46－・67

⋯ Wodziczko A (1930) Zieleń miast z punktu widzenia ochrony roślin (Urban green space as seen from the nature conservation point of view). Ochrona Przyrody 10:34－45

⋯ Wohlwill JF (1983) The concept of nature: a psychologist's view. In: Altman I, Wohlwill JF (eds) Behavior and the natural environment. Plenum Press, New York, pp 5－37

⋯ World Health Organization (1948) Preamble to the Constitution of the World Health Organization as adopted by the International Health Conference, New York, 19－22 June 1946; signed on 22 July 1946 by the representatives of 61 states (Official records of the World Health Organization, no. 2, p 100) and entered into force on 7 April 1948. WHO, Geneva

⋯ World Health Organization (1986) Ottawa Charter for Health Promotion. WHO, Geneva

⋯ Zube EH, Sell JL, Taylor JG (1982) Landscape perception: research, application, and theory. Landscape Plan 9:1－33

⋯ Zuckerman M (1994) Behavioral expressions and biosocial bases of sensation seeking. Cambridge University Press, Cambridge

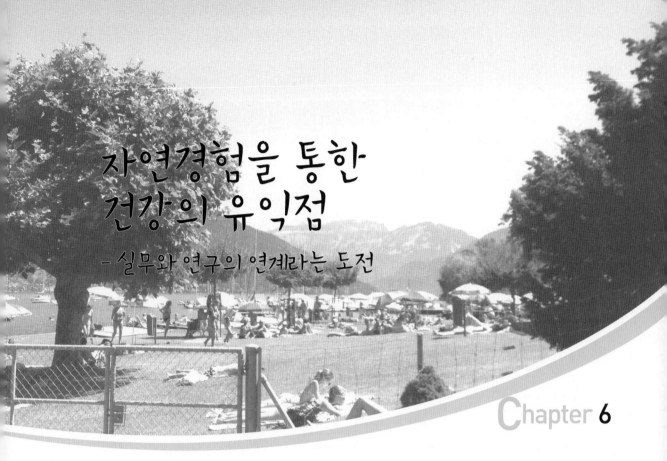

자연경험을 통한 건강의 유익점
– 실무와 연구의 연계라는 도전

Chapter 6

자연 경험을 통한 건강 유익에 관한 지식기반이 성장하는 데 반해 그 지식을 실무에 충분히 전환하지 못하는 듯하다. 연구와 실무 간에 인식되고 있는 간격은 그것의 효과와 가동 중인 조직에 관한 강력한 증거가 부족하기 때문으로 해석된다. 이 장에서 우리가 주장하는 것은 증거기반의 강화는 앞으로 해야 할 더 많은 필요 가운데 한 분야일 뿐이라는 것이다. 그 증거를 실무에 전환하는 것은 여러 다른 노력과 공동시도가 요구되는 하나의 과정이며 그러므로 여러 다른 관점에서 관찰해야 한다. 우리는 이 토픽을 3가지 별개의 관점에서 검토한다. 문제의 정의(누가 책임지는가?), 수용성(수용할 수 있는 증거는 무엇으로 구성되어 있는가?), 적용성(그 증거는 실무에 사용할 수 있는가?) 등이다.

:: 옮김 – 이성재 (고려대학교 의대 교수), 노수림 (전, 고려대 통합의학센터 연구원)
· 앤 반 헤르첼 (Ann van Herzele) 벨기에 자연 산림 연구소 생태계 서비스 그룹 · 사이먼 벨 (Simon Bell) 영국 에딘버러 예술 대학 열린 공간 연구 센터 · 테리 하티그 (Terry Hartig) 스웨덴 웁살라 대학 주택 및 도시 조사 연구소 · 마리 테레제 까밀레리 포데스타 (Marie Therese Camilleri Podesta) 몰타 대학 해부학과 · 반 존 (R. van Zon) 네덜란드 독립 컨설턴트

···▶ 들어가는 말

　앞의 장에서는 심리적 사회적 문화적 과정들을 통해 자연경험이 인간의 건강과 웰빙에 결합할 수 있는 다양한 방법을 주제로 토론하였다. 현재 우리는 자연경험을 통한 육체적 정신적 건강에 관한 상당량의 연구기반을 갖고 있다. 이 토픽에 관한 문헌도 빠르게 증가하고 있고, 많은 경우 연구자와 국제적 기부자기관, 국가기관이나 다른 기구 간의 네트워크 덕분에 이 연구는 재정지원을 받아왔다. 일부 유럽 국가에서는 일반인이 접근할 수 있는 연구평론지—예를 들어 영국의 〈OPENspace 2003, 2008〉, 네덜란드의 〈Health Counsel and RMNO 2004〉, 노르웨이의 〈Bioforsk, 2006〉가 나와 널리 보급되었다. 자연과의 접촉에서 얻는 건강의 유익에 대한 기본적인 인식은 사회 전반에서 상당히 분명해졌다. 사람들도 자연적 환경이 그들의 건강과 웰빙에 중요한 영향력이 있다고 생각하는 듯하다. 예를 들어 여가에 대한 조사기관들이 밝힌 바로는 응답자들은 자연적 야외를 먼저 찾는데 그 이유는 그들이 이완하고 싶어하고 도시의 스트레스와 직업의 틀에 박힌 일과로부터 이탈하고 싶기 때문이라고 한다(Knopf 1987, Chiesura 2004, Bell 2008). "나의 배터리를 재충전할 수 있다"는 것이 이 조사에서 가장 흔한 표현이었다.

　그렇지만 이런 다소 낙관적인 그림에 반대하는 일부의 사람들은 자연과 건강의 상호관계에 관한 연구의 적용에 있어 전반적인 불만을 느끼고 있다(Nilsson 외 2007). 많은 연구자는 그들의 연구결과에 좀 더 높은 우선권이 주어지면 건강관리와 건강증진을 위한 의사결정이나 도시계획과 공원설계에서 더 낫게 사용될 수 있다고 믿는다. 이점을 보여주는 한 예로 의사가 환자에게 충고하거나 처방전을 써줄 때 녹지대에서 운동하기 같은 아주 간단한 일은 그들이 적절하다고 생각하는 치료법의 조건에는 들어있지 않다. 2,784명의 환자가 142명의 네덜란드 주치의와 의논하는 장면을 비디오테이프로 분석한 결과, 의사의 조언 중에 훈련이나 운동이 언급된 것은 26%이나 자연은 전혀 언급되지 않았다(Mass와 Verheij 2007). 유럽의 여러 나라에서 원예치료나 치료농장 같은 좀 더 특수화한 치료법에 대한 관심이 증가하고 있으나 이 분야의 개발에 투자하려는 건강기관은 아직 극소수이다(Abramson과 Tenngart 2006, Hassink와 van Dijk 2006).

분명히 말하면, 현재의 도전은 자연과 건강의 상호관계에 관한 지식을 응용해서 이 상호관계의 좀 더 알찬 가능성을 실현하는 것이다. 이와 관련해서 연구와 실무 사이에 격차가 있다고 인식되는 이유가 의식의 부족과 그 효과와 가동 중인 구조체계에 대한 강력한 증거의 부족 때문이라고 설명하는 것은 주목할 만하다(Nilsson 등 2007). 그렇다면 해결책은 전형적이지만 현존하는 지식을 조정하고 소통시켜 새로운 연구에 투자를 늘리는 데서 찾아야 한다. 일례로 네덜란드의 한 철저한 비평연구에 의하면 자연과 건강의 중요한 결합이 건강관리와 또한 공간적 설계에 관한 논의에서 진지한 역할을 감당하려면 자연의 유익한 건강효과를 책임지고 있는 구조체제에 대한 우리의 지식기반을 확대하는 것이 필요하다고 결론지었다(Health Counsel과 RMNO 2004).

연구를 실행하는 성공적인 도구로서 가장 결정적 역할로 간주하는 것은 역시 높은 수준의 증거를 제시하는 것이다. 그 증거가 신뢰도가 낮고 미약하다면 그것은 무시될 것이다. 그러므로 우리가 이 장에서 무엇보다 확실한 증거(much more than sound evidence)가 필요하다는 것을 보여주려는 것이다. 전문가들은 새로운 지식을 쉽게 적용할 준비가 되어 있지 않다. 비록 그것이 최고의 자질에 건강증진 기관들에 의해 널리 퍼져있다 할지라도― 여기서 이미 기술한 주치의가 환자에게 충고할 때 자연을 전혀 언급 안 했다는 대목을 다시 생각해보도록하자.. 이런 현상은 다양한 면에서 설명할 수 있는데―어떤 과학적 결과를 실무에 옮기는 시도를 하는 데는 각자에게 그 중요성이 다르기 때문이다.

첫째로 의사들은 건강과 자연에 대한 증거를 알지 못할 수도 있다. 왜냐하면, 의사들이 그들의 전문지식을 보강하는 의학잡지에 제출하지 않았고 학회 혹은 세미나에서 토의되지 않았기 때문이다. 이런 경우 필요한 것은 그들에게 받아들여질 수 있는 방식으로 그 증거의 인식력을 올려주는 것이다. 두 번째로 설명할 수 있는 것은 의사들은 그 증거를 보았지만, 그들이나 그들의 지도기관들은 아직 자연의 이로운 효과에 대한 확신이 없다는 것이다. 이것의 의미는 의사나 건강 담당자가 그 증거를 더 많이 수용하도록 하는 것에 수행 노력의 초점을 맞추어야 한다는 것이다. 세 번째로 의사들은 건강 패키지의 일부로서 자연을 활용하는 데 공감하나 그들의 환자에게 자연의 이로운 효과를 장려하는 것은 그들의 역할로 생각하지 않을 수 있다(혹은 관심 밖이다). 그래서 자연에 기초한 치료법이나 충고할 때 예방법을 포함하는 것과 처방에 대한 책임은 주치의에게 전임하는 것이 타당할 것이다. 마지막으로 의사들이 조언하거나 처방할 때 '자연'을 포함하는 것을 마음 내켜 하지 않는데 그 이유는 아마도 이것이 실제로 어떻게 작용하는지 전혀 알지 못하기 때문이다. 이런 경우에는 연구를 실무의 방법론으로 전환하는 데 초점을 두고 노력해야 한다.

이런 여러 상황을 통해 명백해진 것은 증거(연구)를 실무에 들어가게 하는 것은 여러 다른 노력과의 공동 시도가 요구되는 과정이므로 여러 다른 관점에서 바라볼 필요가 있다는 것이다. 물론 다른 전문분야로부터 연구적용의 복합적인 특성을 나타내는 다른 실례들도 찾을 수 있다. 사실 건강의 정의가 넓어질수록 현재 혹은 잠재적으로 참여하게 된 다양한 전문가들은 더욱 포괄적이다. 표 6-1은 자연경험의 건강상 유익에 대한 연구적용에 관여할 수 있는 전문직의 총람을 제시한다.

우리는 그들을 세 집단으로 분류했다. 의학적 건강전문직으로 인정받은 자(흰색), 환경전문직 안에서 인정받은 자(녹색), 중개자 역할의 직업을 가진 자(사탕 줄무늬). 자연과 건강에

:: 표 6-1 **자연경험을 이로운 구성요소로 포함할 업무에 현재 혹은 잠재적으로 참여할 전문가 리스트**

의학분야(흰색)	중개자(사탕줄무늬)	환경분야(녹색)
일반의	원예치료사	원예가
심장의	물리치료사	산림감독관
내분비학자	심리학자	조경건축가
노인학자	교육자	설계사(planner)
소아과의사	동물치료사	도시설계사
간호사	작업치료사	환경학자
당뇨병 전문의		

관한 연구적용을 강화하기 위한 어떤 시도도 그 분야의 다양성과 여러 분야 간의 연관성을 반드시 염두에 두어야 한다. 이 도전은 연구 성과와 전문가들을 더 가깝게 묶어줄 뿐만 아니라 모든 전문가를 서로 묶어주는 것이다.

이 장에서는 자연과 건강에 관해서 실무와 연구를 결합하는 도전을 다음의 3가지 관점 –문제의 정의, 규정(누구의 책임인가?), 수용성(수용할 수 있는 증거를 구성하는 것은 무엇인가?), 적용 가능성(그 증거는 실무에 사용될 수 있는가?)에서 검토하려고 한다. 여기에 제시한 관점은 일반적인 것으로 여러 다른 전문직에도 해당하고, 여기에서 이용한 실례는 이 장 전체를 통틀어 특정학문 분야에서도 자주 나온다. 다른 예들도 더욱 융합된 접근방식을 설명하고 있다(그들 중 몇 개는 이 책의 다음 장에서 충분히 설명할 것이다.).

실무와 연구를 결합하는 도전

누가 책임지는가?

어떤 지식 기반을 적용하는데 참여하기 위해서는 전문가들(그들의 기관들)은 인식된 문제에 관련해서 그 타당성을 반드시 깨달아야 하고, 중요한 것은 이 문제들을 해결하는데 그들 자신이 그 역할을 할 수 있다는 자각이 있어야 한다. 이처럼 많은 부분이 무엇이 문제인가, 그것을 어떻게 규정하는가에 달려있다. 데버러 스톤(Deborah Stone 1989, p.282)은 "문제의 규정이란 이미지 메이킹 과정이다. 여기서 이미지는 원인이나 비난, 책임을 돌리는 것을 근본적으로 처리해야만 한다."고 우리에게 상기시킨다. 많이 인용되는 세계보건기구(WHO)의 '위험 줄이기, 건강생활 증진하기'의 예를 보자. 유럽에서는 육체적으로 움직이지 않는 것을 건강에 위험인자를 끌어오는 것으로 간주한다. 그러나 육체적 무활동과 건강 간에 통계적이고 논리적인 막강한 연관이 있을 때라도, 그 문제를 책임지는 일단의 지원자들이 있다. 예를 들면 앉아서 일하는 생활방식을 가진 사람들은 육체적인 활동이 얼마나 중요한지 깨닫지 못하고, 그들에게 쉽고 편안하다고 생각하는 생활방식을 바꾸려 하지 않는다고 추정하는 것은 공공보건에서는 흔히 있는 일이다. 또 예를 들면 자연적 환경 안에서 육체적으로 활동하는 것의 유익함을 잘 알려주었음에도, 어떤 이들은 고혈압 치료를 위해 산책하러 나가는 것보다 약을 먹는 것을 선호한다고 가정하는 것은 합리적이다. 그러나 이런 경우 예방분야의 다양한 '흰색' 전문직과 교육 분야의 사람들이 좀 더 활동적인 생활방식을 지원하고 자각을 강화하는 역할을 담당할 수 있다. 한 예로 지역 건강관리 기관들이 추천한 BTCV 녹색운동 프로그램은 움직이기 싫어하는 사람을 비난하는 대신, 비활동적인 사람이나 일반적 운동이나 스포츠센터를 좋아하지 않는 사람들을 겨냥한 것이었다(다음 장을 참조). WHO 보고에 제시된 사실을 가지고, 주민들로 하여금 육체적으로 활동적이 되게 자극할 만한 환경을 제공하는 데 실패한 도시 계획 전반을 비판하는 데 이용할 수도 있다. 틀림없이 녹색 직업군은 이 역할을 할 수 있다. 도시 가까이 위치한 '놀이의 숲'(예를 들어 the Play Forest Mastbos in the Netherlands)은 젊은이와 아이들을 자연으로 돌아가게 하는 주도적 역할을 하였을 뿐 아니라 그들이 설계나 건설에 활발히 참여하게 하는 좋은 예이다(다음 장을 참조).

이 모든 것이 말하려는 것은 같은 사실이라도 다르게 해석될 수 있고 각각의 인과관계가 가능한 활동과정에서 각기 다른 결과를 가져온다는 것이다. 좋은 이야기들은 꺼내올 수 있는 참고항목의 창고를 제공하며, 잠재적으로 참여하게 될 전문가들에게 그들의 특정 역할에 관하여 새로운 아이디어를 주며 그들 간에 연대를 만들어낸다(Van Herzele 2006). 자연과 건강 분야에서 책임은 실제로 어느 하나의 전문직에만 전가할 수 없다. 우리가 나누었던 이야기 중 연대를 만든 좋은 예는 네덜란드의 건강협약인 'Staatsbosbeheer(the Dutch forest service)' 와 VGZ-IZA(사설 건강보험회사)가 서명한 것이다. 그들은 함께 혁신적인 기획을 개발해서 건강과 웰빙을 제공하며 야외의 자연의 역할을 증진했다.

문제 정의와 활동을 하기 위한 예비적 활동으로 이야기 만들기의 중요성이 이미 알려졌음에도 자연과 건강분야에서는 그것에 관한 조사와 안내가 거의 없다. 그러나 과학 그 자체가 자신의 인과관계 이야기를 활발하게 생산하고 있다는 것은 분명하다. 국제적인 문헌에 대한 한 단기조사에 의하면 환경심리학에서는 자연환경이 회복시키는 능력을 갖추고 있다는 것을 오랫동안 발표하고 있다(Knopf 1983, Kapla 과 Kaplan, 1989). 공공보건과 예방의학영역의 연구자들도 이 토픽을 취급한 것은 최근의 일이며, 먼저 자연환경과 활동적이 될 가능성의 증가를 관련시키고 있다(Ball 외 2001, Giles-Corti와 Donovan 2002, 더 광범위한 이해를 위해서 Frumkin 2001 참조). 이 인과관계 이론은, 이전 분야에서는 자연경험 그 자체가, 구체적 활동과는 독립적으로, 건강 강화자산을 가진 것으로 보지만 후자에서는 자연은 건강 강화를 위해 육체적 활동을 유도하도록 장치한 다양한 특성의 하나로 여긴다는 점에서 차이가 있다. 선택은 언제나 존재하는 것이고 연구자들은 어느 부분을 강조하면서 불가피하게 다른 부분을 등한시하게 된다(Van Herzele 2005). 이런 의미에서 연구자들의 주장은 건강을 위한 자연의 중요성에 신뢰를 줄 뿐만 아니라 그 주장을 통해 그들이 중요하게 여기는 중재 역할에 주의를 돌리게 하고, 다른 누구보다 몇몇 전문직과 기관에 책임을 전임시키는 등 함축적으로 강력한 활동을 하는 셈이다.

여러 다른 인과관계 이론들이 일부 사람들에게 개혁이라는 부담을 주지만 또한 어떤 특정 인과관계 테두리 안에서 그 문제를 해결할 수 있는 도구나 기술이나 자원이 있는 사람들에게 권한도 위임한다. 특히 녹색 전문가들은 자연과 건강에 관한 과학적 증거를 환영할 것이고, 그것을 사용해서, 예를 들면 어느 특정지역 내 자연적 녹색 공간의 부족 같은 문제를 교정할 수 있게 하고, 그것의 책임을 요구한다. 실무에 종사하는 연구자와 전문가는 이런 면에서 서로에게 권한을 부여한다. 예를 들어 농업과 환경을 연구하는 노르웨이 기관 'Bioforsk'는 이에 대해 매우 개방적이다. 자연과 건강의 상호관계에 관한 비평보고서를 내는 하나의 중요한 이유는 도시 녹지대의 중요성을 정부에 보여주기 위함이다. 이러한 방법으로 구역취득을 위한 기금이나 도시 녹지대의 설치와 관리 자금을 더 배정받을 수 있다(Floistad 등 2008). 사실상 녹색전문직은 흔히 전달하는 당사자와 요구하는 당사자를 동시에 만들어내고 있다.

과학을 당신 편에 두는 것은 도움이 된다. 그러나 과학에서 얻은 문제의 정의가 자연과 건강의 개념이 정책의제로 상정된다는 보장은 없다. 또 다른 전략이 따라와야 하는데 그것은 자연을 하나의 해결책으로 삼아 출발하는 것이고, 그다음은 정책의제의 상위에 오르는 문제점을 찾아내어 그것으로 해결하는 것이다. 배울만한 한 예는 통합 건강관리의 모델을 촉진하기 위한 하나의 문제 제기이다.

통합된 의학의 훈련과 교수 연구를 위해서는 긴급한 요구가 있다. 노인 인구의 증가와 기술적 진부 그리고 지식 있고 요구가 많은 환자의 결합으로 모든 건강관리 환경에서 재정적 긴장을 증가시키는 결과를 가져왔다. 영국의 'National Health Service'처럼 주로 세금에 의존하는 조직은, 간단하면서도 저렴한 전인적 전략의 새로운 접근방법을 찾아내어 주민들을 건강하게 하지 않으면 용해되기 쉽다(http://www.integratedhealthtrust.org).

그 시대의 정책포럼을 주도하는 여러 담론들을 가지고 연결고리를 만드는 것도 탁월한 효과가 있다. 예를 들어, (도시 삶의 질과 연계해서) 도시 숲의 증가(Van Herzele 2005)나 (정신적 건강문제를 가진 사람들을 사회에 포용하는 것과 연계해서) 지역사회에 특별한 방식으로 정원 만들기(Parr 2007) 등이다.

수용할 수 있는 증거는 무엇으로 구성되어 있는가?

모든 종류의 증거가 그러하듯, 자연과 건강에 관한 연구성과들도 복합적인 해석에 개방되어있고 무슨 증거가 채택될 것인지에 대한 여러 다른 견해가 존재한다. 예를 들어 영국에서는 현재 수용 가능한 증거를 구성하고 있는 것은 무엇인가에 대해서, 그 정의가 사용되어야 하는지에 대해서, 또한 그 결과가 육체적 건강문제 혹은 불균형의 축소 같은 더 광범위한 이슈에도 관여할 것인가에 대해서까지 자연적 건강관리 영역에서 폭넓게 논쟁하고 있다. 더구나 동일한 증거를 평가할 때도 각기 다른 의사결정자마다 각기 다른 기준을 사용한다. 예를 들어 정책입안자는 건강과 효율성 측면에서 사회적 이득을 찾게 된다. 반면 의사는 환자의 웰빙을 가장 중요하게 고려할 것이다(Sheldon 등 1998).

더 나아가 전문직에 따라 그들에게 관련성 있고 신뢰성 있는 증거가 무엇인지에 대해 다른 견해를 갖고 있을 뿐 아니라 그들의 견해 또한 다른 무게를 가질 수 있다. 돕슨(Dopson 외 2003) 등은 주로 의학분야 전문직이 지배하고 있는 건강관리기구와 생의학분야 모델이 어떻게 승인받은 증거인지를 결정한다고 기술하였다. 증거의 구성요건에 대한 일반적 견해들은 때로 자연 안에서 육체적 운동을 하라는 의사 처방전을 써준다거나 원예치료나 치료농장 같은 특수화된 치료법의 개발 같은 단순한 중재를 훼방할 수도 있다. 예를 들면 스웨덴 알나프에 있는 재활정원은 자연에 기초한 중재가 신경쇠약 증세로 고통받고 있는 사람을 어떻게 도울 것인가에 대한 다양한 이론 중에서 영감을 받았다(Stigsdotter와 Grahn 2002). 의사들이 환자를 (그곳으로) 보내고자 하는 데 2년이 걸렸다는 사실은 수용 가능한 증거가 부족했다는 데 일부 이유가 있다. 알나프의 재활프로그램의 효과를 평가하는 지속적인 노력이 치료방법론과 정원설계의 더 나은 개발뿐 아니라 건강관리 체제에 의한 (증거의) 신뢰성과 수용성을 증대하는 측면에서 도움을 줄 것이다.

평가를 수행하는 데 있어 이런 '의학적 모델' 또한 한계가 있다. 예를 들어 헨우드(Henwood 2002, p.13)는 실시 중인 사업을 평가할 때 건강상의 결과를 편리한 계량법으로 지나치게 한정된 장치에 의존하는 것에 대해 경고하고 있다. "건강중재의 평가영역에서는 계산의 정확성에 대한 열망이 때로 성과의 함축된 뜻이나 그 의미를 해석하는 데 어려운

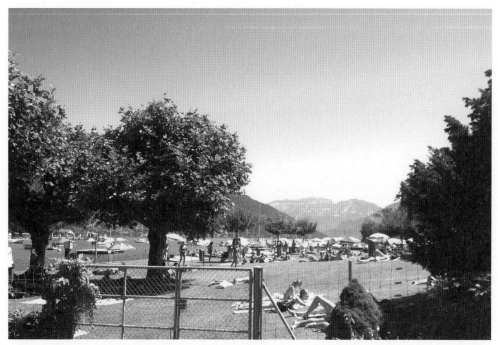

:: 사진 6-1 자연과 건강의 상호관계에 관한 연구는 끊임없이 진행되고 있다.

업무를 압도할 수 있다. 웰빙에서 실체가 없는 무형의 분야(예를 들어, 편안함, 뿌리내림(안정감, 정신적 활력 소생 같은)에 대한 변화나 건강을 유지하고 강화하는 지역사회 조직 등이 고려해야 할 주요 핵심사항들이다.

우리의 주요 관점으로 돌아가서, 중요하게 고려해야 할 것은, 전문가들은 연구증거가 수동적인 수령인이 아니라는 것이다. 그들은 단순히 정보를 받고 그것을 사용할 것인가를 결정하는 것이 아니다. 그보다는 정보의 탐색과 동료들과 그 정보에 대한 논쟁에 참여하고 또 흔하게는 그들의 전문적 네트워크를 이용해서 그들 고유의 입장에서 활동적으로 주장하는 것을 적용하고 해석한다(Fitzgerald 등 2003). 전문적 네트워크 혹은 '실무공동체'(Wenger 1998)는 정보나 경험을 교환하거나 증거의 해석을 위해서 얼굴을 마주하는 상호작용의 주요 기반이라고 할 수 있다.

이처럼 그들은 과학적 수용을 획득할 수 있는 열쇠가 된다. 자연과 건강의 상호관계에 관한 연구수용을 증진하고 보급하는 데 있어 전통적이고 전문적인 네트워크의 역할에 대해 별로 알려진 것이 없음에도, 전문가들을 참여시켜 자연적 건강관리나 건강증진 실무를

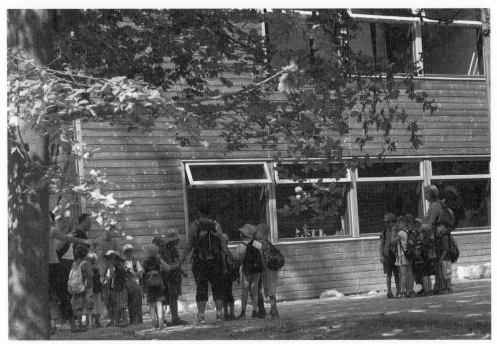
:: 사진 6-2 '숲학교'는 적극적인 야외경험을 통해 영감을 준다.

공유하게 하는 새로운 실례들이 있다.

그러한 네트워크는 경험을 공유하고 전문적 개발을 계속할 수 있는 활동무대를 제공할 수 있다. 좋은 사례로 '숲 학교'를 들 수 있다. 이곳은 철학을 고무하고 어느 연령층이던, 개인이던 적극적인 야외경험을 통해 영감을 준다(http//www.forestschools.com/다음 장 참조).

유럽국가 간에 네트워크를 설치하려는 노력이 진행 중이며 지식의 공동체를 개발하고, 이런 숲 학교를 세우거나 운영하려는 이들에게 확신을 주는 것을 목표로 하고 있다.

전문가 공동체나 네트워크가 학습을 고취하고 내부적으로 변화하는 반면 외부적으로 그러한 과정을 차단하기도 한다. 건강관리 분야의 몇몇 연구서는 지식과 사회적 경계선이 전문직 가운데 존재하고 그들은 자주 지식의 흐름을 막고 있다고 발표하였다(Brown과 Duguid 2001, Dopson 등 2003, Ferlie 등 2005).

지식의 효과적인 유포는 실무를 공유하는 데서 가장 잘 이루어진다(Brown과 Duguid 2001). 그러나 서로 다른 전문가 집단은 그들 특유의 지식기반과 연구문화와 실질적인 접근방식을 개발한다. 의사, 물리치료사, 간호사같이 서로 다르지만 밀접하게 연관된 전문직 종사자들이 여러 전문분야로 이루어진 팀에서 일할 때라도 지식은 그 전문직 너머로 쉽게 흘러가지 않는다.

이 문제는 전문화로 인해 악화되고 이것은 또한 증거활동에 대한 책임을 수용이나 배당을 좀 더 복잡하게 만든다. 예를 들어 오늘날 의학계의 추세는 전문화, 개업의사들 간에는 초전문화이다. 이런 상황에서 다양한 전문분야 간에 더 나은 협력에 대한 요구가 늘고 있다. 사실, 이 목적을 성취하기 위해 다양한 네트워크가 존재하고 있다. 'Doc@Hand'은 건강관리 전문가들을 위한 지식의 공유와 결정을 도와주는 고급 플랫폼이다(http://www.ehealthnews.eu/dochand).

그러나 건강관리공동체 이외의 네트워킹은 별로 두드러진 것이 없다. 다만 몇몇 국가에서 어떤 기구나 전문직을 초월하여 포럼이나 네트워크, 동반관계 같은 새로운 연합체를 결성하려고 노력하고 있다. 그 예가 IDGO—Inclusive design for getting outdoors(야외로 나가기 위한 포괄적 설계)'이다. 이것은 연구합작으로 학술적 연구자들의 핵심 집단으로 구성되며, 그들은 광범위한 분야의 공동연구원들과 함께하는 사실상의 탁월한 구심점을 이루며 노인이나 장애인을 포함하기 위한 야외 환경설계에 초점을 맞추고 있다(http://www.idgo.ac.uk/index.htm, 다음 장 참조).

더구나 자연적 건강관리의 특수 프로젝트 안에서 공동연구를 하면서, 실무 그 자체가 하나의 연결고리 장치의 역할을 하여 관심을 가진 단체가 공동의 장을 찾는 데 도움을 주고, 효과적인 상호교환을 조성하고 새로운 자원을 가동하며 새로운 사업시행의 보급에 속도를 내게 한다. 영국의 'Walking the Way to Health Initiative'(http://www.whi.org.uk 다음 장 참조)는 'Natural England'로 대표되는 녹색 전문직과 'British Heart Foundation'으로 대표되는 흰색전문직, 두 개의 전문가 집단 간 협력의 좋은 예이다.

증거는 실무에 사용될 수 있는가?

실무에서 효과를 거두기 위해서 그 증거는 반드시 실무자에게 전달되어야 할 뿐 아니라 그들의 실무에서 주류 혹은 일상업무가 되어야 한다. 그러나 학자들이 전문가에게 효과적으로 설명해주지 않으면 실무 전문가들이 이 대안의 접근방법을 적용하리라고 기대할 수 없다. 여기서 결정적이면서 서로 연관된 두 가지 점을 주목할 필요가 있다. 첫째, 이 책의 다른 장에서 보여주었듯, 많은 양의 유효한 증거들 내부에 아직도 상당한 격차가 있다. 둘째, 모든 증거가 실무에서 즉시 사용될 수 있는 방식으로 제공되고 있는 것은 아니다. 이러한 격차가 실무자들이 마주하는 장벽이나 여러 한계와 결합할 때 적절한 중재의 선택을 어렵게 한다(Blamey와 Mutrie 2004).

건강-강화 육체 활동 분야를 예로 들면, 거기에 있는 상당한 격차는, 중재가 필요한 가장 적절한 장치에 대한 지식과 관련이 있다. 가장 적절한 장치로는, 최소 혹은 최적 길이의 프로그램, 효과를 보장하기에 필요한 이상적인 집중과 충분히 빠져들기, 그리고 특정 소집단들에 맞춰 제작하는 것이 요구된다(Blamey와 Mutrie 2004). 어떤 중재를 위해서 강력한 증거기반이 있을 때라도 그러한 중재가 효과를 내게 할 수 있는 조건에 관한 증거가 불충분할 수 있다. 나아가 실무자가 어느 주어진 조건에서, 어떤 것이 효과가 있고 없는지에 대한 증거를 탐색하고 발견하기에는 제한된 시간을 갖고 있다.

그리고 그들은 불충분한 증거였음에도 불구하고 그 프로그램의 진행에 대해 비판을 받을 수 있다. 일부 기관들은 대부분 그런 문제점들을 극복하려고 시도하고 있다. 예를 들면 영국의 'National Health Service'는 현재 유효한 지식 안에서 가장 안전한 업무를 증진하기 위한 기준을 제공하고 있다. 또 다른 결정적인 점은 자연과 건강의 상호관계에 대한 주류의 연구를 실무에 추천하기가 어렵다는 것이다. 의료행위나 프로그램계획이나 도시설계를 이끌어가기 위해서 어떤 이론이나 경험적 증거를 사용하려면 사람들이 자연과 접촉함으로써 얻는 유익에 대한 다소 추상적인 연구를 연구 증거에 일치하는 결정이나 실무적인 선택으로 전환하는 것이 요구된다. 이 목적을 위해서 주장하고 있는 것과 현재 시행 중인 것끼리 잘 연결되어야 한다.

이것은 쉽다고 할 수 없고, 쉽고 어려운 것은 각각의 지식문화가 갈라져 나온 외연에 달린 듯하다.

어떤 경우에는 자연을 통한 건강상 유익에 대한 연구가, 의학에서 설명하는 약을 먹는 효과처럼 쉽게 적용되기도 한다. 예를 들면 어느 수준의 육체적 활동을 통한 유익한 효과는 육체적 훈련에서 개인 맞춤형 프로그램으로 전환될 수 있다. 그러나 위에서 언급하였듯, 언제나 꼭 필요한 것은 아니다.

특히 환경심리학분야에서 수행의 문제점은 많은 연구 설계 내에 이미 짜여있다. 첫째, 자연경험을 통한 유익에 관한 연구가 강조하는 분야는 주로 도시가 주는 기회에 대한 것이라기보다 주로 도시의 속박에 관한 것이었다. 즉 도시생활의 긍정적인 면은 흔히 충분히 인식되지 않거나(Verheij 1996, Henwood 2002, Karmanov와 Hamel 2008) 혹은 당연히 존재하는 것으로 여겼다(Hartig 1993). 예를 들어 어떤 접근 방법은 자연적 환경과 도시환경을 비교하면서 전자의 유익한 자산은 결여되어있다. 따라서 계획자나 도시설계자가 도시의 건강 강화용량을 개선하려는 입장이 될 때, 도시화를 부정적 변수로서 강조하는 것은 연구의 효과적 적용을 방해할 수 있다. 두 번째로, 인간–환경 상호관계에 관한 많은 연구에서 함축하고 있는 의미는 (공원설계나 식물의 선택 같은)장소 만들기보다는 인간적 선호나 태도, 가치를 건설하는 것에 대한 해석과 발견을 더 강조하는 것이다. 장소 만들기는 앞에 있는 것을 건설한 후에 따라오는 것이다(Van Herzele 2005). 게다가 이러한 연구들이 특정 장소에 특수화된 효과적인 활동에 지침서를 마련하는 데 꼭 필요한 것은 아니다…. 더구나 입안자가 구체적으로 설계 중인 상황 안에서 '신비'나 '복잡성' 같은 환경의 회복능력에 대한 추상적 개념을 어떻게 다룰 것인가?(Kaplan과 Kaplan 1989)

다시 말하면 이 분야의 다각화와 여러 분야와의 연관성은 하나의 복잡한 요소이다. 예를 들어 의학분야에서는 가장 전통적인 중재가 의학연구자들에 의해 개발되고 의학잡지에 발표되고 의사들이 처방하거나 시행하였다. 그 일련의 제품은 비교적 분명했다. 참가자들도 그 조직에 친숙하고 신뢰를 했다. 그리고 그들은 그 언어를 이해했다. 그러나 자연과 건강분야에선 이 경우와 아주 멀다. 어떤 연구를 실무로 전환하는 작업 중 가장 중요한 부분은 본질에서 각기 다른 지식문화를 타협시키는 것에 관한 것이다. 이것은 특히 입안단계에서 명백하다. 많은 과학이 분석에 관한 것이지만(무엇이다, 무엇이었다), 입안은 구성이나 합성에 관한 것이다(무엇이 될 것이다). 미래지향적인 활동으로서의 입안은 미래의 공간과 장소의 가치를 위해, '차이를 만든다(making a difference)'라는 의도를 갖고 생각하고 활동하는 것에 대한 모든 것이다(Vzn Herzele 2005). 이에 따라오는 것은 주류의 연구로부터 유효하게 된 일반적 정보는 어떤 정책이나 계획의 인가나 정당성을 제공하는 데는 쓸모가 있을지도 모른다. 그러나 실질적인 결정을 헤야만 하는 설계자에게는 이것은 별 가치가 없다는 것이다.

코에테리에(Coeterier 1996)는 〈조경의 이해〉라는 그의 연구에서 다음과 같이 주장한다. 환경심리학자는 귀납적으로 활동한다. 그들은 각각의 경우에서 일반적 규칙을 추론하려 한다. 그 대신 입안자나 설계자는 연역적으로 활동한다. 그들은 일반적 규칙을 구체적인 기준으로 전환하려고 한다. 그는 연구자와 실무자가 중도 즉 실무를 위한 원칙이라는 수준에서 만나기를 제안한다. 이처럼 실무자가 요구하는 정보의 형식은 과학적인 증거이면서 무엇이 완성될 것인가에 관한 실질적 기준에 투입하는 것이 적절하다. 실질적 지침은 사실상, 연구의 적용을 쉽게 하는 데 중요한 역할을 하는 것으로, 이것은 추상적 이론을 상상하기 쉽게 해줌으로써 그것을 활동 프로그램으로 전환하고 기술적으로 착수하게 해주는 것이다(Van Herzele 2005).

연구 성과를 어떻게 실무에 투입하고 구체적 상황에 적용하는가에 대해 설명해주는 지침은 놀랍게도 거의 없다. 앤 비어, 카플란, 카플란과 리안(Anne Beer 1990, Kaplan, Kaplan과 Ryan 1998)이 자연경험에 대한 이론과 경험적 증거에 의거해 구체적 권고를 하고 있다. 특히 최근의 책-〈인간중심적 자연환경의 설계 (With People in Mind)〉는 자연을 가까이하는 것의 심리학적 차원에 초점을 두고 있다. 그러나 연구결과를 실질적 기준으로 전환하기는 쉽지 않은데 그 이유는 부분적으로는 특정장소에 특수화된 상황에 사용할 수 있는 형식으로 되어있는 정보가 드물기 때문이다. 하나의 대안적 접근방법은 실무 그 자체 내에서 요구되는 지식을 개발하고 시험하는 것이다. 이것은 방법론적 접근과 연관 있는 것으로 '행동연구(action research)'라고 알려졌다(Greenwood와 Levin 1998). 예를 들면, 사람은 왜 자연경험에서 유익을 얻는가, 같은 인과관계를 세우기는 여기서 최우선 관심사가 아니다. 그보다는 누가 무엇으로부터 어떻게 유익을 얻었는가 하는 경험에서 배우게 된다. 이 아이디어에 가까운 하나의 예는 앞서 언급했던 알나프에 있는 재활정원이다. 거기서 환자의 결과에 대한 지속적인 평가가 정원설계나 치료방법 개선에 공헌하고 있다.

나아가 더 일반적으로 인정해야 할 것은 실무담당 전문가와 그들의 기관들이 백지 위에서 시작하지는 않았다는 것이다. 사람들은 기관의 제도와 관례라는 인계받은 장치 안에서 일하고 있다. 이것은 그들의 실제 업무를 위해서 좋은 배경을 제공하는 것이다. 그래서 확실한 것은 병원 안에 녹색 식물을 더 놓는 것 같은 극히 한정된 혹은 미세한 중재를 통해 같은 병원 내에 원예치료를 유치하는 것이 기관의 기술적 변경보다 쉽다는 것이다. 더구나 실무담당 전문가들은 이 화제에 관해 관심도 다르고 그들의 위치도 다르다. 우리가 전에 언급했듯 녹색 전문직들은 자연과 건강의 긍정적 상호관계에 관한 거의 모든 증거를 좀 더 즉각적으로 활용하여 그들의 위치를 강화할 수 있다. 대조적으로, 흰색 전문직은 이 토픽 안에서 훨씬 범위 축소를 요구받는 입장인 듯하다. 그리고 이 분야의 몇몇 전문가들에게 그러한 증거는 기존 실무에 다소 방해가 될지 모른다(Fitzgerald 등 2003). 의학 실무 공동체에서는 이 참신한 치료법의 효능을 받아들이기를 꺼릴 수도 있다. 왜냐하면, 그것이 그들의 기존 의술 기반을 위협하고 그리하여 그들의 위상과 전문가 지위를 위협하기 때문이라고 받아들일 수 있다.

마지막으로 많은 경우에 이 작업수행에서 하나의 고려 요소는 그 연구가 많은 주민에게 적용될 수 있느냐는 것이다. 자연적 건강관리에서 사용되기 위해서는 특정의 육체적 환경과 사회적 환경에 아주 익숙하게 하는 것이 필요하다(Hartig와 Cooper Marcus, 2006). 그 적용이 익숙할수록 선택될 가능성이 많다. 예를 들어, 시각장애인이나 뇌 부상이나 신경쇠약에서 회복 중인 사람들을 위한 정원설계는 특정 일부 주민들에게 적용할 수 있을 뿐만 아니라 그들과 소통할 수 있다. 어느 적용이나 기술 안에 내포되어있는 것은 사회적 코드이며, 이것은 잠재적으로 어느 한정된 집단에만 적용할 수 있게 한다(Leeuwis 2004). 건강관리 적용의 이러한 양상이 반드시 문제점은 아니지만 이것이 실무에서 언제나 인정받는 것은 아니다.

···▶ 결론

우리는 이 장에서 자연과 건강과 웰빙과 이 분야에서 공식적인 연구산출의 이론적 기초를 검토했던 5장과의 연결고리를 만들려고 했다. 이장의 초점은 그 연구를 실제적 장치 내에 적용할 때의 도전과 복잡성에 맞추어져 있다. 우리는 연구성과를 실제 업무에서 수행할 때 방해하는 장애물을 잠재적으로 만들 수 있는 몇 가지 쟁점이 있음을 지적해왔다. 그것은 연구적용에서 그들이 할 수 있는 역할에 대해 전문가들 간의 인식 부족, 전문의학 분야에서 요구하는 증거의 수준, 전문가나 기관의 경계를 넘어서 작업(네트워킹 포함)할 때의 한세, 연구증가 그 자체의 특성으로, 특정장소에 특수회된 효과적인 활동을 위한 실질적 기준으로 전환하기 어려운 점 등이다.

위에 지적한 복잡성 때문에 연구를 적용하는 것은 그 자체가 도전이며, 이루어져야 할 필요가 있다. 증거의 기반을 개선, 확장하는 것도 해야 할 한 가지 영역이지만, 길게 보면 그것이 가장 중요한 요소는 아닐 수 있다. 이것은 전문직의 제도화된 외관이며, 그들의 전통적인 업무방식일 것이다. 'English Nature'와 'British Heart Foundation'이 협동 개발하여 운영하는 〈Walking the Way to Health Initiative〉 같은 프로젝트는 서로 다른 분야의 학문이 실제적으로 함께 일할 수 있음을 보여주는 좋은 예일 것이다. 또 다른 쟁점은 좀 더 주의가 필요한 것으로, 개인적으로 사회적으로 무엇이 가치가 있는지 판단하는 데 적극적으로 참여하고 있는 국민들에게 이 의사결정이나 실무가 어떻게 받아들여지는지 그 방법에 대해 전문가들이 고려해야 한다(Heywood 2002). 공동체에 기반을 둔 프로그램의 설계와 전달에서 공동체의 참여에 더 역점을 두게 되면서 프로그램의 지역적 적용과 충분한 중재가 그 프로그램을 무엇보다 효과 있게 만드는데 무엇보다 핵심기준이 된다는 것을 확실하게 하는 것이 두 사실 간에 명백하고 균형 잡힌 활동이 요구되고 있다(Blamey와 Mutrie 2004). 그러나 몇몇 경우에서 보면, 실무와 연구의 결합이란 닿아야 할 목표나 고정된 도착점도 없는 하나의 과정이다. 실질적인 경험은 시도와 시험으로 이루어지는 것이다. 새로운 접근 방식은 그것이 원래 널리 알려진 이론에서 시작했을 때라도, 시간이 지나며 변경될 수 있다. 공식적인 연구를 사용하여 전문가들의 성과를 알리는 것 같은 전통적이며 증거에 기반을 둔 실무를 위시하여 어떤 업무라도 경험과 의견반영을 통해 발전할 수 있고, 그 결과로서 새로운 목표가 등장할 수 있다. 자연-건강 상호관계에 관한 좀 더 경험적인 접근 방식은 활동연구('action research' Greenwood와 Levin 1998 참조) 공공정책이나 입안의 광범위한 과정 내에 적용할 때 강한 잠재력을 갖게 된다. 여기서는 공원설계나 거리의 미적 특성, 창문의 전망 같은 구체적 목표에 주의를 집중하기보다 정책과 입안 과정에서 하나의 구성 부분으로서 방법론의 효과적인 설계에 주안점을 두어 주민들의 건강효과를 거두고 평가해야 한다.

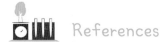 References

⋯▸ Abramsson K, Tenngart C (2006) 'Nature and health' in Sweden. In: Hassink J, van Dijk M (eds) Farming for health. Springer, The Netherlands, pp 127–134

⋯▸ Ball K, Bauman A, Leslie E, Owen N (2001) Perceived environmental aesthetics and convenience and company are associated with walking for exercise among Australian adults. Prev Med 33(5):434–440

⋯▸ Beer AR (1990) Environmental planning for site development. Chapmann and Hall, London

⋯▸ Bell S (2008) Design for outdoor recreation, 2nd edn. Taylor and Francis, Abingdon

⋯▸ Bioforsk (2006) Effect of urban areas on human health and well being. Review of current literature. Bioforsk Fokus 1(6), As, Norway

⋯▸ Blamey A, Mutrie N (2004) Changing the individual to promote health-enhancing physical activity: the difficulties of producing evidence and translating it into practice. J Sports Sci 22:741–754

⋯▸ Brown JS, Duguid P (2001) Knowledge and organization: a social-practice perspective. Organ Sci 12:198–213

⋯▸ Chiesura A (2004) The role of urban parks for the sustainable city. Landscape Urban Plan 68(1):129–138

⋯▸ Coeterier JF (1996) Dominant attributes in the perception and evaluation of the Dutch landscape. Landsc Urban Plan 34:27–44

⋯▸ Dopson S, Locock L, Gabbay J, Ferlie E, Fitzgerald L (2003) Evidence-based medicine and the implementation gap. Health 7(3):311–330

⋯▸ Ferlie E, Fitzgerald L, Wood M, Hawkins C (2005) The nonspread of innovations: the mediating role of professionals. Acad Manage J 48(1):117–134

⋯▸ Fitzgerald L, Ferlie E, Hawkins C (2003) Innovation in healthcare: how does credible evidence influence professionals? Health Social Care Commun 11(3):219–228

⋯▸ Floistad IS, Waaseth G, Saebo A, Grawonsky S (2008) Effect of urban green areas on human health and well being: review of current literature and ongoing activities. Poster presented at COST E39 conference, Hamar, Norway

⋯▸ Frumkin H (2001) Beyond toxicity: human health and the natural environment. American Journal of Preventive Medicine 20:234–240

⋯▸ Giles-Corti B, Donovan RJ (2002) The relative influence of individual, social and physical environment determinants of physical activity. Soc Sci Med 54:1793–812

⋯▸ Greenwood DJ, Levin M (1998) Introduction to action research: social research for social change. Sage, Thousand Oaks

⋯▸ Hartig T, Evans GW (1993) Psychological foundations of nature experience. In: Gärling T, Evans GW (eds) Advances in psychology, vol 96: Behavior and environment: psychological and geographical approaches, pp 427–457. Elsevier, Amsterdam

⋯▸ Hartig T, Cooper Marcus C (2006) Essay: healing gardens – places for nature in healthcare. Lancet 368:S36–S37

⋯▸ Hassink J, van Dijk M (2006) Farming for health, Green care farming across Europe and the United States of America. Springer, Dordrecht, The Netherlands

⋯▸ Health Council and Advisory Council for Research on Spatial Planning, Nature and the Environment (2004) Nature and health: the influence of nature on social, psychological and physical well-being. Publication 2004/09E, The Hague

⋯▸ Henwood K (2002) Environment and health: is there a role for environmental and countryside agencies in promoting benefits to health? Issues in Health Development, Health Development Agency, London

⋯▸ Kaplan R, Kaplan S (1989) The experience of nature: a psychological perspective. Cambridge University Press, Cambridge

⋯▸ Kaplan R, Kaplan S, Ryan R (1998) With people in mind: design and management of everyday nature. Island Press,

Washington

⋯⋯▸ Karmanov D, Hamel R (2008) Assessing the restorative potential of contemporary urban environ−ment(s): beyond the nature versus urban dichotomy. Landsc Urban Plan 86:115 − 125

⋯⋯▸ Knopf R (1983) Recreational needs and behavior in natural settings. In: Altman I, Wohlwill JF (eds) Human behavior and environment: advances in theory and research, vol 6. Behav Nat Environ, pp 205 − 240. Plenum Press, New York/London

⋯⋯▸ Knopf RC (1987) Human behavior, cognition, and affect in the natural environment. In: Stokols D, Altman L (eds) Handbook of environmental psychology, vol 1. Wiley, New York, pp 783 − 825

⋯⋯▸ Leeuwis C (2004) Communication for rural innovation. Blackwell Science, CTA, Oxford/Wageningen

⋯⋯▸ Maas J, Verheij R (2007) Are health benefits of physical activity in natural environments used in primary care by general practitioners in the Netherlands? Urban Forest Urban Green 6(4):227 − 233

⋯⋯▸ National Health Service (2001) Exercise referral systems: a national quality assurance framework. The Stationery Office, London

⋯⋯▸ Nilsson K, Baines C, Konijnendijk CC (2007) Health and the natural outdoors. Final report COST Strategic Workshop, Larnaca, Cyprus, 19 − 21 April 2007

⋯⋯▸ OPENspace Research Centre (2003) Health, well−being and open space literature review. OPENspace, Edinburgh

⋯⋯▸ OPENspace research centre (2008) Greenspace and quality of life: a critical literature review. Greenspace Scotland, Stirling

⋯⋯▸ Parr H (2007) Mental health, nature work and social inclusion. Environ Plan D: Soc Space 25(3):537 − 561

⋯⋯▸ Sheldon TA, Guyatt GH, Haines A (1998) When to act on the evidence. BMJ 317(7151):139 − 142

⋯⋯▸ Stigsdotter UA, Grahn P (2002) What makes a garden a healing garden? J Ther Horticult 13:60 − 69

⋯⋯▸ Stone DA (1989) Causal stories and the formation of policy agendas. Polit Sci Quart 104(2):281 − 300

⋯⋯▸ Van Herzele A (2005) A tree on your doorstep, a forest in your mind. Greenspace planning at the interplay between discourse, physical conditions, and practice. Wageningen University and Research Centre, The Netherlands

⋯⋯▸ Van Herzele A (2006) A forest for each city and town: story lines in the policy debate for urban forests in Flanders. Urban Stud 43(3):673 − 696

⋯⋯▸ Verheij RA (1996) Explaining urban−rural variations in health: a review of interactions between individual and environment. Soc Sci Med 42(6):923 − 935

⋯⋯▸ Wenger E (1998) Communities of practice. Cambridge University Press, Cambridge

⋯⋯▸ WHO (2002) The world health report 2002 − reducing risks, promoting healthy life. World Health Organization

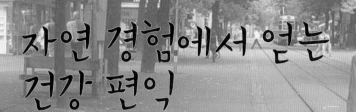

자연 경험에서 얻는 건강 편익
- 연구의 실천에 대한 시사점

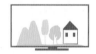

이 장은 5, 6장에서 논의된 이론의 적용뿐만 아니라 실천과 연구에 대한 시사점을 다룬다. 자연에 접근하고 노출되는 치료적 편익을 얻는 것은 그리 간단한 것이 아니고, 그 편익은 여러 가지 다양한 방법으로 얻을 수 있다. 특히, 독립된 녹색 공간은 다양한 사람에게 다양한 방법으로 다양한 편익을 줄 수 있다. 이것을 증명할 하나의 시나리오가 제시될 것이다. 치료적 접근에 영향을 끼치는 다른 관점들로서 잠재적 후원자인 생애 단계, 생활방식, 그리고 이와 관련된 인자에 관심을 두게 된다. 연구와 증거자료를 축적하는 것에 대한 주제로 가장 확실한 방법 중 두 가지의 프로젝트에 대한 평가와 행동 연구가 함께 제시될 것이다. 결론적으로 이 장에서는 증거자료의 축적은 평가되거나 그렇게 되는 실천에 대한 평가와 수정을 수반하는 현실적 증거에 기초한 실천의 순환적 과정이라는 것을 나타낸다.

옮김 −박범진 (충남대학교 산림자원환경학과 교수), 임춘화 (을지대학교 의대 교수)

• 사이먼 벨 (Simon Bell) 영국 에딘버러 예술대학 열린 공간 연구 센터, 에스토니아 생명과학대학 조경학과 • R. 반 존(R. van Zon) 네덜란드 독립 컨설턴트 • 앤 반 헤르첼 (Ann van Herzele) 벨기에 자연 산림 연구소 생태계 서비스 그룹 • 테리 하티그 (Terry Hartig) 스웨덴 웁슬라 대학 주택 및 도시 조사 연구소

····▶ 들어가는 말

이 책의 기본 중 하나는 자연과 건강에 대한 적용을 확실하게 이해하고, 개발할 수단으로서 과학적 믿음이다. 이 책의 내용의 상당한 부분이 과학적 연구가 인간의 건강에 이바지한다는 점에서 자연에 기초한 실천을 보다 효과적으로 이용할 수 있다는 믿음을 확신하고 있다. 그럼에도 불구하고 과학의 발생적 힘에 대한 속성은 이 책의 기본적인 요소 중의 유일한 것이다. 그 밖의 다른 것은 실천이 연구를 자극하는 방법과 연관 있다. 지난 수십 년간 관심을 가져왔던 연구자가 수천 년은 아니지만 수백 년의 역사를 가진 약간의 실천들을 기억하는 것이 중요하다. 다양한 역사적 사건을 겪어 낸 다양한 장소에서 사람들은 건강에 이로운 것은 발달시키고 건강에 해로운 것은 막아내는 수단으로서 자연환경에 대한 경험과 활동에 관한 신념들을 광범위하게 나누어 가져왔고, 또한 그들은 오늘날 과학적으로 증명되지 않아도 계속 지속해 왔다.

실천의 측면에서 연구와의 관계는 명확하거나 비례관계에 있지는 않다. 종종 실천은 수많은 방향으로부터 폭넓은 메커니즘의 범위를 통하여 시행된다. 개입이 인간적 믿음에 기초하여 최초로 만들어진 사례일 수 있다. 예를 들면, 영향력이 큰 사람이 산책이 자기의 경험을 통해 건강에 도움이 된다고 믿고, 그 믿음을 바탕으로 다른 사람들도 걸으면 좋겠다고 공개적으로 지원하고 노력할 수도 있다. 사람들이 여러 건강 관련 기관의 공공 캠페인

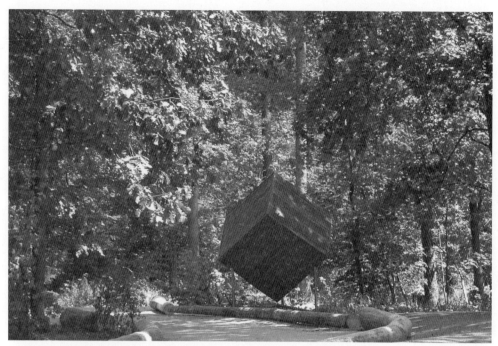

:: 사진 7-1 자연과 건강에 대한 확실한 해답을 찾기 위해 실천과 조사가 이루어지고 있다.

을 통해 산책을 시작했다면 형식적인 연구로서 건강에 대한 효과를 평가할 수도 있지만, 그 결과들은 예를 들면 얼마나 자주, 얼마나 오랫동안, 어느 정도의 수준 등으로 걸을 수 있느냐는 권고사항 같은 실천을 개선하는 데 도움을 줄 수도 있다. 또 다른 면에서는 건강 관련 기관을 조직하는 대신에 집 앞에 운동하기에 좋은 공원을 조성하는 지역 녹색 단체가 사람들의 운동을 유도할 수 있다. 평가 프로젝트는 건강과 복지에 대한 다양한 편익을 제시할 수 있고 이러한 연구 결과들은 또 다른 실천에 대한 피드백을 제공할 수 있다.

　이러한 보기들은 당연히 연구와 실천 사이의 관계가 다양한 형태를 보일 수 있다. 실천은 피드백하는 형식적인 평가 연구에 자극제가 될 수 있으며, 비형식적인 실천이 평가는 하나의 번에서 또다시 비형식적으로 평가되는 다른 면으로 주어진 실천을 전파할 수 있는 자극제가 될 수 있다. 실천을 유도하려고 처음부터 계획된 것이 아닌 기초 연구는 형식적이든 비형식적이든 평가되는 특별한 방법으로 적용되도록 추진할 수 있다. 이것은 완벽한 가능성의 리스트는 아니고, 실제로 여기에 언급된 리스트는 간단하게 남을 속일 수 있고, 그 리스트는 겉으로 보기에는 직선적이고 비례 관계적인 과정을 나타낸다. 실천의 분야는 물리적으로나 이론적으로나 약하게 묶여 있고, 실천과 이론 상호 관계는 다중의 피드백 관계를 맺고 있어 종종 혼란스럽기도 하고 정리되어 있지도 않다.

이 장에서는 약간의 자연 경험의 건강 편익 연구의 실천에 대한 시사점을 이야기하고 있다. 이 장은 4가지 부분으로 구성되어 있다.

첫째는, 실천과 연구 상호 관계가 얼마나 복잡할 수 있는가를 시나리오를 통해 설명한다. 둘째는, 연구의 실천에 대한 시사점에서 약간의 복잡성의 근원을 규명할 수 있는데 사용되는 개념적 구조를 제시한다. 셋째는, 범위에는 많은 제한이 뒤따르지만, 연구를 위한 기회를 제시하는 실질적인 적용을 설명하는 여러 가지 예시를 설명한다. 넷째는 사용하기 위한 장애물을 인식하고, 그 장애물을 극복하려는 방법들과 이용하는 촉진제를 강화하는 것과 관련하여 실천은 연구 수요를 생성시킨다는 것을 명심하게 한다.

···▶ 복잡한 관계 : 타당할 만한 하나의 시나리오

이 지역에서 많은 실천자의 관심에 대한 경우에서 연구와 실천이 만나는 지점은 다른 사람, 활동 그리고 반복적으로 상호작용하는 특성을 규정짓는 녹색 장소의 어느 지점에 해당한다. 다음으로는 어느 정도의 이러한 상호작용을 설명하는 하나의 시나리오를 제시한다. 시나리오는 이웃의 녹색 장소를 만들고 유지하는 것뿐만 아니라 건강과 복지의 관점에서 관련된 편익과 밀접한 연관이 있다. 이 시나리오는 여러 가지 실질적이고 혼합된 예시의 관점에서 현실적인 상황을 취한다. 그리고 이 시나리오는 상황의 복잡성을 설명함으로써, 어떻게 편익이 발생하고 어느 수준으로 반복되는지에 관심이 있는 연구자들에게 좋은 연구 기회가 된다.

이 상황은 가상의 유럽 도시 중 두 개의 주요 주거지역 사이에 강이 흐르는 협곡이 놓여 있는 예전의 공업 지역과 연관된다. 이 지역은 두 지역 주민들이 쉽게 접근할 수 있는 새로운 공공 녹색 공간을 쉽게 만들 수 있다. 한쪽 지역의 주민은 가난하고 황폐한 내부 도시 지역으로 공공주택과 여러 사람이 세 들어 사는 개인 주택, 그리고 공업지역 당시 건축된 오래된 소형주택들로 구성되어 있다. 이 지역은 실업률이 높고 최근에 유입되었던 사람들을 포함하는 다문화 다민족으로 구성되어 있고, 건설과 서비스 분야의 유동인구가 높은 편이다. 또 다른 지역의 거주 구역은 다른 집들과 구분되는 녹음이 우거진 부유한 중산층 지역으로 젊은 전문직 종사자를 위한 새로운 빌라들이 있고, 노인들을 위한 여러 가지의 휴식처 개념의 집들을 개발하고 있다. 이 지역은 정원에 나무도 많고 다른 지역의 그린벨트와도 연결되며 대부분의 주민은 차를 소유하고 있다.

두 지역의 건강과 복지 조건 역시 위에서 언급한 것처럼 차이가 뚜렷하다. 중산층 지역의 주민들은 대체로 건강하나 많은 사람이 운동량이 부족하고, 정신적으로 건강하지 못하며, 과체중과 여러 가지 질병으로 고통받고 있다. 가난한 지역의 주민 중 많은 사람이 육체 노동의 비율이 더 높음에도 불구하고, 과체중과 운동부족 및 중산층 지역과 비교해 유익하지 못한 식생활로 고통받고 있다. 시 위원회는 환경개선과 지역 휴양 장소의 개발을 위해 버려진 땅에 관심이 있다. 계획은 새로운 도시 산림공원이다. 계획 입안자들은 지역사회와 연관 없이 개발한다면 새로운 공원은 버려질 수 있을 것으로 생각한다. 그래서 그들은 지역 사회를 위한 산림공원 아이디어를 개발하고 아이디어를 진전시키고 프로젝트를 진행하는데 지역 주민 그룹을 이용하기 위해 공공회의를 만든다. 그런 후 위원회를 양쪽 주민으로 구성하고 공통의 목적을 위해 서로 간에 손을 잡는다.

계획 단계에서 모임과 이벤트를 통해 지역이 서로 함께 하도록 한다. 이것은 사람들을 서로 같이 일하도록 하여 지역의 공동체 의식을 발전시킴으로써 사회적 자본을 축적하는 출발점이 된다. 계획이 굴러가기 시작되면 지역의 어른들뿐만 아니라 아이들도 참여하여 나무 심기가 시작된다. 이것은 참석을 원하는 많은 사람에게 기회를 제공한다. 나무 심기는 꽤 힘든 일이지만 그만큼 운동을 함으로써 좋은 공기를 마시게 된다. 어린이들은 자연을 배우게 되고 미래에 가치 있는 놀이 장소로서의 새로운 산림공원에 대한 공동체 의식을 확립하게 된다. 나무를 심지 않는 사람들도 프로젝트에 도움을 주기 위해 참석하러 오고, 또한 사회적으로 격리되거나 우울증에 걸린 사람들도 프로젝트를 통해 지역사회 사람들과 만나고 정신적 스트레스를 해소하기도 한다. 유입된 지역사회 사람들도 참석하여 녹새 지역을 이용함으로써 약간의 문화적 장벽을 극복할 수 있다.

산림공원이 완성되면 나무 심기에 참석한 어린이들에게 아주 좋은 놀이터가 된다. 어린이들에게는 건강과 신체 구조, 감정 구조를 향상함으로써 앞으로 자신의 인생을 더 좋은 방향으로 발전시킬 수 있다. 나무 심을 때 조성한 산책길과 벤치도 지역주민의 손으로 만들고 이용하게 된다. 이러한 시설물은 지역사회의 노인과 장애인들에게 신선한 공기와 운동, 다른 사람과의 만남을 제공하도록 유도한다. 또한, 모든 세대의 혼자 사는 사람들을 만나게 하여 사회적으로 덜 격리되도록 한다. 낙엽을 모으고 산책하기, 시설물을 보수하는 행위 등을 통하여 많은 사람이 접촉하여 활동적으로 된다.

산림공원을 반복적으로 이용하다 보면 한층 밀접하게 느끼게 되어 여성과 소수민족 이민자들에게 하루 대부분 시간을 안전하게 이용할 수 있게 만든다. 어린아이들과 함께 온 부모 또한 안전하고 집 밖으로 나와서 다른 부모들과 만나게 되어 공원을 이용하기를 좋아한다. 공원에 대한 접근이 자연스러워지면 어떤 지역에 살든지 상관없이 중산층은 노동자들과 만나고 어린아이들도 안전에 대한 부담 없이 서로 놀이를 즐길 수 있다.

주 중에 피로와 스트레스에 쌓인 사람들은 피로와 스트레스를 풀기 위해 주말에 공원을 방문하기도 하고, 아침, 저녁으로 잠깐 산책하거나 건강달리기를 하며, 많은 사람이 산책로를 이용한다.

어린이들이 자라면 공원의 나무들도 자라서 큰 나무가 된다. 그들은 사회적 활동을 위해 공원을 이용하는 것이 더욱 편안하게 느껴지고 좋다는 것을 알고 있다. 궁극적으로 그들도 어른이 되고 또한 아이를 가지게 된다. 그들이 공원과 함께 자라난 후 ―나무 심기를 도왔기에― 자기들의 아이를 아주 어린 시기에 공원에 데려간다. 그들은 공원이 안전하고 이웃들이 지켜보리라는 것을 알기 때문에 어린이들이 꽤 어린 시기에 공원에서 자유롭게 노는 것에 대해 더욱 행복하게 느낀다.

공원은 사회적 배경에 상관없이 모든 사람이 자유롭게 걸어가는 민주적인 공간을 제공한다. 또한, 공원은 다양한 사람들에 대한 다양한 기회와 다양한 사회 분야를 제공한다. 지역의 이용자들에게는 예를 들면, 환자에게 운동과 스트레스를 극복하기 위해 좋은 곳을 방문하도록 유도하는 의사들이나 학생들에게 공부에 대한 짐을 벗어 던질 수 있는 공간을 이용하도록 유도하는 선생님들에게 자료를 제공하기도 한다. 이 시나리오의 관점으로 다시 돌아가면 산림공원의 조성에 대한 과정으로 설명된 실천은 자연 경험과 건강 사이의 관계와 관련된 연구자들에게 많은 관심의 상호과정을 유도한다. 이 시나리오는 오랫동안 프로젝트와의 관련을 통해 지역사회의 다양한 구성원들이 육체적으로나 정신적, 사회적으로 다양한 방법으로 서로 간에 복지를 향상할 수 있도록 건강과 복지의 관점에서 모든 지역사회의 새로운 산림공원의 효과를 실질적으로 평가할 수 있도록 도와준다. 이러한 잠재성을 계속 조사하기 위해 지역 녹색 공간 프로젝트에 의해 제공된 건강과 복지 요구들을 어떻게

단계	특징
1. 유년기	이 단계는 타인(부모 또는 보호자)에게 매우 의존적이며 그 의존성은 그들의 부모로부터 벗어나 독립적으로 사회활동에 참여하거나 친구 없이 학교에 걸어가고, 밖에서 혼자서 또는 감독 없이 놀게 될 때까지 지속된다. 이 단계에 이르는 아이들의 나이는 매우 다양해서, 시골지역의 경우 5~6세면 아이가 자유를 누리지만, 도시지역의 경우 많은 위험이 있기 때문에 10~11세가 될 때 까지 혼자 하는 활동이 허락되지 않는 경우도 있다.
2. 사춘기 이전	이 단계는 초기 유년기의 끝에서부터, 그 범위가 다양하기는 하지만, 대략 여자아이의 경우 13세, 남자아이의 경우 15세까지 지속된다. 어린이들에게 더 많은 행동의 자유가 주어지며 자율적인 활동을 하게 된다. 나이가 들수록 그들의 활동 반경은 넓어지며 주변 환경에 대한 호기심이 커진다.
3. 사춘기	이 시기에 사회적 관심이 주변 환경에 대한 호기심보다 커지기 시작한다. 자기 자신에 대한 감정이 증가하고, 가족 또는 사회구성원으로부터 분리된 자아를 찾기 위해 노력한다. 지루함을 표출하기도 하며, 이는 어른 세계에 대한 반항의 형태이기도 한다.
4. 청년기	사춘기 후기로 보통 학업을 하거나 고용이 되지는 않았지만 일을 하는 단계이다. 철이 들기 시작하며 더 많은 자유를 누리지만 속박과 책임은 거의 없는 상태이다. 스스로 만든 소득이 있으며 비슷한 취미나 관심을 갖는 모임을 만들며 사회화하는 성향이 있다. 일정한 시점이 되면 그 시기는 다양하게 나타나지만 짝을 이뤄 가족을 형성하기도 한다. 어떤 이들은 결혼은 했지만 아이는 없이 지내기도 하며 어떤 이들은 생물학적으로 한계에 이를 때까지 이를 미루기도 한다. 그래서 이 단계는 어떤 이들에게는 40대까지 확대되기도 한다. 반면에 일찍 임신을 하고 아이가 있는 10대들은 여전히 사춘기에 있음에도 다음단계를 시작하기도 한다.
5. 가족구성기	이 단계는 한 인간의 관심이 자기 자신 또는 동료 집단에서 아이들과 가족집단으로 이동하는 것을 보여주는 단계이다. 종종 경제적 문제들이 아이를 갖기 전까지 추구하던 활동의 범위에 제한을 주는 자유의 문제에 영향을 주기 때문에 많은 사람들이 이러한 혼란한 경험을 하기도 한다. 특히 어린아이(사춘기 이전)의 부모는 자신의 필요가 아이의 그것보다 후순위이기 때문에 그렇다. 부모는 나이가 더 든 자녀에게 더 많은 자유를 주는 반면, 부모는 여전히 아이를 가지기 전에 누렸던 자유를 회복할 수 있게 아이가 집을 떠나기 전까지 그에 대한 책임을 진다. 또 다른 경우, 아이를 갖자마자 부모가 수년간 노력했던 직업을 그만두는 경우도 있다. 직업과 양육의 균형이 관계에 부담이 될 수 있다. 또한 몇몇의 부부는 이혼 또는 별거를 하거나 다른 방식으로 아이를 양육한다.
6. 가족이탈기	아이가 있었던 부모에게 이 단계는 보통 아이들이 대학 또는 다른 이유로 집을 떠나는 단계이다. 이 단계는 약 18년 또는 그 이상 관심을 쏟던 아이들과 함께 살던 부모에게는 충격일 것이며 그들이 새로운 가능성의 주인이라는 것에 익숙해져야 한다. 아이들을 출가 시킨 부모들은, 만약 그들이 인생에서 늦게 아이를 가졌다면 아이들이 떠날 때는 은퇴기에 들어설 지도 모르지만, 아직 일을 하고 있으며 그들이 젊었을 때 보다 더 많은 수입이 있으며 이는 새로운 활동 범위에 참여할 수 있다.
7. 은퇴기	직업을 그만두는 시기는 국가와 지역에서 따라 천차만별이다. 수많은 예에서 보여지듯이, 약 60대에 활동적이고 경험 많은 그들이 약 40년 동안 해오던 일을 그만두도록 강요받는다. 누군가에게는 이것이 안도이기도 한 반면, 누군가에겐 놀라움이겠지만, 그들의 삶과 자아, 자부심은 그들의 일과 직업과 강하게 연관되어 있다. 어떤 사람들은 일을 그만두지 않을 수 있다. 소작농의 경우 형식적으로 은퇴 없이 계속 일을 할 수 있으니 말이다. 좋은 집과, 좋은 건강을 갖은 사람에게 은퇴는 새로운 관심꺼리를 발전시킬 수 있고 그들의 업무나 전문적 기술을 활용하여 활동할 수 있는 기회이다. 조금 덜 좋은 집을 갖거나, 덜 교육 받은 사람들은 그럴 가능성이 적을 것이다. 시간이 지날수록 건강과 복지에 대한 문제는 점점 더 중요하게 되며 제한적이게 된다. 이것이 삶의 마지막 단계이다. 누군가는 배우자 또는 파트너의 죽음 이후에, 그 마지막을 혼자 보낼 지도 모른다.

요소	요소의 특징
1. 영양	사람이 먹는 음식의 종류와 중요한 영양 요소의 균형은 건강 전반의 단계 뿐만 아니라 어린아이의 경우 이것이 이후의 삶의 단계에서 성장과 발달 그리고 건강에 대한 기대 전반에 대해 명백하게 중요한 영향을 미친다. 유럽에서는 음식의 안전성이 문제가 아니라, 식단의 올바른 균형을 달성하고 과체중을 피하는 것이 큰 사회적 이슈이다.
2. 운동의 양	이것은 신체단련과 건강과 복지에 중요한 영향을 끼치는 것이다. 어린이들은 심혈관의 건강과 유연성, 민첩성과 운동기능을 발달시키기 위해 운동이 필요하다. 운동은 삶 전반에 걸쳐 필요하지만, 유럽을 비롯한 전 세계 각지에서 많은 사람들의 생활 방식에서 점점 그 비율이 작아지고 있다. 과식과 운동 부족의 결합은 비만의 단계를 증가시키는데 기여하는 현상으로 잘 알려져 있다.
3. 직업	직업의 종류와 작업 환경은 일할 수 있는 세대의 사람들에 대한 건강과 복지에 영향을 끼친다. 그러나 그 효과들은 사회 활동기 이후, 은퇴기에도 계속해서 영향을 끼칠 수 있다. 어려운 수작업은 덜 일반적이지만, 그것은 장기 건강문제에 있어서 건강을 유지하게 할 수 있다. 반면에 사무실 작업은 심각할 정도의 정신적 스트레스를 초래하지만 신체적 운동의 기회는 적게 제공하고 있다. 건강과 안전에 대한 법률은 대부분의 유럽국가에서 위험한 환경에서의 건강과 복지의 위험을 줄이기 위해 제정되지만, 어떤 작업 환경에서 사람들은 여전히 위험한 환경에 노출되어 있다.
4. 교육과 수입	교육적 성취의 단계는 일반적으로 소득, 삶의 물질적 표준 그리고 집의 종류와 위치 같은 선택적인 것과 강한 연관이 있다. 가난한 사람들은 일반적으로 어려운 환경에서 살고, 빈약한 식사, 그리고 신체적 정신적으로 건강하지 못하다. 반대로 더 나은 교육을 받은 사람들은 일반적으로 더 오래 살고, 더 좋은 집에 살고, 식생활과 운동 그리고 다른 생활 스타일의 실행을 통해 어떻게 더욱 건강해지고 이를 유지할 수 있는지 더 많이 알고 있다.
5. 장애	많은 사람들은 그들이 사회에 온전하게 참여할 수 있는 기회를 저해하거나 또는 그 이상의 육체적 또는 정신적 장애를 가지고 있다. 나이가 많은 사람들은 어떤 면에서 좀 더 그러한 경향이 있다. 행동 장애와 시각, 청각 또는 정식적 장애들은 각기 다른 방식으로 나타나며 한 사람의 기능적 성능에 다른 방식으로 영향을 준다.
6. 여가 활동	여가활동의 유용성과 기회가 증가하는 시대에, 사람들은 육체적 활동 또는 정적인 것 중에 선택할 수 있고, 정신적으로 자극인 취미나 또는 그런 것들을 피할 수 있는 것을 추구하며 선택할 수 있다. 만약 직업이 신체적 운동 또는 정신적 자극을 제공하지 않는다면, 취미나 여유시간에 이런 차이를 채우곤 할 것이다. 그러나 많은 인기 있는 게임들은 컴퓨터나 텔레비전 스크린 앞에 앉는 것 이상의 어떤 것도 가지고 있지 않다. 컴퓨터 게임은 정신적으로 자극이 될지는 모르지만, 어떤 신체적 운동도 제공하지 않는다. 텔레비전 역시 마찬가지이다. 그들의 마음이 가득 차있는 노인들은 그들의 정신적 능력을 유지하려 하려는 경향이 많다.
7. 생활 환경	집의 위치와 질은 건강과 복지와 강한 연관이 있다. 예를 들면 복잡하고, 난방이 잘 안되고, 환기가 잘 안되며, 비위생적인 좋지 못한 집은 명백하게 건강에 대한 시사점을 준다. 열린 공간 또는 공동 수용시설 같은 좋지 못한 분위기, 나쁜 환경, 그리고 편의시설의 부족은 아마도 정신병과 연관이 있어 덜 직접적인 방식으로 영향을 끼친다. 사는 지역의 선택은 위에 명시한 소득 수준과 연관이 있다.

함으로써 체계적으로 특별한 개인이 혜택을 얻을 수 있는지 고려해야 한다. 이것을 끝으로 다음 분야에서는 이 시나리오에 나타나는 약간의 관련 변수들을 포함하는 개념적 구조를 설명할 것이다. 이러한 구조는 연구의 실천에 대한 시사점에 대해 약간의 복잡한 근거를 규명할 것이다.

⋯▶ 연구를 위한 실천의 시사점에 대한 복잡성의 근거를 규명하는 개념적 구조

개념적 구조는 주어진 시간에서 개인의 생애 단계와 그 개인의 건강과 복지에 영향을 끼치는 여러 가지의 생활방식 요소, 그리고 개인의 생활을 더욱 넓게 표현하는 일련의 사회적 변수를 포함하는 삼차원적 행렬로 고려되어 질 수 있다. 그러므로 어떠한 개인이라도 주어진 시간과 특별한 생애 단계에서 특별한 생활방식과 상이한 요소들을 표현할 것이고, 그들이 사는 장소와 그들이 소유하는 사회적 배경과 네트워크의 의미로서의 지역 사회 내에서 위치를 점할 것이다.

여러 가지 다양한 변수가 관련된다. 사람은 자기 주변에 하나의 측면이 변화할 때, 이것은 또한 다른 측면에 영향을 끼친다. 그 변화의 결과는 사람의 건강과 복지의 수준을 증가시키거나 감소시킨다. 조정되거나 절제되는 이러한 변화에 있어 자연환경의 역할은 불가피하게 사람에 대한 접근성과 그들이 가지는 기회의 정도에 의존한다.

자연과의 접촉은 동시에(예를 들면, 육체적, 정신적, 사회적으로) 개인에게 다양하고 여러 가지 다양한 변수가 관련된다. 사람은 자기 주변에 하나의 측면이 변화할 때, 이것은 또한 다른 측면에 영향을 끼친다. 그 변화의 결과는 사람의 건강과 복지의 수준을 증가시키거나 감소시킨다. 조정되거나 절제되는 이러한 변화에 있어 자연환경의 역할은 불가피하게 사람에 대한 접근성과 그들이 가지는 기회의 정도에 의존한다.

자연과의 접촉은 동시에(예를 들면, 육체적, 정신적, 사회적으로) 개인에게 다양하고 다른 방법으로 작용할 수 있고, 사회적 그룹과 지역사회의 구성원이 자연과 함께 연계될 때 개인 구성원에 대한 효과는 앞에서 이론적 시나리오로 언급된 지역사회의 편익이 더욱 광범위하고 추가로 증대될 수 있다.

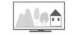

:: 표 7-3 **사회와 지역사회 변수**

변 수	변수의 특징
1. 가구구조	최근 10여년간 가구는 변하고 있다. 두 부모와 어린이들로 구성된 핵가족은 1인 가구(이혼 및 미망인 등) 및 동성커플, 1인 부모 가정의 증가로 줄어들고 있다. "전통적인" 가족은 조부모 같은 다른 가족 구성원과 가까이에 살면서 사회적 지원을 제공해왔다. 다른 종류의 가구구조는 사람들이 다른 집단에 참여하려는 특별한 노력을 하지 않는다면, 더 사회적으로 고립되고 사회적 지원이 부족하다고 느낄지도 모른다.
2. 이웃	많은 전통적인 도시 또는 지방의 집단에서, 이웃은 서로를 돕고, 예를 들면 농지에서 추수를 하거나 산업지역 직업군에서 아이들을 돌봐주는 등 모든 종류의 지원을 제공했었다. 어떻게 집단이 여전히 운영되고 있느냐에 따라 이웃의 단계는 (지방에서) 강하게 작용할 것이고, 또는 사람들이 이웃을 잘 모르고, 자주 바뀌는 도시지역의 경우 매우 약할 것이다.
3. 이주	최근 몇 년간 유럽의 이주 형태는 다양하게 증가하고 있다. 이주에 있어서 새로운 것이 아닌 방식과 이주의 본성의 변화가 그것이다. 사람들은 유럽 밖에서 이주해 오기도 하고, 유럽 안에서 이주를 하기도 하며, 한 국가 안에서 움직이기도 한다. 목적지에 도착해서 그들이 찾는 사회적 지원의 정도는 그들 자신과 복지에 대한 개념을 이해한 이주자에게 큰 충격을 줄 수 있다.
4. 다민족	다민족성을 띈 사회는 이주와 연관이 있다. 많은 이주민들은 특정한 다민족에 속해있고 기존 네트워크에 속할 수 있다. 다민족 집단은 또한 특정 지역 또는 도시, 또는 종종 좋지 않은 질의 지역에 살고 있다. 다민족 집단의 문화는 그들이 속해있는 국가와 다를 수 있다.
5. 도시구조	도시들은 동종의 지역에 있지 않다. 다른 지역은 다른 주택 밀도, 다양한 대중교통 접근성, 쇼핑 또는 여가 시설, 공원 접근성, 그리고 거주자들의 다른 사회 모임 등 다양성을 띈다. 어떤 숲이 무성한 교외는 정원과 녹지공간이 많고, 또는 어떤 지역은 넓은 공원이 가까이에 있다. 또 다른 지역은 생활 편의시설이 거의 없고, 좋지 않은 품질의 도시 구조를 띌 수도 있다. 사회적 집단은 종종 그들의 수입과 다른 요소와 분리되는 경향이 있다.

이 행렬은 특별한 상황에서 상호작용하는 많은 요소를 점검하는 도구인 사실적 표현을 단순화시킨다. 이 행렬은 모든 요소를 포함해서 완성할 수는 없고, 이 시나리오에 따른 연구가 건강에 대한 시사점을 보여 주는 방법으로, 실천을 통해 사람들이 자연에 접촉할 가능성을 열어줄 때 상호 작용하는 많은 요소의 표현 목적에 해당한다.

생애 단계

이 용어는 어린 시절과 퇴직연령을 제외한 개인이 어느 정도의 독립적인 나이를 통과하는 단계다. 표 7-1은 여전히 존경받는 에릭슨(Erikson 1950)에 의해 사용된 생애 단계로부터 실질적인 어원을 나타낸다. 이 표는 7장의 목적인 각 생애 단계의 주요 속성을 나타낸다.

생활방식 인자

　각 생애 난계에서 직면한 위험, 건강의 종류뿐만 아니라 건강에 좋은 환경과 복지를 위한 기초를 유지 발전시키는 기회는 부분적으로는 개인의 선택과 사회, 문화적으로 결정된 여러 가지 생활 방식 인자에 의존한다. 질병 등으로 종종 언급된 생활방식 인자의 선발을 나타낸다. 이것은 이차원 행렬이다. 표 7-2는 중요한 의학적 조건의 범위인 당뇨병, 기타 앞에서 언급된 인자는 서로 간에 관련이 있을 수 있다. 예를 들면, 직업이 불만족스럽거나 취직이 안 되어 형편없는 집에서 사는 가난한 사람은 보잘것없는 식습관, 운동 부족, 낮은 교육 수준의 결과로 육체적, 정신적 건강과 기대 수명이 최악의 수준으로 떨어진다. 더욱 경제적인 혜택을 누리는 사람들은 선택의 범위가 넓고, 상대적으로 더욱 건강하게 오래 살며 기대 수명도 늘어나는 것을 반영한다.

사회와 지역사회의 변수

　앞에서 언급된 인자들은 개인과 가족의 속성을 나타낼 수도 있지만, 지역 사회와 사회적 수준이 건강과 복지에도 영향이 미칠 수 있다는 더욱 광범위한 징후들로 볼 수 있다. 지역 사회는 일반적으로 지리적 위치가 농촌 마을과 같은 지역 사회 구성원을 결정하는 지역 장소로 간주하거나 공통된 관심사가 다른 지역에 사는 사람들을 뭉치게 하여 지역사회의 관심을 가지는 지역 장소로 간주된다. 가족 구성과 같은 사회적 측면은 개인들이 사회적 네트워크에 참여하는 방법으로 영향을 끼친다. 증가하는 이동성이 영향을 끼친다. 이것은 3차원의 행렬이다(표7-3).

　생활방식 인자에서 사회와 지역사회의 변수는 독립적이지 않고 함께 작동하는 경향이 있다고 본다.

　도시 산림공원의 시나리오는 새로운 공원의 기능과 그것이 주는 혜택에 대한 내적인 다양성을 나타냈다. 이 시나리오는 각 생애 단계에서 어떻게 사람들이 공원을 인정하게 이용함으로써 혜택을 얻는가에 대해 설명한다. 공원은 공원에서의 작업과 공원을 이용하여 산책하거나 조깅하거나 노는 것을 통하여 증가한 육체적 활동 수단으로 간주한다. 어린이들과 젊은 사람들은 공원을 자유롭게 이용할 수 있고 자신감이 늘고, 아이들과 공감하여 다음 세대와 접근하는 장소로 이용된다. 독신자들은 지역사회 공간에서 다른 사람들을 만날 기회를 가지고, 유입된 그룹의 구성원들은 지역사회 속으로 동화되고 사회적 교류를 위한

표본 집단	본성 종류 또는 활동	예의 이름
상호 교류하는 사람 • 전통적 방식의 운동센터를 선호하지 않는 사람 • 스트레스, 우울, 불안 등 약간의 정신건강 문제가 있는 사람 • 과체중 아이를 포함해서 충분한 운동을 하지 않고 있는 아이들	정원가꾸기나 지역환경 개선을 통한 신체활동 프로그램. 참가자는 나무심기, 시민농장과 자연지역에서 식용식물 기르기 등 활동에 참여	BTCV Green gym, UK
모든 사람들	건강한 신체적 활동을 북돋우려 시간 간격을 두고 운동기구를 들고 야외 트랙 돌기	Parcours Vita, Switzerland
노인, 정신적 문제가 있는 사람, 약물 중독, 노숙자, 특수 교육을 받는 아이들처럼 특정 그룹의 도시에 거주자	본 프로젝트는 3가지 실행 연구로 구성 • 암스테르담 부근에 있는 돌봄센터와 학습센터와 정보교류와 합작을 도모하여 특정 참여자 시장을 설정 • 돌봄센터의 특징과 그 영향을 측정하는 기구 개발하는 연구 • 학습센터의 아이들의 학습 영향을 기반으로 참가자 연구	Green Care Amsterdam, the Netherlands
운동을 거의 하지 않거나, 건강이 좋지 않은 지역 거주자	그들이 거주하는 지역을 걷는 프로그램	Walking the Way to Health, UK
노인	특별히 설치된 "녹색방"에서의 활동과 "Non-bending height(구부림 없는 키)"를 설치하는 정원 가꾸기	Seniors active in green rooms and gardens, the Netherlands
정신적 문제가 있는 사람	주변 돌봄센터에서 치료 받으며, 집단 속에서 의미있는 작업하기	De Hoge Born Care Estate, the Netherlands
집단 또는 가족, 학급, 학교여행, 스카웃 그룹에서 6세~12세의 어린이	아이들이 자유롭게 놀 수 있는 산림. 그들 스스로의 방식으로 관리하고, 배치한다. "나무와 놀기"는 그것을 유지하는 자연스러운 본성이다. 인간이 만들어놓은 구조물은 최소화 하고, 자연 물질이 익숙한 곳에서 가능하다. 그 지역이 전통적인 "운동장"을 가지고 있을 필요는 없다. 다시 말해, 자연 그 속에서 놀 수 있는 기회를 증가시킬 수 있게 이용하고 고취시키는 것이다.	Woods for children to play in ('speelbossen'), Belgium and the Netherlands
정신적 장애가 있고 이것이 일상에 지장을 주는 어린이	산림에서는 다른 교육을 할 수 있고 아이들은 전통적인 교실이 아닌 그곳에서 시간을 보낼 수 있다. 산림은 어떤 특별한 장치가 필요치 않은 곳이다.	Forest schools, UK
소수 민족 집단	다양한 활동들을 녹지, 특히 어떤 도심지 내에 거주하는 소수민족집단에게 익숙하지 않은 교외지역의 환경에서 열린 경험 활동이 지원된다.	Black Environment Network, UK

표본 집단	본성 종류 또는 활동	예의 이름
장애(신체적, 시각장애, 청각장애, 정신장애, 학습장애)가 있는 사람들	산림에서 쉽게 접할 수 있는 일반적인 레크레이션 접근	Forestry Commission program for promoting access to woodlands by disabled people, UK
심장과 혈액순환에 문제가 있는 사람	걸을 수 있는 도시 녹색공간	Glasgow City health walks, UK
노인	노인들의 신체적 활동량을 증가시키기 위한 장벽을 줄이고, 그들이 살고 있는 지역과 가까운 도시 녹색 공간과 공원	Inclusive Design for Getting Outdoors, UK

공간을 발견할 기회도 가진다. 자연의 존재는 스트레스를 감소시키고 모든 세대의 정신 건강에 긍정적 영향을 끼친다. 노인은 다른 세대와 접촉할 수 있고 신선한 공기와 운동 그리고 정신적 감흥을 얻게 된다.

개념적 구조로서 규명될 수 있는 주제로서 검토된 시나리오가 나타났다. 이 시나리오는 어떻게 개념적 구조가 건강과 복지의 편익을 달성하기 위한 일반적 수단으로서 자연과 접촉하는 방법을 규명하는 데 적용되는가를 설명했다. 7장에서의 다음 단계는 더욱 상세하게 약간의 내용을 조사하여, 연구자가 평가하고, 평가할 수 있는 약간의 특정한 실천을 점검하며, 어떻게 연구 증거가 적용할지를 설명한다.

···▶ 연구를 위한 기회를 제공하는 실질적인 적용 실례

이 장에서는 나이, 민족성, 성별 또는 다양한 변수들로 규정된 다른 목표 그룹이 사람들에 대한 많은 예시를 들 것이고, 또한 건강과 복지 향상을 목표로 하는 외부 활동과 자연을 활용하도록 도와주고 장려할 것이다. 예시들은 광범위한 공동체를 고려하기보다 특정한 단체의 요구를 강조하는 경향이 있는 프로젝트이다. 그러나 목표 그룹에 초점을 맞추는 것은 폭넓은 그룹의 편익 기회에 대한 위험성을 수반한다. 반면, 목표 그룹들은 연결된 주제의 폭넓은 범위에 대한 내용을 제공함으로써 다른 것에 대한 '과분한' 편익들을 제공한다.

좋은 예시들에 대한 정확한 선정을 위하여 아래의 기준이 사용되었다.

- 연구는 건강의 효과들과 연관되는 좋은 예시들이 있다.
- 여기에는 요구되거나 경험할 수 있는 건강의 효과들의 폭넓은 다양성이 있다.
- 이것은 가능한 자연적/목표 그룹 연결에 대한 폭넓은 적용범위를 제공한다.

표 7-4는 다른 목표 그룹들에 대한 가능한 좋은 예제들의 개요를 제공한다.

많은 예시 중에서 선택된 예시들이 표에 기술되어 있다. 이곳에는 연락정보는 제공되지 않는다. 주소와 전화번호가 변경될 우려가 있기 때문이다. 관심 있는 자들은 인터넷을 통하여 최근의 연락정보를 알아볼 수 있다. 다음 장에서는 표 7-4에 대해 자세한 내용을 설명한다.

비티씨브이 그린 짐

비티씨브이 그린 짐(BTCV Green Gym)은 정원 가꾸기와 지역적 환경 개선을 통한 육체적 활동과 복지에 대한 편익들을 제공한다. 참가자는 지정 지역과 벤 덴 베르그(Van den Berg 2010) 자연 지역에 만들어진 곳에서 나무 심기, 식물 재배와 같은 활동에 참여한다. 영국에서 70개 이상의 비티씨브이 그린 짐이 있다. 모든 비티씨브이 그린 짐은 다음과 같은 특성을 가진다.

- 최소한 년 간 주간 단위(최소 3시간)의 실질적인 활동을 제공된다.
- 비티씨브이 그린 짐(BTCV Green Gym)에 참여하는 사람들은 의사와 간호사를 포함한 지역의 보건 서비스의 지원을 받는다.
- 부상을 예방하기 위하여 위험평가, 응급처치, 몸 풀기를 포함하는 건강과 안전에 관한 절차를 따른다.
- 비티씨브이 짐그린(BTCV Green Gym)은 자립을 목표로 한다. 비티씨브이(BTCV)는 그린 짐(Green Gym) 프로그램 운영을 위해 전체적 책임을 지는 지역사회그룹을 형성 하기 위하여 참여자들을 대상으로 교육한다. 이러한 그룹들은 초기 2년 이후에는 비티씨브이(BTCV)에서 자립하여 자원봉사자에 의하여 전체가 운영된다.

목표 그룹 : 목표그룹은 프로젝트가 위치한 곳의 지역사회의 요구에 따라 변화된다. 일반적으로 목표 그룹들은 비활농적인 사람(Chief Medical officer에 따르면 일주일에 5회 물리적 활동 시간이 30분 미만)과 건강해지기를 원하는 사람을 포함한다. 그러나 전통적인 운동과 스포츠 센터를 찾는 사람, 스트레스, 우울증, 신경과민 같은 정신 건강에 문제가 있는 사람은 제외된다.

추가적으로 비만하고 충분한 운동을 하지 않는 아이들을 잇는 '학교 비티씨브이 그린 짐(School BTCV Green Gym)'으로 출발한 비티씨브이(BTCV)는 방과 후 동호회 혹은 물리적 교육 과정으로 그린 짐(Green Gym)에 참가할 수 있다. 각각의 그린 짐(Green Gym) 부분은 대략 12명의 참가자를 수용할 수 있고, 연간 대략 40명 정도 연관이 된다.

건강 편익에 대한 연구 : 건강 편익들은 옥스퍼드 브룩스 대학의 건강사회 간호과에서 독립적으로 평가되었다. 국가적 평가는 2003년에 시작되었고 비티씨비 그린 짐은 사회적으로 포함하고, 전통적으로 환경적 보전 지원에 대한 그룹은 제외되어 있다. 반면에 건강에 대해서는 여전히 강조한다.

평가를 통하여 대략 7개월간 정신적, 물리적으로 볼 때 건강 상태가 평균 이하였던 참가자의 90%가 평균 이상으로 향상된 것을 보여준다.

건강 걷기

WHI는 건강 걷기 안내에 대한 기준들을 마련하고 증진하는 가장 큰 국제적인 조직이며 Natural England(자연환경 보존과 향상을 위임받은 공공단체)와 British Heart Foundation(영국 심장 재단) 사이의 상호 공동체이다. 웹사이트에 따르면, 건강걷기의 간략한 정의는 "정기적인 행위를 수행하는 목적이 있는 활기찬 걸음"이다. 이것은 개인의 건강 증진을 목적으로 특별한 설계와 수행에 대한 어떤 걷기를 포함할 수 있다(English Nature 2010). 웹사이트는 개인에 대한 상호적인 강도와 심장 질환을 가진 참여자의 정규성에 관계가 있다고 설명한다. 심장혈관 건강과 관련하여, 걷기는 목적이 있고 활기차야 한다. 무엇보다도 조직화된 걷기는 사회화에 대한 기회를 제공하고 일상적인 스트레스의 감소로 인하여 개인의 건강에 영향을 준다. WHI는 이런 방법으로 사람에게 용기를 주는 것이 목적이며, 특히 운동량이 적은 사람들이 사회활동 중에 정기적으로 짧은 건강 걷기를 하는 것이다. 이곳에는 525개 이상의 지역 건강 걷기 계획이 있다.

이 프로젝트는 독창적인 만보계(Stepometer)와 관계가 있는데, 참여자의 물리적인 활동에 대한 실질적인 단계를 측정하기 위하여 사람들에게 만보계를 제공한다. 그들의 일반적인 의학적 실행으로 녹색 분야와 독창적인 걷기와 함께 의학 전문가와 연결된다.

최종적으로, 프로그램은 또한 정원 가꾸기, 자전거 타기, 도심공원 걷기와 같은 야외 활동에 참여하는 비형식적인 육체적 활동으로 정의되는 녹색운동을 장려한다. 녹색운동은 지역 내에서 자연과 사람을 연결해 주며, 국가의 육체적 정신적 복지를 증진하는 효과적인 방법으로 추진된다. Natural England의 9개 지방 정부에서 실연 프로젝트를 포함하는 3년 녹색운동 프로그램을 지원하고 있다. 이 프로그램은 2007년 11월에 시작되었다.

목표 그룹 : 일반적인 목표는 활동을 많이 하여야 하는 사람뿐만 아니라 심장병 위험 범주에 속하는 육체적인 활동이 적은 사람을 대상으로 한다.

건강 편익에 대한 연구 : 과거에는 여러 가지의 독창성에 관한 평가가 있었다. 현재 Natural England는 건강과 자연환경 사이의 관계를 평가하고 보건 관련 직업과 잠재적 지원자를 도와주기 위해 새롭게 계획된 범국가적인 평가를 하는 National Institute of Clinical Excellence와 함께 일하고 있다. 이번 프로그램은 산책이 육체적 정신적으로 건강에 어떠한 긍정적 영향을 끼치는지를 연구결과를 통해 알려야 한다.

녹색 방(Green Rooms)에서의 노인 활동, 네덜란드

셔더호프(Schoterhof) 돌봄 센터의 주민은 자연에 더욱 가까이 갈 기회가 주어져 있고, 정원과 녹색 방을 이용하여 그들의 생활에 약간의 자연을 옮겨왔다. 정원은 휠체어 사용자들도 접근할 수 있으며 돌아다닐 수 있도록 만들었다. 녹색 방은 자연과 연관된 활동이 가능한 온실 형태의 방이다. 자원봉사자들의 도움으로 실내 자연 활동(파종, 꺾꽂이 가지 준비, 식물 가꾸기, 화초 가꾸기)이 제공되고 주민은 독립적으로 또는 지도를 받으며 정원에서 일할 수 있다. 활동에 참가하지 않는 거주자는 녹색 방과 정원을 그냥 단순하게 즐기면 된다.

목적은 노인의 거주, 돌봄, 복지에 초점을 맞추어 새롭고 자연 경험에 기초한 봉사를 하기 위한 것이다. 이것에 대한 배경의 의미는 주민들을 가능한 독립적으로 움직이게 하며, 그들에게 하루를 의미 있게 활동하도록 하는 것이다. 또한, 이것은 노인들의 돌봄 센터에서 주민, 자원봉사자, 피고용인들의 복지를 증진한다. 요구수준이 낮더라도 자연이라는 의미는 모든 목표그룹의 복지를 향상할 가능성을 제공한다.

목표그룹 : 목표 그룹은 돌봄 센터, 노인성 치매 간호를 받는 노인성 치매 주민, 65세 이상의 주민들로 구성된디. 정신직으로나 육체적으로 문제가 있는 사람들이 참가할 수 있다. 대략 10명 정도가 일주일에 한 번 참가한다. 다른 주민이나 방문객은 생일 같은 특별한 날에 온실을 이용할 수 있다. 정원은 정원을 손질하거나 그냥 즐기려는 사람에게 열려 있고, 휠체어가 접근할 수 있는 테라스 공간도 있다. 온실에는 10명의 참가자와 감독자가 들어갈 수 있다. 테라스에는 25명이 들어갈 수 있고, 잔디밭까지 확장할 수 있다.

건강 편익에 대한 연구 : 밴 덴 베르그와 커스터스(Van den Berg와 Custers, 2010)는 최근에 참가자들의 녹색 활동의 영향에 대해 연구를 하였다. 이 연구에서 참가자들의 코티솔 수준 정도를 측정하였는데, 녹색 방에서 이루어지지 않은 유사한 활동과 비교해서 녹색 방에서 행해진 활동으로 코티솔값이 떨어졌다. 네덜란드의 평가는 언트로우믹(Andreoli 2003)을 참고하면 된다.

산림학교

산림학교는 야외 활동과 학습에 대한 혁신적인 교육 접근이다(2010). 산림학교의 철학은 긍정적인 야외 경험을 통하여 모든 연령대를 대상으로 개인에게 영감을 주고 용기를 북돋아 주는 것이다. 산림학교에 참여하여 동기부여를 받아 성공적으로 활동에 참여하는 것은 각 참가자가 본질적인 동기와 심오하고 감성적인 사회적 기술을 개발시키는 기회를 얻는 것이다. 어린이들은 자연환경에 대해 배울 수 있고, 위험을 조절하는 법을 배울 수 있으며, 협동심을 배우며 그 자신만의 독창성을 이용하는 문제를 해결하는 법을 배운다. 큰 도구를 가지고 놀기도 하고 육체적으로나 사회적으로 자신감과 자아 성취감을 키울 수 있는 행동의 범주를 배운다. 어린이들과 함께 산림학교는 날씨에 상관없이(강풍이 부는 날은 제외) 일년에 약 36주 동안 일정한 계획과 프로그램을 바탕으로 같은 지역 산림을 방문한다.

어린이들은 점점 어른이 되는 과정에서 그들의 생각과 느낌, 관계를 완전히 탐구할 시간이 필요하다. 이러한 시간과 실천은 세상과 감정, 상상력 그리고 감각을 통한 환경과 모든 것을 이해하도록 도와준다. 산림 환경이 이러한 활동에 이바지하기를 기대한다. 산림(또는 어떤 녹색 지역이라도)과 실내에서 떨어진 곳에 머무는 것은 다양한 자극제를 공급할 수 있고, 분노의 정도와 집중의 능력, 다른 비용에 대해 긍정적인 영향을 가질 수 있다.

목표그룹 : 학교에서 이탈된 또는 행동문제, 집중력 부족, 다른 정신적 문제를 가진 모든

나이의 어린이들. '정상학생'은 제외된다.

건강 편익에 대한 연구 : 제니 로(Jenny Roe 2007)는 산림학교에서 시간을 보내는 행동문제 학생의 편익에 대해 연구 발표하였다. 레베카 러벌(Rebecca Lovell 2009)은 연구 대상 어린이들에 대한 육체적 건강 편익을 보고하였다.

I'DGO(야외 활동에 대한 포괄적인 디자인)

I'DGO의 총체적인 목적은 외부 환경이 노인의 생활에 대한 질적 향상을 위하여 포괄적으로 디자인된 것이 가장 효율적인 방법이라는 것을 규명하는 것이다(2010). 현재까지 외부활동의 속성이 노인의 생활에 대한 질과 어떻게 연관되는지에 대한 것은 조금 밖에 알려지지 않았다.

목표그룹 : 65세 이상의 노인들

건강 편익에 대한 연구 : 영국의 65세 이상의 노인들에 대한 조사는 인간의 생활에 있어서 외부 환경의 중요성을 보여주었다. 노인들은 계절에 관계없이 자주 외부 지역으로 이동하고 걷는 것이 행복에 매우 중요하다. 외부로 이동하는 세 가지 주요한 이유는 사회화, 육체적 운동과 맑은 공기를 마시는 것, 자연과의 만남이다. 분석에 따르면 넓은 공간에서의 기쁨과 안정은 참여자의 생활에 대한 만족도와 관계가 있음을 보여주었다. 외부 활동으로 인한 안락함과 기쁨을 주는 주변 환경은 참가자가 걷기를 통해 요구되는 육체적 활동의 수준의 도달 유무에 관계없이 중요한 요소가 되고 있다. 또한 이것은 그들의 일반적 생활에서 중요한 건강의 징후였다. 외부 활동 수준의 관점에서 지역의 열린 공간에 대한 질적으로 좋은 접근방법으로는 노인들이 열린 공간과 물이 있는 좋은 시설을 이용함으로써 전체 시간에 차별성이 나타났다. 참가자에 대한 지역의 열린 공간의 가장 중요한 면은 안전, 적절한 시설의 보유, 볼 수 있는 나무, 식물과 활동, 유지관리, 원활한 교통이었다.

···▶ 장애물과 협력자

앞에서의 마지막 예시가 중요한 점을 설명한다. 실천은 사람들이 자연 지역을 이용하려고 하면 장애물을 극복하는 데 도움을 줄 수 있다. 녹색 공간의 이용이 건강에 긍정적인 효과를 주든 그렇지 않든 상관없이 사람늘이 녹색 공간을 방문하여 불편함을 느낀다면 그런 혜택을 극대화하는 것은 어려울 것이다. 특히 산림이나 공원 등 녹색 지역을 이용하는 것이 모든 사람에게 매력적인 선택이라고 할 수 없다. 만약 그 지역이 방문할 때 육체적으로나 정신적으로 혜택을 받는다더라도 여러 방면으로 위협적이라면 관심이 부족할 수 있다.

부정적 인자와 인식은 녹색 지역을 방문하여 얻는 편익을 가지지 못하는 사람들에게 장애물로서 작용한다. 이러한 측면의 연구는 꽤 잘 알려졌다. 도시 지역, 공원, 산림, 자연 지역에서 자라난 여성들에게는 일반적으로 두려움으로 비쳐 질 수 있다. 부정적 인식은 잃어버리는 것에 대한 두려움과 이방인(Burgess 1995, Ward Thompson 등 2004)에게 공격당하는 두려움을 포함한다. 안락함의 정도에 영향을 끼치는 것으로 알려진 다른 인자들은 술병, 마약 주사기, 방화, 기물파손, 낙서 등과 같은 반사회적으로 인식된 증거, 낮은 수준의 경영, 내 버려진 지역, 낙엽의 존재 등이 있을 수 있다.

부모들은 자기의 어린아이가 위험을 인지하기 때문에 어떤 일정한 장소에 혼자 놀지 말도록 하기 위한 결정을 해야 한다. 사실상 교통 증가가 수반되는 도시화는 어린이들이 전에 놀았던 도로에 놀지 못하게 해야 하며, 실제로 그들의 건강에 도움이 되지 않지만, 자유스러운 환경에 노출되는 것이 위험하므로 집에서 텔레비전을 보든지 비디오 게임을 하는 것을 부모들이 선호한다.

다민족 다문화 집단은 산림이나 공원을 방문하는 것이 그들의 문화 일부분이 아니라는 이유로 불편함을 느낄 수 있다. 열대 또는 아열대 지역의 사람들은 독사와 같은 위험한 야생 동물이 산림과 밀접하게 연관되어 있다고 생각한다. 또한, 만약 농사짓기 위해 열심히 일했던 농촌 지역에서 왔다면 휴양이나 쉬기 위해 방문하는 자연 지역이 오히려 동떨어진 개념일 수 있다.

장애인들은 자기가 녹색 지역에 접근할 수 있다는 자신감이 없으면 그곳을 방문하는 것을 단념하게 된다. 안내판과 벤치를 따라 도로 조건 즉 경사, 도로표면, 횡단경사 등에 대한 정보가 종종 필요하다. 이러한 정보 제공은 장애인들이 쉽게 방문하고 그들이 찾는 편익을 누릴 수 있도록 자신감을 느끼게 해준다. 장애인들이 쉽게 접근하게 하기 위한 개선작업은 노인이나 유모차를 가진 가족들과 같은 사용자에게도 접근성을 개선해 준다.

사람들은 여성들이 혼자보다는 짝으로 또는, 그룹으로 가든지 보호를 위해 개를 데리고 가는 것은 장애물을 극복하기 위한 다른 전략을 선택할 수도 있다. 그들은 집에서 더욱 멀리 떨어진 그들이 아는 안전하고 접근 가능한 장소를 선택할 수 있다. 어린이들은 그들이 안전하다고 느끼기 때문에 부모의 의견과 반대로 그 장소로 갈 수 있고, 또한 그곳을 가는 것이 금지되어 있었다는 단순한 이유로 그 장소가 더욱 매력적이라고 느낀다.

실천은 장애물을 극복하고 협력자를 강화하는 방법을 요구하는 연구에 대한 시사점을 가진다. 문제에 대한 해결은 일반적으로 위험지역이나 버려진 지역을 제거하거나 감소시키든지 목표그룹정보를 통해 올바른 의미를 강화함으로써 녹색 지역을 훌륭한 방법으로 경영하든지, 감시원이나 공원관리인과 같은 직원들이 근무함으로써 가능하다. 또 다른 전략은 생각보다 더 낮거나 도로나 거주지역보다 더 낮은 녹색 지역의 범죄와 사고 정보를 제공하여 위험 인식을 조절하는 것인데 변화하기 쉬운 인식은 어려운 내용일 수 있다.

⋯▸ 결론

7장에서는 개인이나 그룹, 지역사회에 건강, 복지, 개발을 발전시키는 수단으로 자연환경에 의존하는 실천 연구에 대한 시사점을 논의했다. 이렇게 하는 것은 자연과 건강 분야에서 연구와 실천 사이의 관계에 관해서 비교 관점을 높이기 위한 것이다. 이 논의는 더욱 심사숙고하게 고려된 부분이고, 다른 방법으로는 자연과 건강에 관련된 이론과 실천의 이론적 근거를 조사한 5장의 논의보다도 자연 지역에서 사람들이 실천하는 것에 대한 특성을 보다 견고하게 확립하였다. 이 논의는 연구가 실천으로 옮겨지는 문제들을 설명한 6장에서 비교되는 연구–실천의 또 다른 배경으로 간주한다.

첫 절에서 나타낸 시나리오는 자연에 기초한 활동에 폭넓게 참여하는 것으로부터 얻어진 수많은 편익이 있다는 것을 나타낸다. 이러한 편익은 비형식적일 수 있고 개인의 인간 감성에 적합할 수 있다. 반면 그 밖의 편익은 신선한 공기와 운동을 통해 육체적 편익의 최정점에 위치한 간접적이지만 가치 있는 복지의 편익을 가지는 사회적 편익을 이끄는 지역사회 모험의 한 부분일 수 있다. 다른 활동들은 노인, 소수 민족, 젊은 사람들에서 나타나는 ADHD 같은 특별한 건강 문제와 심장병 위험이 있는 성인 남성이 운동 욕구를 가지는 특별한 사회적 그룹을 목표로 하는 조직에 의해 구성되고 발전되어질 수 있다. 종종 실천

연구에서 발견되는 프로젝트들은 매우 강요된 증거에 기초하기보다는 편익의 확신을 가지고 있어 이러한 지역에서 증거 자료로 제공될 수 있다. 이것은 '행동연구'로 알려진 방법론적 접근과 연계된다. 지식을 표현하는 비례관계를 가지는 연구보다도 나중에 실천 배경으로 적용되는 행동연구는 순환적 과정에서 과학적 지식으로 확립한 실천의 발전과 통합된다(Greenwood와 Levin 1998). 인과관계를 확립하는 것은- 예를 들면, 왜 자연 경험으로부터 편익을 얻는가- 여기에서는 주요한 관심사가 아니다. 오히려 어떻게 편익을 얻고, 무엇으로부터 얻는가 등 그러한 경험을 배우는 것이다. 연속해서 하나의 '사례목록'은 발전되고 이론이 일반화된다는 것을 발견할 수 있다. 자연-건강 관계에 대한 경험적 접근은 더욱 광범위한 과정의 공공 정책과 계획의 적용에 강력한 잠재력을 가진다. 공원의 설계도, 거리의 미적 감각, 창문을 통해 보이는 경치 등 특별한 대상물에 주의를 집중하는 것보다 여기에서는 정책과 계획 과정의 통합 부분으로서 인구의 건강 영향을 획득하고 평가하는 효과적인 방법을 디자인하는 것이 강조된다. 이 장에서 언급된 몇 가지 예시들이 행동연구 모델로 작용하는 것에 의해 증거 자료의 개발에 이바지했다.

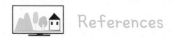 References

⋯⟩ Andreoli PJH (2003) Monitoring evaluatie en kennisverzameling: pilotproject: senioren actief in groenkamers. Woonzorg Nederland, Amsterdam

⋯⟩ British Trust for Conservation Volunteers: http://www2.btcv.org.uk/display/greengym. Accessed 19 Feb 2010

⋯⟩ Burgess (1995) Growing in confidence. Countryside commission, Cheltenham

⋯⟩ Van den Berg AE, Custers MHG (2010) Gardening promotes neuroendocrine and affective restoration from stress. J Health Psychol (in press)

⋯⟩ English Nature: walking the Way to Health http://www.whi.org.uk/. Accessed 19 Feb 2010

⋯⟩ Erikson EH (1950) Childhood and society. W.W. Norton, New York

⋯⟩ Greenwood DJ, Levin M (1998) Introduction to action research: social research for social change. Sage, Thousand Oaks

⋯⟩ Inclusive design for getting outdoors (ID'GO) http://www.idgo.ac.uk/. Accessed 19 Feb 2010

⋯⟩ Forest schools: http://www.forestschools.com/. Accessed 19 Feb 2010

⋯⟩ Roe J (2007) The impact of forest school on young people with behavioural problems. Sustainability and outdoor learning: the 'where, 'when' and why?" (GCYFWG3), Royal Geographical Society, 30th August 2007

⋯⟩ Lovell R (2009) An evaluation of physical activity at a Forest School. University of Edinburgh, Unpublished Thesis

⋯⟩ Ward Thompson C, Aspinal P, Bell S, Findlay C, Wherrett J, Travlou P (2004) Open space and social inclusion: local use of woodlands in central Scotland. Forestry Commission, Edinburgh

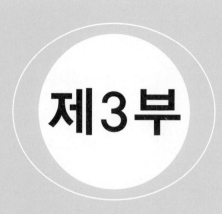

제3부

신체활동의 증진

Chapter **8** 신체활동에 미치는 자연환경의 기여도 – 이론과 증거자료

Chapter **9** 자연 요소와 신체활동을 고려한 도심 녹지의 조성계획과 설계

Chapter **10** 녹지에서 신체적으로 활동할 수 있도록 동기부여하기

제3부

신체활동에 미치는 자연환경의 기여도

-이론과 증거자료

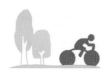

···· 주변 환경이 인간의 신체활동을 활발하게 만든다는 이론은 널리 알려졌다. 이 장에서는 신체활동과 ····

···· 주거환경의 연관성과 관련된 문헌을 자세히 살펴본다. 구체적으로 주요 개념과 이론을 소개한 후에 ····

···· 일반적인 육체 활동, 걷기 및 자전거 타기(성인), 그리고 아이들의 야외활동 등의 세 가지 범주와 관련 ····

···· 된 사례를 조사한다. 일반적인 육체활동은 총 에너지 소비 및 건강과 관련되므로 중요하다. 그러나 다 ····

···· 른 두 가지 범주는 환경 중 산림과 관련이 있다. 또한, 자연환경에서 이루어진 활동이 인간의 건강에 ····

···· 유익하다는 가능성에 대해 주목하고 있다. 이 장의 끝 부분에 결과를 요약하고 앞으로 연구 방향을 제 ····

···· 시하고 정책에 대해 권고하고자 한다.

:: 옮김 – 박범진 (충남대학교 산림학과 교수), 임춘화 (을지대학교 의대 교수)

•시에프 드 브리에스 (Sjerp de Vries) 네덜란드 와그닝헨 알테라 •토마스 클라슨 (Thomas Claßen) 독일 빌레펠트 대학 •S-M 에이젠히어 허그 (S-M Eigenheer-Hug) 스위스 연방 공과대학 •칼레비 코펠라 (Kalevi Korpela) 핀란드 탐페레 대학 •욜란다 매스 (Jolanda Maas) 네덜란드 VU 대학 의료 센터 EMGO 연구소 •리처드 미셸 (Richard Mitchell) 영국 글래스고 대학 •피터 샨츠 (Peter Schantz) 미드 스웨덴 대학 GIH

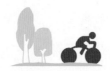

···▶ 들어가는 말

신체활동의 정의 및 중요성

신체활동에 대한 정의는 다양하다. 미국 질병관리본부는 "신체활동은 에너지 소비를 동반하며 골격근에 의하여 생성되는 신체의 움직임"이라고 정의한다. 세계보건기구(WTO)는 "신체활동은 안정수치를 넘는 에너지 소비를 동반하며 골격근에 의하여 생성되는 힘"으로 정의한다(Caspersen 등 1985, Cavill 등 2006). 간단히 말하면, 일상생활, 집안일, 레저활동(스포츠, 정원 가꾸기, 자전거 타기, 걷기 등), 그리고 직업활동이 신체활동에 포함된다(NIH 1996). 신체활동의 국제 최소 권장량은 매일 성인 30분, 어린이 1시간 동안 중간 강도의 활동이다(Cavill 등 2006, WTO Europe 2002).

많은 연구가 정기적으로 충분한 강도의 신체활동이 육체 및 정신 건강에 긍정적인 작용을 한다고 밝힌다(Cavill 등 2006, Bauman 2004). 정기적인 신체활동은 심장병, 암(대장과 흉부), 골격근 문제 등의 위험을 줄여준다(Berlin과 Colditz 1990, Slattery 2004, Friedenreich 등 2006, Monninkhof 등 2007, Brill 등 2001). 또한, 신체활동은 우울증과 건강회복에도 효과적이다(Dunn 등 2001, Mutrie 등 2007). 신체활동을 충분히 하지 않으면 건강상 문제가 발생한다. 특히 음식물 섭취 후 충분한 에너지 소비를 하지 않으면 체중이 증가하게 된다(Bull 등 2004). 과체중 또는 비만인 사람들의 경우 당뇨병, 심장병, 뇌졸중, 암, 근골격계 질환 등의 건강상 문제를 겪기 쉽다(Cavill 등 2006, Behn 2006).

신체활동 강도에 대한 염려

최근 경제적으로 발달한 사회에서 신체활동량의 조절이 실패하고 있다(Tudor-Locke 등 2001, Dollman 등 2005, Sjostrom 등 2006). 인구과밀과 도시의 증가, 차량 소유의 증가, 신체활동 절약 도구 및 체계 사용의 증가, 그리고 신체 활동 직업의 감소 등으로 인해 어린이들의 놀이터, 성인들의 운동장과 같은 신체활동과 관련된 환경의 이용이 줄고 있으며 신체활동의 필요성과 기회가 줄고 있다. 예를 들어, 1977~1995년에 걷거나 자전거를 사용하는 미국 어린이들의 수는 37%가 줄었다(McCAnn과 DeLille 2000). 동시에 섭취 칼로리는 증가했고 음식의 종류도 풍부해졌다(Wright 등 2004, Putnam 1999). 이러한 변화들의 결과로 신체활동의 강도가 줄어들어 필요한 에너지의 양은 감소했지만 실제로는 더 많은 에너지를 섭취하고 있다. 이 때문에 과체중인 사람들의 수가 증가하고 있고, 그중에서도 특히 가공 음식을 섭취하는 사람들에게서 이러한 현상이 두드러지게 나타나고 있다(Lobstein과 Millstone 2007).

신체활동에 있어서 자연환경의 중요성

정부와 정책입안자들이 과체중과 좌업(坐業)으로 인해 증가하는 건강문제에 대한 해결책을 연구한 결과, 높은 강도의 신체활동이 중요하다는 사실을 발견했다. 하지만 실생활에서 이렇게 높은 강도로 신체활동을 수행하는 것은 어려운 일이며, 소규모 개입으로 신체활동의 강도를 높이는 일을 성공한 사례는 종종 있지만(Marcus 등 2006) 대규모 집단에서는 이러한 사례를 찾아보기가 어렵다(Dunn 등 1998).

또한 최근에는 신체활동을 장려하는 데 도움을 주는 녹지공간(Green Place)으로 그 관심이 옮겨지고 있다. 하지만 정책입안자나 이 책에서 다루고 있는 중요한 질문은 '이러한 자연환경이 신체활동의 강도를 높일 수 있을까?' 라는 의문이며 이러한 의문에 대답할 수 있는 근거들이 있다.

자연환경은 인공환경보다 더 매력적이며(Van den Berg 등 2003) 신체의 움직임(예: 걷기 또는 자전거 타기)을 통해 자연환경을 경험할 수 있으므로 신체활동을 하는 데 도움을 준다, 그러나 자연환경이 신체활동을 촉진하는 데 유용하다는 '생각'에 대한 명백한 증거는 없다.

개입의 효과

일반적으로 건강과 건강 행동에는 상당히 복잡하고 다양한 요소들이 영향을 미치고 있기 때문에 이를 고치거나 향상하는 것은 매우 어렵다. 심지어 운동과 같은 특별한 행동을 고치기 위한 대규모, 장기간의 노력들도 실패하기 쉽다(Hillsdon 등 2002, Lamb 등 2002, Harrison 등 2005). 게다가 만약 건강과 행동을 바꾸는 데 성공한다고 하더라도 건강 불균형이 생기게 될 수도 있다. 일반적으로 구조적, 환경적, 법률적으로 개입하는(금연정책을 시행한다거나, 안전띠 착용을 의무화한다거나, 차량과 보행자를 구분하는 것과 같은) 방법을 활용하는 방식이 사회적인 불평등을 만들지 않으면서 건강을 증진할 방법이 될 수 있다(Macintyre 2007).

알코올의 위험 또는 운동 권장에 관해 사람들에게 경고하는 개입은 불평등을 악화시키기 쉽다(Macintyre 2007). 그 이유는 사회·문화·경제적으로 혜택을 받은 집단이 건강증진에 관한 조언이나 도움을 받을 기회가 더 많이 생기기 때문이다. 게다가 건강증진을 위한 개입의 효과는 균등하게 배분되지 않을 수도 있다.

사람들에게 '우드랜드 트레일'의 사용을 권장하는 것은 신체활동을 하는 사람보다 주로 앉아있는 사람들에게 더 효과적이다.

신체활동률을 향상하기 위한 환경적 개입의 효과

칸(Kahn 외 2002) 등은 신체활동률을 향상시키는 다양한 전략의 효과에 대한 증거를 찾았다. 이러한 개입에는 정보, 행동과 사회, 환경과 정책 같은 것들을 기반으로 하는 개입이 포함된다. 이렇게 여러 가지 개입 중에 어떤 종류의 개입이 가장 효과적인지 확실히 밝혀내기는 어렵지만, 일반적으로 신체활동을 지원하는 지역사회 규모의 도시 디자인과 토지 사용 정책과 같은 환경 개입이 더 성공적이다. 이와 관련된 연구에 의하면, 미디어의 영향에 의해 몇몇 보행자 또는 자전거 사용자들의 신체활동이 48% 정도 증가했다. 비록 소규모 집단이기는 하지만, 대규모 집단의 경우에는 TV나 라디오, 신문과 같은 미디어에 의해 오직 5% 정도만이 신체활동이 향상된 것에 비하면 유의미한 결과라고 할 수 있다. 그리고 여기에는 사회적 불평등에 대한 개입의 영향을 검토하려는 시도도 없었으며, 주로 앉아서 생활하는 사람과 일상생활에서 신체활동을 활발하게 하는 집단에 대한 영향을 구별한 것도 아니다.

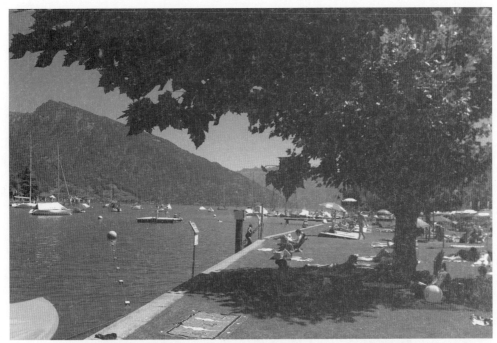

:: 사진 8-1 많은 사람들이 활용할 수 있도록 지역 주민의 가까운 곳에 운동하기 좋은 공간을 만들었지만 실제로는 거의 활용되지 않는다. 지역 주민들은 이런 공간을 활용할 동기가 부족하다.

알아야 하는 것

자연환경이 신체 활동을 증진하는지 알아보기 위해서는 관련 근거들을 신중하게 따져보는 것이 중요하다. 그리고 이를 위해, 우리는 일련의 질문을 살펴볼 것이다.

1. 자연환경 근처에 거주하는 사람들은 신체적으로 더 활동적인가?
2. 만약 자연환경에의 근접성이 신체활동과 관련이 있다면 용량반응 관계(dose-response 대상 예: 화학물질)의 양을 증가시켰을 때 그 대상이 적용된 집단의 반응 및 변화가 있는가, 그렇다면 관계가 얼마나 강한가?
3. 자연환경과 신체활동 간 관계에서 자연요소와 인과관계가 있다는 증거가 있는가?
4. 자연환경과 신체활동 간 관계가 인구 특성(예를 들면, 연령, 성별, 사회 경제적 상태, 인종, 출신 국가)에 따라 다양한가?
5. 그밖에 다른 활동, 실내 또는 인공적인 환경에서의 신체활동과 비교할 때, 자연환경

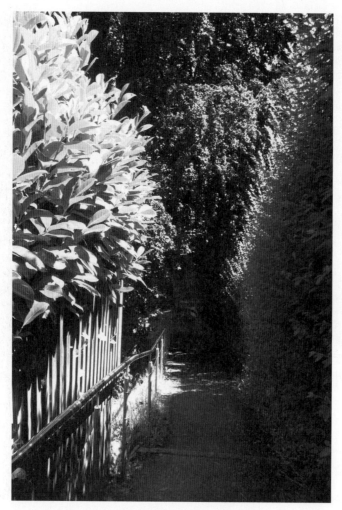

:: 사진 8-2 자연환경과의 근접성은 신체 활동에 영향을 미친다.

에서의 신체활동은 특히 유익한가?

⋯▶ 개념 및 구조

자연환경이 신체활동에 많은 영향을 준다는 연구가 이루어졌고, 이에 대한 연구 결
과 등이 출판되고 있으며(Humpel 등 2002, Owen 등 2004, Giles-Coiti 등 2005b, Davison과

Lawson 2006, Ball 등 2006, Ferreira 등 2007), 이는 자연환경에만 국한하지 않고 폭넓은 환경에 관해 이야기하고 있다. 이렇게 다양한 관점을 검토하는 것은 어려운 일이기는 하지만 자연 요소와 녹지의 역할에 대한 관점의 균형을 유지하는 데 도움이 된다.

스윈번(Swinburn 외 1999) 등은 'ANGELO framework'라는 다른 범주에서 환경을 나누는 분류학을 개발했다. ANGELO는 '비만과 연관한 환경에 대한 분석 그리드'이다. 이는 두 가지 규모 레벨인 매크로와 마이크로, 네 가지 측면인 신체, 경제, 정치, 사회문화로 구별한다. 마이크로레벨은 개인의 삶, 직업, 교육, 여가활동 등과 같은 지역 환경을 다루며 다른 기준에서 세부적으로 나누어진다. 거주지역, 학교환경, 일터 등의 매크로환경은 교육환경, 의료시스템, 식품분야 등과 같은 다른 분야로 나누어진다.

이 장에서는 미세 환경의 물리적인 측면에 초점을 맞출 것이며 특히 주거 환경을 중심으로 살펴볼 것이다. 이 절에서 우리는 지금까지 연구의 개요를 구성하는 데 도움이 되는 개념적 틀을 제시할 것이다. 그리고 이후에는 우리가 제시하고 그들이 제공하는 증거 자료에 관한 검토 및 다른 연구의 결론을 설명할 것이다.

우선 신체환경은 신체활동을 자극하거나 방해한다는 관점부터 살펴보도록 하자. 몇몇 저자(Giles-Corti 등 2005b, Ball 등 2006)들은 환경적 상관관계를 볼 때 그 활동의 유형을 구체화시키는 것이 중요하다는 점을 시사한다. 환경적 측면은 활동에 따라 다양하다.

따라서, 연구에서 환경 측면을 특정 활동에 맞게 설정하는 경우 그 결과로부터 명확하고 강한 관계를 관찰할 수 있다. 동기부여, 상황의 전후 맥락과 같은 것을 이러한 설정의 예로 들 수 있으며, 이러한 설정은 그 활동에 강력한 영향을 미친다. 게다가 개인적인 선호도 또는 제한점의 차이 때문에 인구 특성을 구별하는 것이 도움이 된다.

야외활동을 3가지 범주로 나눈다. (가) 신체활동과 녹지공간 (나) 교통수단이나 취미생활로서의 걷기와 자전거 타기 (다) 어린이들의 야외신체활동.

마지막으로 다른 환경의 유형에서 활동하는 것 비해 자연환경에서 물리적으로 활동하는 것의 추가적 혜택에 대해서 살펴볼 것이다. 즉, 신체 활동을 하는 동안 소비되는 에너지양 이외의 또 다른 장점이 있는지에 대해 살펴보기로 한다.

첫 번째 범주는 신체활동을 폭넓게 정의하고 활동의 전체적인 양과 연관이 있기 때문에 포함했다. 두 번째 범주는 활동적인 이동수단은 현대인들의 신체활동에 있어서 중요한 요소이기 때문에 포함했다(Breedveld와 Van den Berg 2002). 또한, 특히 성인에게 있어서, 걷기와 자전거 타기는 가장 일반적인 야외 레저 활동이라고 할 수 있다. 우리는 이러한 여가 활동을 수행함에 있어서 인접한 자연 요소 및 녹지의 역할을 살펴볼 것이다.

세 번째 범주는 야외활동을 하는 아이들에게 집중한다(Baranowski 등 1993, Sallis 등 1993b, Bakker 등 2008). 활동의 각 카테고리는 별도의 단락에서 다룬다.

3가지 범주 내에 개인적 차이는 존재하며 각 단락은 특정 인구에 대해서만 국한된 것은 아니다. 각 카테고리에 관련된 서로 다른 환경 측면 때문에 위와 같은 활동의 범주로 구분했다. 그러나 비록 활동의 종류에 따라서 달라질 수 있지만, 개념적인 수준에서 (거의)모든 카테고리에서 중요하다고 할 수 있는 몇 가지 요인들을 더 추가시킬 수도 있다.

피코라(Pikora 외 2003) 등은 걷기와 자전거 타기에 대한 잠재적 환경 영향의 구조를 개발했다. 이는 기능성, 안정성, 심미적, 목적지라는 네 가지 특징을 가진다.

기능적 특징은 지역 환경의 근본적인 구조적 측면을 반영하는 거리와 길의 물리적 특징과 관련이 있다. 그리고 이러한 물리적 특징은 길의 특정한 특징, 길거리의 유형과 너비, 교통의 양, 속도 안정성을 포함한다.

심미적 특징은 흥미롭고 즐거운 환경을 만드는 요소를 포함한다. 가로수의 존재, 상태, 크기, 공원과 개인 정원의 존재, 오염의 수준, 자연경관과 자연 안에 존재하는 인공적 디자인의 다양성과 흥미와 같은 점들이 이에 해당한다. 목적지 특징은 주거지역 내 지역사회와 상업시설의 이용성과 관련이 있다. 도달하기 쉬운 곳에 있는 목적지는 사람들에게 걸을 기회를 더 많이 제공한다. 이를 근접성 또는 연결성이라고 부른다. 근접성(Proximity)은 출발지와 목적지 간 거리와 관련이 있고 연결성(Connectivity)은 출발지에서 목적지까지 보도나 도로를 활용해서 얼마나 쉽게 이동할 수 있는가와 관련이 있다. 연결성은 기능적 측면에서 생각해볼 수 있다.

피코라(Pikora 외 2003) 등이 개발한 체계는 주로 지역 환경을 다룬다. 녹지는 이러한 환경의 일부가 된다는 점 외에도, 환경 내부(또는 외부) 목적지로서의 특정 범주로 간주 될 수 있다. 그리고 이와 유사한 특징들은 다음과 같이 구체적으로 살펴볼 수 있다. (A) 목적지에 대한 관점에서는, 지역 접근성, 거리, 인프라 (B) 안전성의 측면에서, 개인 차 및 교통(지역 내 이동 방식에 따라 후자의 중요성이 커짐) 손의 활동에 대한 (C) 기능적 측면에서, 활동의 적합성, 내부 인프라 및 활동이 물리적으로 가능하도록 만드는 데 필요한 시설−보조 시설 및 기타 편의 시설(반드시 필요한 것은 아니며 선택사항임), (D) 미학 / 유쾌함의 관점에서, 경치

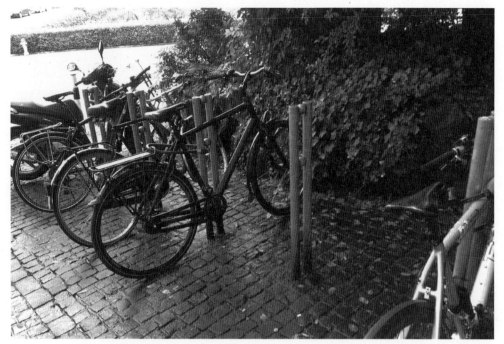

:: 사진 8-3 자전거거 타기와 같은 이동수단을 통한 신체활동은 과체중과 비만 확률을 낮춰줄 수 있다.

의 아름다움, 소음, 혼잡 등.

이렇게 앞서 언급한 측면들을 통합하여, 활동을 수행하기 위한 지역의 매력을 전체적인 개념으로 파악할 수 있다(접근성이 매우 좋고, 안전하며 활동에 적합하고 쾌적함).

····▶ 자연환경과 신체활동

신체활동

자연활동과 신체활동 간 관련성에 대한 연구들은 걷기나 자전거 타기 같은 특정한 활동에 주목한다. 실제로, 자연환경은 다른 요소들보다 활동의 특정 유형을 장려하거나 선호하게 만들 수 있기 때문에 중요하다. 그러나 자연환경과 신체활동 간 관련성에 대한 증거는 일반적인 활동을 중점적으로 다룬다.

신체활동 기록 또는 측정의 필요성

연구에 참여하는 사람들의 모든 신체활동은 기록하는 것이 좋다. 만약 전반적인 활동 수준이 연구의 초점이 된다면, 특정한 활동을 다른 활동과 비교하는 것은 중요하지 않다. 이러한 경우는 각각 다른 종류의 운동을 선호하는 서로 다른 그룹의 활동 수준을 비교하고 싶은 경우일 때 특히 그러하다.

남성의 신체활동이 팀 스포츠 또는 달리기 같은 활동을 한다고 해서 여성의 신체활동이 덜 중요하거나 덜 건강하다는 의미는 아니다. 어린이들의 신체활동에 관한 연구에서 어떠한 한 가지 활동만으로 어린이들이 자연환경에서 즐기는 놀이에 대해 설명하기는 매우 어렵다. 게다가 자연환경은 특별한 활동을 촉진시키기도 하며, 이것은 다른 활동을 대신해서 수행하는 것이기 때문에 전체적인 신체활동량은 변하지 않는다. 이러한 이유 때문에 한 가지 활동에 대한 단일측정을 종합적으로 하는 일은 매우 유용하다.

신체활동 측정 방법

두 가지 측정방법이 있다. 설문지 또는 조사를 통해서 신체활동에 얼마나 많은 시간을 투자하며 어떤 강도로 하는지에 대해 알아본다. 이러한 방식으로 종합 측정의 결과를 얻을 수 있다. 조사에 자주 이용되는 한 예는 IPAQ(International Physical Activity Questionnaire)이다. 자가보고식 측정은 쉽게 정보를 얻을 수 있지만, 신뢰성이 떨어진다(Kohl 등 2000).

두 번째로 객관적인 도구들은 인간의 움직임 또는 에너지 소비를 기록하기 위해 사용된다. 가속도계는 성인과 어린이들의 신체활동의 객관적인 평가법으로 많이 사용된다.

그것은 작고 휴대하기에도 간편하며, 측정된 정보도 실험실 내 환경에서 분석하기에 알맞다(Chen과 Bassett 2005). 또한, 그것은 인간의 다양한 움직임을 기록할 수 있으며, 따라서 다양한 활동으로부터 얻을 수 있는 신체활동의 움직임을 측정하기에 적합하다. 하지만 실제로는 자전거 타기나 등산, 또는 상반신을 활용하는 운동과 같은 몇몇 활동들만을 측정할 수 있다. 제한된 조건하에서 신체활동을 측정할 수 있는 가장 적합한 방법을 찾으려면 많은 사항을 고려해야 한다. 그 중에서도 종합적인 타당성, 현실성, 정확성, 실용성이 우선적으로 검토되어야 한다(Melanson과 Freedson 1996, Taylor 등 1984). 주관평가는 상대적으로 측정결과를 얻기 쉽지만, 활동량에 대해 과소 혹은 과대평가하는 경향이 있고 이러한 선입견이나 편견이 다양한 인구집단에서 관찰된다(Adams 2005, Durante와 Ainsworth

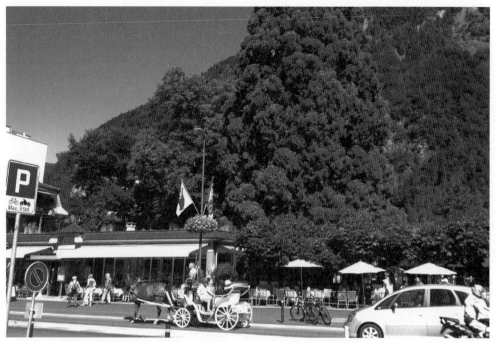

:: 사진 8-4 **활동적인 이동수단은 주거지역 외에서 일어난다.**

1996). 그리고 특히 아동의 활동수준을 과소 혹은 과대평가하기도 한다(Sallis 등 1993a). 이에 반해, 객관적인 지표를 활용해서 대규모로 측정을 수행하는 일은 어려운 일이기는 하지만, 피험자의 규모가 일정수준 이상으로 크다면 이러한 연구에서 도출되는 결과는 상당히 설득력이 강하다.

신체활동과 녹색 또는 자연환경에 관련된 문헌

녹지나 자연환경과 관련된 신체 활동의 일반적인 사항에 대해 분석한 연구는 별로 많지 않은 편이다. 하지만 신체활동의 '환경상관'에 연관된 연구는 상당히 많다.

이렇게 녹지 또는 자연환경과 연관된 신체활동에 대한 연구들은 신체적·사회적 환경의 다양한 측면을 고려한다. 험펠(Humpel 외 2002) 등은 신체활동에서 성인의 참여와 관련한 환경적 요소를 연구했고 환경의 객관적인 평가를 이행했다. 그 결과 신체활동과 걸을 수 있는 거리 내 공원의 존재 사이에 양의 상관관계가 있다는 증거가 나타났다.

엘라웨이(Ellaway 외 2005) 등은 녹색 공간이 풍부한 곳에서 사는 사람들은 3배 이상 신체적으로 활동적이며 비만이 40%까지 줄었다는 연구를 발견했다. 앳킨슨(Atkinson 외 2005) 등은 신체활동이 주거밀도나 도로의 연결성 뿐만 아니라 녹색 및 열린 공간에의 근접성과도 연관이 있다고 밝혔다.

하지만 웬델 보스(Wendel-Vos 외 2007) 등은 체계적인 검토를 통해 사회적 지원, 동료, 코스의 연결성 등이 서로 다른 종류의 신체활동과 연관이 있다는 사실을 발견했다. 신체활동과 녹지의 접근성, 유용성, 매력과 관련된 일관된 증거는 많지 않다. 여기에는 녹지와 신체활동 사이에 양의 상관관계가 있다는 것을 보여주지 못하는 연구들이 많다는 사실을 예로 들 수 있다(Wendel-Vos 등 2007).

그 외 다른 연구자들은 공원의 역할에 대해 구체적으로 설명하고 있다. 브라운슨(Brownson 외 2001) 등은 공원에 방문하는 사람들이 그렇지 않은 사람들에 비해 신체 활동 정도의 권장기준을 만족시킨 경우가 두 배 정도 높다고 보고한 바 있다. 그리고 정도는 덜하지만, 쾌적하고 흥미로운 경관이 인접해 있는지도 신체활동의 권장기준을 만족시키는 것과 관련이 있다고 나타났다. 질레스 코티와 도너번(Giles-Corti와 Donovan 2002)은 공원과 같은 휴양시설에의 방문을 중점적으로 연구하였으며, 이렇게 휴양시설에 방문하는 것이 신체활동을 증진시키는 데 어떠한 역할을 하는지에 대해서 연구했다. 여러 가지 휴양시설 중에서 집 근처의 공원이 가장 자주 활용되고 있는 것으로 나타났고, 공공 공지(public open space—응답자의 28.8%)가 두 번째로 많이 활용된다고 나타났다. 위의 두 연구는 신체활동 정도에 미치는 여러 가지 요인 중에 공원이 신체활동 정도에 미치는 영향을 밝혀내기 위해 수행되었다. 질레스 코티와 도너번(Giles-Corti와 Donovan 2002)은 신체활동에 미치는 요인 중에서 물리적인 환경요소가 개인적, 사회적인 환경요소에 이어 두 번째로 큰 요소라는 사실을 발견했다. 이러한 사실은 집 근처에 있는 공원과 같은 물리적 환경을 활용하는 것이 신체활동을 증진시키는 데 도움이 된다는 사실을 의미한다. 하지만 이러한 요소만으로는 신체활동의 권장기준을 충족시키기 부족하며 보조적으로 이러한 요소를 활용하는 것이 좋다. 또한, 이러한 연구는 공원 환경의 다양성을 반영하지 않았다는 사실도 알고 있어야 한다. 나무가 아름답게 심어져 있는 길이 있는 공원처럼 특정 환경요소를 포함하고 있는 공원이 아무것도 없는 빈 공간보다 신체활동을 더 많이 증진시킨다는 증거도 있다(Giles-Corti 등 1996).

그리고 이러한 관계와 특정 인구집단에 대해서 살펴본 또 다른 연구들도 있다. 코헨

(Cohen 외 2007) 등은 저소득층의 공원 활용에 대해서 연구를 했다. 흥미롭게도 그들이 관찰한 사람들 중 3분의 2 성도가 공원에 앉아있었다. 그러나 면접에 응한 사람들은 운동할 수 있는 가장 일반적인 장소가 공원이라고 대답했다. 결론적으로 코헨 등은 개인의 공원 활용 정도와 운동 정도는 주거지에서 공원으로의 접근성으로 예측할 수 있다고 결론지었다.

또한 코헨(Cohen 외 2006) 등은 공원녹지 방문이 사춘기 소녀들에게 미치는 영향에 대해서 연구했다. 그리고 거주지의 반경 1마일 안에 평균 3.5개의 공원이 있는 지역에서 사는 사춘기 소녀들이 학교에서 수행하는 활동 이외에 평균적으로 6일 동안 36.5분 정도의 활동을 더 하게 된다고 보고하고 있다. 이러한 아동 및 청소년에 대한 연구의 세부사항은 이번 장의 후반부에 다시 언급하기로 한다. 그러나 이 연구는 신체활동의 증가가 공원의 활용 때문에 발생한 것인지, 아니면 다른 요인에서 비롯된 것인지에 대해서 명확한 설명을 해주지 못하고 있다.

노령층이나 특정 질환을 앓고 있는 사람들을 대상으로 수행된 연구들도 있다(Chad 등 2005). 예를 들어 데스판데(Deshpande 외 2005) 등은 공원과 당뇨병 환자들의 신체활동 사이에 용량반응관계(dose-response relationships 대상 예: 화학물질)의 양을 증가시켰을 때, 그 대상이 적용된 집단의 반응 및 변화가 있다는 사실을 발견했으며, 공원 산책과 같은 신체활동시간이 적을수록 당뇨병 치료제의 복용량이 늘어난다는 사실을 알아냈다.

또한 용량반응관계를 단순히 '공원녹지와 주거지와의 거리'라는 요인으로 파악하지 않고 '접근성'의 관점에서 다루고 있는 연구들도 있다. 이러한 연구는 일반적으로 접근성이 높을수록 신체활동 정도가 증가한다는 사실을 나타내고 있다. 그러나 이러한 연구의 인과관계를 뒷받침해줄 수 있는 자료는 충분하지 않은 실정이다. 예를 들어, 공원의 접근성이 사람들의 신체활동을 증진시킨 것이 아니라, 신체적으로 활동적인 사람들이 공원에 더 자주 방문하는 것으로 간주할 수도 있는 것이다.

신체활동과 자연환경으로의 방문 정도에 대한 연구들의 또 다른 문제점은, 일반적인 관점에서 봤을 때, 경제적으로 부유한 사람들이 공원 녹지가 인접한 지역에 거주하는 경향이 있다는 것이다. 그리고 경제적으로 부유한 사람들이 여가 활동을 위해 공원녹지에서 운동하는 경우가 더 많은 경향이 있다는 연구결과가 나타났다(Popham과 Mitchell 2007, Macintyre와 Mutrie 2004, Mutrie와 Hannah 2004). 비록 통계적인 교정이 이러한 문제를 줄여주기는 하지만, 자연환경이 신체활동에 독립적으로 영향을 미치는지에 대해서 밝혀내는 일은 쉽지 않은 일이라고 할 수 있다.

또한 관련된 모든 연구들이 신체활동 정도와 자연환경으로의 방문정 도가 관련이 있다는 사실을 밝혀낸 것은 아니라는 점을 알아야 한다. 예를 들어, 힐손(Hillsdon 외 2006) 등은 도시환경에서 신체활동 정도와 녹지공간으로의 방문이 서로 관련이 있다는 아무런 증거도 찾지 못했다. 칸젠스키와 핸더슨(Kaczynski와 Henderson 2007)은 37건의 연구 중 9개의 연구결과에서 신체활동정도와 녹지공간으로의 방문과의 관계에 유의성이 없다는 점에 주목하고 있다는 사실을 밝혀냈다. 하지만 칸젠스키와 핸더슨(Kaczynski와 Henderson 2007)은 자연환경과 신체활동과의 관계가 다른 종류의 휴양시설과 신체활동의 관계보다는 양(positive)의 상관성이 좀 더 크다고 결론지었다. 또한 관련된 모든 연구들이 일반적인 신체활동을 다루고 있는 것이 아니라는 점에도 유의해야 한다.

···▶ 걷기와 자전거 타기

소개

걷기와 자전거 타기는 수입, 나이, 위치에 상관없이 대다수의 사람이 접근하기 쉬운 신체활동이다. 유럽 인구의 96%는 걷기를 하고 75%는 자전거를 탄다(WHO Europe 2002). 동시에 유럽 인구들의 걷는 습관과 자전거 사용에서 상당한 차이가 있다. 유럽연합 통계청(2005)에 따르면, 덴마크에서는 자국 내의 이동수단 중의 7%정도가 도보(걷기)이며, 스위스에서는 그 수치가 40%정도라고 한다(기타 유럽 국가는 20%정도임). 자전거 타기의 경우, 네덜란드에서는 일일 이동량의 26%, 덴마크는 15%정도를 차지하고 있다. 그러나 이와는 대조적으로 영국(2%), 프랑스(3%), 그 밖의 몇몇 지중해 연안 국가에서는 이동수단으로서 자전거를 그다지 많이 활용하지 않고 있는 것으로 나타났다.

9개 국가에서 실시한 조사에 따르면, 20~74세의 사람들을 대상으로 여행 시 걷기 또는 자전거 타기를 하는 시간은 14분(핀란드, 노르웨이)에서 29분(슬로베니아)으로 다양했다(de la Fuente Layos 2005). 네덜란드와 덴마크에서 자전거로 여행하는 사람들의 연간 거리는 약 1,000km이며 독일과 스웨덴은 300km, 스페인, 포르투갈, 룩셈부르크는 50km 이하였다

(EC 1999).

위 수치는 농기와 환경과는 관계가 없다. 동기에 관하여 레저(레크리에이션)와 운송 이동성(통근) 간 차이가 있다. 활동적인 레저와 운송 이동성 간의 비율은 나이와 사회그룹에 따라 다양하게 나타난다. 다른 생활 방식으로 인해 학생들과 노령층은 출퇴근하는 중년층보다 레저에서 더 높은 비율을 보였으나, 한편으로는 노령층의 신체활동 전체 양이 아이들 또는 학생들과 견주어 보았을 때 더 낮은 것으로 나타났다. 그러나 여가를 위한 활동을 하기 위해서는 이동을 하는 경우가 많기 때문에, '교통수단'에 '여가'가 포함되는 경우가 많다. 그렇기 때문에 이동을 통한 활동량의 75%는 교통수단으로서의 개념이 강하며, 여가만을 위한 활동의 수치는 더 낮은 경향이 있다.

유럽의 WHO는 '일일 이동을 위한 걷기와 자전거 타기에는 레저활동을 위한 걷기나 자전거 타기보다 더 많은 개념이 포함되어 있다' 라고 언급했다(WHO Europe 2002, p.4).

이 절에서는 이동수단으로서의 걷기와 자전거 타기에 대해 살펴볼 것이며, 그 다음 절에서는 휴양을 위한 걷기와 자전거 타기를 살펴보고자 한다. 그러나 신체활동을 위한 두 가지 동기에 관한 잠재적인 건강 효과의 엄격한 구분을 하기는 어려웠다.

이동을 위한 걷기와 자전거 타기

역학연구에 따르면 상당한 건강 혜택은 이동수단으로서의 신체활동을 통해 얻을 수 있다고 제시했다. 그러나 많은 연구들이 전반적인 신체활동과 관련된 연구를 한 것에 비해 걷기와 자전거 타기와 같은 이동 수단과 관련한 신체활동의 독립적인 건강효과에 관한 연구는 많지 않은 편이다(WHO Europe 2002, 2007). 이동을 위해 걷기와 자전거 타기를 하는 사람들은 과체중과 비만의 확률이 낮다고 몇몇 연구들은 밝혔다(Saelens 등 2003, Giles-Corti 등 2003, Wen 등 2006). 앤더슨(Andersen 외 2000) 등은 자전거 타기의 강력한 건강효과를 발견했다. 레저 신체활동 수준, 사회경제적 배경과 흡연과 같은 다른 '위험' 요소를 적용한 경우에도, 직장에 자전거를 타고 출퇴근하는 사람들의 사망률은 그렇지 않은 사람들보다 39% 낮았다(Andersen 등 2000).

매튜(Matthews 외 2007) 등도 중국인 여성들을 대상으로 이동수단으로서의 자전거 타기에 대해 조사했으며, 비슷한 결과를 얻을 수 있었다. 하지만 이동수단으로서의 걷기에 대한 조사결과에서는 유의성을 얻지 못했다(p<0.07).

쿠퍼(Cooper 외 2006) 등은 학교에 자전거를 타고 가는 아이들이 걷기를 포함한 이동 수단을 사용한 아이들보다 8% 더 건강하다는 것을 발견했고 하루에 2번 10~15분 자전거를 타는 것이 아이들의 건강을 증진하기에 충분하다고 밝혔다. 게다가 관찰 연구는 학교에 걷거나 자전거를 타고 가는 아이들이 다른 수단을 사용하여 이동하는 아이들보다 추가적인 신체활동에 참여하게 되는 경우가 많다는 사실을 보여준다(Cooper 등 2003).

위 연구들은 신체활동의 관련 효과 또는 증가에 대해서 분석했지만, 도시의 자연환경에서 이동수단으로 수행되는 걷기 또는 자전거 타기의 잠재적 효과에 대해서 조사한 연구는 많지 않다(WendelVos 등 2007). 그러나 테일러(Taylor 외 1998) 등은 자연환경이 인공적으로 만들어진 환경보다 더 매력적이라는 것을 인식했으며, 자연환경은 이동을 목적으로 수행되는 걷기와 자전거 타기와 같은 신체활동이 이루어지도록 사람들을 자극한다고 밝혔다(Taylor 등 2008, Bedimo-Rung 등 2005). 최근 연구들은 이에 대해 지지하지만 다른 연구들은 그렇지 않다(Kaczynski와 Henderson 2007, Wendel-Vos 등 2007).

환경과 활동적인 이동수단 간 관계에 대한 연구는 미국과 호주에서 처음 이루어졌고 그들은 거주지역의 환경적 특징을 조사했다(Craig 등 2002, Saelens 등 2003, Humpel 등 2004, Powell 2005). 그러나 활동적인 이동수단(예: 통근)은 주거지역 외에서 일어난다. 그러므로 전반적인 통근 경로 환경은 환경과 통근을 통해 이루어지는 신체활동간 관계를 이해하는 데 중요하다.

스웨덴 스톡홀름에서 이루어진 통근에 관한 연구는 통근 길에 따라 나타나는 환경적 다양성은 사람들이 도보나 자전거를 활용해서 통근하도록 자극할 수도 있고, 억제할 수도 있다는 문제를 다루었다. 상관연구에 근거하여 살펴보면, 교통환경에 따른 배기가스와 혼잡의 정도는 도시 내부환경에서 자전거로 통근하는 것을 억제할 가능성이 있으며 걸어서 통근하는 사람들에게는 소음으로 인한 통근 억제의 가능성이 있다. 반면에 통행수단 선택에 대해서 심미적, 자연적 요소 각각은 사람들이 걷거나 자전거 타기를 활용해서 통근하도록 유도하는 효과가 있다(Schantz와 Stigell 2006, Schantz와 Stigell 2007).

다음으로는 어떠한 환경 자극 또는 억제 요소들이 실질적인 통근활동과 연관이 있는가에 대한 내용을 살펴보도록 하자.

빌레펠트(Bielefeld)에서 시행한 연구에 따르면, 녹지와 같은 자연환경에 대한 접근성은 녹지와 같은 자연환경이 교통수단으로 사용되는데 결정적인 역할을 한다. 빌레펠트 거주자의 56.1%는 도시 자연환경을 대안 루트로 사용하며 76%는 일주일에 한 번 30~60분씩 이러한 자연환경에 머무르곤 한다(프랭크 등 2004). 그러나 조사 결과는 거주자들이 교통체증이 나타나는 거리를 피하고자 활동적인 이동수단으로 이 루트를 사용하는지, 아니면 적은 신호등 때문에 시간을 절약할 수 있어서 이 루트를 사용하는지에 대한 명확한 설명을 해주지 못하고 있다.

마스(Maas 외 2008) 등은 거주환경에서 자연환경의 비율과 통근을 목적으로 걷는 사람들이 소비하는 시간 또는 양 간의 중요한 관계를 발견하지 못했다. 게다가 1km 반경의 녹지환경 비율은 통근을 목적으로 하는 사람들이 자전거를 타는 양과 부정적인 관계가 있다는 사실과 함께, 자전거를 타는 사람들이 소비하는 시간과 긍정적인 관계가 있다는 사실 또한 나타났다(Maas 등 2008). 이러한 결과는 웬델-보스(Wendel-Vos 2004)의 연구결과와도 일치한다. 도시 근교의 농업지역도 녹지면적의 양에 영향을 미치기도 한다. 자전거를 활용해 도시 근교에서 도심지로 출퇴근하는 사람들은 다른 사람들에 비해 출퇴근시간에 좀 더 많은 시간을 사용하는 경향이 있다. 이에 관해 헤르토그(Den Hertog 등 2006)은 도시환경 내의 건물, 시설의 밀집도나 주차가능 여부가 사람들의 신체활동량을 결정 짓는 중요한 요소라는 사실을 증명했다. 주차가 가능한 공간이 부족하거나 상점과 같은 건물들이 빽빽이 들어서 있는 지역에서는 사람들이 걷거나 자전거를 타는 경우가 더 많아진다. 결론적으로 말하자면, 도심지 내의 녹지공간이 부족하면 사람들의 신체활동량이 많아지고, 녹지공간이 풍부한 지역에 사는 사람들은 건물의 밀집도가 낮고 자동차를 이용하기 수월하기 때문에 오히려 걷거나 자전거 타기와 같은 신체활동이 감소한다(Maas 등 2008).

여가활동을 위한 걷기와 자전거 타기

이 절에서는 여가활동을 위한 걷기와 자전거 타기에 대한 문헌들을 살펴보기로 한다. '여가활동'은 재미나 즐거움을 위해 수행하는 활동을 의미한다. 하지만 여기서는 운동을 위해 수행한다는 의미도 포함하기로 한다. 몇몇 연구들은 동기(motive)에 대한 구별을 하지 않거나 교통수단으로서의 걷기, 자전거타기와 여가활동을 위한 걷기, 자전거 타기를 동일한 관점에서 검토하기도 한다.

최근 네덜란드에서 수행된 연구에 의해 다시 한 번 확인된 것처럼, 사람들이 여가활동을 위해 수행하는 걷기나 자전거 타기는 보통 집근처에서 이루어진다. 비록 이러한 일지연구가 '집 근처에서 적어도 1시간 이내의 거리'라는 제한점을 두기는 했지만, 여가를 위해 수행되는 걷기의 68% 정도가 교통수단 이외의 목적으로 수행되었다는 사실이 나타났다(CVTO 2007, p.57). 자전거 타기의 경우 이 수치는 훨씬 더 높아 89%에 달했다(CVTO 2007, p.58). 또한 이러한 신체활동이 어쩌다 한 번씩 긴 시간동안 이루어지는 것이 아니라, 자주 습관적으로 이루어진다는 사실도 나타났다. 비록 이 연구 결과에서는 녹지 대한 의미를 제한한 것은 아니지만, 길거리에 서있는 가로수 같은 나무 한 그루도 이러한 녹지에 포함되는 개념이라고 할 수 있다(Lee와 Moudon 2006). 여기에서 말하는 생활환경 내의 녹지는 넓은 의미로 정의할 수 있으며, 여기에는 농지(agricultural areas)도 포함된다. 끝으로 걷기와 자전거 타기는 성인들 사이에서 찾아볼 수 있는 일반적인 여가활동의 방식이며(종종 어린이와 함께하기도 한다), 관련된 연구의 대다수도 이러한 인구집단에 초점을 맞추어 연구를 수행한다.

여가나 취미생활을 위해 걷거나 자전거를 타는 사람들이 목적지로 선호하는 녹지공간에 대해서는 자동차와 같은 교통수단을 이용해서 먼저 녹지에 접근한 후 녹지에서부터 걷기 시작하는 경우가 일반적이기 때문에, 이러한 다른 교통수단을 활용하는 경우와 집을 나서면서부터 걷거나 자전거를 타는 사람들에 대한 구분이 이루어져야한다. 후자의 경우에는 애초에 집을 나서면서부터 목적지가 없이 걷거나 집 주위를 돌아다니는 경우도 있다. 반면, 집을 나와서 근처의 공원과 같은 녹지를 방문하는 경우도 있다. 이렇게 막연히 집 근처를 산책하는 경우와 근처의 녹지를 걸어서 방문하는 경우를 구분하는 일이 항상 명확하게 이루어지는 것은 아니다. 게다가 특별한 목적지 없이 걷는 경우에도 자연환경 자체가 거리의 풍경이나 그 지역의 환경을 좀 더 아름답게 만들어 보행자에게 특별한 영향을 미치는 경우도 있다. 자전거를 타는 경우에는 활동반경이 넓어지기 때문에 집 근처를 벗어나는 경우가 많다.

일단 걷기 이외의 교통수단을 활용하게 되면, 어떤 교통수단을 활용하느냐 혹은 얼마나 많은 시간을 목적지로 이동하는 데 사용할 수 있느냐에 따라 목적지의 공간적인 범위가 커진다. 그리고 후자의 경우에는 개인이 목적지에 도달하는데 쓸 수 있는, 쓰고자 하는 시간과 강하게 연관되어 있다. 활용할 수 있는 여가시간의 양은 여가를 선택하고 활용하는데 중요한 고려사항이 된다. 일반적으로 주말이나 휴일, 휴가기간 동안 더 많은 시간을 여가활동에 사용하게 된다. 목적지의 선택범위가 넓을수록 목적지의 매력이나 아름다움에 대한 요구가 커진다고 추정된다. 그리고 여기에는 기능적 측면(운동시설, 자전거를 탈수 있는 도로망 등)과 심미적 측면이 모두 포함된다. 또한 녹적지에 도착하고 나면 그 중요성이 감소하기는 하지만, 안전성도 중요한 문제라고 할 수 있다. 그리고 이것은 목적지내 또는 길 위에서 어떤 종류의 교통수단을 활용할 수 있느냐에 따라 달라진다. 그 밖에 안전이나 건강에 관련된 위험요소들도 중요한 문제이다(진드기와 같은 해충의 위험; 라임병).

오웬(Owen 2004) 등의 연구는 교통수단으로서 수행되는 걷기와 여가 및 취미생활로서 수행되는 걷기를 따로 구분하였으며, 이러한 연구는 18개 정도가 있는 것으로 확인되었다. 운동이나 취미생활을 위해 수행되는 걷기와 관련된 환경특성은 교통수단으로서 수행되는 걷기와 관련된 환경특성과는 다르다는 사실이 나타났다. 운동이나 취미생활을 위해 수행되는 걷기는 심미적으로 아름답고 쾌적한 환경(자연환경 특성), 걷기와 관련된 시설들(오솔길, 도로 등)의 편리함, 공원과 같은 목적지로의 접근성과 관련이 있는 것으로 나타났다. 이러한 연구결과는 벨(Ball 2001) 등이 호주 성인들을 대상으로 수행한 횡단면 샘플(cross sectional sample) 연구결과를 바탕으로 하고 있다. 또한 최근에 수행된 호주의 퍼스(Preth)지역에서 수행된 연구(Giles-Corti 등 2005a)와도 관련이 있으며, 공공 공지(public open spaces)의 크기가 크고 심미적으로도 아름답고 쾌적할수록 사람들이 더 많이 걷게 되는 경향이 있다고 결론지었다.

피코라(Pikora 2006) 등은 앞에서 언급한 성인들의 걷기와 관련된 네 가지 특징들(기능성, 안정성 심미성, 목적지)의 상대적인 중요성을 경험적으로 밝혀내고자 하였다. 그 결과 기능성은 교통수단으로서 수행되는 걷기와 여가 및 취미생활로서 수행되는 걷기와 모두 연관이 있다고 결론지었다. 목적지는 교통수단으로서 수행되는 걷기와 상관이 있으며, 여가 및 취미생활로서 수행되는 걷기와는 상관이 없었다. 심미성은 여가 및 취미생활로서 수행되는 걷기와만 약한 상관관계가 있었다. 이들의 연구에서 안정성은 교통수단으로서 수행되는 걷기와 여가 및 취미생활로서 수행되는 걷기 모두와 상관이 없는 것으로 나타났다. 오웬(Owen 2007) 등이 호주에서 수행한 연구에 따르면, 객관적으로 걷기 쉬운 정도를 나타내는 지수가 교통수단으로서 수행되는 걷기와 상관이 있으며, 여가 및 취미생활로서 수행되는 걷기와는 상관이 없었다. 이 지수에 심미성은 포함되지 않았다. 최근 네덜란드에서 수행된 연구에서 마스(Maas 2008) 등은 녹지의 양이 여가와 취미를 위해 수행되는 걷기, 자전거 타기와 오히려 부정적인 관계가 있다는 사실도 관찰할 수 있었다. 하지만 마스(Maas 2008) 등이 검토한 네덜란드에서 수행된 연구에서는 녹지의 대부분이 농지(agricultural areas)로 구성되어 있으며, 이러한 농지는 일반적인 녹지보다는 심미성이 떨어진다는 사실을 고려해야 한다.

해리슨(Harrison 2005) 등은 안전성과 범죄의 공포에 대해서 피코라(Pikora 2006) 등이 수행한 연구결과와는 다른 결론을 도출했다. 영국 북서부의 성인들을 대상으로 수행된 연구결과, 안정성이 클수록 신체활동에 미치는 잠재적인 효과가 큰 것으로 나타났다. 특히, 포스터(Forster 2004) 등은 영국 남성의 경우 안전에 대한 위협을 느끼지 않는다면 지역 공원과 같은 장소에 방문하여 일주일에 적어도 150분 이상을 걷는 경향이 있다고 결론 내렸다. 영국 여성의 경우에는 안정성에 대해 더욱 민감한 것으로 나타났다. 어떻게 보면 공원녹지의 존재 그 자체가 그 지역의 사회적 안정성을 나타낸다고 볼 수도 있다. 마스(Mass 2009) 등은 일반적으로 교외지역의 녹지공간이 사회적 안정성과 양(positive)의 상관이 있는 반면, 도심지에 위치한 녹지공간의 크기가 클수록 사회적 안정성이 감소한다고 결론지었다.

특정 인구집단을 대상으로 수행된 연구에는 리(Li 2005) 등이 포틀랜드(Portland, 미국 오레곤 주의 항구 도시)의 노령층을 대상으로 수행한 연구가 있다. 이 연구를 통해 여가 및 취미생활을 위한 녹지 혹은 공지(open space)의 면적과 노령층(64세 이상)이 실제로 걷는 정도가 서로 밀접한 관련이 있다는 사실을 관찰할 수 있었다. 이는 노령인구에게 걷기(자전거 타기)가 운동을 할 수 있는 일반적이면서도 적절한 방법이기 때문에 이러한 결과가 나타난 것이라고 볼 수 있을 것이다. 청소년은 이러한 종류의 여가활동을 그리 많이 하지 않으며, 어린이의 경우에는 부모의 보호아래에서 활동하는 경우가 많다. 또한 노령인구에게 안전성은 상대적으로 중요한 문제라고 할 수 있다(Loukaitou-Sideris 2006).

몇몇 연구들은 휴양 및 여가시설에 초점을 맞추어 연구를 수행하지만 신체활동을 걷기와 자전거 타기 만으로 한정짓지는 않는다. 칸젠스키와 핸더슨(Kaczynski와 Henderson 2007)은, 실내와 실외에서, 신체활동의 환경적 영향요인으로서의 공원과 휴양환경과 관련된 증거를 조사했다. 50여개의 연구들을 조사한 결과, 공원이나 휴양환경으로의 접근성이 좋을수록 신체활동량이 증가한다고 결론지었다. 하지만 조사된 연구들이 모두 이 책에서 다루고자 하는 주제와 상관이 있는 것은 아니며, 실내 휴양환경과 관련된 연구에서는 환경적 영향요인이 자연환경과 녹지가 아닌 다른 요소들과 더 많이 연관되어 있다. 그 밖에 에반슨(Evenson 2005) 등이 실시한 연구는 새로운 루트나 코스와 같은 특정 위치에서의 신체활동에 대해 다루고 있다. 이 연구에서는 특정 위치를 적용시키고 있으며, 이러한 것이 녹지 환경특성과 부정적인 관계가 있다는 사실이 나타났다.

지금까지 우리는 교외지역의 공원이나 다른 녹지공간과 신체활동의 관계에 대해, 교통수단으로서 수행되는 걷기와 여가 및 취미생활로서 수행되는 걷기라는 관점에서 전체적으로 혹은 부분적으로 살펴보았다. 이 밖에도 공원과 산림 혹은 다른 자연환경으로의 방문에 대해서 다루고 있는 많은 연구들이 있다. 걷기가 공원이나 산림에서 수행되는 가장 일반적인 활동이라는 점을 고려한다면, 이러한 공원이나 산림에 방문하는 정도를 통해 걷기로 수행되는 대략적인 신체활동량을 추측해볼 수 있을 것이다. 또한 이를 위해서는 서로 다른 녹지공간 방문 정도에 대한 연구와 특정 녹지공간으로의 방문에 대한 연구를 서로 구분해야할 것이다. 이 책의 관점에서 보면, 전자가 후자보다 더 흥미롭다고 할 수 있다.

전자의 연구에 대한 예로서 그라한과 스틱스도터(Grahn과 Stigsdotter 2003)가 수행한 연구를 들 수 있다. 스웨덴의 중소도시에서 모든 연령층의 거주자를 대상으로 수행한 이 연구는 스트레스 감소에 주목을 하고 있기는 하지만, 도심지 공원녹지로의 연간 방문 횟수와 그곳에서 사용한 시간의 양 등에 대해서도 살펴볼 수 있다. 여기에 나타난 바에 따르면, 도심지 공원녹지로의 연간 방문 횟수와 그곳에서 사용한 시간 모두 가장 가까운 공원녹지와의 거리와 연관이 있다고 자가보고(self-reported)한 것으로 나타났다. 또한 다른 연구(De Vries 2004)를 살펴보면, 특정 형태의 녹지 공간으로의 접근성은 그러한 공간에서 거주자들이 수행하는 휴양활동과 강한 양(positive)의 상관관계가 있다는 점을 나타낸다. 바꿔 말하면, 사람들은 주거지 근처에 있는 자연녹지 공간을 활용하는 경향이 있으며, 모든 사람들이 그런 것은 아니지만, 일부러 주거지에서 멀리 떨어져있는 자연환경을 방문하려고 하지는 않는다(Maat와 De Vries 2006). 그래서 주거지 근처에 자연녹지공간이 있는 사람들은 야외여가 활동의 더 많은 부분을 자연환경에서 보내게 된다.

⋯▶ 자연환경에서 아이들의 신체활동

소개

텔레비전 시청, 컴퓨터 게임 등으로 인해 아이들이 앉아있는 시간이 점점 더 많아지고 있지만 걷거나 자전거를 타는 시간은 줄어들고 있다(Fjørtoft 2004, Sallis 등 2000). 게다가 어린이들이 목적지로 이동할 때 도보나 자전거를 활용하는 경우는 급격히 줄어든 반면, 자동차류를 활용하는 경우는 늘어나고 있다(Tudor-Locke 등 2001).

네덜란드에서 4~12세 아이 중 10% 이하만이 하루에 1시간씩 신체활동을 하라는 'Healthy Norm for Physical Activity(신체활동을 위한 건강 규범)'의 지침을 따르고 있다(De Vries 등 2005, Kemper 등 2000). 호주 어린이들의 20~25%는 건강을 위한 신체활동이 부족한 것으로 나타났다(Booth 등 2000). 아이들의 신체활동 증진은 비만을 방지하며, 어렸을 때 만들어진 신체활동의 생활습관은 사춘기나 성인이 되어서도 이어지기 때문에 중요하다고 할 수 있다(Tudor-Locke 등 2001).

아이들이 신체적으로 활동적인지는 인구학적, 심리적, 사회적, 환경적 요인에 따라 다르다(US DHHS 1996). 환경적 요인에는 학교, 가정, 사회, 주변 환경요소들이 있으며 이러한 환경적 요인들이 아이들의 신체활동에 영향을 미친다.

아이들은 내부와 외부에서 놀이를 한다. 야외놀이는 실내놀이에 비해 높은 수준의 신체활동과 관련이 있다(Sallis 등 2000, De Vries 등 2008). 이 절에서는 야외 환경의 특정 형태 중 하나인 야외 자연환경을 중심으로 살펴볼 것이다. 전통적인 놀이공간은 일반적으로 황무지이거나 금속으로 만들어진 놀이시설이 갖춰진 아스팔트 위의 공간이다. 자연환경은 아이들이 도전정신을 북돋을 수 있고 역동적으로 활동할 수 있는 대표적인 공간이다. 나무, 관목 숲, 다양한 지형은 아이들의 신체활동을 자극할 수 있는 중요한 요소이다.

자연의 다양한 형태와 색깔, 풍부한 놀이재료는 아이들의 상상력을 자극하며 놀이와 이동을 위한 다양한 기회를 제공한다(Fjørtoft 2004, Boldemann 등 2006).

아이들의 놀이 장소

공원은 아이들이 놀기에 적합한 장소이다. 호주 연구에 따르면 아이들의 놀이는 53%가 집에서, 25%는 공원과 운동장에서, 6%는 길거리에서 이루어진다(Tandy 1999).

베이츠(Veitch 2006) 등이 수행한 연구에 따르면, 아이들은 일반적으로 자기 집, 친구의 집, 길거리, 공원 등의 마당이나 뜰에서 놀이를 하는 것으로 나타났다. 안전성, 아이의 자립수준, 자기와 놀 수 있는 다른 아이의 존재유무, 공원이나 놀이장소에 설치된 시설이 놀이를 위해 가장 중요하게 고려되는 사항인 것으로 나타났다. 프레짜(Prezza 2001) 등이 수

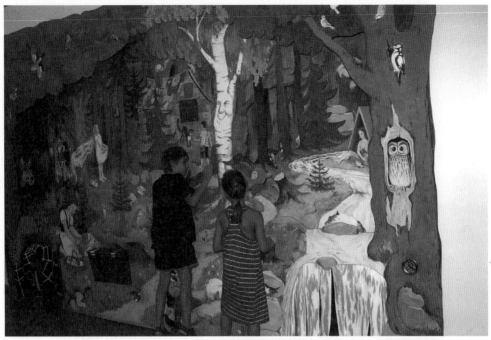

:: 사진 8-5 **연구결과 아이들은 일반적으로 자기 집, 친구의 집, 길거리, 공원 등의 마당이나 뜰에서 놀이를 하는 것으로 나타났다.**

하지만, 여기서 말하는 이러한 '놀이'가 반드시 '신체활동량과 연관이 있는 것은 아니라는 사실에 주의해야 한다. 다음 장에서는 자연환경이 신체활동을 증진시키는가 하는 문제와 관련된 연구에 대해 논의하기로 한다.

자연환경이 아이들의 신체활동에 미치는 영향

주거지역 내 공원이 아이들의 신체활동에 미치는 영향

대부분의 연구는 근린공원이 아이들의 신체활동을 촉진하는지에 대한 조사를 하고 있다. 근린공원은 아이들이 접근하기 쉽고 부모들이 아이들과 함께 놀 수 있는 장소이기도 하다.

흄(Hume 외 2005) 등은 혼합연구를 통해 공터(open space)와 공원이 아이들의 집과 거주환경에 중요한 요인으로 여겨진다는 사실을 밝혀냈다. 그러나 가속도계를 사용할 때 거주지 내 공터와 공원의 빈도는 신체활동률과 연관성이 없다는 것을 발견했다. 그러나 로엠미치(Roemmich 외 2006) 등은 어린이들의 신체활동을 측정하기 위해 위의 연구와 동일하게 가속도계를 사용하면서도 환경특성을 객관적으로 평가한 연구를 통해, 거주지 내에 공원의 숫자가 신체활동률과 관련성이 있다고 발표했다. 이 연구는 기타 레크리에이션 공간과 공원을 분리했기 때문에 더 신빙성이 높다. 연구결과에 따르면, 공원 면적이 1% 증가하면 평균 신체활동량은 1.4% 증가하는 것으로 나타났다. 이 연구팀에 의해 수행된 또 다른 연구에서는, 고학년 아이들의 경우, 여아보다는 남아에게서, 공원 방문과 신체활동의 증가가 서로 관련이 있다는 사실이 나타났다. 하지만 저학년 아이들에게서는 이러한 경향이 나타나지 않았다(Epstein 등 2006).

스코틀랜드에서 수행된 연구에서도 이와 유사한 연구결과를 얻을 수 있었으며, 숲에서 보내는 시간에 대한 신체활동률의 증가폭이 저학년에서는 남자아이와 여자아이에게 동등하게 나타나는 것으로 밝혀졌다(Lovell 2010).

호우퍼(Hoefer 외 2001) 등의 연구에서 부모의 동행으로 인한 효과를 제외하고, 근린공원 이용으로 인해 남자아이들의 전체 신체활동에서 5.1%의 변화가 나타났다고 설명했다. 이는 활동적인 남자아이들이 부모의 교통수단에 의지하지 않고 걷기 또는 자전거 타기를 활용하여 신체활동 장소에 접근하는 방법을 찾는다는 사실을 암시한다.

코헨(Cohen 외 2006) 등은 청소년 여자아이들의 집 주변 0.5마일 내에 공원이 하나 더 생긴다면 신체활동은 2.8% 증가하고 6일 당 학교 밖에서 일어나는 활동 시간이 17.2분 증가한다는 사실을 밝혀냈다. 또한 집에서 1마일 내에 3.5개의 공원이 있다면 6일 당 학교 밖에서 일어나는 활동의 시간은 36.5분으로 증가할 것이라고 설명했다. 이는 비록 정밀한 결과는 아니지만, 녹지공간의 양과 신체활동 사이에 용량 반응 관계가 있다는 사실을 나타낸다. 하지만 이들의 연구는 이러한 결과가 공원의 활용만으로 인해 발생한 것인지, 신체적으로 활발한 이웃주민에 의해 영향을 받은 것인지에 대해서는 명확한 설명을 하지 못하고 있다.

그 밖에도 신체활동과 근린공원 방문간의 관계에 대해서 다루고 있는 몇몇 연구들이 있다. 이러한 연구들은 아이들이 근린공원에 더 자주 방문할수록 신체활동량도 증가한다는 사실을 나타내고 있다(Alton 등 2007, Mota 등 2005, Kipke 등 2008). 팀페리오(Timperio 2004) 등은 5~6세, 10~12세 어린이들의 걷기 및 자전거 타기와 이웃 주민의 존재에 대한 인식의 유무 사이의 관계에 대해 연구했다. 고학년 여자아이들의 경우, 주거지 근처에 공원이나 운동장소가 없으면 걷거나 자전거를 탈 가능성이 감소한다고 나타났다(OR = 0.5, 95% CI = 0.3-0.8). 네덜란드 암스테르담(Amsterdam)의 서로 다른 네 곳의 지역에서 수행된 연구에 따르면, 놀이 공간이 풍부한 공원의 활용가능여부, 주거지 근처 휴식 공간 및 산책로의 존재 유무가 아이들의 신체활동 정도에 영향을 미치는 중요한 요인인 것으로 나타났다.

결과적으로 이러한 연구들은 주거지역 내 공원이 아이들의 신체활동을 촉진한다는 사실을 나타낸다.

주거지역 내 기타 자연환경이 아이들의 신체활동에 미치는 영향

거주지 내 녹지공간과 신체활동의 관계에 대해 조사한 두 가지 연구가 있다. 드 브리스(De Vries 외 2005) 등은 6~11세 아이들을 대상으로 환경적 측면과 신체활동 간 관계를 신체활동 일지를 활용하여 연구하였다. 일변량 해석(univariaate analyses)에 따르면, 나이, 성별, 체질량지수(BMI), 어머니의 교육 수준에 따른 신체활동은 거주지 내 녹지공간의 비율과 상당한 관련이 있었다(p⟨0.05). 그러나 다변량 해석에서는 거주지의 다른 특징들이 활동 수준과 더 큰 관련이 있다고 밝혀졌다.

테일러(Taylor 외 1998) 등은 시카고 거주지 내 뜰에 있는 식생(초목)의 양이 놀이 횟수에 영향을 미치는지에 대한 연구와 조사를 하였다. 그 결과 초목이 있는 뜰에서 놀이 횟수가 더 높아진다는 사실이 밝혀졌다. 게다가 아이들은 이러한 환경 속에서 더 창의적인 놀이 활동을 하였고 어른들과 더 많은 접촉을 하였다.

학교 환경 내 자연환경이 아이들의 신체활동에 미치는 영향

야외학교(유치원) 환경에서 녹색 요소들이 아이들의 신체활동을 촉진하는지에 대한 서로 다른 두 가지 연구가 진행되었다. 볼데만(Boldemann 외 2006) 등은 다음과 같은 요소를 지니고 있는 유치원의 야외환경이 아이들의 신체활동에 영향을 미치는지 알아보기 위해 보수계(걸음의 수를 재는 기구)와 환경평가를 활용하였다.

(a) 교목, 관목 숲 등과 같은 자연 공간 가까이에 위치하고 있는 놀이 공간/구조물, (b) 놀이 공간/구조물 사이에 위치하고 있는 공지(open space).

이 두 가지 특징을 가진 환경은 유치원에서 7시간 동안 머물면서 야외에서 시간의 반을 소비하는 아이들에게 1,500~1,2000 걸음 이상을 걷게 한다. 반면에 까르동(Cardon 외 2008) 등은 39개의 임의로 선별된 유치원의 초목 또는 높이 차이는 어린이(평균연령 5세)들의 신체 활동에 변수가 되지 않는다고 밝혔다.

⋯▶ 자연환경 속에서 수행하는 신체활동과 도시, 실내환경 속에서 수행하는 신체활동 효과의 차이

이 절에서는 다른 환경에서 수행한 신체활동의 효과와 결과를 분석하였다. 도시공간보다 녹지 공간에서 수행한 신체활동이 더 유익한 이유는 무엇인가? 우선은 녹지공간에서 수행된 운동의 회복효과에 대한 주요 이론과 타당성을 경험적 근거들을 바탕으로 논의할 것이다.

자연환경의 유익한 효과를 설명하는 주요 이론

운동 환경 및 신체적 증상의 인식 간의 관계에 대한 첫 번째 이론으로서 피로와 건강에 대한 신호 모델(cues model)을 우선적으로 살펴보고자 한다. 이 모델에 따르면, 신체의 내부 감각자극과 외부환경신호는 주의 집중에 대해 서로 경쟁적인 관계에 있다(Pennebaker과 Brittingham 1982, Pennebaker과 Lightner 1980, Watson과 Pennebaker 1989). 예를 들면, 사람이 물리적으로 자연스러운 환경에 놓이게 되면 신체적으로나 심리적으로 편안한 상태(well-being)에 놓이게 된다. 따라서 이러한 상태에서는 외부에 대한 주의집중이 증가하고 신체 내부에 대한 주의집중이 감소함에 따라 현재 건강상태에 대한 염려가 줄어들게 된다(Watson과 Pennebaker 1989).

서로 다른 환경 하에서 신체활동을 수행할 때 나타나는 추가적인 효과와 관련된 두 가지 이론이 있다. 카플란과 카플란(Kaplan과 Kaplan 1989)의 주의회복이론(attention restoration theory, ART)은 녹지공간이 정신적 피로를 회복시키는 데 긍정적인 영향을 미친다고 설명하고 있다. ART에 따르면, 어떠한 환경에 네 가지의 요소들, 외출(being away), 매력(fascination; 무의식적 주의집중을 가능하게 만드는 요소), 일관성(coherence; 물리적 환경요소들의 풍부함), 호환성(compatibility; 개인의 목적과 환경 사이의 일치)이 존재한다면 그 환경은 회복요소를 지니고 있다고 할 수 있다. 이러한 이론을 바탕으로, 회복요소들을 지닌 환경은 개인적인 삶의 목표나 계획과 같은 다양한 삶의 문제들에 대한 생각을 정리하고 인간의 정신적 피로를 회복시키는데 기여한다(5장 참고). 이러한 ART에 비해, 울리히(Ulrich 1983)와 울리히(Ulrich 1991) 등이 고안한 스트레스 감소이론(stress reduction theory, SRT)은 인간의 감정과 심리와 같은 인지과정에 초점을 맞추었다. SRT는 스트레스 자극을 받은 후, 자연환경을 감상하거나 방문하는 것이 심리적 안정 및 회복을 촉진한다는 신념에 바탕을 두고 있다(Ulrich, 1983).

운동과 관련된 경험적 뒷받침(근거)

달리기

경쟁신호모델(competition of cues model)에 따르면, 외부환경이 더 많은 흥미를 유발할수록 신체 내부로의 주의집중은 감소하게 된다. 예를 들어, 흥미를 유발하는 자연환경(나무로 만든 크로스컨트리 길) 속에서 조깅을 하는 사람들은 지루한 환경 속에서 조깅하는 사람들보다 달리는 속도가 더 빠르지만, 달린 후의 신체적 피로도는 비슷한 것으로 나타났다(Pennebaker와 Lightner 1980). 또한, 특정 강도(intensity level)로 달리는 동안 나타난 반응도 러닝머신 위에서 달릴 때 나타난 반응과 달랐다. 신체적으로 건강한 남성 12명을 대상으로 수행한 실험에서는 양쪽의 피험자 모두 자신의 운동 강도(신체피로도)가 서로 비슷하다고 느꼈음에도 불구하고, 러닝머신 위에서 달리는 피험자들보다 자연환경(호수가 있고 다른 사람들이 많지 않은 장소) 속에서 달리는 피험자들의 달리는 속도가 더 빨랐으며 심박 수나 혈중 젖산 농도도 높았다(Ceci와 Hassmdn 1991). 이러한 실험 결과는, 흥미를 유발하는 자연환경이 신체피로도에 대한 인식을 감소시키거나 그 속도를 늦춘다는 사실을 나타낸다고 할 수 있다.

하트와 아이퍼트(Harte와 Eifert 1995)는 10명의 훈련된 피험자들을 대상으로 2개의 실내 러닝머신에서 달리는 것과 야외의 (녹지공간이 포함 된)학교 지역에서 달리는 것을 비교 실험했다. 모든 피험자들은 각각 네 가지 조건에 모두 참여하였다. 3개의 실험군과 1개의 대조군. 피험자들은 제임스 쿡 대학(James Cook University) 캠퍼스의 지정된 코스를 따라 약

12km를 달렸다. 모든 피험자들은 45분 이내에 코스를 완주하였다. 실내 주행-외부자극환경과 실내 주행-내부자극환경의 피험자들은 45분 동안 그들이 평소에 실외에서 달리던 것과 동일한 속도 및 운동 강도로 달리도록 지시받았다. 이 두 실내 환경에는 한 가지 차이점이 있다. 외부자극환경의 피험자들은 달리는 동안 이어폰을 귀에 끼고 카세트테이프로 '실외 소음(바람소리, 새소리, 자동차소리, 사람들이 지나가면서 내는 소리 등)'을 듣도록 했다. 내부자극환경의 피험자들은 달리는 동안 그들의 가슴에 부착된 마이크를 통해 이어폰으로 그들의 숨소리만을 듣도록 했다. 대조군은 45분 동안 실험실내에 머무르면서 아무런 활동도 하지 않았다. 실험결과, 실외에서 달리기를 한 후 피험자들은 불안감, 우울감, 분노, 피로도가 감소하였으며, 달리기 전보다 더 큰 활력을 느낀 것으로 나타났다. 이와는 대조적으로 두 실내실험의 피험자들은 이러한 긍정적인 감정효과가 덜한 것으로 나타났다. 실내 주행-내부자극환경의 피험자들은 달리기 전보다 달린 후에 긴장감, 우울감, 분노, 피로도가 증가했다. 실외 학교지역에서 달리기 실험을 수행한 피험자들은 부정적인 감정이 줄어든 반면, 실내 러닝머신 위에서 달리기 실험을 수행한 피험자들은 그렇지 않았다. 세 가지 조건에서 달리기 실험을 수행한 피험자 모두 수축기 혈압이 유의미하게 증가한 것으로 나타났다. 아드레날린 분비의 증가수치가 다른 두 조건에서는 비슷하게 나온 반면, 실내 주행-내부자극환경의 피험자들은 달리는 동안 분비된 노르아드레날린과 코티솔의 수치가 다른 두 조건보다 컸던 것으로 나타났다. 이러한 결과는 장소, 주의집중, 인식평가와 같은 사항들이 신체활동과 관련된 감정적 경험을 변화시킨다는 사실을 나타낸다고 할 수 있다.

보딘과 하티그(Bodin과 Hartig 2003)가 12명의 피험자를 대상으로 수행한 피험자 내 현장실험(within-subject field experiment)에서는, 공원의 코스와 도시의 코스에서 감정 및 주의집중에 대한 통계상의 유의미한 차이가 나타나지 않았다. 하지만, 공원의 코스에서 달리기를 한 후에 불안감이 감소하고 평온감이 어느 정도 증가한 것으로 나타났으며, 이는 도시환경보다는 공원이 인체의 신체적·심리적 회복을 촉진시킨다는 가설을 뒷받침한다고 할 수 있다. 또한 실험에 참여한 피험자들도 도시환경보다는 공원을 선호하는 경향이 컸으며, 이러한 공원의 환경이 도시환경보다 심리적으로 더 기운을 북돋아준다고 느꼈다.

커(Kerr 2006) 등은 경쟁적·비경쟁적 요소라는 관점에서 수행한 연구를 통해 위와는 상반된 결과를 얻었다. 그들은 실험실 내에서 수행하는 운동과 자연환경 속에서 수행하는 운동의 심리적 효과를 비교하기 위해, 실험 전과 후에 각각 감정과 스트레스의 변화 정도를 측정했다. 그 결과, 실내와 실외의 조건의 차이에 관계없이 실험 후에 긍정적인 감정이 증가하고 부정적인 감정이 감소한다는 사실을 알아냈다. 여가생활을 위해 경쟁상대 없이 달리기를 수행한 피험자(비경쟁적 피험자)는 자존감의 수치가 실험실내 환경보다 자연환경에서 더 높다는 사실이 나타났다. 하지만 아직 이런 흥미로운 결과를 설명해주는 이론적 근거는 제시되지 않았다. 여러 사람들과 함께 달리는 피험자(경쟁적 피험자)의 경우, 실내 환경이든 실외환경이든 환경의 형태에 관계없이, 실험 후 흥분감과 불안감을 더 많이 느끼는 것으로 밝혀졌다. 더욱 흥미로운 사실은, 자연환경 속에서 긴장감과 활동으로부터 느끼는 스트레스 수치가 실내 환경에서의 그 것보다 더 높다는 것이며 이러한 결과도 아직 이론적으로 설명하기 어렵다. 위의 연구자들에 의해 내려진 결론은, 달리기 경험이 풍부한 사람들에게는 달릴 때의 주변 환경이 그다지 그들에게 큰 영향을 미치는 중요한 요소가 아니라는 점을 의미한다는 것이다. 앞선 연구 결과들에서, 사람들은 자연환경 속에서 더 빨리 달리는 경향이 있으며(Pennebaker와 Lightner 1980) 자연환경속에서 더 높은 심박 수를 나타낸다는 사실을 알 수 있다(Ceci와 Hassmen 1991). 그리고 이러한 사실로부터, 사람들이 자연환경 속에서 달린 후에 긴장감과 활동으로부터 느끼는 스트레스가 더 크다는 사실을 추측해 볼 수 있다. 비경쟁적 피험자는 이러한 감정을 인식하거나 보고하지 않는 반면 경쟁적 피험자는 이러한 감정을 인식하거나 보고하는 것으로 나타났다(Kerr 등 2006).

하지만, 프레티(Pretty 2005) 등이 수행한 연구에 의해, 다시 한 번 위와는 상반된 결과가 제시되었다. 50명의 독립적인 사람들로 구성된 패널은 전원풍경 및 도시환경과 관련된 309개의 사진을 감상한 후 느꼈던 쾌적함과 불쾌함의 정도를 5점 척도로 표시하여 구분하도록 했다. 그리고 사진은 쾌적한 전원풍경사진 및 불쾌한 전원풍경사진, 쾌적한 도시풍경사진 및 불쾌한 도시풍경사진으로 구분하도록 하였다. 20명으로 구성된 4개의 그룹에게는, 그들이 러닝머신 위에서 달리는 동안 벽에 사진을 영사(映寫)시켜 나타낸 후, 연속적으로 30개의 장면을 감상하도록 했다. 다섯 번째 그룹은 대조군으로서 흰색의 비어있는 영상을 보면서 운동하도록 했다. 대부분의 피험자에게 실험 중의 운동 강도는 달리는 속도를 의미하며, 실험 중 걸었던 사람들에게 운동 강도는 걷는 속도를 의미한다. 서로 다른 사진을 감상하며 운동했을 때 나타나는 효과의 차이는 뚜렷했으며, 혈압, 자존감, 감정 상태에서 그 차이가 나타났다. 쾌적한 전원풍경 사진을 감상하며 운동한 그룹에게서는 혈압이 크게 감소하는 효과가 나타났다. 또한 운동할 때 쾌적한 도시풍경 사진 및 쾌적한 전원풍경 사진을 감상하는 것은 아무런 사진을 감상하지 않으면서 운동하는 것보다 자존감에 긍정적 영향을 미치는 것으로 나타났다. 이러한 결과는 도시환경 속에서 운동하는 것과 전원환경 속에서 운동하는 것이 모두다 심리적으로 긍정적 영향을 미친다는 사실을 나타낸다고 할 수 있다. 반면, 불쾌한 전원풍경 사진 및 불쾌한 도시풍경 사진을 감상하는 것은 자존감에 대한 운동의 긍정적 효과를 감소시킨 것으로 나타났다. 그 중에서도 불쾌한 전원풍경 사진을 감상했을 때, 3가지의 감정 상태에 대한 운동의 긍정적 효과가 가장 크게 감소 한 것으로 나타났다. 프레티(Pretty 2005) 등은 불쾌한 전원풍경 사진을 감상했을 때 느꼈던 불안과 위협감의 정도가 불쾌한 도시풍경 사진을 감상했을 때보다 감정 상태에 더 큰 부정적 영향을 미친것으로 결론지었다.

참고로, 쾌적한 도시환경으로 분류된 사진에는 푸른 하늘과 맑은 물의 이미지가 포함된 공원사진, 주택 안의 정원 및 농장사진 등이 있었다. 허그(Hug 2008) 등이 수행한 유사실험 연구(quasi-experimental study)는 다양한 결과를 보여준다. 이 연구는 실내 및 실외환경에서 운동했을 때의 신체적·심리적 효과를 비교했으며, 실내에서 운동할지, 실외에서 운동할 지를 피험자가 스스로 선택하도록 했다. 이 연구는 스위스 취리히(Zurich)지역의 도시림 및 피트니스 센터에서 수행되었다. 실내 및 실외에서 수행된 신체활동은 달리기, 자전거 타기, 일반적인 신체단련운동 등으로서, 서로 어느 정도 유사하다고 볼 수 있다. 실험 결과, 회복결과를 나타내는 네 가지 척도와 운동 환경은 서로 유의미한 관계가 있다는 사실이 나타났다. 실외에서 운동했을 때는 정신적 안정 효과와 일상으로부터 얻는 스트레스의 감소효과가 컸으며, 실내에서 운동했을 때는 신체적 안정 효과와 스트레스 감소효과가 있다는 사실이 강조되었다. 다시 말해, 실내 및 실외(숲)와 같은 장소에 상관없이, 앞서 말한 네 가지 척도에 대해서, 운동은 평균적으로 긍정적 효과를 유발한다고 할 수 있다. 이 실험의 또 한 가지 결과로서, 숲에서 운동한 사람들은 실내에서 운동한 사람들보다 공기가 더 깨끗하다고 느꼈으며, 동일한 장소에서 다시 운동하기를 선호하였다. 또한 숲을 떠나기를 꺼려하였으며, 실내 환경보다 숲이 신체적·심리적 회복에 더 좋은 환경을 지녔다고 여겼다.

500명의 중년여성들을 대상으로 수행된 전향적 연구(prospective study)는 달리기를 하는 장소(전원의 자연환경 vs 구조화된 환경)가 불규칙한 운동으로부터 규칙적인 운동으로의 변화와 관계가 없다는 점을 나타내고 있다. 하지만 자신의 건강상태가 좋지 않다고 여기는 사람들이나 인근지역이 매력적이지 않다고 여기는 사람들은, 인근지역이 매력적이라고 평가한 사람들보다 상대적으로 규칙적인 운동을 수행하는 경우가 적은 것으로 나타났다 (Titze 등 2005, Sproston와 Primatesta 2004). 비록 이 연구는 '매력(attractiveness)'의 형태에 대해 구체적으로 명시하고 있지는 않지만, 녹지공간이 이러한 매력에 대한 평가에 영향을 미친다는 사실을 암시하고 있다.

걷기

ART와 SRT를 혼합한 하기그(Hartig 2003) 등의 연구결과, 스트레스 상황 이후에 자연보호구역에서 50분정도 걸었던 참가자는 도시에서 걸었던 참가자보다 수축기혈압이 평균 6mmHg 정도 감소한 것으로 나타났으며, 이는 스트레스가 감소했다는 사실을 보여준다. 게다가 자연보호구역에서 걷기를 한 사람들에게는 긍정적인 영향이 증가했고 분노도 감소했지만, 도시환경에서 걷기를 한 사람들에게는 반대의 패턴이 나타났다.

주의력 테스트(attentional test)에서도 자연보호구역에서 걸었던 참가자가 사전실험에서보다 주의력이 약간 증가한 것에 비해, 도시환경에서 걸었던 참가자는 주의력이 감소한 것으로 나타났다. 참가자들이 실험을 수행한 자연환경 장소는 4,000에이커의 식생과 야생동물이 보전된 산악지역의 협곡이었다. 도시지역은 인구밀도가 중간정도인 사무공간과 산업공간이 발달한 지역이었다(Hartig 등 2003).

자연환경에서의 놀이가 어린이들에게 미치는 영향

녹지 공간에서의 신체활동 또는 놀이가 다른 환경에서의 신체활동 또는 놀이보다 아이들에게 더 유익한 건강상 효과를 나타내는지에 관한 몇 가지 연구가 있다. 피요르토프트 (Fjortoft 2004)는 자연적 놀이 환경이 5~7세의 노르웨이 아이들의 놀이 행동과 기능발달에 영향을 미치는지에 대해 연구했다. 그 결과 자연환경에서의 놀이는 운동능력, 균형감각, 신체의 조정력을 향상시킨다는 결론을 얻을 수 있었다. 반 덴 베르그(Van den Berg 외 2008) 등은 자연에서의 놀이가 아이들의 발달 정도를 나타내는 행동 지표와 긍정적인 관련이 있는지 조사하였다. 이 연구는 자연환경으로의 단기간 방문이 좀 더 다양하고 창의적인 행동을 유발한다는 사실을 보여주었다. 게다가 이는 정신 집중을 유발한다. 페이버 테일

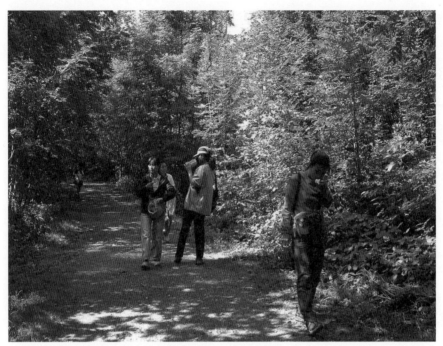

:: 사진 8-6 자연환경에서의 놀이는 운동능력, 균형감각, 신체의 조정력을 향상시킨다.

러(Faber Tayler 외 2001) 등은 미국에서 수행한 연구결과로부터 놀이 환경의 자연스러움과 ADD(attention deficit disorder, 주의력결핍장애) 증상의 심각성 사이에 약하지만, 상당히 긍정적인 관계가 있다는 사실을 발견했다.

⋯▶ 요약, 결론, 향후 지침

이 장에서 우리는 녹지공간/녹색요소와 신체활동정도 사이의 관계에 대한 증거들을 제시하고 분석했다. 이에 대한 결과로서, 이 장의 결론과 관련된 5가지의 질문을 제시하도록 한다.

1. 자연환경이 풍부한 환경에서 사는 사람들이 신체적 활동에 더 적극적인가?
2. 자연환경에의 접근성이 신체활동과 관련이 있다면, 용량반응관계(dose-response

relationship; 접근성이 좋을수록 신체활동이 증가하는가의 여부)가 있는가? 그리고 관계가 얼마나 강한가?

3. 자연환경과 신체활동 사이에 자연 요소가 인과관계가 있다는 증거가 있는가?

4. 자연환경과 신체활동의 관계가 인구 특성(나이, 성별, 사회경제적 지위, 인종, 출신지)에 따라 다양하게 나타나는가?

5. 다른 장소(built environment; 내부 또는 건조환경)에서 실행한 신체활동가 비교했을 때, 자연환경에서 실행한 신체활동이 더 유익한가?

우리는 아래와 같은 결론을 내림과 동시에 이러한 복잡한 문제에 대한 이해를 돕기 위한 향후 연구방향에 대해서 살펴보기로 한다.

일반적인 자연환경과 신체활동

아마도 가장 중요한 것은, 일반적인 신체활동 정도와 자연환경 사이의 관계에 대한 신뢰할만한 증거들이 있는가 하는 문제일 것이다. 여기에 인용된 대부분의 연구는 도시환경에서 수행되었다. 일부는 인구학적 또는 사회적 집단, 녹지환경 또는 서로 다른 공간척도 (spatial scales)에 의한 결과들을 다루었다. 게다가 이러한 문제에 불확실성을 더하는 것은, 신체활동과 환경상관을 공식적으로 측정하는 데 있어서 종종 서로 다른 공간척도가 활용되었다는 사실이다. 다시 말해 측정된 신체활동이 어디에서 일어난 것인지 알 수 없는 경우가 있다는 것이다.

그러므로 신체활동의 정도와 녹지 공간의 양 사이의 연관성은 비논리적이다. 이러한 관계를 증명하기 위해서는 더 많은 연구를 수행할 필요가 있다.

'신체활동'의 정의를 특별히 다르게 해석하지 않고 일반적인 의미로 본 경우 자연환경에의 접근성은 높은 신체활동 수준과 관련이 있다는 증거들이 제시되었다. 하지만 용량반응 관계와 관련 있는 연구결과들이 나타나는 경우도 있고 그렇지 않은 경우도 있다. 연구결과들은 접근성의 인식이 신체활동과의 연관성을 결정하는 데 물리적 거리보다 더 중요한 요소라는 사실을 나타낸다. 그러나 접근성의 인식을 신체활동을 수행하는 행동과 혼동하는 경향이 있으며 따라서 이들간의 진정한 인과관계를 인정하기 어렵다.

효과의 크기에 관해서는 다시 한 번 말하지만 관련 연구환경에 따라 다르게 나타나며 사용된 척도에 따라 연구결과가 달라질 수 있기 때문에 이러한 요인들을 통제할 필요가 있다. 일반적으로 이러한 연구에서 어떠한 연관성이 관찰된 경우 그 연관성의 정도는 그리 크지 않은 편이다.

어떤 사람이 자연환경에 더 자주 방문하는 것이 그 사람의 사회경제적 수준과 관련이 있는지에 대한 문제는 자연 녹지공간이 신체활동률과 독립적 인과관계가 있는지에 대해 확실한 결과를 이끌어내기 어렵게 만든다. 현재의 연구들로는 이러한 인과관계에 대한 확실한 결론을 내릴 수 없다.

현존하는 연구들은 일부 자연환경이 다른 형태의 자연환경보다 신체활동을 더욱 촉진한다는 사실을 암시한다. 하지만 다양한 인구집단에 따라 자연환경과 신체활동 사이의 관계에 대한 다양한 결과가 나타나기 때문에 이러한 결과들을 일반화시키기는 어렵다.

이동수단 또는 휴양과 운동을 위한 걷기와 자전거 타기

걷기와 자전거가 이동수단이 되기 위한 기본 전제 조건은 출발지와 목적지 사이의 거리가 걷거나 자전거를 타기에 적절하다는 것이다. 그렇기 때문에 이러한 형태의 신체활동이 주거밀도(residential density), 토지이용형태(land use mix)와 관련이 있다는 사실은 그리 놀라운 것이 아니다. 녹색요소들이 이동수단에 어떠한 영향을 미치는지 알아보기 위해서는 (녹색요소 이외의 다른 변수들이 통제된)관련 연구들을 살펴보는 일이 필요하다. 하지만 저자가 알기로는 아직까지 그러한 연구를 수행한 경우가 없는 것으로 나타났다. 그러나 상관연구(correlation studies)에 의하면, 도보와 자전거로 통근하는 사람들에게 있어서 그들의 통근 길에 존재하는 녹색요소들에 대한 인식은 그러한 통근환경이 그들의 통근에 어느 정도로 자극을 주는지에 대한 그들의 인식과 관련이 있는 것으로 나타났다. 사람들이 휴양을 위해 걷는 장소를 선택함에 있어서 교외지역의 녹지율은 상당한 영향을 미치는 요소이다. 교외지역으로의 접근성/교외지역의 활용가능성이 감소할수록 여가를 위해 걷는 경우도 전반적으로 감소한다는 사실을 보고하는 몇몇 연구들도 있다. 하지만 이러한 연구들이 대부분 제한된 관점에서 수행되었다는 사실을 고려하면, 연구에 나타난 결과들이 '전체적인 신체활동 정도의 감소'를 의미하는지 명확하지 않다고 할 수 있다. 걷는 정도가 감소하는 것은 일상의 다른 공간에서 다른 활동을 하는 것으로 보충할 수 있다. 반면, 거주환경에 존재하는 녹지공간이 많으면 주위에 인접한 공간이 넓은 경우가 많다. 이러한 사실은 그 지역에 근처에 가게, 상점, 은행과 같은 목적지가 될 만한 대상이 많지 않기 때문에, 주차공간이 넓고 주차하기도 편하다는 것을 의미하기도 한다. 그렇게 때문에, 적어도 성인들에게는, 휴양을 위한 걷기를 촉진하는 요소들은 교통수단으로서의 걷기를 촉진하는 요소와 부(−)의 상관관계가 있다는 사실을 의미하기도 한다(Den Hertog 2006). 또한 최종결과에도 이러한 경향이 나타난 경우도 있다. 게다가, 잘 정리된 녹지공간의 모습이외에, 녹지공간의 매력과 (사회적)안전성도 이러한 녹지공간의 활용에 중요한 영향을 미치는 요인이라고 할 수 있다.

관계의 형태와 정도에 대한 일반적인 결론을 이끌어내는 일은 어렵다고 할 수 있다. 우리는 여전히 용량반응관계가 있는가, 그것이 선형모델인가, 아니면 자연에서 한계수확(marginal return)의 감소와 같은 현상이 나타나는가와 같은 질문에 확실한 대답을 할 수가 없다. 이에 대해 알아보기 위해 다양한 환경적 특성이 활용되었다. 그러나 이중에 어떤 것은 두 가지 중 하나만 선택할 수 있도록 되어있기 때문에, 전체적인 관련성의 형태에 대한 논의를 하기가 어려운 경우가 종종 있다. 또한 신체활동을 정의하고 측정하는 데에도 여러 가지 척도들이 활용되었다. 더욱이, 몇몇 연구에서는 환경적 특성과 응답자들의 신체활동에 대해 자가보고(self-reported)의 형식으로 조사가 수행되기도 했다. 이러한 응답자의 편견에 의해 물리적 환경특성과 신체활동 사이의 관계정도에 대한 과대평가가 이루어지기도 한다.

또한 이 경우에서, '용량'을 어떻게 정의할 것인가에 대한 질문을 생각해보아야 한다. 효과 측면에서, 신체활동의 측정에 대해서는 많은 관심을 가지는 경향이 있으나, 환경용량을 측정할 수 있는 방법을 개발하는 연구는 아직 초기단계 이다. 어떠한 녹지환경특성이 관련 있는지, 이러한 특성을 어떻게 객관적으로, 신뢰할만한 수준으로 평가할 수 있는지에 대한 연구는 이제 막 시작되었다고 할 수 있다. 그 다음 단계에서는 이러한 개별적인 특성들을 통합하여 전체적인 환경이 지니고 있는 녹색요소들의 활동자극용량(activity stimulating capacity)을 측정하는 방법을 개발하는 연구가 이루어질 것이다. 초기단계의 이러한 형태의 연구에 대한 예로서, 공공공지(public open spaces)의 크기와 거리, 매력이 결합된 모델을 소개하고 있는 자일스와 코르티(Giles-Corti 2005a) 등의 연구를 들 수 있다. 여태까지 제시된 대부분의 연구들(단면연구cross-sectional, 상관연구correlational)이 지니고 있는 특성상, 인과관계에 대한 어떠한 결론도 확실하다고 단정할 수 없다. 이와 관련된 개입연구

(Intervention studies)들은, 일반적으로 교외지역의 녹지와 자연요소 공급에 대한 부분적인 사항들만을 다루고 있다. 하지만, 위치대용(location substitution)과 관련된 문제의 결과 이외에는, 이러한 연구들로부터 큰 효과를 기대하기는 어렵다.

인구집단에 따라 다르게 나타나는 차이점들도 존재한다. 거주지 주변지역을 걷는 것은 다른 운동에 비해 비교적 수행하기가 쉽기 때문에, 나이가 있는 사람들에게 특히 중요하다고 할 수 있다. 또한, 사회적·신체적 안전에 관한 문제도 이들에게는 중요한 사항이라고 할 수 있다.

아이들의 실외 신체활동

녹지 환경이 아이들의 신체활동을 활발하게 하는지에 대한 연구는 상대적으로 그 수가 많지 않은 편이다. 그리고 이러한 연구들을 통해 공원이 거주지 내에 있는 아이들의 향상된 신체활동 수준과 관련이 있다는 증거를 제시했다. 하지만 다른 형태의 자연환경에 대한 근거들은 설득력이 부족하거나 그 활용도가 낮은 편이다. 이러한 근거들은 주로 유럽 이외의 지역에서 나온 것이다. 유럽에서 수행한 연구에서도 이러한 관계가 나타나는지에 대해서는 좀 더 조사해볼 필요가 있다.

때로는 용량반응관계와 혼합된 연구결과가 나타나기도 하고, 때로는 그렇지 않은 경우도 있다. 효과의 크기에 관해서는, 다시 한 번 말하지만, 관련연구 환경에 따라 다르게 나타나며, 사용된 척도에 따라 연구결과가 달라질 수 있기 때문에 이러한 요인들을 통제할 필요가 있다. 일반적으로 이러한 연관성의 정도는 그리 크지 않은 편이다.

모든 연구는 단면적이기 때문에 인과관계에 관한 결과를 이끌어내기 어렵다. 게다가 대부분의 연구는 아이들이 정말로 자연환경에서 신체적으로 활발하게 활동을 하는지에 대해 조사한 것이 아니라, 자연환경의 유용성이 아이들의 신체활동과 관련이 있는지에 대해 조사하였다.

자연환경이 신체활동을 증진해주는지에 대해 서로 다른 연령대의 아이들 간 차이가 있음이 나타났으나, 현재로서는 이러한 결과를 일반화시키기 어렵다.

자연환경 속에서 수행하는 신체활동과 도시 및 실내환경에서 수행하는 신체활동 효과의 차이

자연환경과 도시 혹은 실내환경에서 수행하는 신체활동의 감정적, 인지적, 생리적 혜택에 대한 논의에는 두 가지 함축된 의미가 담겨져 있다. 첫 번째로, 자연환경은 다른 장소에서 얻을 수 있는 같은 혜택을 다른 크기 및 정도로 제공한다. 두 번째로, 자연환경은 질적으로 다른 혜택을 제공한다. 달리기에 대한 대부분의 연구는 정도의 차이만 있을뿐, 자연과 도시/실내 환경에서 달리기를 했을 때 얻을 수 있는 유사한 혜택을 보여준다. 그리고 이러한 연구에 관한 가장 신뢰할 수 있는 결과는 자연환경에서의 신체활동 후 긍정적인 감정이 생기거나 증가하고, 부정적인 감정이 감소하거나 없어진다는 사실일 것이다. 또한, 확실하지는 않지만 성인은 자연환경이나 실내 운동공간에서 신체활동을 수행한 후 피로와 같은 신체적 증상을 덜 인식하는 경향이 있다.

걷기에 관해 수행된 연구들을 통해, 스트레스를 받은 이후에 자연환경(예를 들어, 자연보전지역)을 방문했을 때의 혈압수치가 도시환경(사무 및 상업 공간)을 방문했을 때의 혈압수치보다 낮다는 사실이 밝혀졌다.

요약해서 말하면, 자연환경과 그 밖의 다른 환경에서 수행한 운동에 관한 근거는 복합적 · 제한적 형태이며, 환경에 의해 나타나는 효과는 운동의 강도나 피험자의 상태(예: 경쟁적 · 비경쟁적, 전문적 · 비전문적 피험자)에 따라 다르다는 사실에 주의해야 한다. 또한 서로 다른 실외운동 환경에 대한 연구는 어느 정도 있지만, 실외운동 환경과 실내운동 환경의 효과를 비교한 연구는 많지 않은 편이다. 위에 나타난 것과 같은 상반된 연구결과들은 연구의 방법론이나 제한사항을 서로 다르게 설정했기 때문에 나타났을 것이다. 이러한 사항들을 살펴보기 위해서는 보다 많은 연구들이 수행되어야 한다. 예를 들어, 대부분의 연구들이 실험에 의존하고 있으며 이러한 실험의 환경이 연구자에 의해 결정되는 경우가 많기 때문에, 이때의 특정 운동 장소에 대한 연구자의 가치관이나 편견이 실험의 효과 및 결과에 어떠한 영향을 미치는지를 모르는 경우가 많다(Korpela 등 2001). 또한, 규칙적으로 운동을 하는 사람들이 그렇지 않은 사람에 비해 특정 장소나 환경을 선호하는지에 대해서는 잘 알지 못하며, 장소나 루트에 대한 이와 같은 선호도나 습관이 연구 결과와 관련이 있는지에 대해서도 잘 알지 못한다.

보고된 연구들은 제한된 크기의 표본과 인구집단을 활용했기 때문에, 개인과 인구집단에 따라 나타나는 차이점들에 대해서도 충분한 설명을 하지 못하고 있는 실정이다. 선호하는 운동에 관한 습관이나 개인차가 녹지공간에서 수행하는 신체활동의 효과에 영향을 미칠 수도 있다. 하지만 일반적으로, 자연에서 수행하는 신체활동은 성인과 어린이 모두에게 감정적, 인지적, 행동적, 생리적으로 유익한 효과를 가져다준다고 볼 수 있다. 특히 어린이의 경우, 대조실험(controlled experiments)의 결과에서 나타난 바에 의하면, 자연환경 속에서 수행하는 신체활동이 ADD(attention deficit disorder, 주의력 결핍장애)의 증상을 완화시키는 데 효과가 있으며 아이들로 하여금 더욱 창조적이고 탐구적인 활동을 수행할 수 있도록 도움을 준다고 한다.

향후 지침과 문제들

녹색요소와 신체활동수준 사이의 관계에 대한 연구들의 전반적인 경향이나, 관찰된 상관관계의 대부분은 신체활동과 녹색요소들 사이에 연관성이 있다는 사실을 뒷받침하고 있다. 하지만 어떠한 연구들은 이러한 연관성이 없다는 사실을 나타내고 있으며, 심지어 일부의 연구는 부정적인 관계를 나타내기도 한다.

녹지공간의 양적·질적 크기는 신체활동의 결정요소들과 관련된 독립체로서 연구되어야 할 필요가 있다. 예를 들어, 도시지역의 녹지 환경이 지닌 파급효과는 높은 수준의 차량소음으로 인해 상쇄될 수도 있다(Schantz와 Stigell 2007, Hornberg 등 2007). 반면, 공원에 있는 운동장은, 녹색환경 그 자체보다, 아이들의 신체활동수준에 실질적으로 영향을 미치는 요인이라고 할 수 있다. 또한 도시적인 환경과 자연적인 환경의 심미적 특징의 혼동에 대한 문제도 중요하다고 할 수 있다. 프레티(Pretty 2005) 등의 연구는, 신체활동을 수행하는 동안 관찰한 전원 및 도시의 쾌적한 풍경이, 둘 다 비슷한 정도의 수준으로 자존감에 영향을 미친다고 보고하고 있다. 따라서, 심미적 특징과 자연적 특징을 구별하는 일은 자연적·비자연적 신체활동 환경을 구분하는 것보다 더 신중하게 이루어져야 한다.

목적지로서의 녹색요소 그리고/또는 이동수단으로서의 녹색요소와 이러한 것들이 신체활동에 미치는 효과를 연구하는 일은 중요하지만 복잡한 사항이기도 하다. 따라서 앞으로는 신체활동을 수행하는 장소의 환경뿐만 아니라, 신체활동을 수행하는 장소 주변의 환경이 미치는 효과에 대해서도 연구를 수행해야 할 필요가 있다. 예를 들어, 공원 안에 있는 농구경기장과 주차장 근처에 있는 농구경기장은 서로 다른 형태의 신체활동을 유발하기도 한다.

녹지공간의 양이나 적정 규모에 대한 연구도 더 많이 수행되어야 할 필요가 있다. 도시환경 속에 있는 공원의 두 가지 상반된 예를 살펴보자. 하나는 교외지역에 위치하고 있는 작은 공원이고 다른 하나는 뉴욕의 센트럴파크와 같이 도심지에 위치하고 있는 커다란 공원이다. 이러한 경우, 교외지역의 작은 공원은 일상의 신체활동을 수행하기 위한 공간으로 그리 적절하지 않다. 애완견과 함께 조깅을 하는 사람들에게는 좀 더 큰 공원이 필요하며, 이러한 요소들이 이 그룹(인구집단)의 신체활동에 영향을 미치는 결정요인이 된다. 하지만 여전히 조깅을 하는 사람들에게는 센트럴파크와 같은 공원도 작게 느껴지는 경우가 있다. 이와 같이, 서로 다른 사용자의 신체활동에 긍정적 영향을 미치는 녹지공간의 양적·질적 특징들은 비교적 잘 알려져 있지 않은 상황이라고 할 수 있다. 또한, 잠재적인 대체효과 (potential substitution effects; 녹지공간이 부족한 경우에도 신체활동의 총량이 동일한지의 여부)도 잘 알려져 있지 않다.

앞으로는 독립변수(녹지공간과 그 크기)뿐만 아니라 종속변수(신체활동)도 개념적으로 명확하게 만들 필요가 있다. 이러한 것은 신체활동의 종류 및 강도(intensity)와도 관련이 있다. 만약 자연환경이 사람들에게 신체활동을 수행하도록 유도한다면, 어떤 형태로 신체활동이 시작될까?(빈도와 강도, 신체활동의 권장수준 달성, 불규칙한 활동에서 규칙적인 활동으로의 진보 또는 규칙적 활동에서 불규칙한 활동으로의 퇴보, 또는 신체활동에서 앉은 상태로의 전체적 퇴보) 이러한 형태의 신체활동에 관한 세부적인 정보를 확보하는 것은 개인과 집단에 미치는 건강효과의 평가 수준을 한 단계 발전시킬 것이다.

걷기와 달리기를 위해 녹지공간을 활용하는 정도는 계절에 따라 상당히 다르게 나타나기도 한다(Kardell 1998). 그 결과, 녹지공간과 신체활동정도의 상관성은 겨울에는 비교적 낮고, 여름에는 상대적으로 높은 편이다. 신체활동의 현장자료를 활용하는 연구들은 현장자료가 수집된 시기에 대한 중요한 정보를 놓치는 경우가 있다. 이러한 문제를 다루기 위해서는, 녹지공간이 계절에 따라 어떻게 활용되는지에 대한 기본적 이해가 필요하다. 또한, 겨울에는 다른 장소(러닝머신, 체육관 등)에서 신체활동을 수행하는지, 다시 말해, 신체활동을 수행하는 장소에 대한 대체효과가 있는지, 또는 겨울에는 신체활동이 감소하는지에 대해서 연구하는 것도 흥미로운 일이라고 할 수 있다.

요즘에는 녹지공간과 신체활동의 관계에 대한 기초적 이해를 위해 심리학 및 정신생리학적 이론을 활용하는 경우가 많다. 그러나 이러한 이론 이외에도, 사회화나 (유행trend과 같이 변화의 기복이 있는)학습과정으로 나타나는 행동에 대해서도 다루고 있다. 예를 들어, 스웨덴에서 수행한 한 연구는 동일한 장소의 녹지 환경 및 주행로(running trail network)의 활용에 대해 나타나는 영년변화(永年變化; 관측 값이 수십 년 이상에 걸쳐 서서히 증가하거나 감소하는 현상)현상을 밝혀냈다(Kardell 1998). 이러한 연구들은 행동, 문화적 맥락, 환경의 차이에서 비롯되는 특성의 중요성을 나타내고 있다. 그리고 여기에는 인종이나 부모의 지원, 환경학습과 같은 것들이 포함된다. 활용된 예로는 자연친화적 교육을 실시하는 예비학교(유치원, 어린이집 등), 학교에서 수행하는 체육교육, 스카우트활동과 같은 NGO의 영향, 기타 야외활동을 장려하는 기관 등이 있다.

앞으로의 연구에 있어서 중요한 사항들 가운데 하나는, 효과크기에 대한 우리의 지식을 더 넓히는 것이다. 이 장에 제시된 연구들 가운데 하나는 녹지공간이 하루에 6분 더 신체활동을 증가시키는 효과가 있다고 가정했다. 하루의 권장신체활동량이 최소 30분인 점을 감안하면, 하루 6분의 신체활동은 하루 전체의 권장신체활동량의 20%를 차지한다고 할 수 있다. 효과의 크기에 관한 연구를 할 때는 조절요인을 고려해야 한다. 예를 들어, 좋은 환경적 조건을 지녔음에도 불구하고, 여가시간의 부족 등의 이유로 인해 신체활동을 수행하지 못하는 경우도 있다. 다시 말해, 효과의 크기는 여러 가지 조건에 따라 상당히 다르게 나타난다는 의미이다. 일반적으로 녹지공간은, 신체활동을 촉진시키기 위한 필요조건 또는 최적조건이 되기는 하지만 충분조건은 아니라고 할 수 있다. 이러한 문제를 더 잘 이해하기 위해서는, 현재 많은 연구들에 사용된 상관관계접근법(correlation approach)에 인구집단에 따라 서로 다르게 나타나는 '신체활동을 위한 환경의 양과 질에 대한 선호도'에 대한 정보를 보충하는 것이 필요하다. 실제로, 서로 다른 상호보완적 연구 설계가 필요한 경우도 종종 있다.

기존의 연구 성과들 중에 가장 중요한 문제는 잠재적 선택효과(potential selection effects)와 관련이 있다. 다시 말해, 사람들은 (신체활동과 같은)어떠한 특정 조건을 위해 그들의 주택이나 일상적인 생활공간을 선택한다는 것이다. 따라서 다수 또는 전체집단보다는, 소(小)집단 혹은 세부그룹의 관점에서 결과를 파악할 필요가 있다. 환경과 주거지의 변화에 관한 종단적 연구(longitudinal studies; 같은 집단 또는 개인을 연구대상으로 하여 그 대상의 특성을 일정기간 반복적으로 관찰하고 조사하는 연구방법)를 수행하는 것도 이러한 측정에 관련된 문제를 피할 수 있는 하나의 좋은 방법이 될 수 있다. 또한 수행 가능한 실험적 연구(experimental research)방법도 또 다른 방안이 될 수 있다.

제안

  종합적으로 밀하자면, 활용 가능한 경험적 근거들을 바탕으로, 녹지(공공)공간에 대한 설계나 계획에 관한 실용적인 제언을 할 수 있다. 신체활동 권장수준을 고려하지 않고 주거지 근처 녹지공간으로의 접근성만을 고려한다면, 도시 내에 소수의 커다란 공원보다는 작지만 여러 개의 공원을 조성할 필요가 있다고 결론지을 수 있다. 이러한 관점은 사람들의 주거지 근처에 충분한 양의 녹지 공간이 있어야 한다는 것을 의미한다. 그러나, 현재로서는, 신체활동을 위해서 필요한 충분한 (도시공원과 같은)녹지공간의 크기가 어느 정도인지에 대해 조사한 연구를 찾아볼 수 없는 실정이다. 이러한 관점은 도시의 고밀화(densification)현상 보다는 도시 스프롤(urban sprawl; 도시 개발이 근접 미개발 지역으로 확산되는 현상)현상 과 관련이 있다고 할 수 있다. 또한 어린이, 노약자, 장애인처럼 활동의 범위가 일반 성인에 비해 제한된 사람들 주변에 위치한 녹지공간의 효과에 관한 연구결과도 이러한 결론을 뒷받침하고 있다.

  이 장에서는 녹지공간과 신체활동의 관계에 대해서만 살펴보았다. 하지만, 신체활동을 계획하고 설계하는 데에 보다 많은 요소들을 복합적이고 통합적으로 고려해야한다는 사실은 명백하다고 할 수 있다. 이 책의 다른 부분(5, 6장)에서 지적한 바와 같이, 녹지공간을 시각적으로 바라보는 것도 인체에 생리적 · 심리적 안정 효과를 가져다주는 것으로 나타났다. 이러한 결과는 주거지 근처에 개인정원이나 녹지공간이 필요하다는 사실을 뒷받침해준다고 할 수 있다. 정원을 조성하는 행동의 일부 요소들이 신체활동을 촉진시킬 수 도 있다. 하지만 이러한 점이 아니더라도, 녹지공간이 인간에게 가져다주는 효과나 혜택에는 여러 가지가 있다. 지금까지의 지식을 종합하여 생각해볼 때, 예방적 차원에서 정책적으로 현존하는 녹지공간을 보전하는 것이 현명하다고 할 수 있다. 그 이유는, 현존하는 녹지공간을 보전하는 일보다 도시의 시가화지역(built-up areas)을 녹지로 되돌리는 일이 더 어렵기 때문이다.

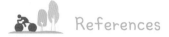 References

···› Adams SA, Matthews CE, Ebbeling CB, Moore CG, Cunningham JE, Fulton J, Hebert JR (2005) The effect of social desirability and social approval on self-reports of physical activity. Am J Epidemiol 161(4):389-398

···› Alton D, Adab P, Roberts L, Barrett T (2007) Relationship between walking levels and perceptions of the local neighbourhood environment. Arch Dis Child 92:29-33

···› Andersen LB, Schnohr P, Schroll M, Hein HO (2000) All-cause mortality associated with physical activity during leisure time, work, sports, and cycling to work. Arch Intern Med 160:1621-1628

···› Atkinson JL, Sallis JF, Saelens BE, Cain KL, Black JB (2005) The association of neighborhood design and recreational environments with physical activity. Am J Health Promot 19(4):304-309

···› Bakker I, de Vries S, van den Bogaard CHM, van Hirtum WJEM, Joore JP, Jongert MWA (2008) Playground van de toekomst: succesvolle speelplekken voor basisscholieren. TNO-rapport KvL/BandG/2008.12. TNO Kwaliteit van Leven, Leiden

···› Ball K, Bauman A, Leslie E, Owen N (2001) Perceived environmental aesthetics and convenience and company are associated with walking for exercise among Australian adults. J Prev Med 33(5):434-440

···› Ball K, Timperio AF, Crawford DA (2006) Understanding environmental influences on nutrition and physical activity behaviors: where should we look and what should we count? Int J Behav Nutr Phys Activ 3:33-41

···› Baranowski T, Thompson W, Durant RH, Baranowski J, Puhl J (1993) Observations on physical activity in physical locations: age, gender, ethnicity, and month effects. Res Q Exerc Sports 64:127-133

···› Bauman AE (2004) Updating the evidence that physical activity is good for health: an epidemiological review 2000-2003. J Sci Med Sport 7(1):6-19

···› Bedimo-Rung AL, Mowen AJ, Cohen DA (2005) The significance of parks to physical activity and public health — a conceptual model. Am J Prev Med 28(2):159-168

···› Behn A (2006) The obesity epidemic and its cardiovascular consequences. Curr Opin Cardiol 21(4):353-360

···› Berlin J, Colditz G (1990) A meta-analysis of physical activity in the prevention of coronary heart disease. Am J Epidemiol 132:612-628

···› Bodin M, Hartig T (2003) Does the outdoor environment matter for psychological restoration gained through running? Psychol Sport Exerc 4(2):141-153

···› Boldemann C, Blennow M, Dal H, Mårtensson F, Raustorp A, Yuen K, Wester U (2006) Impact of preschool environment upon children's physical activity and sun exposure. Prev Med 42:301-308

···› Bolitzer B, Netusil NR (2000) The impact of open spaces on property values in Portland, Oregon. J Environ Manage 59(3):185-193

···› Booth ML, Owen N, Nauman A, Clavisi O, Leslie E (2000) Social-cognitive and perceived environment influences associated with physical activity in older Australians. Prev Med 31:15-22

···› Breedveld K, van den Broek A (2002) Trends in de tijd. Een schets van recente ontwikkelingen in tijdsbesteding en tijdsordening. Sociaal en Cultureel Planbureau, Den Haag

···› Brill PA, Macera CA, Davis DR, Blair SN, Gordon N (2000) Muscular strength and physical function. Med Sci Sports Exerc 32(2):412-416

···› Brownson RC, Baker EA, Housemann RA, Brennan LK, Bacak SJ (2001) Environmental and policy determinants of physical activity in the United States. Am J Public Health 91(12):1995-2003

···› Bull F, Armstrong T, Dixon T, Ham S, Neiman A, Pratt M (2004) Physical inactivity. In: Ezzati M, Lopez A, Rodgers A, Murray C (eds) Comparative quantification of health risks: global and regional burden of disease attributable to selected major risk factors. WHO, Geneva

⋯› Cardon G, Van Cauwenberghe E, Labarque V, Haerens L, De Bourdeaudhuij I (2008) The contribution of preschool playground factors in explaining children's physical activity during recess. Int J Behav Nutr Phys Activ 5:11

⋯› Caspersen CJ, Powell KE, Christenson GM (1985) Physical activity, exercise, and physical fitness: definitions and distinctions for health-related research. Public Health Rep 100(2):126-131

⋯› Cavill N, Kahlmeier S, Racioppi F (2006) Physical activity and health in Europe: evidence for action. WHO, Copenhagen

⋯› Ceci R, Hassmén P (1991) Self-monitored exercise at three different RPE intensities in treadmill vs field running. Med Sci Sports Exerc 23(6):732-738

⋯› Chad KE, Reeder BA, Harrison EL, Ashworth NL, Sheppard SM, Schultz SL, Bruner BG, Fisher KL, Lawson JA (2005) Profile of physical activity levels in community-dwelling older adults. Med Sci Sports Exerc 37(10):1774-1784

⋯› Chen KY, Bassett DR Jr (2005) The technology of accelerometry-based activity monitors: current and future. Med Sci Sports Exerc 37(11 Suppl):S490-S500

⋯› Cohen DA, Ashwood JS, Scott MM, Overton A, Evenson KR, Staten LK, Porter D, McKenzie TL, Catellier D (2006) Public parks and physical activity among adolescent girls. Pediatrics 118(5):e1381-e1389

⋯› Cohen DA, McKenzie TL, Sehgal A, Williamson S, Golinelli D, Lurie N (2007) Contribution of public parks to physical activity. Am J Public Health 97(3):509-514

⋯› Cooper AR, Page AS, Foster LJ, Qahwaji D (2003) Commuting to school: are children who walk more physically active? Am J Prev Med 25:273-276

⋯› Cooper AR, Wedderkopp N, Wang H, Andersen LB, Froberg K, Page AS (2006) Active travel to school and cardiovascular fitness in Danish children and adolescents. Med Sci Sports Exerc 38:1724-1731

⋯› Corti B, Donovan RJ, Holman CDJ (1996) Factors influencing the use of physical activity facilities: results from qualitative research. Health Promot J Aust 6(1):16-21

⋯› Craig CL, Brownson RC, Cragg SE, Dunn AL (2002) Exploring the effect of the environment on physical activity: a study examining walking to work. Am J Prev Med 23(2 Suppl):36-43

⋯› Craig CL, Marshall AL, Sjostrom M, Bauman AE, Booth ML, Ainsworth BE, Pratt M, Ekelund U, Yngve A, Sallis JF, Oja P (2003) International physical activity questionnaire: 12-country reliability and validity. Med Sci Sports Exerc 35(8):1381-1395

⋯› CVTO (2007) ContinuVrijeTijdsOnderzoek 2006-2007. CVO/CVTO, Amsterdam

⋯› Davison K, Lawson C (2006) Do attributes in the physical environment influence children's physical activity? A review of the literature. Int J Behav Nutr Phys Activ 3(1):19

⋯› De la Fuente Layos LA (2005) Short distance passenger mobility in Europe. Statistics in focus – transport 5/2005. European Communities, Luxemburg

⋯› De Vries S (2004) Health benefits of a more natural living environment. In: Konijnendijk C, Schipperijn J, Hoyer K (eds) Forestry Serving urbanised societies; selected papers from the conference held in Copenhagen, Denmark, from 27 to 30 August 2002. IUFRO World Series vol 4. IUFRO Headquarters, Vienna

⋯› De Vries SI, Bakker I, van Overbeek K, Boer ND, Hopman-Rock M (2005) Kinderen in prioriteitswijken: lichamelijke (in)activiteit en overgewicht. KvL/BandG/2005.197, 1. TNO, Leiden

⋯› De Vries S, van Winsum-Westra M, Vreke J, Langers F (2008) Jeugd, overgewicht en groen: Nadere beschouwing en analyse van de mogelijke bijdrage van groen in de woonomgeving aan de preventie van overgewicht bij kinderen. Alterra, Wageningen

⋯› Den Hertog FRJ, Bronkhorst MJ, Moerman M, Van Wilgenburg R (2006) De gezonde wijk Een onderzoek naar de relatie tussen fysieke wijkkenmerken en lichamelijke activiteit. EMGO Instituut, Amsterdam

⋯› Deshpande AD, Baker EA, Lovegreen SL, Brownson RC (2005) Environmental correlates of physical activity among individuals with diabetes in the rural Midwest. Diab Care 28(5):1012-1018

⋯› Dollman J, Norton K, Norton L (2005) Evidence for secular trends in children's physical activity behaviour. Br J Sports Med 39(12):892-897

⋯› Dunn A, Anderson R, Jakicic J (1998) Lifestyle physical activity interventions. History, short and long-term effects, and recommendations. Am J Prev Med 15(4):398 – 412

⋯ Dunn A, Trivedi M, O'Neal H (2001) Physical activity dose response effects on outcomes of depression and anxiety. Med Sci Sports Exerc 33(Suppl):S587 – S597

⋯ Durante R, Ainsworth BE (1996) The recall of physical activity: using a cognitive model of the question-answering process. Med Sci Sports Exerc 28(10):1282 – 1291

⋯ Ellaway A, Macintyre S, Bonnefoy X (2005) Graffiti, greenery, and obesity in adults: secondary analysis of European cross sectional survey. BMJ 331:611 – 612

⋯ Epstein LH, Raja S, Gold SS, Paluch RA, Pak Y, Roemmich JN (2006) Reducing sedentary behavior. The relationship between park area and the physical activity of youth. Psychol Sci 17:654 – 659

⋯ European Commission (EC) (1999) Cycling: the way ahead for towns and cities. European Communities, Luxemburg

⋯ Eurostat (2005) Europe in figures – Eurostat yearbook. Luxembourg: Eurostat.

⋯ Evenson KR, Herrin AH, Huston SL (2005) Evaluating change in physical activity with the building of a multi-use trail. Am J Prev Med 28(2S2):177 – 185

⋯ Faber Taylor A, Kuo FE, Sullivan WC (2001) Coping with ADD. The surprising connection to green play settings. Environ Behav 33:54 – 77

⋯ Ferreira I, Van der Horst K, Wendel-Vos W, Kremers S, Van Lenthe FJ, Brug J (2007) Environmental correlates of physical activity in youth – a review and update. Obes Rev 8:129 – 154

⋯ Fjørtoft I (2004) Landscape as playscape: the effects of natural environments on children's play and motor development. Child Youth Environ 14:21 – 44

⋯ Foster C, Hillsdon M, Thorogood M (2004) Environmental perceptions and walking in English adults. J Epidemiol Community Health 58:924 – 928

⋯ Frank K, Frohn J, Härtich G, Hornberg C, Mai U, Malsch A, Sossinka R, Thenhausen A (2004) Grün für Körper und Seele: Zur Wertschätzung und Nutzung von Stadtgrün durch die Bielefelder Bevölkerung. Bielefeld 2000plus-Forschungsprojekte zur Region, Diskussionspapier 37. Bielefeld

⋯ Friedenreich C, Norat T, Steindorf K, Boutron-Ruault MC, Pischon T, Mazuir M et al (2006) Physical activity and risk of colon and rectal cancers: the European prospective investigation into cancer and nutrition. Cancer Epidemiol Biomarkers Prev 15(12):2398 – 2407

⋯ Giles-Corti B, Donovan RJ (2002) The relative influence of individual, social and physical environment determinants of physical activity. Soc Sci Med 54(12):1793 – 1812

⋯ Giles-Corti B, Macintyre S, Clarkson JP, Pikora T, Donovan RJ (2003) Environmental and lifestyle factors associated with overweight and obesity in Perth, Australia. Am J Health Promot 18(1):93 – 102

⋯ Giles-Corti B, Broomhall MH, Knuiman M, Collins C, Douglas K, Ng K, Lange A, Donovan RJ (2005a) Increasing walking – how important is distance to, attractiveness, and size of public open space? Am J Prev Med 28(2S2):169 – 176

⋯ Giles-Corti B, Timperio A, Bull F, Pikora T (2005b) Understanding physical activity environmental correlates: increased specificity for ecological models. Exerc Sport Sci Rev 33(4):175 – 181

⋯ Grahn P, Stigsdotter UA (2003) Landscape planning and stress. Urban Forest Urban Green:1 – 18

⋯ Harrison RA, Roberts C, Elton PJ (2005) Does primary care referral to an exercise programme increase physical activity one year later? A randomized controlled trial. J Public Health 27(1):25 – 32

⋯ Harte JL, Eifert GH (1995) The effects of running, environment, and attentional focus on athletes' catecholamine and cortisol levels and mood. Psychophysiology 32(1):49 – 54

⋯ Hartig T, Evans GW, Jamner LD, Davis DS, Gärling T (2003) Tracking restoration in natural and urban field settings. J Environ Psychol 23:109 – 123

⋯ Hillsdon M, Thorogood M, White I, Foster C (2002) Advising people to take more exercise is ineffective: a randomized controlled trial of physical activity promotion in primary care. Int J Epidemiol 31(4):808 – 815

⋯ Hillsdon M, Panter J, Foster C, Jones A (2006) The relationship between access and quality of urban green space with population physical activity. Public Health 120(12):1127 – 1132

⋯→ Hobden DW, Laughton GE, Morgan KE (2004) Green space borders – a tangible benefit? Evidence from four neighborhoods in Surrey, British Columbia, 1980 – 2001. Land Use Policy 21(2):129 – 138

⋯→ Hoefer WR, McKenzie TL, Sallis JF, Marshall SJ, Conway TL (2001) Parental provision of transportation for adolescent physical activity. Am J Prev Med 21(1):48 – 51

⋯→ Hornberg C, Brune K, Claßen T, Malsch A, Pauli A, Sierig S (2007) Lärm– und Luftbelastung von innerstädtischen Erholungsräumen am Beispiel der Stadt Bielefeld. Bielefeld 2000plus – Forschungsprojekte zur Region, Diskussionspapier 46. Bielefeld

⋯→ Hug S–M, Hansmann R, Monn C, Krütli P, Seeland K (2008) Restorative effects of physical activity in forests and indoor settings. Int J Fitness 4(2):25 – 38

⋯→ Hume C, Salmon J, Ball K (2005) Children's perceptions of their home and neighborhood environments, and their association with objectively measured physical activity: a qualitative and quantitative study. Health Educ Res 20(1):1 – 13

⋯→ Humpel N, Owen N, Leslie E (2002) Environmental factors associated with adult's participation in physical activity: a review. Am J Prev Med 22:188 – 199

⋯→ Humpel N, Owen N, Iverson D, Leslie E, Bauman J (2004) Perceived environment attributes, residential location, and walking for particular purposes. Am J Prev Med 26(2):119 – 125

⋯→ Kaczynski AT, Henderson KA (2007) Environmental correlates of physical activity: a review of evidence about parks and recreation. Leisure Sci 29(4):315 – 354

⋯→ Kahn EB, Ramsey LT, Brownson RC, Heath GW, Howze EH, Powell KE, Stone EJ, Rajab MW, Corso P, the Task Force on Community Preventive Services (2002) The effectiveness of interventions to increase physical activity: a systematic review. Am J Prev Med 22:73 – 107

⋯→ Kaplan R, Kaplan S (1989) The experience of nature: a psychological perspective. Cambridge University Press, Cambridge

⋯→ Kardell L (1998) Anteckningar om friluftslivet på Norra Djurgården 1975 – 1996/Serie: Rapport/Sveriges lantbruksuniversitet, Institutionen för skoglig landskapsvård, Uppsala, Sweden (In Swedish)

⋯→ Kemper HGC, Ooijendijk WTM, Stiggelbout M (2000) Consensus over de Nederlandse Norm voor Gezond Bewegen. Tijdschrift Sociale Gezondheidszorg 78:180 – 183

⋯→ Kerr JH, Fujiyama H, Sugano A, Okamura T, Chang M, Onouha F (2006) Psychological responses to exercising in laboratory and natural environments. Psychol Sport Exerc 7:345 – 359

⋯→ Kipke M, Iverson E, Moore D, Booker C, Ruelas V, Peters A, Koufman F (2008) Food and park environments: neighborhood–level risks for obesity in East Los Angeles. J Adolesc Health 40:325 – 333

⋯→ Kohl H, Fulton J, Caspersen C (2000) Assessment of physical activity among children and adolescents: a review and synthesis. Prev Med 31:54 – 76

⋯→ Korpela KM, Hartig T, Kaiser FG, Fuhrer U (2001) Restorative experience and self–regulation in favorite places. Environ Behav 33:572 – 589

⋯→ Lamb SE, Bartlett HP, Ashley A, Bird W (2002) Can lay–led walking programmes increase physical activity in middle aged adults? A randomised controlled trial. J Epidemiol Community Health 56(4):246 – 252

⋯→ Lee C, Moudon AV (2006) Correlates of walking for transportation or recreation purposes. J Phys Activ Health 3:s77 – s98

⋯→ Li F, Fisher J, Browson RC, Bosworth M (2005) Multilevel modelling of built environment characteristics related to neighborhood walking activity in older adults. J Epidemiol Community Health 59:558 – 564

⋯→ Lobstein T, Millstone E (2007) The PorGrow research team. Context for the PorGrow study: Europe's obesity crisis. Obes Rev 8(2l):7 – 16

⋯→ Loukaitou–Sideris A (2006) Is it safe to walk? Neighborhood safety and security considerations en their effects on walking. J Plan Lit 20:219 – 232

⋯→ Lovell R (2010) An evaluation of physical activity at Forest School, Research Note Series. Forestry Commission,

Edinburgh

⋯ Maas J, Verheij R, Spreeuwenberg P, Groenewegen P (2008) Physical activity as a possible mechanism behind the relationship between green space and health: a multilevel analysis. BMC Public Health 8:206

⋯ Maas J, Spreeuwenberg P, van Winsum-Westra M, Verheij R, De Vries S, Groenewegen P (2009) Is green space in the living environment associated with people's feelings of social safety? Environ Plann A 41:1763-1777

⋯ Maat K, De Vries P (2006) The influence of the residential environment on green-space travel: testing the compensation hypothesis. Environ Plann A 38(11):2111-2127

⋯ Macintyre S (2007) Occasional Paper No. 17: Inequalities in health in Scotland: what are they and what can we do about them? MRC Social and Public Health Sciences Unit, Glasgow

⋯ Macintyre S, Mutrie N (2004) Socio-economic differences in cardiovascular disease and physical activity: stereotypes and reality. J R Soc Health 124(2):66-69

⋯ Marcus B, Williams D, Dubbert P, Sallis JF, King AC, Yancey AK, Franklin BA, Buchner D, Daniels SR, Claytor RP (2006) Research physical activity intervention studies: what we know and what we need to know: a scientific statement from the American Heart Association Council on Nutrition, Physical Activity, and Metabolism (Subcommittee on Physical Activity), Council on Cardiovascular Disease in the Young; and the Interdisciplinary Working Group on Quality of Care and Outcomes Research. Circulation 114(24):2739-2752

⋯ Matthews CE, Jurj AL, Shu X, Li H-L, Yang G, Li Q, Gao Y-T, Zhang W (2007) Influence of exercise, walking, cycling, and overall nonexercise physical activity on mortality in Chinese women. Am J Epidemiol 165(12):1343-1350

⋯ McCann B, DeLille B (2000) Mean streets 2000: pedestrian safety, health and federal transportation spending. CDC, Columbia, SC

⋯ Melanson EL Jr, Freedson PS (1996) Physical activity assessment: a review of methods. Crit Rev Food Sci Nutr 36(5):385-396

⋯ Monninkhof E, Elias S, Vlems F, van der Tweel I, Schuit A, Voskuil D, van Leeuwen FE (2007) Physical activity and breast cancer: a systematic review. Epidemiology 18(1):137-157

⋯ Mota J, Almeida M, Santos P, Ribeiro JC (2005) Perceived neighborhood environments and physical activity in adolescents. Prev Med 41:834-836

⋯ Mutrie N, Hannah MK (2004) Some work hard while others play hard: the achievement of current recommendations for physical activity levels at work, at home, and in leisure time in the West of Scotland. Int J Health Promot Educ 42(4):109-117

⋯ Mutrie N, Campbell A, Whyte F, McConnachie A, Emslie C, Lee L, Kearney N, Walker A, Ritchie D (2007) Benefits of supervised group exercise programme for women being treated for early stage breast cancer: pragmatic randomised controlled trial. BMJ 10(334):517

⋯ NIH Consensus Development Panel on Physical Activity and Cardiovascular Health (1996) Physical activity and cardiovascular health. J Am Med Assoc 276(3):241-246

⋯ Owen N, Humpel N, Leslie E, Bauman A, Sallis JF (2004) Understanding environmental influences on walking: Review and research agenda. Am J Prev Med 27:67-76

⋯ Owen N, Cerin E, Leslie E, duToit L, Coffee N, Frank L, Bauman A, Hugo G, Saelens B, Sallis J (2007) Neighborhood walkability and the walking behavior of Australian adults. Am J Prev Med 33(5):387-395

⋯ Pennebaker JW, Brittingham GL (1982) Environmental and sensory cues affecting the perception of physical symptoms. In: Baum A, Singer JE (eds) Advances in environmental psychology (vol. 4): environment and health. Lawrence Erlbaum, Hillsdale, NJ, pp 115-136

⋯ Pennebaker JW, Lightner JM (1980) Competition of internal and external information in an exercise setting. J Pers Soc Psychol 39:165-174

⋯ Pikora T, Giles-Corti B, Bull F, Jamrozik K, Donovan R (2003) Developing a framework for assessment of the environmental determinants of walking and cycling. Soc Sci Med 56:1693-1793

⋯ Pikora TJ, Giles-Corti B, Knuiman MW, Bull FC, Jamrozik K, Donovan RJ (2006) Neighborhood environmental factors correlated with walking near home: using SPACES. Med Sci Sports Exerc 38(4):708-714

··· Popham F, Mitchell R (2007) Relation of employment status to socioeconomic position and physical activity types. Prev Med 45(2-3):182-188

··· Powell KE (2005) Land use, the built environment, and physical activity: a public health mixture; a public health solution. Am J Prev Med 28(Suppl 2):216-217

··· Pretty J, Peacock J, Sellens M, Griffin M (2005) The mental and physical health outcomes of green exercise. Int J Environ Health Res 15(5):319-337

··· Prezza M, Pilloni S, Morabito C, Sersante C, Alparone P, Giuliani M (2001) The influence of psychosocial and urban factors on childrens' independent mobility and relationship to peers frequentation. J Community Appl Soc Psychol 11:435-450

··· Putnam J (1999) U.S. Food supply providing more food and calories. FoodReview 22(3):2-12

··· Roemmich JN, Epstein LH, Raja S, Yin L, Robinson J, Winiewicz D (2006) Association of access to parks and recreational facilities with the physical activity of young children. Prev Med 43:437-441

··· Saelens BE, Sallis JF, Black JB, Chen D (2003) Neighborhood-based differences in physical activity: an environment scale evaluation. Am J Public Health 93(9):1552-1558

··· Sallis JF, Buono MJ, Roby JJ, Micale FG, Nelson JA (1993a) 7-Day recall and other physical-activity self-reports in children and adolescents. Med Sci Sports Exerc 25(1):99-108

··· Sallis JF, Nader PR, Broyles SL, Berry CC, Elder JP, MeKenzie TL, Nelson JA (1993b) Correlates of physical activity at home in Mexican-American and Anglo-American preschool children. Health Psychol 12(5):390-398

··· Sallis JF, Prochaska JJ, Taylor WC (2000) A review of correlates of physical activity of children and adolescents. Med Sci Sports Exerc 32:963-975

··· Schantz P, Stigell E (2006) Which environmental variables support/inhibit physically active commuting in urban areas? In: Hoppeler H, Reilly T, Tsolakidis E, Gfeller L, Klossner S (eds) Proceedings from the 11th annual congress of the European college of sport sciences. Lausanne, p 432, 5-8 July 2006 (Abstract)

··· Schantz P, Stigell E (2007) How does environment affect walking commuting in urban areas? In: Jouni Kallio J, Komi PV, Komulainen J, Avela J (eds) Proceedings from the 12th annual congress of the European college of sport sciences. Jyväskylä, pp 284-285, 11-14 July 2007 (Abstract)

··· Sjöström M, Oja P, Hagströmer M, Smith B, Bauman A (2006) Health-enhancing physical activity across European Union countries: the Eurobarometer study. J Public Health 14(5):291-300

··· Slattery M (2004) Physical activity and colorectal cancer. Sports Med 34(4):239-252

··· Sproston K, Primatesta P (2004) Health survey for England 2003. Department of Health, London

··· Swinburn B, Egger G, Raza F (1999) Dissecting obesogenic environments: the development and application of a framework for identifying and prioritizing environmental interventions for obesity. Prev Med 29:563-70

··· Tandy C (1999) Children's diminishing play space: a study of intergenerational changes in children's use of their neighbourhoods. Aust Geogr Stud 37:154-162

··· Taylor CB, Coffey T, Berra K, Iaffaldano R, Casey K, Haskell WL (1984) Seven-day activity and self-report compared to a direct measure of physical activity. Am J Epidemiol 120:818-824

··· Taylor AF, Wiley A, Kuo FE, Sullivan WC (1998) Growing up in the Inner City: green spaces as places to grow. Environ Behav 30:3-28

··· Timperio A, Crawford D, Telford A, Salmon J (2004) Perceptions about the local neighborhood and walking an cycling among children. Prev Med 38:39-47

··· Titze S, Stronegger W, Owen N (2005) Prospective study of individual, social, and environmental predictors of physical activity: women's leisure running. Psychol Sport Exerc 6:363-376

··· Tudor-Locke C, Ainsworth BE, Popkin BM (2001) Active commuting to school — an overlooked source of childrens' physical activity? Sports Med 31(5):309-313

··· U.S. DHHS (1996) Physical activity and health. A report of the Surgeon General. Department of Health and Human Services,

Atlanta

··· Ulrich RS (1983) Aesthetic and affective response to natural environment. In: Altman I, Wohlwill JF, (eds) Human Behavior and Environment. New York: Plenum Press, Behavior and the Natural Environment, 6:85 – 125.

··· Ulrich RS, Simons RF, Losito BD, Fiorito E, Miles MA, Zelson M (1991) Stress recovery during exposure to natural and urban environments. J Environ Psychol 11:201 – 230

··· Van den Berg AE, Koole SL, van der Wulp NY (2003) Environmental preference and restoration: (how) are they related? J Environ Psychol 23(2):135 – 146

··· Van den Berg AE, Koenis R, van den Berg MMHE (2008) Spelen in het groen: effecten van een bezoek aan een natuurspeeltuin op het speelgedrag, de lichamelijke activiteit, de concentratie en de stemming van kinderen. Alterra, Wageningen

··· Veitch J, Bagley S, Ball K, Salmon J (2006) Where do children usually play? A qualitative study of parents' perceptions of influences on children's active free-play. Health Place 12:383 – 393

··· Watson D, Pennebaker JW (1989) Health complaints, stress, and distress: exploring the central role of negative affectivity. Psychol Rev 96:234 – 254

··· Wen LM, Orr N, Millett C, Rissel C (2006) Driving to work and overweight and obesity: findings from the 2003 New South Wales Health Survey, Australia. Int J Obes 30:782 – 786

··· Wendel-Vos GCW, Schuit AJ, de Niet R, Boshuizen HC, Saris WHM, Kromhout D (2004) Factors of the physical environment associated with walking and bicycling. Med Sci Sports Exerc 36(4):725 – 730

··· Wendel-Vos W, Droomers M, Kremers S, Brug J, van Lenthe F (2007) Potential environmental determinants of physical activity in adults: a systematic review. Obes Rev 8:425 – 440

··· WHO Europe (2002) A physically active life through everyday transport with a special focus on children and older people and examples and approaches from Europe. WHO Regional Office for Europe, Copenhagen

··· WHO Europe (2007) Steps to health: a European framework to promote physical activity for health. WHO Regional Office for Europe, Copenhagen

··· Wright JD, Kennedy-Stephenson J, Wang CY, McDowell MA, Johnson CL (2004) Trends in intake of energy and macronutrients, United States, 1971 – 2000. MMWR 53(04):80 – 82

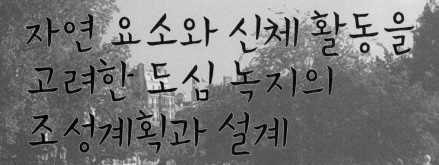

자연 요소와 신체 활동을 고려한 도심 녹지의 조성계획과 설계

신체활동의 행위에 대한 연구는 이미 폭넓게 이루어지고 있으나 신체활동의 환경에 대한 연구는 비교

적 새롭게 시작되었고, 특히 자연환경과 관련된 연구는 더욱 새로운 영역이다.

이 장에서는 신체활동을 위해 도시와 도시근교의 녹지를 활용할 때 쟁점이 되는 계획과 설계에 대해

논의하였다. 도심의 녹지를 논할 때 고려해야 할 요인은 활용 가능성, 특징, 공원의 조건, 안전도, 심미

적 요소와 기후환경의 편안함 등이며, 특히 자연요소를 염두에 두어야 한다. 이 장의 앞부분에서는 현

재 문헌에서 검증된 사실을 검토하였고, 이 검증결과에 따른 가장 좋은 사례와 녹지공간으로서 최선

의 속성을 가진 도심 녹지의 조성계획과 설계를 제안하였다.

:: 옮김 – 이인숙 (서울대학교 간호대학 교수)

· P. 세멘자토 (P. Semenzato) 이탈리아 파도바 대학 · T. 시에바난 (T. Sievänen) 핀란드 산림 연구소 · E. S. 드 올리베이라 (E.S. de Oliveira) 영국 에딘버러 예술 대학 · A. L. 소아레스 (A.L. Soares) 포르투갈 기술 대학 농업 경제학 연구소 응용 생태학 홍보 센터 · R. 스페이스 (R. Spaeth) 독일 기후 보호, 환경, 농업, 보존 및 독일의 소비자 보호를 위한 단체

····▶ 들어가는 말

이 장의 목적은 도심이나 도심근교에 녹지를 조성하고 설계할 때 고려한 물리적인 환경특성이나 질적인 측면이 신체활동에 어떻게 영향을 주는지를 논의하는 것이다.

가장 먼저, 도시 숲의 사용자 혹은 인근 주변에 사는 주민의 신체활동 수준과 연관하여 녹지조성의 이슈(즉, 녹지의 확보 가능성, 접근성, 공평성), 설계의 특성(크기, 구성도, 설비, 호응도, 안정감)과 공원유지에 관한 과학적 근거를 문헌을 통해 살펴볼 것이다. 이 근거를 가장 좋은 실천사례들을 통해 논의하고, 녹지의 속성을 고려한 조성계획과 설계의 주요해법을 제시할 것이다.

도심 녹지는 일반적으로 도심지역 안에 혹은 도심 가까이에 녹화된 땅이나 물의 유무, 장소의 다양성 등을 포함하여 정의한다.

여러 주에서, 지자체와 정부들이 그들만의 고유한 목적에 따라 도심 녹지를 계획해 왔음에도 불구하고, 일반적으로 도심 녹지에 대한 명확한 분류는 없다. 도심 녹지에는 정원이나 공원, 아이들이나 십 대들을 위한 놀이터, 녹지 생활편의시설, 야외 스포츠시설, 묘지와 교회부지, 자연적이거나 자연과 유사한 도심 녹지 및 가로수길 등 다양한 장소가 포함된다.

주민들이 자주 신체활동을 할 수 있는 매력적인 녹지가 가까이에 있지만, 녹지 공원의 기준에는 신체활동을 자연스럽게 이끌어내는 특성을 포함하고 있지 않으며, 또한 공원이

주는 심리적인 혜택에 따라 녹지를 분류하는 것도 아니다(CSC 컨설팅, 2005).

험펠(Humpel 외 2002) 등은 "신체활동을 측정하는 것은 현재 확고하게 정립되어 있으나 신체활동 환경까지 포함하여 측정하고 있지는 못하다"라고 언급하고 있다.

건강과 관련하여 녹지를 분류하는 주요 속성 중 하나는 녹지가 신체활동에 적합한 기능이 있는가이다. 많은 연구가 공원과 녹지를 사용하는 기회, 장애요인 그리고 이것들을 사용하는 집단의 신체활동수준 사이에 미치는 영향을 검토하였다(Jackson와 Scott 1999).

녹지사용에 주요 장애요인은 나이, 성별, 인종/민족, 사회경제적인 상황(Lee 외 2001)과 같은 인구 사회학적인 특성들있다. 그 외에 계획과 설계를 통해 해결할 수 있는 녹지의 물리적인 특징들이 포함되어 있었다.

많은 연구가 공원과 개방 공간사용을 금지하는 요인에 대하여 진행되었으나 베디모-룽(Bedimo-Rung) 등은 오히려 신체활동을 촉진하는 녹지와 공원의 특성에 대해 연구하는 것이 필요하다고 제안하고 있다(Bedimo-Rung 등 2005). 살리스(Sallis 외 1997) 등에 따르면, 신체활동에 영향을 주는 물리적인 환경에 대해 연구는 되고 있으나 기존 연구의 결과는 특정 사용그룹에 대한 것들이어서 일반화하는 데는 한계가 있다고 보고 있다. 하지만 이미 많은 연구가 신체활동에 영향을 주는 물리적, 환경적 요소들을 포괄적으로 측정하는 도구개발에 초점을 맞추고 있다(Pikora 등 2002, 2003, Brownson 등 2003, Lee 등 2005, Iamatrakul 등 2005, Lawrence 등 2005, Hoehner 등 2005, Bedimo-Rung 등 2006, Saelens 등 2006, Kaczynski 등 2008).

···▶ 녹지의 물리적 특성

베디모-룽(Bedimo-Rung 2005) 등이 제안한 틀에 의하면, 도시녹지를 계획하고 설계하는 데 고려해야 할 신체활동에 영향을 미치는 녹지 특징은 접근 가능성, 시설, 관리상태, 안전성, 정책 및 심미적 요인 등 6가지이다. 정책, 특히 신체활동을 촉진하는 데 목적을 둔 정책의 내용은 다른 장에서 다루고 있기 때문에 여기서는 언급하지 않겠다. 그 대신 기후 및 환경에 따른 기후의 변화(미기후microclimate)가 야외 신체활동에 어떻게 영향을 주는지(Brown과 Gillespie 1995, Plotcher 등 2006), 설계를 통해 조정할 수 있는지에 대한 내용을 추가하였다(Chan 등 2006, Merrill 등 2005, Togo 등 2005).

접근 가능성

접근 가능성은 도시 거주자들이 녹지를 사용할 가능성에 따라 정의한다.

녹색 환경으로부터 건강혜택을 얻기 위해서는 정기적으로 노출되는 것이 필요하다. 연구에서는 녹지 접근성이 높으면 자연환경과 정기적으로 접촉하는 것이 가능하며, 이는 신체건강과 정신적 안녕을 강화하는 것으로 밝혀졌다. 그라한과 스티그스도터(Grahn과 Stigsdotter 2003)는 도시의 개방녹지 방문자 수와 자기보고 스트레스 수준 사이에 유의한 관계가 있음을 밝히고 있다.

접근 가능성은 휴양지역과 시설이 어떻게 제공되고, 운영되는지에 따라 직접 영향을 받는다. 접근 가능성은 지형적으로 공원/숲으로 사용 가능한 지역 범위(일 인당 m², 1,000명당 개방 공간의 ha)로 우선 결정한다. 또한, 도시와 인근 주변에 공원이 어떻게 분포하는지 그리고 다른 민족 혹은 소득집단 사이에 공원의 사용배분이 어떻게 다른지도 고려해야 한다. 주거지에서의 거리와 더불어 교통체계의 근접성은 공원 이용에 영향을 주는 중요한 요소이며, 접근 안전성(공원/숲까지 안전한 인도, 자전거길), 녹지공간이 있다는 사실에 대한 인식 또한 중요한 요소이다.

네덜란드(De Vries 외 2003)에서 거주민의 주관적 건강인식과 생활주변 녹지공간의 양에 대한 상관성 연구가 진행되었다. 이 관계는 나이나 사회경제적 상태 같은 개인적인 특성들을 통제한 후에도 지속적으로 나타났으며, 더 나아가 스웨덴 연구에서도 모든 사회 인구학적 집단에서 도시녹지공간을 사용하려는 비슷한 요구가 드러났다(Grahn과 Stigsdotter 2003).

험펠(Humpel 외 2002) 등은 공원 안전성에 대한 인식과 마찬가지로 공원의 위치나 편리성은 사람들이 공원을 방문하거나 신체활동을 위해서 공원을 이용하는 데 큰 영향을 준다고 밝히고 있다. 또한 어린이와 청소년 활동에도 공원의 접근성과 운동프로그램이 강력한 요인임을 제시하였다(Sallis 등 2000).

트로펠(Troped 외 2001) 등은 자전거 도로에 더 가까이 사는 사람일수록 그 도로를 쉽게 이용함을 밝혔으나, 카진스키(Kaczynski 외 2008) 등의 최근 연구에서는 집에서부터의 거리는 신체활동을 위해 근린공원 이용을 결정하는 중요한 예측변수는 아니라고 밝혔다.

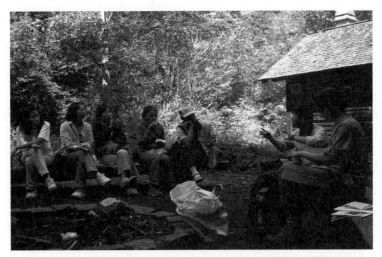

:: 사진 9-1 여가 시설과 공원의 근접성이 청소년을 위한 신체활동을 예측할 수 있다.

사람들이 평소와는 다른 여가적 신체활동을 위해 얼마나 멀리 있는 장소까지 여행하고 싶어 하는지에 관련된 정보는 거의 없다. 맥코맥(McCormack 등 2006)은 인구통계학적 특성, 근접 여가시설의 이용기회 그리고 특정한 신체활동 행위와 여가활동을 할 최종목적지까지의 거리와 관련이 있는지를 연구하였다. 실레스-코티(Ciles-Corti 외 2005) 등의 연구에 의하면, 공공의 사용 가능한 공간에 대한 접근도와 신체활동에 이용하는 정도와의 관련성은 세 가지 접근모델로 설명할 수 있다. 이는 사용 가능한 공간까지의 거리, 그 공간이 주는 매력과 공간의 크기를 단계적으로 보정한 것이었다. 이 연구에서는 공간의 사용 가능성이 접근도 수준과 함께 증가하는 것으로 나타났으며, 그 효과는 거리에 대한 적응, 매력 그리고 공간의 크기가 보정된 모델에서 더욱 크게 나타났다. 보정한 자료에 의하면 크고 매력적인 열린 공공의 공간에 접근하기 좋은 지역에 사는 도시거주자들의 50% 이상이 고강도 걷기에 참여한 것으로 나타났다. 신체활동을 위해 이용 가능한 녹지가 있다는 것은 특정 이용 집단에게는 특히 유의한 관련성이 있을 수 있다.

몇몇 연구에서 여가시설과 공원의 근접성이 청소년을 위한 신체활동을 예측할 수 있는 가장 중요한 변수임을 보여주고 있다. 코헨(Cohen 외 2006) 등은 걷기 편안하고, 활동적인 특성을 갖춘 쾌적한 공원 근처에 사는 사춘기 소녀들이 거의 공원이 없는 지역에 사는 소녀들에 비해서 학습 과정 외의 신체활동에 더 많이 참여한다고 밝히고 있다. 이 연구에서

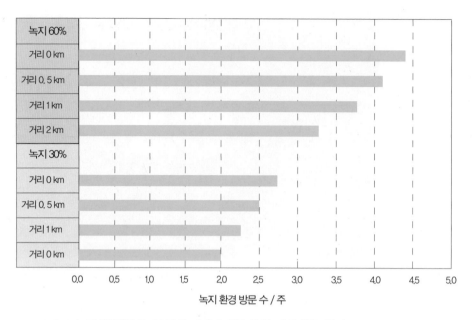

:: 도표 9-1 **녹지 범위(30%, 60%)와 거리에 따른 주당 야외 활동 참여도**

는 집으로부터 반경 1마일 안에 공원이 있는 경우, 사춘기 소녀들이 학습 과정 외의 활발한 신체활동에 더 많이 참여하는 높은 수준의 연관성을 보이고 있다. 또한 이 관계는 공원 편의성뿐만 아니라 공원의 종류, 숫자, 근접성과 관련이 있음을 밝히고 있다. 로엠미크(Roemmich 등 2006)는 주거지역 인근에 공원의 비율이 높을수록 어린아이들이 신체활동에 더욱 많이 참여한다는 것을 연구를 통해 이야기하고 있다.

그란과 스티그돗터(Grahn과 Stigsdotter 2003)의 연구에서 공원을 방문하는 주기도 녹지환경의 근접성(공공의 도시 녹지까지 걸리는 거리, 정원에 접근성)이 영향을 미치는 것으로 나타났다. 도시녹지공간에서 50m 이내에 사는 개인들은 한 주에 3.4회 그곳을 방문하지만, 거리가 300m가 되면 방문횟수가 평균 2.7회로 줄어들고, 만약 거리가 1,000m 정도 되면 방문횟수가 한 주에 1회 정도로 감소한다. 핀란드 연구에서도 녹지의 양이 충분하고 접근이 쉬운 자연환경(즉, 짧은 거리)은 도표 9-1과 같이 헬싱키거주자들이 녹지 환경을 방문하는 수가 증가하였고(Neuvonen 등 2007), 공원이나 산책길에 가깝게 사는 사람들이 이런 시설에서 더 멀리 떨어져 사는 사람들보다 평균적으로 더 자주 이용하고 있었다(Hoehner 외 2005). 이 조사에서는 녹지까지의 거리가 집에서 가까운 여가 공간의 방문 여부를 설명하는 중요한 요인이라고 밝혔다. 스칸디나비아의 연구(Jensen 과 Skov-Petersen 2002, Grahn

과 Stigsdotter 2003, Nielsen 과 hansen 2006, Newvonen 등 2007) 결과에서도 열린 녹지까지의 거리가 짧을수록 사람들이 그곳을너 자수 이용하는 것으로 나타났다.

이 모든 결과가 주거지역 내에 산책이나 자전거 타기를 하기 위한 조건이 좋지 않으면 신체활동을 하지 않는다는 사실을 입증하고 있으며, 거주 지역 내의 녹지의 양 또한 경관의 매력과 마찬가지로 녹지방문의 빈도에 영향을 주고 있었다(Neuvonen 등 2007, Giles-Corti 등 2005, Roemmich 등 2006). 최근 데이터에서는 매력적인 녹지 공간 근처에 사는 사람들이 그렇지않은 사람들에 비해서 중간 정도 강도의 걷기에 참여하는 수가 두 배 이상이라고 밝히고 있다(Carnegie 등 2002).

인구집단별로 여가 지역까지 이동하는 능력이 같지 않았다. 성인층에서 여가시설까지 이동하는 능력은 인구학적 특징, 목적지의 유형, 그 목적지에서 수행할 수 있는 신체활동과 인근 시설을 이용할 기회에 따라 달라졌다(McCormack 등 2006).

여가장소로 공원이 선택될 가능성은 이동 거리, 이동시간, 비용(Iamatrakul 등 2005), 그리고 그 장소에 닿을 수 있는 교통수단과 상관이 있었다

사람들은 대부분 주중에는 자신의 주거지역 이외의 지역으로 나갈 가능성이 어느 정도 제한되어 있었다. 그래서 집 근처에서 여가 기회를 갖는 것이 매일의 여가 욕구를 채우는 데 핵심적이었다.

여가시설에 대한 근접성과 안전성, 유인성은 삶의 환경이 갖추어야 할 중요한 질적 요소이다. 스웨덴의 도시 거주자를 대상으로 한 연구에서, 95% 주민이 여가 지역이 근거리에 있음은 중요하다고 응답하였다(Lindhagen 1996). 다른 연구에서도 방문횟수와 여가 지역이 먼 거리에 있는 것은 부정적인 관계가 있음을 나타내었다(Roovers 등 2002). 스웨덴의 연구에 따르면, 거주자들은 여가 지역이 최대한 1km 이상의 거리에 있어서는 안 된다고 답했다(Hornsten과 Freeman 2000). 북유럽각료회의 추천에 따르면, 매일 사용하는 여가 지역은 최대 걷는 거리가 250~300m 이내여야 하지만, 주말이나 휴가를 위해서는 더욱 먼 지역을 세안하고 있다(Nordisk Ministerrad 1996).

위의 결과와는 다르게 전반적으로 권장하는 수준의 신체활동에 도달하는데 물리적 환경 자체가 미치는 영향은 제한적이라는 주장이 있다. 예를 들어 다목적의 산책로 건설에 대한 전향성 연구에서 에벤슨(Evenson 2005)은 그 산책로 가까이에 사는 성인들의 신체활동이 증가하지 않았다는 것을 발표하였다. 그러나 많은 다른 연구에서, 여가시설의 좋은 접근

성은 그 시설의 사용을 결정하고, 그래서 신체활동의 지원환경을 만드는 데 필수적이라고 보고 있다(Giles-Corti와 Donovan 2002).

공원이 있음을 아는 것은 공원까지의 거리, 거주기간, 공원의 역사와 깊은 관련성이 있으며, 이러한 인식은 지역거주자들에게 정보가 유포된 기간과 유포 범위에 따라 다르게 나타났다(Stynes 등 1985).

개인의 동기 역시 결정적인 중요성을 갖는다. 갑스터(Gobster 2005)의 산책길 이용자들의 연구에서, 건강 동기가 충분한 산책로 이용자들은 그 산책로를 즐거움이나 다른 이유에서 찾은 사람들보다는 더 자주 찾고 있었으며, 그 산책로에서 걷거나 뛰는 것으로 나타났다.

산책로의 근접성은 건강 혹은 즐거움에 목적을 두고 이용하는 사람들 사이에서는 차이를 보이지 않았다. 산책로를 자주 이용하는 사람들은 덜 이용하는 사람들보다 건강에 목적을 둔 경우가 두 배 정도 되었다. 이러한 점은 좋은 접근성과 개인적인 동기가 건강 혜택을 얻기 위한 신체활동을 실천하는 데 필요하다는 것을 의미한다.

집 근처의 야외 휴양활동의 건강 효과는 뛰어나다. 이것은 거주 지역 내에서 여가 지역과의 접근성과 용이성이 중요하며, 또한 안전성도 확보되어야 한다. 집에서 가까운 여가 지역은 아이들과 어린 자녀를 둔 가족에게 특히 중요하고, 큰 도시에선 노년층에게도 중요하다(Maas 등 2005). 어린이들이 집 근처의 녹지에 매일 나가는 습관을 들이는 것과 신체 여가활동을 하는 것은 전 생애 동안 신체적으로 활발한 생활습관을 위해서 좋은 시작이다.

도심 녹지 및 여가서비스를 계획할 때, 어린 자녀를 가진 가족의 요구에 보다 관심을 기울여야 하고, 그들이 자연에 노출될 기회를 갖도록 해야 한다.

노년층과 자가용으로 공원에 근접할 수 없는 사람들의 요구를 파악해야 하고, 집 근처에서 여가의 기회를 가질 수 있도록 유인을 제공하는 데 보다 관심을 기울여야 한다(Lehmuspuisto 2004).

야외 휴양에 참여하면서, 여성 노년층이 가장 많은 제한과 어려움에 직면한다는 연구가 있다(Neuvonen 외 2004; Sievanen 외 2005). 녹지는 모두가 이용할 수 있어야 하지만, 장애를 가진 사람들은 보통 자신들이 이용에서 배제당하고 있다고 생각한다(Lundell 2005).

신체적 장애가 배제되는 주요 요인이 되는 것은 계단이나 경사로, 표면 혹은 부적당한 갈림길 등과 같은 장소에서 이동할 수 없거나 들어갈 수 없게 하기 때문이다(Crosby 2003).

도시 환경에서 쉽게 접근할 수 있는 높은 질의 여가시설은 이용기회가 모든 사람들에게 동등하게 제공되어야 하며, 이는 전반적인 삶의 질만큼이나 건강한 환경과 생활조건을 나타내는 지표가 된다.

시설들

녹지공간시설이란 녹지에 적합하고, 모든 활동 이용자들에게 매력적이고 다양한 설비요소, 구조물과 프로그램들을 말한다.

사람들은 그들이 확실한 혜택을 얻고, 특정한 활동들을 할 수 있다고 느끼는 녹지에 매력을 느낀다. 그러므로 시설의 다양성이 있고 없음에 따라 신체적으로 활발한 여가행위를 증진하는 공원인가 여부를 결정할 수 있다. 녹지공간의 적극적 활용을 지원하는 시설들은 조직화한 스포츠 활동을 위해 특별히 설계된 시설(야외 스포츠장, 수영장 등)보다 신중하게 고려해야 한다. 시설에 대한 접근성과 활용 기회는 성인의 신체활동과 관련 있는 요소이고(Humpel 등 2002), 주거지역 주변의 시설은 젊은 층의 활동공간이 될 수 있는가에 중요한 결정요인이다(Cohen 등 2006, Mota 등 2005). 베커(Baker 등 2008, p.258)는 신체 활동에 시설사용을 증가시키기 위해서는 "물리적으로 고장이 적은 장비"가 설치되어야 한다고 결론지었다.

틴슬리(Tinsley 외 2002) 등의 연구에 의하면, 인터뷰한 많은 사람이 공원 내에 자전거길, 산책로, 주차장 및 화장실 같은 공원 내의 시설들이 있어야 한다고 응답하였다. 하지만 문헌에서 어떤 시설과 공원 특성이 활동을 고무시키는지에 대한 정보는 제한적이다(Baker 등 2008).

특정한 특성이 있고 없음은 공원이 신체활동에 사용될지 여부를 결정하는 데 중요한 역할을 하지만, 공원은 스포츠를 즐기는 사람들, 산책하는 사람들 및 수동적인 이용자들과 같은 다양한 이용자들을 고려하여 '사려 깊게 설계' 되어야 한다(Giles-Corti 2006). 캇진스키(Kaczynski 외 2008) 등에 따르면 공원시설들은 편의시설이나 산책로보다 중요하고, 공원에서 신체활동을 하는가와 강력한 관계를 갖고 있다. 최근 캐나다의 한 연구(Potwarka 와 Kaczynski 2008)에서는 주변에 공원이 없는 아이들에 비해, 1km 내에 놀이터가 있는 공원을 가진 아이들이 거의 다섯 배 정도 표준 체중을 유지하는 비율이 높은 것으로 밝혀졌다. 이 연구에서는 공원의 근접성 변수는 표본 집단의 아이들의 표준 체중변수와 유의미한 관계는 없었다.

녹지는 이용자들을 위해 동일한 수준의 설비를 제공하지는 않는다. 만약 테니스장이나 운동장 시설 같은 스포츠 시설을 제공한다면, 공원들은 더욱 활발한 공간으로 생각될 것이다. 더욱 수동적인 공원이라 함은 잔디밭이 있거나, 나무, 수중식물, 호수, 소풍 장소 혹은 산책로가 있는 등의 특성이 있는 장소이다(Mertes와 Hall 1996).

걷기는 성인에서 가장 보편적인 신체활동 중의 하나이기 때문에(Godbey 등 2005), 거주지역과 야외 공간 사이에 좋은 연결 고리가 되고, 녹지 내에 좋은 산책로 망을 두도록 설계하는 것은 신체활동을 증진하는데 중요하다.

산책길이나 자전거 길은 신체활동의 다양한 수준을 촉진하도록 기존 지형을 이용하거나 다른 기울기의 오솔길을 만들어 줌으로써 여러 혜택을 받을 수 있다(Sport England 2005). 미학적이고 안전한 걷는 길과 자전거 길 망을 계획하기 위해 적절한 조명과 도로 표면, 섬세한 설계가 되어야 한다(Sport England 2005). 오솔길과 도심 산책로에 관한 연구에 기초하여 린지(Lindsey 외 2008) 등은 공간이 넓은 길, 열린 시야, 다양하게 대지가 사용되고 있을 때 그리고 주변 환경보다 초목이 우거져있을 때 오솔길 산책로를 더욱 자주 이용한다고 결론지었다. 같은 연구에서 산책로의 이용과 도로의 비포장상태 사이에는 부정적인 상관관계가 나타났다.

그 공간에서 설비의 위치는 예를 들어, 운동장 근처의 앉을 자리 혹은 스포츠장 옆에 물을 마실 수 있는 장소처럼 합리적일 필요가 있다(Bedimo-Rung 등 2005). 운동장 기구들의 존재는 아이들이 모여들도록 유인하는 요인이 되며, 이러한 이유로 운동장은 기어오르기, 달리기, 그네타기 등의 다양한 형태의 신체활동을 취향에 따라 사용하도록 다양한 종류의 기구를 비치해야 한다(Farley 등 2008). 또한, 녹지시설들은 가능한 한 모든 인구 층과 거주자들이 사용할 수 있도록 물리적 장애물들이 없어야 한다. 물리적 장애물은 이미 잘 알려졌고, 오늘날 이러한 이슈에 대한 인식이 높아져 있지만 '기본적인 실수'가 여전히 발생하고 있다(Stoneham 2003). 야외 공간들에 접근할 수 있게 설계하기 위한 지침들은 이미 개발되어 있으며, 예를 들어 벨(Bell 1991, 1997, Bell 외 2006) 등, 그리고 프라이스와 스톤햄(Price와 Stoneham 2001) 등의 것이다. 개방된 공간의 배치와 시설들의 유용성은 공원 내에서 이루어지는 활동간에 부딪치는 갈등요소를 해결하는데도 효과가 있다. 도심 공원에서 신체활동을 할 때 활동간 갈등에 대해 다룬 연구는 거의 없다(Schneider 2000). 갈등이 공원

이용을 저해하는 것으로 보이지는 않지만(Schneider 2000), 갈등에 대한 인식은 활동그룹에 따라 다양하게 나타난다. 예를 들어, 무어(Moore 등 1998)는 스케이트나 자전거를 타는 사람들 보다 걷는 사람과 달리는 사람들은 스케이트와 자전거를 타는 사람들 때문에 그들이 즐거움에 방해를 받는다고 응답한 비율이 더욱 높았다.

관리상태

관리상태란 녹지 이용의 적절성과 유지에 관한 것이다. 녹지를 질적으로 유지한다는 것은 녹지의 미적인 관리, 녹지에 대한 인식, 안전성에 관한 것이다.

잘 관리되지 않은 공원은 두 가지 이유에서 안전하지 못하다고 볼 수 있다. 첫째는 위해한 나무들, 망가지고 그래서 위험한 놀이 기구들이 있기 때문이고, 둘째는 관리가 부실하여 기물이 부서진 상태로 방치될 때 시민들의 부주의한 사용 행동은 이를 더 악화시키고, 공공기물을 파손해도 된다는 생각을 부추기며, 그래서 이 과정의 악순환으로 안전하지 않다는 부정적 메시지를 전달한다. 만약 녹지공간이 잘 관리되지 않는다면, 사람들은 여가의 목적으로 그 지역을 사용할 수 있다고 생각하지 않기 때문에 공공기물의 파손이나 훼손이 늘어나면 그 녹지는 제대로 사용되지 않는다.

엘라웨이(Ellaway 외 2005) 등은 그들의 연구에서 거주 지역에 녹음이 많고, 낙서나 쓰레기가 적을수록 신체활동이 많고, 과체중이나 비만율이 낮았다고 보고하였다. 활동을 증진하고 몸무게를 줄이는 노력에 환경적 촉진요인과 제한요인을 고려해야 함을 나타내는 결과이다.

녹지가 훼손되고, 관리되지 않았을 때 신체활동과 여가 공간으로 사용하는 데는 한계가 있다. 특히 평균 이상 자주 걷는 사람들은 환경을 보다 깊이 있게 평가하기 때문에(Carneife 등 2002), 관리가 부족하고, 쓰레기들로 지저분한 공원에 대해서 신체활동 공간으로 사용하기에는 부족하다고 명백하게 자원을 가치 절하할 것이다.

실제로 시민성신이 없는 많은 사람은 지역에 크게 관심이 없고, 지역을 위해 바람직한 행동을 하지 않을 수 있으며, 여가적 신체활동을 위해 호감이 가는 지역 상황을 만들려고 노력하지 않을 거라고 추측할 수 있다(Brownson 등 2001, Lee 등 2005). 우드랜드 트러스트(2002)에 의해 언급된 것처럼 가장 흔한 부정적인 면은 공공재산의 파괴(기회가 있을 때 혹은 계획된), 쓰레기와 불법 쓰레기 투기, 특정 집단의 반사회적 행동, 개를 풀어 놓거나 개 오염물 방치, 자동차, 오토바이, 냉장고 등의 투기, 등록되지 않은 이동물체(자전거, 오토바이)의 사용 등이다.

이미 벌어진 훼손과 잘못된 사용을 분석하는 것은 상황을 완화 시키는 적절한 해결책을 찾는다는 점에서 중요하다. 의사소통, 교육, 관련 기관과의 협동, 이웃주민과의 협약이 잘못된 사용의 문제를 해결하는 일반적인 원칙으로 여겨진다. 녹지를 관리하는 것에 더욱 많은 사람들이 관여할수록, 그들은 더 강한 주인의식을 갖게 되고, 오용과 훼손은 더욱 감소할 것이다. 그래서 공공주민의 개입은 도심 녹지를 적극적으로 관리하는데 핵심적이다 (Van Herzele 등 2005).

녹지관리는 신체활동에 직접적인 영향을 줄 수 있다. 제대로 관리되지 않은 입구들, 표지판, 산책로 혹은 무성한 수풀은 달리는 사람이나 자전거, 산책하는 사람들에게 물리적인 장애나 위험이 될 수 있다. 지침에는 여가나 스포츠를 이유로 매일 도심 녹지에 가기가 쉽도록 하기 위한 계획, 관리유지, 앞으로 계획을 체크리스트나 단계적 개발전략으로 포함하도록 권장하고 있다. 산책로와 자전거 길은 자주 점검되어야만 하며, 훼손은 앞으로의 손상을 방지하기 위해 가능한 한 빨리 보수되어야만 한다(Bundesamt fur Naturschutz 2008). 만약, 예를 들어, 자주 사용되는 하이킹 길 중의 특정 부분이 나쁜 조건이라면, 사람들은 분쟁의 소지가 있는 개인소유의 길 혹은 야생 환경을 훼손시킬 수 있는 수풀이나 숲을 가로질러 새로운 길을 만들 것이다. 도시 거주자들은 잘 정돈되고 유지되는 초목의 구조를 선호하는 경향이 있다.

따라서 녹지의 방문자들을 정기적으로 규제하는 것을 포함한 효과적인 관리 관례를 개발하는 것은 필수적이다. 계획과정에서 녹지 관리에 필요한 경제적, 인적 자원을 계산하기 위해 관리의 면면들을 통합하는 것은 중요하다. 녹지의 관리비는 시골 지역보다 도시지역에서 많이 든다고 보고되었다. 예를 들어, 엠쉐어 풍경공원(landscape park)은 지역공원으로, 그곳의 관리는 시와 군이 복합적으로 개입하고 있다(Detter와 Rohler 2007). 다음 단원에서 서술되는 것처럼 관리 측면은 안전 측면과 밀접하게 관련되어 있다. 방문자 연구에서 보는 바와 같이 사람들이 방치된 녹지를 피하려 한다는 점이 결론이다.

안전

안전은 녹지 사용을 유인하거나 제한하는 강력한 요소가 될 수 있다. 안전은 주변 환경

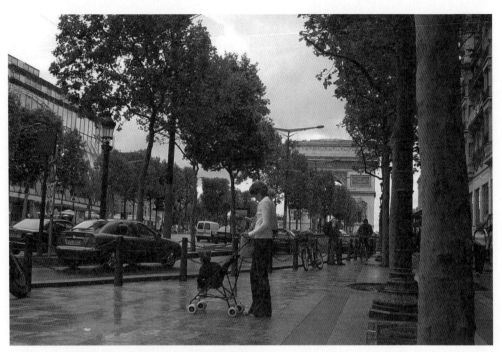

:: 사진 9-2 안전은 녹지 조성에서 크게 고려되야할 부분이다.

(이웃의 범죄율)과도 관련이 있지만, 보통 공원의 배치와 특성(개방성, 식물의 종류, 조명, 입구)에서 비롯된다. 녹지사용을 다양화하고, 밤낮으로 공간이 활성화되도록 하는 것은 인식적인 면 그리고 실제적인 면 모두의 안전에서 중요하다. 안전인식은 흔히 사람들이 녹지와 주변이 범죄로부터 안전한지를 보고 결정되는 것이다. 몇몇 연구에서 주변의 안전과 신체활동 수준 사이의 관계를 연구했다(Hastert 등 2005, Weir 등 2006). 질병관리센터(1999)는 신체활동 참여와 범죄로부터 안전하다는 인식 사이에 중요한 관계가 있음을 발견했다. 덧붙여, 커틀랜드(Kirtland 외 2003) 등은 오히려 신체활동을 거의 안 하는 사람들이 안전의 문제를 보다 걱정한다는 것을 알아냈다.

도심 녹지에시 안전인식은 공원의 특성과 배치와 관련이 있는 것으로 알려졌다(Schroeder와 Anderson 1984, Herzog와 Chernick 2000). 이 연구의 저자들은 숲의 식생과 마찬가지로 숲 경관의 질을 높이는 것으로 여겨지는 숲의 일정 특성들이 오히려 안전인식에는 부정적인 영향을 준다는 점을 알아냈다. 그들은 연구를 통해 식물생육과 인공물을 포함하여 여가장소의 특정한 관리가 안전과 미적인 측면 모두를 좌우한다고 결론지었다. 안전인식과 숲의 매력을 동시에 만족하게 하기도 어렵지만, 이 또한 언제나 필요한 것도 아니다. 저자에 따르면, 안전인식과 경관의 질 사이에 적절한 타협을 만들어 내야 하는데, 예를 들어, 자연의 느낌을 보존하면서 지면에서부터 시야를 확보하기 위해 관목을 줄이고 나무 덮개(canopy) 형태를 늘이는 것이다.

도심 공원 내의 안전인식은 도심환경에서 신체활동을 촉진하기 위해 중요하다(Hastert 등 2005). 저자들에 따르면, 밤에 인근 주변의 외출도 어려운 위험지역에 사는 십 대들에게 안전한 공원 접근성을 확보하는 것은 특히 중요하다. 주변이 불량한 지역에 사는 십 대 중에 낮 동안에 공원에 가는 것이 안전하지 않다고 인식한 경우 16.3%가 신체활동을 하지 않는 것에 비해 안전하다고 인식한 사람들에서는 9%가 신체활동을 하지 않았다. 스민스키(2005) 등은 주변 이웃의 안전이 걷기를 결정하는데 중요하다고 보고했다. 안전이 불량한 지역에서 아이들이 운동하는 것은 안전에 대한 부모들의 걱정과 부적 상관성이 있었다(Weir 등 2006). 몇몇 질적 연구에서는 마약의 사용이나 판매 같은 범죄행위가 아이들과 어른들에게 공원사용을 단념하게 한다는 점을 지적했다(Gobster 2002, Outley와 Floyd 2002). 도시공원을 사용한다는 것이 '범죄 조직의 사용영역'에 들어간다고 생각할 때 영향을 받을 수 있다.(West 1993). 한 연구에서 "주변 지역에서 심각한 범죄사건을 목격했는가"로 안전도를 측정하였으며, 신체활동과 관련성이 있는 것으로 나타났다(Gordon-Larsen 등 2000).

심미적인 측면

질스-코티(Giles-Corti 2006, p.3)에 의하면 "잘 설계된 공공장소는 신체활동과 사회교류의 기회, 21세기의 바쁜 삶으로부터 위안을 제공하는 잠재적인 회복환경을 제공함으로써 복합된 여가를 제공하는 중요한 요소"라고 하였다. 그러나 공간설계는 심미적으로 만족을 주는, 호소력 있고 균형 잡힌 공간을 창조하는 복잡한 과정으로 많은 변수가 개입한다. 에너(Hoehner 외 2003) 등은 공간에 대한 호감도를 객관적으로 측정한 값과 휴양활동들은 긍정적인 관계가 있다고 설명했다. 이러한 범주에는 숲이나 공원의 매력과 호감도를 높이는 여러 요소를 포함하고 있으며, 특히 신체적으로 활동하고 싶은 욕구를 자극할 수 있는 요소들이 포함되어 있다. 다양한 감각을 통해서 환경 인식에 영향을 줄 수 있는 설계를 선택하는 것이 필요하다. 종합적으로 경관, 시설들의 시각적 호감도, 식생의 종류와 밀도, 색깔, 향과 소리 등이다.

건축과 계획에 적용되는 심미적 원칙들은 심리학이나 철학과 같은 다른 분야의 연구자들에 의해 도입되었다. 환경설계와 연관해 볼 때, 심미적인 속성들은 매력적이고 사람을 끌어들이는 인식과 매우 밀접한 관련이 있다. 갑스터와 웨스트팔(Gobster and Westphal 2004)에 의하면, 환경에 대한 사람들 반응은 흔히 '자연의 미'이고, 나자(Nasar 1988)에 의해 인용된 바로는 환경에 대한 심미적이고 질적인 속성은 주변 환경에 대한 경험으로 행동과 반응에 영향을 줄 수 있다. 험펠(Humpel 외 2002) 등은 환경의 '심미적 속성'이 야외에서 신체활동을 하는데 영향을 주는 요소라고 지적했다. 티체(Titze 외 2007) 등은 자전거를 타는 것, 특히 불규칙적으로 자전거를 타는 사람들과 환경의 매력에 대한 인식 사이와 긍정적인 관련이 있음을 밝혀냈다. 고강도 수준으로 걷는 운동을 하는 것은 주변을 심미적으로 즐기는 인식과 긍정적인 관련이 있었다(Bell 등 2001). 주변이 좋은 심미적 경관을 보일 때, 청소년들은 더욱 높은 수준의 신체활동을 하는 것으로 나타났다(Mota 등 2005). 미국 내에서 인종-민족적으로 다른 소수집단에 속한 여성들을 대상으로 한 연구에서 언덕이 있고, 주변에 즐길만한 경치가 있을 때 신체활동의 실천율이 상승하는 긍정적 관련성이 있었다(King 등 2000). 시골 지역에 사는 여성들을 대상으로 한 윌콕스(Wilcox 등 2000)의 연구에서는 신체활동 수준과 관련하여 즐길 수 있는 경치가 없다면 이는 운동에 제한요소로 작용할 수 있다고 암시하면서, 녹지는 활동수준을 높이는 중요한 요소라고 제안하였다. 라이트(Wright 외 1996) 등은 녹음의 경계를 따라 길에 나무들이 있는 것은 매력적인 환경을 조성하는 데 기여하고, 운동을 증가시킨다고 보았다. 피코라(Pikora 외 2003) 등은 또한 다양한 경치가 주변을 걷는 것에 영향을 준다고 제언하였다.

심미적으로 질이 높은 공원은 사람들의 공원사용과 활동을 고무시킬 수 있음에도 (Bedimo-Rung 등 2005), 신체활동의 수준에 영향을 줄 수 있는 녹지 속성, 특히 공원의 특징에 관한 연구들은 드물다(Baker 등 2008, Bedimo-Rung 등 2005). 공원 안에 물과 나무, 나무가 우거진 녹지의 존재는 공원경치의 질을 높이는데 긍정적으로 영향을 준다(Schroeder와 Anderson 1984). 나무가 있는 넓은 가로수길, 시야가 트인 관목 숲과 물이 있는 경관은 개인이 선호하는 요소들이며(Giles-Corti 등 2005), 개방된 공간의 사용을 활성화하고, 나무들은 계절의 다양한 색감 특히 가을의 색채는 야외 신체활동에 즐거움을 준다(Krenichyn 2006). 높은 심미적 특질을 지니고 있는 녹지설계는 특정 공간을 위해 선택한 시설들의 배치, 재료, 질감과 색상과 깊이 관련되어 있다. 예를 들어, 운동장 구조물에 여러 색깔의 무늬를 입히는 것은 아동들의 신체활동을 증가시키기 위한 것으로 나타났다(Stratton과 Mullan 2005, Ridgers 등 2007).

환경에 따른 기후의 변화

도시와 도시 주변 녹지의 계획과 설계는 환경에 따른 기후의 변화(환경기후 변화)와 기후적 안정감에 영향을 줄 수 있다(Brown과 Gillespie 1995, Plotcher 등 2006). 환경에 따른 기후변화는 개방된 공간에서 신체활동을 증진하는 데 중요한 요소가 될 수 있다. 많은 사람이 기상학적으로 그리고 기후의 조건들과 사람들의 신체활동 수준에 대한 연구를 해왔다. 신체활동은 기온, 상대 습도, 풍속, 강우량 및 낮의 길이에 상관관계가 있음이 밝혀졌다(Chan 등 2006, Merrill 등 2005, Togo 등 2005). 야외공간에서 기온 쾌적성과의 관계를 검토한 결과(Nikolopoulou와 Lykoudis. 2006, Oliveira와 Andrade 2007, Stathopoulos 등 2004, Thorsson 등 2004) 쾌적함에 중요한 결정요소인 기온과 태양 방사열이 주는 편안함의 조건들이 환경에 따른 기후변화에 영향을 미치는 것으로 확인되었다.

기온에 대한 인식은 열, 바람과 같은 변수에 의해 조정될 수 있고, 바람의 가변성과 풍속 값에 따라 기후인식은 크게 달라진다(Nikolopoulou와 Lykoudis 2006). 이렇듯 환경 기후변화와 쾌적한 조건 사이에 관계가 강함은 섬세한 공간 설계가 필요함을 제시한다. 설계는 상대적으로 혹독한 환경기후조건에서도 노출에 균형을 잡을 수 있으며, 지형적인 차이, 계절과 사용자 기호에 따라 달라지는 다양한 기후요소들로부터 보호할 수 있다. 그러므로 공원은 환경에 따른 기후변화를 설계 단계에서 고려해야 하며, 또한 태양 방사와 바람이 있는 개방된 녹지에서 신체활동을 하기 위해서는 나무 심기와 다른 시설을 설계하여 더욱 호의적인 조건을 생성할 수 있어야 한다(Brown과 Gillespie 1995).

⋯▶ 신체적 활동을 위한 공원 설계 : 유럽의 사례들

유럽에서는 자연환경에서 신체활동 기회를 제공하는 많은 흥미로운 프로젝트들이 규모, 지역, 대도시와 지방특성을 고려하여 다양하게 수행되었다. 개방공간을 설계한 여러 다른 사례에서는 사용을 활발하게 유도할 수 있는 설계상의 해결책과 프로그램들을 제시하고 있다. 여기서는 각 프로젝트의 제한적이지만 다양한 선택이 드러나고 있다.

각 프로젝트에서는 지역 산책로체계를 설계하는 범위부터, 다양한 유형, 지형 및 기후적 특성을 포함하여 대안의 선택이 제시되고 있다.

독일의 에셔경관공원(The Escher Landscape Park)은 매우 큰 규모의 인구를 수용하고, 많은 지방자치단체와 단체가 속해있는 지방규모 프로젝트의 한 사례이다. 헬싱키 레크레이션 트레일 시스템과 파두바 그린 유는 다르지만, 특히 야외 신체활동을 증진하는 목적을 둔 도시규모의 프로젝트의 사례라는 점에서 연관이 있다. 리스본(포르투갈)의 두 사례는 'Alameda Keil do Amaral'과 최근에 개발된 해안 도시공원(Parque Tejo e Trancao)과 같은 도시 외곽에 잘 자리한 숲의 설계와 신체활동 증진의 다양한 접근을 서술하고 있다. 특정 사용자 그룹을 위한 열린 공간설계에 대한 사례는 헬싱키의 마우눌라(Maunula) 산책로에서 볼 수 있다.

지방도시 프로젝트 : 엠사 경관공원

엠사 공원 자전거 트랙과 산업적 유산 루르 지역에서의 자전거 길

루르(Ruhr) 지역은 유럽에서 가장 큰 경제지구로써, 한때 주로 탄광업과 철강 산업과 화학 산업에 의존하던 독일의 산업 중심지였다. 도시 이름은 남쪽 경계를 표시하는 루르 강으로부터 유래했다. 오늘날 루르 지역은 여전히 뚜렷한 과거 산업지구와 새로운 사회 기반 시설들이 한데 얽혀있고 가시적으로 여러 대조적인 경관을 가졌다. 수십 년 동안 삶의 리듬은 기계와 소음, 교대 근무로 영향을 받았다. 생활양식과 태도는 석탄 먼지와 노동계급의 주택개발 단지에서 자연스럽게 생겼다. 하지만 이후 용광로가 폭발되고 탄광들은 문을 닫게 되었지만, 오늘날도 가스계량기와 탄광 입구 탑은 루르 지역만의 독특한 특징을 유지하고 있다. 그것들은 150년간의 산업 역사와 또한 수십 년 동안 이곳에 자리해 온 구조적 변형의 과정을 나타내는 중요한 증거들이다. 지금, 이 조용한 공장 지역 – 많은 것이 산업 유산 보존 계획에 따라 있는 – 은 향수나 후회의 장소들이 아니다. 그들은 오랜 기간을 두고 활기찬 산업장소와 문화적이고 관광 이벤트를 위한 매력적인 센터로 변화되어왔다. 그리고 사람들이 현재 조용한 공장들을 구경할 땐, 거대하고 화려한 산업건물들에 내재된 특이한 아름다움만을 볼 수 있다. 루르 지역은 북 라인–웨스트팔리아 지역의 약 13%의 면적을

차지한다. 동쪽에서 서쪽까지는 116km로, 북쪽에서 남쪽까지는 67km로 측정된다. 이 지역에는 5,300만 이상의 인구가 살고 있으며, 인구밀도는 평방킬로미터 당 1,203명이다.

1989년, 북 라인-웨스트팔리아 정부는 엠사 지역의 경제, 환경 및 사회적 발전을 위한 전략을 준비하기 위해 국제건물전시회를 열었다. 예전에 탄광업 100년 동안 엠사 지역은 루르 전역을 위한 개방된 하수로로 쓰이던 작은 강이었다. IBA의 체계 내에서 엠사경관공원(The Emscher Landscape Park, ELP)은 이전 산업 지역에 대한 총체적 발전계획의 결과이며, 중심 요소이다. 이는 지난 수십 년 동안 유럽에서 가장 야심 찬 경관 프로젝트로 알려졌다.

ELP는 앞서 언급된 루르 지역 내에 사는 530만 인구와 엠사 강의 중심부에 살고 있고 이백만 이상의 사람들을 위한 휴양 공원으로 설계되었다. ELP는 거의 180개 구역으로, 대략 250개의 프로젝트에 의해 계획된, 45,754ha 규모의 유럽에서 가장 크고 발전된 지방 도시공원이다. ELP 내의 20여 개의 도시와 두 개의 의회, 20여 개의 지방 자치제, 북 라인-웨스트팔리아 같은 지역 정부, 엠사하수연합(EG)과 루르 지역 연합(RVR)들이 이 프로젝트에 협력하고 있다. 루르 지역 연합(RVR)은 ELP를 관리하고 발전시키는 데 주요 역할을 하고 있다. 이에 대한 책임과 의무는 특별법에 나와 있으며, 주요 의무는 조정과 계획, 공공 연계, 건물과 프로젝트의 실현, 유지와 관리, 경제적 관리이다.

이 프로젝트의 시작 이래로 루르 지역 전체를 한 번에 관할하는 자전거 트랙 시스템을 수립하는 것은 주요하고 주된 프로젝트의 하나였다. 이 자전거 트랙은 700km 이상 확장된 루르 트랙(Rundkurs Ruhrgebiet)으로 일컬어진다. 이 굉장한 자전거 트랙, 엠사 공원 자전거 전용 도로는 공원개발 주요 구조물 중 하나로 만들어졌고 계획되었지만, 이 도로는 또한 매일매일 일이나 여가를 위한 이동시스템으로도 사용되고 있다. 이 자전거 도로는 ELP를 통하는 230km는 순환코스로, 산업 유산지역의 고정점과 이어지며, 70km는 산업 철도를 이용해 새롭게 지어진 트랙으로 구성되어있다. 이 트랙은 3.5m의 너비를 갖고 있다.

신체활동을 증진하는 데 기여하는 프로젝트 요소들

접근성과 안전 문제 : 두 개의 자전거 트랙은 한 번에 엠사, 리프, 라인과 루르강을 따라 어마어마한 양의 산업유산을 여러 측면으로 포함하고 있다. 자전거 길의 부분들은 예전 철로로 만들어졌다. 매력 있고 안전한 순환 트랙시스템을 만들기 위해서, 그 지역의 주도로

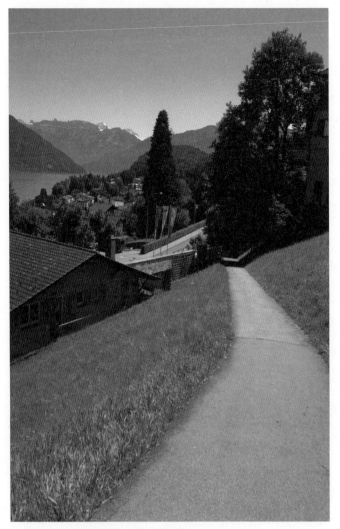

:: 사진 9-3 자전거를 탈 수 있게 만들어진 도로

와 강, 운하를 가로지르는 것은 불가피했다. 따라서 보행자들은 물론 자전거 타는 사람들을 위해서 새로운 다리들을 건설하였다. 유명한 건축가인 폴로니, 실라히와 프레이 오토가 설계한 이 다리들은 기술력과 아름다움을 겸비한 뛰어난 사례로 꼽힌다. 더구나 접근성 면에서는 주 자전거 트랙이 더욱 작은 지역 자전거 길을 통해 연결할 수 있도록 설계되어 있다.

　시설 : 반면에 자전거 여행 서비스 센터는 비포장도로용 자전거를 빌려주는 것은 물론 고장 시 수리라든가 여행 짐을 보내주는 일, 여행 정보, 지도 및 다른 서면 자료를 제공한다. 만약 방문자들이 자신의 자전거를 가져오지 않았다면, 서비스 센터에서 임대하는 것이

가능하며, 센터들은 내부적으로 서로 연계되어있기 때문에 빌린 자전거는 도착한 다른 센터에서 반납할 수 있다.

지역 바퀴(RevierRad)는 개인에게 그리고 그룹에게도 이상적인 고품질의 자전거 서비스이다. 이는 거대한 자전거임대시스템으로 예약도 가능하다. 임대용 자전거는 다음과 같다: 성인들을 위한 도시 트레킹 자전거, 아이들 용 자전거, 트레일러 자전거, 2인용 자전거, 리컴번트 자전거(바퀴 달린 안락의자), 인력거와 전기 자전거. 이동 장애가 있는 사람들은 또한 자전거. 자전거 길에는 일박을 위한 침대와 아침 식사, 화장실, 식당과 자전거를 타는 사람들을 위한 술집과 같은 시설들이 매년 개발되고 있다. 대중을 위해 많은 양의 지도와 다른 아이템들이 많이 비치되어 있다. 2007년에는 종합적 시리즈로 된 지도를 포함한 완전히 개정되고, 갱신된 가이드가 만들어졌다(시내의 1:20,000 확대된 지도에 더하여 1:50,000 축적). 풍부하게 삽화를 넣은 본문 부분은 길을 따라 산업 지역의 역사를 기술하고 있다.

환경, 관리, 및 협동 : 이 거대한 자전거 트랙을 관리하는 것은 커다란 도전이다. RVR은 전체 자전거 도로를 책임지는 기구로서, 700km에 달하는 루르 지역을 17개의 작은 부분으로 나누었다. 각 지역은 그 지역 거주민 중에 자전거 타는 것에 흥미가 있으면 지역 관리인으로 지원할 수 있도록 하고 있다. 17 명 이상의 사람들이 선정되어, 각 트랙에서 그들의 지역을 책임진다. 그들은 책임진 트랙을 정기적으로 방문하고 트랙 자체의 질이나 표지판, 이정표 및 다리들과 같은 부분을 관리한다. 계절 동안 3개월마다 그들은 이정표, 관리와 다른 항목을 고려한 트랙의 상태에 관해서 RVR에 보고한다. 자전거 트랙의 관리인들은 정기회의에서 트랙의 강화 및 관리 질 같은 문제를 논의한다. 정기적인 사용자나 방문자들이 자전거 트랙의 표지 체계에 대해 매우 관심을 두고, 긍정적으로 반응한다는 것은 이미 알려진 사실이다. 모든 지역 자치제의 책임으로 다루는 주요 쟁점 중의 하나는 쓰레기 관리이다. 또한, 자전거 트랙의 기술적인 관리에 중대한 책임을 가진 많은 기관들, 시민관계자도 루르 지역 연합에 포함되며, 이 기구의 중요한 책무는 지역과 지방의 다수의 관계자를 조정하는 것이다.

미래 지향적 특성 : 엠사 공원 자전거 트랙은 지속해서 산업유산 자전거 도로망의 요체로 발전할 것이다. 이러한 목표를 달성하기 위해서는 앞으로 철로는 RVR이 구입하여 개발할 것이다. 더 나아가 많은 다른 도시들을 통해 통제하고, 지역 자치제에 의해 관리되

던 부분들이 조정 관리될 것이다. 또 다른 중요한 목표는 질 관리 체계를 강화하는 것이다. 2010년 루르 지역은 유럽 문화의 중심지로서 대도시 루르는 유럽에서 가장 인구가 많은 지역의 중심에 자리하고 있다. 2,500만의 유럽 사람들은 기차나 자가용으로 2~3시간 이내에 그 지역에 도착할 수 있으므로 관광객들이 매력있는 목적지로 선택할 수 있도록 문화 수도의 개념을 표방할 특별한 기회이다. '루르 2010'의 이러한 배경은 엠사 공원 자전거 트랙 부분이 "문화적인 자전거 트랙 2010"이라는 특별한 장으로 진입하는 것을 가능케 하고 있다.

도시 프로젝트

헬싱키, 핀란드
크로스컨트리 스키와 자전거 타기를 위한 휴양 오솔길 체계

헬싱키는 185km²의 면적, 56만 인구의 핀란드 수도이다. 헬싱키 도심 지역은 인구 백만이 살고 있으며 세 개의 자치단체가 이웃하여 있다. 거의 모든 헬싱키의 거주자(15~74세 사이의 97%)들은 야외활동이나 신체활동에 참여하고 있다. 헬싱키 주민들이 집 근처를 휴양 목적으로 방문하는 경우는 1년에 평균 160회이다. 운동이나 즐거움을 위해 걷는 것은 야외 활동 중 가장 인기 있는 유형이다. 다른 인기 있는 활동에는 자전거 타기, 개 산책시키기, 조깅과 아이들과 함께하는 야외활동 등이다. 걷기, 스키 타기, 자전거 타기 등의 신체적이거나 신체 단련 활동들은 모든 집 근처 야외 활동들의 90%를 차지한다(Neuvonen 등 2007). 헬싱키에서는 모든 거주자의 55%가 어느 정도 숨이 차고 땀이 날 정도로 일주일에 세 번은 기본적으로 건강을 위해 충분히 운동하고 있다(Kansallinen Iiiikuntatukimus 2005~2006, 2006).

헬싱키 내에서 거주자들에게 공원은 평균 600m의 거리에 있다. 헬싱키 내에는 1,050ha의 가꾸어진 공원(대지 면적의 6%)과 4,500ha 이상의 도시 숲이 있다(대지 면적의 25%, 전체 대지 면적의 녹지 중 37%)(Helsingin kaupungin tietokeskus 2003). 휴양 오솔길 시스템은 450km의 다용도 길과 730km의 자전거 도로(사진 9.2와 9.3 참조)로 구성되어 있다. 덧붙여, 걷고 뛸 수 있는 50km 이상의 피트니스 길도 있다. 겨울에는 많은 길이 걷기를 위해 제설상태를 유지할 수 있도록 조성되어 있다.

자전거 도로망

헬싱키 도시 지역에서는 약 2,600km의 오솔길과 도로 옆 자전거 트랙이 자전거를 타기에 적합한 길과 휴양용 도로를 제공하고 있으며, 이 길들은 약 1,200km가 헬싱키 시내 안에 있다. 헬싱키는 '도시수준'의 주요 휴양도로망을 만들기 위한 특별한 계획을 하고 있다. 이 '핵심' 오솔길(도로) 체계는 거의 500km의 길이이며, 계획된 핵심 도로망의 약 85%가 완성되었다. 이 도로망의 거의 모든 연결고리는 보행자와 자전거 타는 사람 모두에게 제공된다.

길들은 휴양지역 사이에 위치하고 또한 주거지역과도 연결점을 형성한다. 도로망의 약 4분의 3은 휴양환경 내에 있지만, 통근자들도 사용할 수 있고, 지금은 비슷한 도로망 계획이 헬싱키 도시지역 전체에서 완성되어 있다. 해안 길은 휴양을 위한 뛰어난 가치를 가지고 있고, 헬싱키 내의 강가 자전거 도로 혹은 해안 길은 합해서 90km 정도 된다.

자전거 지도에 표시된 27개의 특별한 '주변 지역 자전거 길, 주제가 정해지고 특별한 간판이 있는 세 곳의 지정된 경치 길'이 있다. 이러한 길은 12~27km의 길이 이고, 자연 명소인 동시에 과거의 역사적이고, 건축학적이며, 그리고 문화적 명소이다. 누구나 인터넷을 통해 그리고 도서관을 통해서 이 길들에 대한 A4 크기의 안내 인쇄물을 받을 수 있다.

신체활동 증진에 기여하는 프로젝트 요소들

접근성 : 핵심 자전거 도로망은 도시 숲이나 다른 녹지들을 의미하는, 녹지 통로 내의 휴양지역에 위치한다. 그들은 주거 지역과 잘 연결되어 있다.

안전 : 주요 도로나 길이 교차하는 사거리 대부분은 다리 혹은 도로 터널을 이용하는 것이 가능하게 되어 있다.

환경 : 어두운 시간대에는 자전거 도로망의 대다수가 조명사용이 가능하게 되어 있으며, 겨울에는, 몇몇 부분들은 자전거용으로 관리되고, 몇몇 부분은 스키 트랙으로 변형된다(아래 참조).

녹지 관련 시설 : 핵심 도로망의 약 4분의 3이 휴양환경(녹지) 내에 있다.

크로스컨트리 스키 트레일 네트워크

겨울철에 헬싱키 도시는 크로스컨트리 스키를 위해 도로망을 관리한다. 강설 조건이 충족되면, 약 200km의 스키 트레일을 마련한다. 도심에는 다운타운의 입구 지점부터 헬싱기 센드릴파크의 북쪽 끝까지 11km의 스키 산길 네트워크가 가능하다(사진 9.4). 덧붙여 많은 다른 휴양 지역들이 스키트레일 네트워크를 정비해 갖고 있다. 얼음 상태가 가능할 때, 스키 트레일은 얼어붙은 해안가를 따라서 정비되어 있고, 눈이 충분히 덮이지 않은 이른 겨울과 한겨울에 헬싱키는 아이스하키(아이스 스케이팅) 홀에서 나온 얼음 부스러기를 가지고 짧은 스키 트랙을 만든다. 이 '인공적인' 스키 트레일은 열광적인 스키어를 위한 것이다. 또한, 한 상업적 스키홀은 인공눈을 기본 재료로 하여 스키장을 만들고 있다.

신체활동 증진에 기여하는 프로젝트 요소들

접근성 : 스키 트레일 네트워크는 상대적으로 거주지에 가까움, 비용은 무료임.

안전 : 스키 트레일의 대부분은 휴양지에 있음. 주요 도로와 길을 가로지르는 스키 트레일의 다수는 도로 아래 터널과 다리들을 가져 안전하며, 스키시즌의 어두운 시간대에는 조명이 있음.

환경 : 시즌에는 정기적으로 손질되고 있음.

특징들/시설들 : 야외 휴양센터는 탈의실, 샤워실, 사우나 시설공간이 있음.

헬싱키의 트레일 네트워크 강화

헬싱키 도심의 자전거, 야외 지도는 3년마다 헬싱키 도시지역에서 출간되고 있다. 첫 번째 지도는 1975년에 출판되었고, 2008년도 판은 525,000부가 발행되었다. 자전거 지도의 축척은 1:35,000이고, 다른 야외 활동을 위한 것은 1:40,000이다. 지도는 스포츠 센터, 도서관, 여행사 및 기타 지역에서 무료로 배부된다. 이는 우선적으로 모든 도시 거주자를 위한 것이지만, 관광객도 대상으로 한다. 헬싱키는 또한 위에서 언급된 '주변 지역 자전거 길' 홍보물을 제공하고 있다. 야외 지도는 또한 인터넷에서 입수할 수 있고, 헬싱키 도심 지역 내의 다른 트레일 활동들과 자전거를 타는 것에 대한 특별한 여행 설계자가 있으며, 거기서는 관심지점, 포장도로 형태에 따라 즉각적으로 행로를 선택할 수 있다. 야외휴양과 자전거 지도는 모든 공원, 휴양지역들과 녹지 통로들이 나타나 있다. 오솔길은 걷기와 자전거 타기, 스키 트레일 등을 다른 기호로 표시한다. 지도의 뒷면에는 다양한 형태의 서비스들과 설명이 있다. 또한 문화적 특성과 자연적인 관심분야를 포함하여 표시하고 있다.

몬산토 산림공원의 아마랄 산책로

'Alameda Keil do Amaralsms'는 몬산토 산림공원의 일부이고, 1946년에 'Keil do Amaral'에 의해 설계되었다. 같은 이름의 언덕에 있는 몬산토 산림공원은 자연적 요소와 약 900ha에 이르는 크기와 규모 때문에 도시의 '녹색 폐'로 여겨진다. 이 도시 숲의 커다란 확장 결과로, 설계자들은 길로 연결된 숲 속에 여러 작은 녹지를 만들었다.

1980년대에, 이 지역은 제대로 관리되지 않아 사용이 적합하지 않았다. 1990년대에 들어서면서, 리스본의 지자체는 몬산토 산림공원에 작은 녹지를 휴양과 활발한 사용을 증진되도록 재투자해왔고, 몇 개의 조치가 이루어졌다. 노선 준비, 길 표면 개선, 휴양지로서 요건을 확대하고 사용자들에게 안전을 보장하기.

몬산토 산림공원의 남부지역에 위치한 타구스강의 뛰어난 경관과 'Alameda Keil do Amaral'는 녹지에 둘러싸인 1,300m 길이의 산책로로 바비큐 지역과 원형극장, 관망대, 스포츠장과 주차시설을 포함하고 있다. 2003년에 이 산책로는 차량 통행을 영구적으로 폐쇄하고, 주로 주말 동안의 걷기, 뛰기, 자전거 타기와 같은 신체활동의 중요한 장소가 되도록 관리하였다. 2004 년에 수행된 한 연구(Soares 등 2005, Almeida 2006)에서 몬산토 산림공원은 주말에 리스본 거주자들이 가장 빈번하게 사용하는 공공녹지 중의 하나임이 밝혀졌다.

신체활동을 증진시키고 고무시키는 프로젝트의 요소들

방문자들이 'Alameda Keil do Amaral'을 매력있는 지역으로 여기는 세 가지 요소는 나무들, 트레일 및 경치이다. 공원에 있는 나무와 다른 모든 식물은 우수한 크기와 모양을 하고 있고, 그들의 외양을 관리하여 조성된 환경은 산책로와 휴양지역을 위해 뛰어난 시각적 배경과 자연경관으로 역할을 하고 있다. 나무들과 초목은 높은 미학적 가지를 제공할 뿐 아니라, 신선한 기후적 쾌적함을 제공하고, 계절적으로 초목은 다양한 색감을 나타내어 신비하고 즐거운 경관을 제공한다. 이 지역의 곳곳에서 굽어진 길을 산책하고 우거진 초목 사이에서 휴가를 즐기는 동안, 대조적으로 강 너머로 빼어난 열린 경관과 함께 신비의 순간을 경험하는 것이 가능하다.

접근성 : 이 지역은 리스본 도시의 중심에 위치하지 않았음에도, 공공 혹은 사적인 교통수단으로 접근이 쉬우며, 좋은 도로망에 의해 리스본과 주변 도시 사람들이 사용하는 것이 가능하다. 이곳의 자연적인 지형 때문에, 다양한 수준의 순환로가 있고, 어떤 길은 활동에 제한이 있는 사람은 사용하기 어렵다. 그러나 장애를 가진 사람들과 아이들과 노년층의 접근할 수 있는 대체 도로들을 마련하고 있다. 이 녹지의 주 산책로는 아스팔트로 포장되어 있고, 롤러스케이트, 자전거 타기, 걷기 및 달리기 등의 활동이 가능하도록 작은 비탈이 있다. 이차적인 수준의 도로는 자갈이나 흙 같은 느슨한 재료들로 포장되어있어 산악자전거 타기 등과 같은 보다 과격한 활동들을 하는 것이 가능하다.

시설 : 나이 든 사람들을 위한 특별한 길이 있다, 이 '라이프 트레일'은 열 개의 기반으로 이루어졌고, 각각은 다른 신체활동 기구들로 갖추어져 있다. 또한, 이곳에는 휴양을 위해 풀과 바위로 설계한 자연원형극장이 있다. 이 공간은 바비큐를 할 수 있는 몇 안 되는 리스본의 공원 중의 하나로, 신체적이고 사회적인 활동을 함께 결합하여 리스본 시민들에게 매우 매력적인 장소이며, 소수자(이민자)에게도 좋은 공간을 제공하고 있다. 이 공원은 벤치, 쓰레기통, 이동용 테이블과 주차 시설 같은 설비들이 완전히 갖추어져 있다.

유지와 환경 : 이 공간은 이곳의 자연적인 특성으로 인해 낮은 수준의 관리만이 필요하다. 대부분의 초목(나무, 관목, 풀과 잔디)은 자연스럽고, 토양과 기후 조건과 잘 어울린다. 사용된 재료는 대부분 자연 그대로의 특성을 살린 것이다(나무, 돌, 자갈, 토양 등). 쓰레기 수집과 바비큐 지역의 관리 같은 정기적인 관리는 지방공공단체에 의해서 이루어지며, 특히 좋은 상태를 유지하도록 노력하고 있다.

안전 : 이 공원은 거대한 도심 밖의 숲 내에 있고, 주로 소나무(*Pinus pinea*) 빽빽한 수목으로 둘러싸여 있다. 늘 분명하고 개방된 시야를 제공하지는 않는 빽빽한 수목과 굽어진 길들로 인해, 안전에 대한 감각은 영향을 받을 수 있다. 그러나 최근 몇 년간, 리스본 자치제는 공원 내의 안전감시를 수행하기 위해 말이나 차량을 이용한 순찰경찰을 유지하는데 투자를 해왔다. 결과적으로 안전은 회복되었고, 공원의 사용은 증가하였다.

이탈리아 파두아

그린 U 프로젝트 – 녹색 도시 시스템을 기반으로 한 수변 녹지

고대 왕정, 흔히 성벽으로 둘러싸인 중세 도시가 많은 남유럽국가에서, 도시 공간위원회는 녹지와 공원을 위한 공간을 거의 허락하지 않았다. 대부분의 이탈리아 도시들은 인구 대비 공공녹지 요구의 최소 조건을 충족시키는 것과는 거리가 멀고, 더구나 기존 녹지의 질과 접근성은 신체활동을 위한 공간으로 요건을 갖추는 것이 어렵다(ISTAT 2005). 이탈리아의 도시들은 도시와 도시 근교의 구조에 따라 다양한 방법들로 도시의 녹지부족을 해결하고 있다.

도시 파두바는 신체활동의 기회를 제공하는데 특별히 알맞은 것으로 보이는 기존의 그리고 새로운 공원과 녹지통로를 개발하여 녹색 네트워크로 발전시켰다. 다양한 연령과 사회계층의 사람들이 운동하도록 동기화하는 것과 장소를 만들어 내는 것이 프로젝트의 실제 주요 목표 중의 하나였다.

파두바는 주로 북아프리카와 동유럽 나라들로부터 온 약 20,000명의 이민자를 포함하여 210,301명의 인구를 갖고 있다. 또한, 약 70,000명의 많은 학생 인구를 갖고 있다. 공공 개방장소 시스템은 250ha, 거주자당 약 11m²를 갖고 있다. 파두바의 공공 그린 네트워크는 도시 중심의 녹지를 포함하여 주로 15세기 성벽들과 역사적 도시를 특징짓는 하천망의 준 자연적인 강둑 지역과 새롭게 개발된 교외 지역을 포함하는 많은 새로운 주변 공원들이다.

투린 대학의 로베르토 감비노에 의해 1980년대와 90년대 초반부터 개발된 하천 통로 예비 계획이 파두바의 그린 시스템 개발의 주요한 부분이라고 인식됐다. 이 계획에서 브렌타와 바치글리오네가 주요 강들을 따라가는 두 개의 주 통로를 확인하였고, 이 통로들은 그린시스템에서 가장 자연적인 것을 대표한다는 점을 확인하였다. 이 두 주요 통로는 도시를 가로지르는 내부경로를 따라 이차적인 세 개의 통로를 따라 기존의 주요 공원들과 녹지들로 이어져 있기 때문에 새로운 공원 개발은 통로에서 바로 접근할 수 있는 지역에서 시작되었다.

이러한 예비 계획에 기초하여, 그린 U시스템은 2004년에 전개되었다. 이 프로젝트는 강둑을 따라 걷고 자전거 타는 길을 만드는 것에서 시작하였다. 조각이 떨어진 화강암 표면을 정비하고, 조명 시스템을 세우고, 심각한 교통 체증을 해결할 수 있는 자전거와 보행자 다리를 지역에 건설하였다. 사용자들에게 그늘지고 더욱 자연스럽고, 즐길 수 있는 환경을 만들기 위하여 강 시스템의 수질적 안정성을 확보하고, 강둑지역과 강가에 나무를 심기 위해 수자원공사 당국과 합의를 만들어냈다. 새로운 나무 심기는 2005부터 시작되었다. 운동을 위한 체육로를 만드는 미래 지향적인 계획을 피트니스 전문가들의 조언에 따라 개발하였다. 사람들을 선형의 공원으로 끌어내기 위한 특정 시설들을 만들고, 일광욕을 위한 두 개의 인공적인 해변은 강을 따라 만들었으며, 개인 사업가들에게 영업권을 주고, 감시 체계를 강화하였다. 주변 공원들의 운동장과 스포츠 장(축구, 야구)에 무료로 들어가는 녹색 통로의 직접적인 연결은 더욱 활발한 휴양로 발전하는 기회가 될 것이다.

앞으로 전체 도시를 둘러싼 커다란 녹지 체계와 연결될 그린 U 시스템은 오늘날 자전거로 약 60분이 걸리고, 걸어서는 3시간이 걸리는 14km의 보행로와 자전거 도로를 포함한다. 이러한 주차장과 대중교통과 가까이 위치한 도시 자전거 길 체계와의 연계는 이 시스템이 많은 지역에 접근할 수 있도록 만들어주고 있으며, 걷거나 타는 것을 짧게 혹은 길게 할 것인지를 선택할 기회를 주고 있다.

시청의 '공원과 정원' 그리고 '스포츠' 부서는 일반대중에게 기존의 공원체계를 알리고 이의 활발한 사용을 격려하는 많은 활동을 증가시켜 가고 있다. '자연 그대로의 파두바(Naturalmente Padua)'라는 팜플릿은 시청 웹사이트에서 이용할 수 있고, 시스템에서 이용 정보와 지도, 설명을 제공한다. 다른 전단은 성인이용자를 위해 스스로 배울 수 있는 신체 활동들과 운동에 대한 정보를 포함하여 공원시스템에서 출판하였다. 여름 동안, 체계적인 활동이 시청의 후원하에 공원에서 개최된다. '녹색 체험(Gustando il verde)'라고 불리는 특별한 이벤트는 많은 사람이 자전거를 갖고 공원에 오도록 하며, 신체활동을 이끄는 데 성공적이다. 이 이벤트는 일 년에 세 번 개최하고, 길을 따라 위치한 전통음식 맛보면서 일부 도시공원들과 그린 U를 통해 20km 정도 자전거를 타도록 만들어져 있다.

신체활동 증진에 기여하는 프로젝트 요소

접근성 : 이곳의 위치와 형태 때문에, 그린 U는 대부분 도시 주거지역에서 쉽게 접근할 수 있다. 이 체계는 많은 공공 공원에서 접근할 수 있고, 그들 중 많은 수가 다른 공원으로 연결되어있다. 그린 U는 도시와 지방의 자전거 길 체계로 연결되어있다(여전히 개발 중인). 또한, 그린 U에 접근하는 것은 새로이 시행되는 지상 전철-버스노선을 포함하여 지역 대중교통으로 잘 연결되어 제공되며, 무료로 이용할 수 있다.

안전 : 트레일은 교통체증의 문제가 없고, 보행자와 자전거 타는 사람들을 위해 새로운 다리들을 건설하여 기존 건널목을 안전하게 건너도록 하였다. 트레일과 주변 지역은 밤에

도 조명이 잘 되며, 새로이 나무를 심은 설계는 주변의 경관을 보존하고, 숨겨진 장소들과 잠재적으로 은폐지역이 생기지 않도록 설계되었다. 공원을 종일 사용하는 것이 가능하도록 사립업체에 위임하여 조직화한 안전감시 활동을 하고 있으며, 많은 접근지점을 두어 위험시에 피할 수 있는 많은 대피로를 확보하고 있다. 오솔길이 높게 위치한 점(그들 대부분이 강 제방의 맨 위에 위치한다)은 사용자들에게 안전하다는 인식을 증가시켜 주고, 주변의 풍부한 경관을 즐기도록 한 것이다.

조건 : 이 체계는 경관관리에 특별히 신경을 쓰지 않아도 되는 관리특성과 그 관리를 시청이 쉽게 제공할 수 있다. 이 오솔길을 상대적으로 많이 사용함으로써 프로젝트 이전에는 훨씬 더 빈번하게 발생하던 공공기물 파손과 쓰레기 투기문제가 줄어든 것으로 나타났고, 사용자들의 주인의식과 더불어 주변 거주자들이 새롭게 지역을 만들고 있다는 의식을 강화하고 있다.

특징/시설과 프로그램 : 14km의 오솔길의 복합체계는 스포츠장과 운동장, 자전거나 도보로 갈 수 있는 일광욕 해변에 접근할 수 있도록 하며, 모든 그린 시스템을 휴양 목적으로 활발히 사용하는 매력적인 기회를 제공한다. 특정그룹 사용자들의 관심을 끌기 위해 고안된 공적이고 사적인(비영리적) 프로그램들은 그린 U의 사용을 활발히 증진하는 데 성공적이었다.

미학: 그린 U는 부분적으로 전체 도시를 둘러싸고 있으면서, 도시, 교외 및 농촌의 다양하게 변화하는 경치를 제공하고 있다. 기존의 초목과 새롭게 심은 나무들은 많은 지역에서 휴양의 경험을 강화하도록 자연적인 환경 감각을 만들어 내고 있다. 연계된 몇몇 공립 공원은 '자연' 환경에서 더 뛰어난 경관을 제공하고, 새로운 자전거와 보행자용 다리들은 오솔길의 '자연적'인 면들과는 다르게 대조적으로 현대 건축과 기술의 매력적인 사례들을 제공한다. 새로 심은 나무들은 직접 방사선과 표면 반사를 보호함으로써 여름 동안의 더위 속에서 걷고, 자전거 타는 경험을 즐겁게 하도록 도울 것이다.

지방도시 프로젝트

포르투칼 리스본/Loures
타구스와 투르카오 도시 공원

투르카오 테조 공원(Parque Tejo e Trancao)는 리스본에서 매우 성공한 도시공원의 한 예이다. 이 공원은 개발의 가치가 있시만 활성화되지 못한 산업 지역에서 새로운 도시와 환경개발 프로젝트의 하나로 국가공원(Parque das Nacoes)의 건설 기간 설계된 강변 녹지이다. 국가공원은 아그레아비스(Hargreaves) 연합과 합동으로 PROAP 실천(Estudos e projectos de Arquitectura Paisagista)에 의해 설계되었고, 국가공원은 리스본 서쪽에 위치하고 있으며, 트루캅과 타구스 강으로 둘러싸여 있다. 국가공원은 전체 면적 340ha로 110ha의 녹지가 있다. 이 지역의 가장 매력적인 자연 특징 중의 하나는 5km의 강변을 따라 시각적 즐거움을 제공하는 거대한 수면의 타구스 강이다. 국가공원 계획은 두 가지 목적에서 시작되었는데, 리스본 만국 박람회(엑스포 '98)를 개최하는 것과 신도시 개발의 추진력을 작동시키는 것이었다(Castel-Branco 1998, p.36). 이 프로젝트는 도시환경 재정비의 일환이었으며, 설계자들은 거주자들의 생활 방식과 균형을 맞춰 이에 기여하는 녹지와 거주자 지역, 서비스 및 사회 기반 시설을 갖춘 이상적인 도시를 창조하려 한 시도의 일부였다. 이 지역의 초기분석에 기초하여, 질적으로 우수한 그리고 혁신적인 도시계획 개념과 설계들을 성취하기 위해 계획자와 설계자들은 네 가지 중요 요건을 제안하였다.

(1) 평평한 도시 중심지역에는 주요 조형물을 설치하고, 특히 기찻길 같은 장애물은 허물 것

(2) 강과 강가에 가치를 둘 것

(3) 순환을 증진하고, 접근성을 개선할 것

(4) 환경의 질을 회복하고 나무 심기 전략을 명확히 할 것(Castel-Branco, 1998, p.33)

처음에 '투르 카오 테조 공원(Parque Tejo e Trancao)' 프로젝트는 강가 지역의 약 90ha를 포함할 것으로 예상되었지만 지금까지 50ha만 완성되었다. 계획 전반의 지침서와 추천서에 의한 전반적 계획과 수변 생태계가 요구하는 생태학적 원칙 사이에 '투르 카오 테조 공원'을 위해 다섯 가지 주요 목표가 재 정의되었다(Walker와 Castel-Branco 1998, p.48). (1) 다양한 용도를 위해 설계된 자전거 길이나 낚시장 및 보행자 길과 같은 휴양 스포츠 지역, (2) 테니스 장과 다른 필드 스포츠를 포함하는 경기용 스포츠 지역, (3) 수동적인 활동을 위한 지역, (4) 문화 활동 지역, (5) 환경적이고 예술적인 교육을 위한 지역.

이 공원 지역은 일반적으로 위생적인 쓰레기 매립지역으로부터 낡고 해체된 산업 시설과 선박 오수처리장치 및 트란카오 강의 쓰레기와 두드러지게 오염수준이 높은 환경의 질적 측면에서 열악한 특징을 갖고 있었다. 반면에 타구스 강 근처의 풍광은 환경적, 생태학적, 시각적으로 잠재력이 있었다. 완성 후 8년 뒤엔, 목표가 성취되었음을 보여주는 증거로 걷기 혹은 달리기, 자전거 타기, 스케이팅과 다양한 스포츠 등과 같은 신체활동을 포함하는 다양한 형태의 활동에 참여하는 사람들의 흐름을 매일 볼 수 있다.

신체활동을 증진하고 격려하는 프로젝트 요소

이 프로젝트의 설계 개념은 평지로 들어오는 "강의 물결", "바람과 수면의 만남을 떠올리는 것"에서 아이디어를 얻었다(Walker와 Castel-Branco 1998, p.52). 이는 녹지 경사면/지형을 끌어들이면서 움직임을 창조하고, 녹지와 주변 건물들을 연결하는 것으로 목적을 성취하였다. 이 개념을 사용하여 설계는 통일성을 갖고, 설계 배치의 공간적인 구조를 통해 강렬한 시각적이고 미학적인 호소력을 만들어 내어 완성되고 착수를 시작하였다. 그 구조는 세 가지 상호보완적인 체계에 의해 얻어진다. 녹지 체계, 오솔길과 도로의 네트워크, 복잡한 지형학적 해결책에 의해 생겨난 지형들. 이 지형의 구조는 사용자들이 두 가지 다른 시야에 사로잡힐 수 있는 공원 전체를 통해 녹지 경사면들 사이에 펼쳐지는 가까운 광경과 광활한 평지의 잔디밭, 강을 가로지르는 전경, 다양한 공간의 감각과 리듬을 만들어 낸다.

호소력 있는 녹지공간을 만들어 내기 위해, 나무 심는 전략을 실천하는데 지역의 특정 생태학적인 자연과 미학적 가치의 균형을 잡은 세심한 주의가 필요하다. 초목은 경관의 다양성을 만들어내어 계절마다 다양한 꽃과 잎, 열매들을 통해 다른 색감과 감촉을 제공한다. 식수의 또 다른 중요한 역할은 나무의 형상에 따라 표현되는데, 특히 소나무(*Pinus pinea*)의 우산 형태가 그렇다. 나무 자체의 형태는 간간이 끼어들어, 일관성의 개념과 녹색 요소 간의 통일성을 제공하며, 조각과 같은 작업을 한다. 녹지 경사면을 따라 제공된 지형학적 해결책에 따른 식수계획은 가장 불리한 기후 조건에서 생활기후요건을 만들어내도록 균형을 잡는 역할을 한다. 나무는 뜨거운 여름날에 그늘을 제공하고, 지형은 강한 바람을 막아 산들바람을 만들어 낸다.

접근성 : 공원은 거주자들에게 간단하고 쉬운 접근을 제공하는 거주 및 상업 지역(호텔, 쇼핑센터, 사무실 등)에 의해 둘러싸여 있다. 이 지역은 또한 좋은 대중교통 망(버스. 기차역,

지하철)이 제공되고, 넓은 구역의 주차공간이 있다. 이러한 이유로, 이 공원은 특히 주말에 다른 지역 노시에서 다양한 활동들(수동적이고 신체적인 활동)에 참여하기 위해 방문하는 비거주자들에게도 역시 좋은 공간으로 사용된다. 도로에서 떨어져 있어서, 보행자 유통을 원활히 하며, 녹지와 구조물 사이에 물리적 경계선이 없다. 이 도로 근접성과 녹지에 구축된 환경은 사람들을 보다 규칙적으로 녹지를 방문하도록 독려하고 있다. 또한, 리스본의 언덕이 많은 지형과는 달리, 이 지역은 신체활동이나 휴양 목적을 위해 자전거 타기 및 걷고 달리기에 완벽한 장소로서 주로 평평한 특성이 있다. 신체활동에 참여하고 환경과 상호작용하고자 하는 모든 사람, 노년층, 장애를 가진 사람들과 아이들 사용자들까지 포함하여 다양한 유형의 사용자 요구에 부응하고 있는 공원이다.

특징/시설 : 특징적인 면에 관해서, 서로 다른 재질과 영역을 제공하는 세 가지 유형의 길이 있다. 이 길들은 평지환경의 단조로움을 넘어서 다양한 시각적 통로와 공간의 다양함을 만들어 낸다. 거주지역과 녹지 사이의 작은 순환로나 강을 따라 있는 5km의 선형 오솔길은 선택하여 강가 산책을 할 수 있다. 공원에는 다양한 형태의 신체활동을 위해 매력적이고 편안한 장소로 만들어 주는 광활한 잔디밭이 있다. 사용자들은 그들의 선호도에 따라 공간이용을 자유롭게 할 수 있으며, 같은 잔디밭에서 축구, 태극권, 배구 등 다양한 활동을 할 수 있다. 전체 지역에는 벤치, 식수대, 쓰레기통, 작은 카페 및 주차 시설 등의 설비가 되어있다.

조건 : 공원은 높은 수준의 관리를 하고 있으며, 전체 환경은 매우 매력적이다. 이 확장된 잔디밭 지역과 수목의 형태는 일 년 내내 모두 잘 유지된다. 이 프로젝트가 강을 따라서 있을 뿐 아니라, 사용이 많으므로 기후조건과 토양에 적합하고, 쉽게 관리할 수 있는 수종을 선택하여 식수하였다. 설계 단계에서 최상의 생태학적인 해결책을 찾기 위해 이 지역의 나무와 잔디, 초목 선택에 관하여 많은 연구가 수행되었다. 이 프로젝트에서 선택된 대부분 나무는 지역적 조건, 한계에 대한 적응력과 생식 가능성을 확인하기 위해 실험 재배를 통해 확인된 것들이다(Walker와 Castel-Branco 1998, p.63). 내부 자료에 의하면, 특정 설계의 세부사항과 재료는 배수문제와 공공기물 파손을 피하고자 지속 가능한 영구성을 고려하여 프로젝트에서 선택하였다. 전반적으로 수준 높은 관리를 하면서 사용자들이 장애물이나 위해에 대한 걱정이 없이 환경을 탐색하고, 신체 활동을 하게 한다.

안전 : 이 공원의 안전에 대한 인식은 높다. 공원의 배치는 막혀있는 공간들과 함께 열린

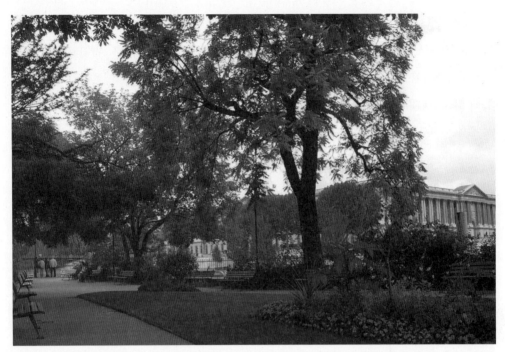

:: 사진 9-4 접근성이 용이하고 미학적으로 완성도 있는 녹지는 신체활동에 긍정적 영향을 끼친다.

공간을 결합하여 만들어졌다. 지형적으로 녹색 개념의 설계로 인해 빽빽한 수목계획이 있지만, 안전인식을 함께 포괄하여 넓은 길들과 강한 조명을 동시에 설치함으로써 안정성을 유지하며, 주변의 범죄율 또한 낮다.

헬싱키, 핀란드

만눌라 트레일

헬싱키에는 신체적으로 장애가 있는 사람들과 노년층을 위한 특별한 오솔길이 있다. 이 오솔길은 병원, 건강관리센터, 사회복지센터와 노년층을 위한 두 개의 요양 시설과 같은 여러 사회건강서비스 단위에 인접해 있는 작은 공원 안에 있다. 이 길의 사용자는 많은 수가 요양시설에 사는 노년층과 장애를 가진 트레일 사용자들이다. 2004년에 개방된 이 트레일이 위치한 공원은 자연 수목이 있는 작은 숲으로, 트레일의 설계와 구성은 휠체어, 보행 보조장치와 다른 형태의 지지장치로 이동하는 사람들, 기억력 장애가 있는 사람, 맹인들이 사용할 수 있게 되어있다. 트레일은 걷기에 안전하고 편안하다.

건강관리센터의 주요 통로까지 50m의 부가적인 연결로와 함께 주 트레일은 250m 길이이다. 자연을 즐기면서 단순히 시간을 보낼 수 있는 여가를 위한 장소들이 여럿 있으며, 길은 3m 너비이고, 단단한 모래/자갈로 덮여있다. 전체의 길은 평평하고, 길의 안쪽 가장자리에는 레일이 있다. 레일은 예를 들어 트랙에서 시작점으로 돌아오도록 기억장애를 가진 노인을 돕는다. 트레일의 다른 가장자리는 역시 사람들을 트랙 안에 있도록 돕는 30cm 너비의 돌로 되어있으며, 전체 트랙은 조명이 잘 밝혀져 있다. 다양한 높이와 모양의 벤치가 있는 휴식 공간은 50m 정도 떨어져 있으며, 이 벤치들은 노란색과 주황색의 밝은 색상으로 되어 있어서 자연 숲 환경에 적합한 옛날 집과 트레일을 따라 정원을 회상시키는 전통적인 정원 식물들이 많이 심어져 있고, 새들에게 먹이를 주는 공간도 있다.

핀란드는 지금 독특한 트레일들을 지역거주자들과 밀접한 협력을 통해 만들어낸다. 한 지역 거주자인 살르메 꾸리띠(Salme Kurti)는 전체 프로젝트의 계획 과정에 앞장서서 참여하였다. 이 트레일 또한 장애를 가진 사람들을 위해 적합한 녹색환경을 건설하기 위한 예비 연구로 진행되었다. 이 프로젝트는 헬싱키시(건설기관과 노년층과 장애인들을 위한 사회복지기관)와 지역주민의 공개토론회에서 결정하였고, 계획과정에서 가까이 사는 노년층뿐만 아니라, 요양시설거주자들과 직원들을 인터뷰하였고, 지역의 지식과 요구를 반영하였다.

신체활동 증진에 기여하는 프로젝트 요소

접근성 : 트레일은 노년층과 장애를 가진 사람들을 위한 공립 및 사립 요양시설과 병원으로부터 단거리에 있고, 접근이 쉬운 작은 휴양지역 내에 위치한다.

안전 : 산책길의 디자인은 길을 따라 설치한 레일과 평지로 된 지형, 도로포장 같은 안전 문제에 특별한 주의를 기울였다.

조건들 : 산책길은 가로등과 휴식을 위한 벤치들이 설치하였다.

녹지에 관련된 설비 : 산책길은 작은 숲 공원에 있다.

⋯▶ 결론, 계획과 디자인에 대한 지침

접근하기 쉽고 미학적으로도 매력적인 녹지는 신체활동과 긍정적인 연관성이 있다. 가까운 곳에 질적으로 우수한 녹지와 잘 유지되는 야외환경을 이용할 수 있을 때 사람들이 더욱 자주 신체활동을 한다는 증거는 여러 연구를 통해 확인할 수 있었다. 녹지가 신체활동을 유도하는 원천으로 충분한 가치를 지녔을 때 많은 사람이 자주 이용하고 있었고, 특히 공원이나 녹지가 몇 가지 물리적 특성을 가졌을 때 사람들이 신체활동 레크리에이션 하도록 유인하고, 사용자들을 매혹시킨다.

공원의 접근 가능성, 심미적 매력, 편의시설과 안전하다는 장소인식과 실제 안전성에서 오는 효과는 이미 이 장의 여러 연구에서 입증되었다. 이런 최신의 증거를 기초로 하여도 녹지의 물리적 기여요인이 어떻게 공원사용에 영향을 주는지, 사람들은 신체적 정신적 건강을 유지하기 위해 여러 가지 대안 중에서 어떻게 녹지를 사용 장소로 선택하는지 대한 완벽한 답을 얻을 수는 없다. 다만, 이 장의 결과를 통해 도시의 녹지를 계획하고 디자인하는 몇 개의 지침을 제안하는 것이 가능할 뿐이다.

계획과 디자인을 위한 지침

접근 가능성

- 공원과 다른 개방공간은 가능한 한 많이 서로 연결되어 있어야 한다.
- 공원의 위치는 길로서의 유용성 혹은 가능한 다양한 수준의 오솔길의 장점을 가지고 있어야 한다.
- 도보로 여행이 편리하고, 차를 이용하는 것보다 더 쉽다고 확신할 수 있는 관심 지역을 최종목적지로 하여 공원, 산책길, 그린웨이를 연결하라.
- 공원과 열린 공간(Open space)는 구성원들이 활동하는 지역의 중심에 자리를 잡아야 하고, 가능한 한 500m 이내, 혹은 거주민 이용자들이 10분 이내 거리에서 사용할 수 있어야 한다.
- 나이, 성별, 장애에 상관없이 모든 사람이 사용할 수 있도록 주거지 내에 공간을 확보해야 한다.
- 근린공원과 레크리에이션 시설들을 새롭게 세분화하고, 최근에 서비스가 충분하지 못한 거주 지역에 대해 개발해야 한다.
- 근린공원과 레크리에이션 시설들은 대부분의 사람, 특히 아이들에 의해 쉽고 안전하

게 접근할 수 있도록 자리 잡아야 한다.

- 청소년의 신체활동을 위해서 작은 장소를 활용하라(사람들이 운전해서 가야 하는 큰 규모의 지역 시설과는 반대로).
- 특별히 레크리에이션 제공을 위해서 학교, 다양한 목적을 가진 시설과 같은 공공시설을 활용하기.
- 대부분의 사람이 쉽게 접근할 수 있는 산책로의 시스템을 개발하기
- 녹지의 디자인은 신체적, 감각적 장애가 있는 사람들의 요구를 고려해야 한다.

특성

- 공원의 배치를 새로운 사용자들도 이해하기 쉽게 만들기 : 찾기 쉽게 위치해 있는 입구와 출구, 적절한 신호체계, 도보 길과 자전거 도로의 명확한 연결과 최종목적지
- 벤치나 피크닉테이블, 바비큐기 같이 부차적 목적의 이용자에게도 사용설비 제공하기
- 각기 다른 타입의 사용자들에게 다른 종류의 활동들을 강화함으로써 사용이 활성화되도록 특성 간에 연계성을 갖고 트레일과 도로 네트워크를 디자인하기
- 비공식적 사용과 다른 활동들을 위한 공간(녹지 혹은 녹지가 아닌) 형성하기
- 가능하다면 카페나 레스토랑, 화장실과 자동차와 자전거를 위한 주차시설을 제공하기
- 밤에 목적지 사이의 바른 이동을 돕는 가로등을 제공하기

안전

- 공원 주위에 비어있거나 버려진 그리고 문제가 있는 땅을 활용할 대책 고려하기
- 공원 주변으로 공원 안과 밖의 풍경을 충분히 허용하는 공간 확보하기
- 가능하다면, 거리에서 활동상황이 보이도록 공원 가장자리에 적어도 하나의 활동 혹은 시설을 위치시키기
- 개방성의 느낌을 유지하고, 시야를 확보하고, 위험 가능성이 있는 지역을 최소화하기 위해, 1차 루트의 표지판을 가리고, 길을 막을 정도로 빽빽한 수목사용과 성벽, 시설 설치를 피하기
- 밤의 움직임을 집중적으로 고려하여 길을 설계하기
- 낮 시간대의 사용자 감시망을 확보하고, 시설과 프로그램의 설계와 계획을 통해 저녁

과 밤 시간대의 활동을 장려하기
- 공원의 활동지역을 주요 길과 접근 감시체계가 활성화될 수 있는 지역에 위치시키기
- 다른 사람에게 잘 보이고, 다른 사람들의 시야에 들어오는 선택을 하는 것이 현명하고, 안전하다고 인식하고, 실제로 안전을 확보할 수 있도록 조명을 설계하기
- 잠재적으로 은폐된 지역과 가려진 장소들에 조명 설치하기
- 사용자들이 안전을 확신하도록 공원 내의 자동차, 자전거와 보행자로의 위계를 분명하게 설계하기, 수목과 지형적인 구조를 사용하여 적절한 간격을 제공하기
- 공원 입구 근처, 트레일과 녹색로에 안전하게 접근하도록 자동차 감속과 교통 완화대책을 적용하기

조건

- 바람직하지 못한 활동 혹은 공공기물파손이 덜 행해지도록 활동적이고, 사용이 활발한 공간을 만들기
- 잠재적인 분쟁 지역을 피하여 공원시설을 위치하기
- 과도한 잔디의 마모 및 수목과 구조물의 손상, 지름길 예방하는 적절한 공원시설들과 공원의 접근성 제공하기
- 공원 인근 지역에 거주하는 주민이 소유한 개들을 위해 적당한 크기의 개들이 뛰어놀 공간을 지정하기
- 사용하기 편리한 위치에 쓰레기통을 제공하기
- 새로운 공원을 개발할 때, 초기사정, 제안에서부터 마지막 설계까지의 개방공간을 장기간 관리하기 위한 적절한 선택을 확실히 하기
- 적절한 장기간 계획과 투자를 통해 공원, 트레일과 녹색로들이 지속적으로 관리되고, 필요한 사회 기반 시설이 개발되도록 보장하기
- 다양한 사용자를 염두에 둔 공원, 트레일과 녹색로 설계, 지역사회 참여를 권유하고, 지역 사회 요구 및 혜택에 접근하여 주인의식을 생성하기
- 공원 사용자를 위해 위험을 예방하고, 적절히 수목을 재배하고, 나무와 초목을 점검하고 관리하기

미학

- 균형 있고 매력적이고 기능적인 공간을 디자인하기 위해 개념적인 접근 적용하기
- 다양한 수목과 도로 배치, 재료들의 조합을 이용하기
- 매력적인 나무 심기 계획을 시행하기 – 질감, 색깔과 모양을 조합해서
- 흥미로운 시야와 함께 매력적인 전망 형성하기
- 연중, 그리고 하루 중 다양한 시간대에 흥미가 유발되도록 설계하기

지형에 변화 따른 기후

- 설계 단계에서 지역 기후와 지형변화에 따른 기후요건을 고려하기
- 다양한 활동과 사용자들에게 쾌적한 조건을 제공하도록 수목을 사용하여 그늘을 제공하거나 태양의 접근을 유지하기
- 온도와 상대적인 습도와 기후적 쾌적함을 제공하는 산들바람에 영향을 주기 위해 수역과 수목을 이용하기

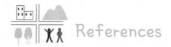

··· Almeida ALS (2006) O Valor das árvores na cidade, árvores e floresta urbana de Lisboa (Tree value assessment, Lisbon urban forest). PhD thesis. Instituto Superior de Agronomia. Universidade Técnica de Lisboa, Lisboa

··· Baker EA, Schootman M, Kelly C, Barnidge E (2008) Do recreational resources contribute to physical activity? J Phys Activ Health 5(2):252–261

··· Ball K, Bauman A, Leslie E, Owen N (2001) Perceived environmental aesthetics and convenience and company are associated with walking for exercise among Australian adults. Prev Med 33:434–440

··· Bedimo-Rung AL, Mowen AJ, Cohen DA (2005) The significance of parks to physical activity and public health – a conceptual model. Am J Prev Med 28(2):159–168

··· Bedimo-Rung AL, Gustat J, Tompkins BJ, Rice J, Thomson J (2006) Development of a direct observation instrument to measure environmental characteristics of parks for physical activity. J Phys Activ Health 3(Supp 1):S176–S189

··· Bell S (1991) Community woodland design – guidelines. HMSO, London

··· Bell S (1997) Design for outdoor recreation. E and FN Spon, London

··· Bell S, Findlay C, Montarzino A (2006) Access to the countryside by deaf visitors: Scottish Natural Heritage Commissioned No. 171

··· Bell S, Findlay C, Montarzino A (2006) Access to the countryside by deaf visitors: Scottish Natural Heritage Commissioned No. 171

··· Brown RD, Gillespie TJ (1995) Microclimatic landscape design: creating thermal comfort and energy efficiency. Wiley, New York

··· Brownson RC, Baker EA, Housemann RA, Brennan LK, Bacak SJ (2001) Environmental and policy determinants of physical activity in the United States. Am J Public Health 91(12):1995–2003

··· Brownson RC, Chang JJ, Eyler AA, Ainsworth BA, Kirtland KA, Saelens BE, Sallis JF (2004) Measuring the environment for friendliness toward physical activity: a comparison of the reliability of 3 questionnaires. Am J Public Health 94:473–483

··· Carnegie MA, Bauman A, Marshall AL, Mohsin M, Westley-Wise V, Booth ML (2002) Perceptions of the physical environment stage of change for physical activity and walking among Australian adults. Res Q Exerc Sport 73(2):146–155

··· Castel-Branco C (1998) The vision. In: Castel-Branco C, Rego FC (eds) O Livro Verde. Expo'98, Lisboa, pp 31–41

··· Centers for Disease Control and Prevention (1999) Neighborhood safety and the prevalence of physical inactivity – selected states (1996). Morb Mortal Wkly Rep 48:143–146

··· Chan CB, Ryan DA, Tudor-Locke C (2006) Relationship between objective measures of physical activity and weather: a longitudinal study. Int J Behav Nutr Phys Act 3:21–28

··· Cohen DA, Ashwood JS, Scott MM, Overton A, Evenson KR, Staten LK (2006) Public parks and physical activity among adolescent girls. Pediatrics 118(5):e1381–e1389

··· CSC Consulting (2005) Economic benefits of accessible green spaces for physical and mental health:scoping study. Final report for the Forestry Commission, Oxford, UK

··· Crosby T (2003) Public parks: improving access. Paper presented at the Public Parks: Keep Out Manchester

··· De Vries S, Verheij R, Groenewegen P, Spreeuwenberg P (2003) Natural environments – healthy environments. An exploratory analysis of the relation between nature and health. Environ Plann A35:1717–1731

··· Dettmar J, Rohler P (2007) Management development and vegetation. Pilot Project for the Regional Park Maintenance Scheme Emscher Landscape Park 2010. In: Federal Environment Agency Germany (ed) Proceedings of 2nd international conference on managing urban land – Revit and Cabernet, Stuttgart, Germany, pp 569–577

··· Ellaway A, Macintyre S, Bonnefoy X (2005) Graffiti, greenery, and obesity in adults: secondary analysis of European cross sectional survey. BMJ 331(7517):611–612

⋯ Evenson KR, Herring AH, Huston SL (2005) Evaluating change in physical activity with the building of a multi-use trail. Am J Prev Med 28(Suppl 2):177 – 185

⋯ Farley TA, Meriwether RA, Baker ET, Rice JC, Webber LS (2008) Where do the children play? The influence of playground equipment on physical activity of children in free play. J Phys Activ Health 5:319 – 331

⋯ Giles-Corti B (2006) The impact of urban form on public health. Paper presented at the Australian State of the Environment Committee, Canberra

⋯ Giles-Corti B, Donovan RJ (2002) The relative influence of individual, social and physical environment determinants of physical activity. Soc Sci Med 54:1793 – 1812

⋯ Giles-Corti B, Broomhall MH, Knuiman M, Collins C, Douglas K, Ng K, Lange A, Donovan RJ (2005) Increasing walking: how important is distance to, attractiveness, and size of public open space? Am J Prev Med 28(Suppl 2):169 – 176

⋯ Gobster PH (2002) Managing urban parks for a racially and ethnically diverse clientele. Leisure Sci 24:143 – 159

⋯ Gobster PH (2005) Recreation and leisure research from an active living perspective: taking a second look at urban trail use data. Leisure Sci 27:367 – 383

⋯ Gobster PH, Westphal LM (2004) The human dimensions of urban greenways: planning for recreation and related experiences. Landsc Urban Plan 68:147 – 165

⋯ Godbey GC, Caldwell LL, Floyd M, Payne LL (2005) Contributions of leisure studies and recreation and park management research to the active living agenda. Am J Prev Med 28(2S2): 150 – 158

⋯ Gordon-Larsen P, McMurray RG, Popkin BM (2000) Determinants of adolescent physical activity and inactivity patterns. Pediatrics 105:1327 – 1328, electronic edition, E83

⋯ Grahn P, Stigsdotter UA (2003) Landscape planning and stress. Urban Forest Urban Green 2:1 – 18

⋯ Hastert TA, Babey SH, Brown ER (2005) Access to safe parks helps increase physical activity among teenagers. UCLA Center for Health Policy Research, Los Angeles

⋯ Herzog TR, Chernick KK (2000) Tranquility and danger in urban and natural settings. J Environ Psychol 20(1):29 – 39

⋯ Hoehner CM, Brennan LK, Brownson RC, Handy SL, Killingsworth R (2003) Opportunities for integrating public health and urban planning approaches to promote active community environments. Am J Health Promot 18(1):14 – 20

⋯ Hoehner C, Ramirez LB, Elliott M, Handy S, Brownson R (2005) Perceived and objective environmental measures and physical activity among urban adults. Am J Prev Med 28(2): 105 – 111

⋯ Hörnsten L, Fredman P (2000) On the distance to recreational forests in Sweden. Landsc Urban Plan 51:1 – 10

⋯ Humpel N, Owen N, Leslie E (2002) Environmental factors associated with adults' participation in physical activity – a review. Am J Prev Med 22(3):188 – 199

⋯ Iamatrakul P, Teknomo K, Gej Hokao K (2005) Interaction of activity involvement and recreational location selection behavior in Lowland city: a case study of public parks in Saga city, Japan. J Zhejiang Univ Sci 6A(8):900 – 906

⋯ ISTAT (2005) Indicatori ambientali urbani 2002 – 2003. Istituto Nazionale di Statistica, Roma

⋯ Jackson EL, Scott D (1999) Constraints to leisure. In: Jackson EL, Burton TL (eds) Leisure studies: prospects for the twenty-first century. Venture, State College, PA, pp 299 – 321

⋯ Jensen FS, Skov-Petersen H (2002) Tilgaengelighed til skov – hvad betyder det for publikums besog (Accessibility to forest – what does it imply for public visits?) In: Christensen CJ, Koch, NE (eds), Skov and Landskapskonferencen 2002. Center for Skov, Landskap og Planlaegning, Hørsholm, pp 175 – 182 (in Danish)

⋯ Kaczynski AT, Potwarka LR, Saelens BE (2008) Association of park size, distance and features with physical activity in neighborhood parks. Am J Public Health 98(8):1451 – 1456

⋯ Kansallinen liikuntatutkimus 2005 – 2006 (2006) SLU:n julkaisusarja 5/06 [National sport study: information concerning Helsinki's inhabitants is available from the City of Helsinki]

⋯ King AC, Castro C, Wilcox S, Eyler AA, Sallis JF, Brownson RC (2000) Personal and environmental factors associated with physical inactivity among different racial-ethnic groups of U.S. middle-aged and older-aged women. Health Psychol 19(4):354 – 364

··· Kirtland KK, Porter DE, Addy CL, Neet MJ, Williams JE, Sharpe PA, Neff LJ, Kimsey CD Jr, Ainsworth BE (2003) Environmental measures of physical activity supports: perception versus reality. Am J Prev Med 24(4):323–331

··· Krenichyn K (2006) 'The only place to go and be in the city': women talk about exercise, being outdoors, and the meanings of a large urban park. Health Place 12(4):631–643

··· Lawrence FD, Schmid TL, Sallis JF, Chapman J, Saelens BE (2005) Linking objectively measured physical activity with objectively measured urban form: findings from Smartraq. Am J Prev Med 28(Suppl 2):117–125

··· Lee J, Scott D, Floyd MF (2001) Structural inequalities in outdoor recreation. J Leisure Res 33:427–449

··· Lee R, Booth K, Reese–Smith J, Regan G, Howard H (2005) The physical activity resource assessment (para) instrument: evaluating features, amenities and incivilities of physical activity resources in urban neighborhoods. Int J Behav Nutr Phys Activ 2(1):13

··· Lehmuspuisto V (2004) Ympäristö on myös ikääntyviä varten. Teoksessa Karvinen, E ja Syrén, I. (toim.). Iäkkäät ja ulkona liikkuminen. Seminaariesityksiä 14.10.2003. Ikäinstituutti, Oraita 4/2004, 12–18 [in Finnish]

··· Lenthe FJ, van Brug J, Mackenbach JP (2004) Neighborhood inequalities in physical inactivity: the role of neighborhood attractiveness, proximity to local facilities and safety in the Netherlands. Soc Sci Med 60:763–775

··· Lindhagen A (1996) Forest recreation in Sweden. Four case studies using quantitative and qualitative methods. PhD thesis. Report 64, Department of Environmental Forestry. Swedish University of Agricultural Sciences, Uppsala

··· Lindsey G, Wilson J, Yang JA, Alexa C (2008) Urban greenways, trail characteristics and trail use: implications for design. J Urban Design 13(1):53–79

··· Lundell Y (2005) Access to the forests for disabled people. National Board of Forestry, Stockholm

··· Maas J, Verheij R, de Vries S, Spreeuwenberg P, Groenewegen P (2005) Green space, urbanity and health: how strong is the relation? In: Gallis CTh (ed) Forest trees and human health and well–being. Proceedings of the 1st European COST E39 Conference, Medical and Science, Thessaloniki, pp 353–354, October 2005

··· McCormack G, Giles–Corti B, Bulsara M, Pikora T (2006) Correlates of distances traveled to use recreational facilities for physical activity behaviors. Int J Behav Nutr Phys Activ 3(1):18

··· Merrill RM, Shields EC, White GL Jr, Druce D (2005) Climate conditions and physical activity in the United States. Am J Health Behav 29:371–381

··· Mertes J, Hall J (1996) Park, recreation, open space and greenway guidelines. National Recreation and Park Association, Ashburn, VA

··· Moore RL, Scott D, Graefe AR (1998) (1998) The effects of activity differences on recreation experiences along a suburban greenway trail. J Park Recreation Admin 16:35–53

··· Mota J, Almeida M, Santos P, Ribeiro JC (2005) Perceived neighborhood environments and physical activity in adolescents. Prev Med 41:834–836

··· Nasar JL (1988) Environmental aesthetics – theory, research and applications. Cambridge University Press, Cambridge

··· Bundesamt für Naturschutz (2008) Menschen bewegen – Grünflächen entwickeln. Bundesamt fuer Naturschutz Bonn

··· Neuvonen M, Paronen O, Pouta E, Sievänen T (2004) Harvoin ulkoilevat ja ulkoilua rajoittavat tekijät. Liikunta and Tiede 6/2004, 27–34 (in Finnish)

··· Neuvonen M, Sievänen T, Tönnes S, Koskela T (2007) Access to green areas and the frequency of visits – a case study in Helsinki. Urban Forest Urban Green 6:235–247

··· Nielsen TS, Hansen KB (2006) Nearby nature and green areas encourage outdoor activities and decrease mental stress. CAB Rev: Perspect Agric Vet Sci Nutr Nat Res 1:59

··· Nikolopoulou M, Lykoudis S (2006) Thermal comfort in outdoor urban spaces: analysis across different European countries. Build Environ 41:1455–1470

··· Nordisk Ministerråd (1996) Friluftsliv trenger mer enn arealer – en studie av kriterier og normer for friarealer i kommunal planleggning. TemaNord 591 (In Norwegian, with English summary)

··· Oliveira S, Andrade H (2007) An initial assessment of the bioclimatic comfort in an outdoor public space in Lisbon. Int

Jour Biomet, On line first

⋯→ Outley C, Floyd MF (2002) The home they live in: inner city children's views on the influence of parenting strategies on their leisure behavior. Leisure Sci 24:161–179

⋯→ Pikora TJ, Bull FC, Jamrozik K, Knuiman M, Giles–Corti B, Donovan RJ (2002) Developing a reliable audit instrument to measure the physical environment for physical activity. Am J Prev Med 23(3):187–194

⋯→ Pikora T, Giles–Corti B, Bull F, Jamrozik K, Donovan R (2003) Developing a framework for assessment of the environmental determinants of walking and cycling. Soc Sci Med 56:1693–1703

⋯→ Plotcher O, Cohen P, Bitan A (2006) Climatic behaviour of various urban parks during hot and humid summers in the Mediterranean city of Tel Aviv, Israel. Int J Climatol 26(12):1965–1711

⋯→ Potwarka L, Kaczynski A (2008) Places to play: association of park space and facilities with healthy weight status among children. J Community Health 33(5):344–350

⋯→ Price R, Stoneham J (2001) A guide to accessible Greenspace. The Sensory Trust, Bath

⋯→ Ridgers ND, Stratton G, Fairclough SJ, Twisk JWR (2007) Long–term effects of a playground markings and physical structures on children's recess physical activity levels. Prev Med 44:393–397

⋯→ Roemmich JN, Epstein LH, Raja S, Yin L, Robinson J, Winiewicz D (2006) Association of access to parks and recreational facilities with the physical activity of young children. Prev Med 43(6):437–441

⋯→ Roovers P, Hermy M, Gulick H (2002) Visitor profile, perceptions and expectations in forests from a gradient of increasing urbanization in Belgium. Landsc Urban Plann 59:129–145

⋯→ Saelens BE, Frank LD, Auffrey C, Whitaker RC, Burdette HL, Colabianchi N (2006) Measuring physical environments of parks and playgrounds: Eaprs instrument development and inter–rater reliability. JPAH 3(Supp 1)

⋯→ Sallis JF, Johnson MF, Calfas KJ, Caparosa S, Nichols JF (1997) Assessing perceived physical environmental variables that may influence physical activity. Res Q Exerc Sport 68:345–351

⋯→ Sallis JF, Bauman A, Pratt M (1998) Environmental and policy interventions to promote physical activity. Am J Prev Med 15(4):379–397

⋯→ Sallis JF, Prochaska JJ, Taylor WC (2000) A review of correlates of physical activity of children and adolescents. Med Sci Sports Exerc 32:963–975

⋯→ Sanesi G (2002) Le aree verdi urbane e periurbane: situazione attuale e prospettive nel mediotermine. Annali Accademia Italiana di Scienze Forestali LI:3–14

⋯→ Schneider I (2000) Responses to conflict in urban–proximate areas. J Park Recreation Admin 18:37–53

⋯→ Schroeder HW, Anderson LM (1984) Perception of personal safety in urban recreation sites. J Leisure Res Second Q 16(2):178–194

⋯→ Sievänen T, Neuvonen M, Paronen O, Pouta E (2005) Perceived constraints in participation in outdoor recreation. In: Gallis CTh. (ed) Forest trees and human health and well–being. Proceedings of the 1st European COST E39 Conference, Medical and Science, Thessaloniki, pp 255–261, October 2005

⋯→ Soares AL, Castel–Branco C, Simões VC, Rego FC (2005) Public use of green spaces in Lisbon. In: Gallis C (ed) Forests, trees, and human health and well–being. Medical and Scientific, Thessaloniki, pp 203–222

⋯→ Sport England (2005) Active design — phase one. Sport England, London

⋯→ Stathopoulos T, Wu H, Zacharias J (2004) "Outdoor Human Comfort in an Urban Climate", Building and Environment 39(3):297–305

⋯→ Stoneham J (2003) Inclusive design and management of urban green space. Paper presented at the Public Parks – Keep Out, Manchester

⋯→ Stratton G, Mullan E (2005) The effect of multicolor playground markings on children's physical activity level during recess. Prev Med 41(5–6):828–833

⋯→ Stynes JD, Spotts MD, Strunk RJ (1985) Relaxing assumptions of perfect information in park visitation models. Prof Geogr 37(1):21–28

⋯▸ Suminski RR, Poston WS, Carlos Petosa RL, Stevens E, Katzenmoyer LM (2005) Features of the neighborhood environment and walking by U.S. adults. Am J Prev Med 28(2):149 – 155

⋯▸ The Woodland Trust (2002) Urban woodland management guide 1: damage and misuse. The Woodland Trust, UK

⋯▸ Thorsson S, Lindqvist M, Lindqvist S (2004) Thermal bioclimatic conditions and patterns of behaviour in an urban park in Göteborg, Sweden. Int J Biometeorol 48(3):149 – 156

⋯▸ Tinsley HEA, Tinsley DJ, Croskeys CE (2002) Park usage, social milieu, and psychosocial benefits of park use reported by older urban park users from four ethnic groups. Leisure Sci 24(2):199 – 218

⋯▸ Titze S, Stronegger WJ, Janschitz S, Oja P (2007) Environmental, social, and personal correlates of cycling for transportation in a student population. J Phys Activ Health 4(1):66 – 79

⋯▸ Togo F, Watanabe E, Park H, Shephard RJ, Aoyagi Y (2005) Meteorology and the physical activity of the elderly: the Nakanojo Study. Int J Biometeorol 50:83 – 89

⋯▸ Troped PJ, Saunders RP, Pate RR, Reininger B, Ureda JR, Thompson SJ (2001) Associations between self-reported and objective physical environments and use of a community rail-trail. Prev Med 32:191 – 200

⋯▸ Van Herzele A, De Clercq EM, Wiedemann T (2005) Strategic planning for new woodlands in the urban periphery: through the lens of social inclusiveness. Urban Forest Urban Green 3(3 – 4):177 – 188

⋯▸ Walker V, Castel-Branco C (1998) The international call for tenders for the Tagus and Trancão Park. In: Castel-Branco C, Rego FC (eds) O Livro Verde. Expo'98, Lisboa, pp 44 – 69

⋯▸ Weir LA, Etelson D, Brand DA (2006) Parents' perceptions of neighborhood safety and children's physical activity. Prev Med 43(3):212 – 217

⋯▸ West PC (1993) The tyranny of metaphor: interracial relations, minority recreation, and the wildland-urban interface. In: Ewert AW, Chavez DJ, Magill AW (eds) Culture, conflict, and communication in the wildland-urban interface. Westview Press, Boulder, CO, pp 109 – 115

⋯▸ Wilcox S, Castro C, King AC, Housemann R, Brownson RC (2000) Determinants of leisure time physical activity in rural compared with urban older and ethnically diverse women in the United States. J Epidemiol Community Health 54(9):667 – 672

⋯▸ Wright C, MacDougall C, Atkinson R, Booth B (1996) Exercise in daily life: supportive environments. Commonwealth Department of Health and Family Services of Australia, Adelaide

녹지에서 신체적으로
활동할 수 있도록
동기부여하기

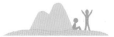

··· 연구결과 야외 신체 활동에 대한 두 가지 제약 조건은 '시간 부족'과 '정보의 부족'으로 나타났다. 이 제 ···

··· 약 조건은 성별, 인종/민족, 연령 집단, 능력과 사회 경제적 지위에 관련해 특정 대상 그룹에 한정될 수 ···

··· 있다. 신체 활동을 증진하기 위한 전략은 가능한 한 많은 대상 그룹들의 제약 조건을 제거하거나 완화 ···

··· 하는 것을 목표로 한다. 성공적으로 홍보 메시지를 전달하기 위해서 특정 그룹에 맞게 조정해야 한다. ···

··· 지속 가능한 프로그램은 의사 결정 과정에서 이해 관계자를 포함한다. 이 장에 등장하는 유럽의 신체 ···

··· 활동 프로그램들은 좋은 운동 요소를 포함한다. 영국의 건강으로 가는 길 걷기, 혁신과 부가가치 정보 ···

··· (웨일즈, 칼로리 지도), 실외 육체 운동(노르웨이 Kjenmann Stjordal), 시회화, 놀이와 재미(어린이 트레 ···

··· 킹 클럽, 노르웨이) 등이다. ···

::: 옮김 – 최희승 (서울대학교 간호대학 교수)

·A. 드라코요 (A. Drakou) 그리스 아리스토텔레스 대학 사회과학 및 체육교육학과 ·R. 드 브리스 (R. De Vreese) 벨기에 브뤼셀 브리지 대학(VUB) 인간 생태학과 ·T. 로프트후스 (T. Lofthus) 노르웨이 노르드 트론데 라그 주 ·J. 무스카트 (J.Muscat) 몰타 SOS

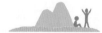

⋯▶ 무엇이 신체활동에 참여하도록 동기부여 하는가?

　신체활동은 오늘날 삶을 건강하게 사는 법 중 하나이다. 수많은 과학논문이 신체적 활동이 심혈관계 질환, 고혈압, 당뇨병, 비만 등과 같은 다양한 질병들에 걸리는 것으로부터 막아준다는 것에 동의한다(미국 보건사회복지부 2000, Kohl 2001, Dishman 등 2004). 신체활동은 개인의 삶의 질을 높이는 사회적, 심리적 이득을 또한 가져올 수 있다(WHO 2007).

　활동적인 라이프 스타일과 그와 관련된 건강 혜택을 증진하기 위한 효과적이고 적절한 방법을 찾기 위해서 무엇이 사람들을 신체활동에 참여하게 하는지(Davison와 Lawson 2006)와 무엇이 신체활동을 하는 것을 막는지를 이해하는 것이 필수적이다.

　지난 30년간, 동기와 신체활동에 관한 연구는 사회 인지적 접근을 적용해왔다(Duda와 Whitehead 1998, Roberts 1982, Roberts 등 1997). 그렇게 함으로써, 동기는 개인들이 성취 맥락 속에서 자신의 역량을 평가하는 사회 인지 과정으로 여겨진다. 신체활동에서 성취 행위를 이끌어내고 활성화하는 세 가지 심리적인 구성개념은 개인적 목표(Personal goals), 감정적 각성(Emotional arousal), 개인적인 신념(Personal agency beliefs)이다(Ford 1992). 목표란 개인들이 이루려고 노력하고 있는 것으로 정의된다. 그것은 특정한 행동의 목적을 반영한다(Locke와 Latham 1990). 감정적인 각성이란 감정적인 자극 이후에 일어나는 것으로 신체적인 동요(agitation)나 초조와 행동준비 태세를 일으킨다. 개인적인 신념은 개인이 자신의 능력, 신체적인 활동을 하기 위해 쏟아야 하는 노력, 그리고 결과가 가져다주는 가치에 대해 개인이 가지고 있는 믿음을 의미한다. 이러한 과성 분석은 이 장에서는 다루어지지 않는다. 남겨진 비판적인 질문은 "사람들이 신체활동을 함으로써 성취하기 원하는 것은 무엇인가?"이다.

일반적으로 말해서 개인들이 신체활동을 하도록 이끄는 다양한 이유가 있다.

- **건강혜택(Health benefits)** : "신체적으로 활동적인 사람들은 관동맥성 심장병, 제2형 당뇨병, 고혈압, 대장암에 걸릴 위험이 낮다." (Pretty 등 2005, p.320). 일반적으로 사람들은 정기적인 운동의 유익은 알고 있지만, 질병을 피하고자 해야 하는 적절한 운동의 종류와 운동량에 대해서는 잘 모르고 있다(Crombie 등 2004).
- **심리적 혜택(Psychological benefits)** : 사람들은 신체적 활동이 주는 재미와 반복되는 일상으로부터의 탈출, 그리고 성취욕을 만족하게 할 기회들 때문에 신체활동에 참여한다(Yoshioka 2002). 더 나아가 나이든 사람들은 그들의 건강을 유지하고 따라서 그들의 독립성을 오랫동안 유지할 수도 있다. 이는 그들의 삶의 질이 좋아졌다는 것을 의미한다.
- **인지적 혜택(Cognitive benefits)** : 아이들은 팀 활동에 참여하는 동안 중요한 사회적 기술과 협상기술을 익히게 된다. 더 나아가 아동기 낮은 수준의 신체활동은 성인이 되었을 때 낮은 인지기능의 위험인자라고 알려져 왔다(Singh-Manoux 등 2005).
- **사회적 혜택(Social benefits)** : 신체적 활동은 사회적 접촉(공원에서 사람들을 만나고, 활동에 참여하기 위해 소그룹으로 교외로 나가고, 자전거를 타고 운전을 피하는 것)을 증가시킬 수 있고 그럼으로써 지역사회가 건강하고 모든 사람을 아우르는 방향으로 발전하도록 돕는다.

⋯▶ 왜 사람들이 신체활동을 하지 않는가?

신체활동에 참여하는 개인의 결정은 그런 활동에 참여함으로써 얻는 혜택뿐 아니라 제약을 필연적으로 고려해야 하는 복잡한 과정의 결과이다. 제약이란 연구자들이 예측할 수

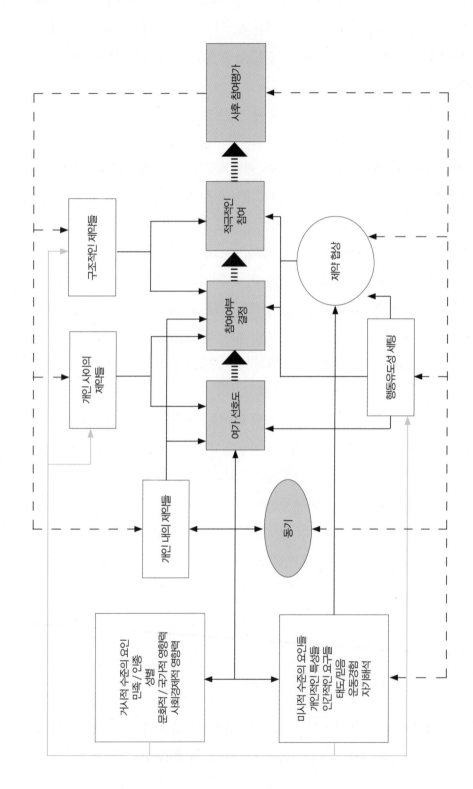

:: 도표 10-1 **수정된 여가 제약 모델** (Walker와 Virden, 2005)

있거나 혹은 활동에 참여하는 사람들이 지각하거나 경험하는 요소들로서 여가활동에 대한 호감이 생기는 것을 막거나 사람들이 여가활동에 참여하고 여가를 즐기는 것을 제한하고 방해하는 요소들을 말한다(Jackson 2000, p.62). 여가 연구자들은 능력과 기술 수준, 수입/신체 활동에 드는 비용, 나이나 성별, 민족성, 범죄에 대한 공포와 사용자 그룹 사이의 갈등 등으로 인해 야기되는 제약에 초점을 맞추어왔다(Parker 2007). 그러나 일반적으로 이 제약 중 시간과 비용에 연관된 제약들이 사람들이 여가활동과 관련해서 느끼는 제약 중 가장 것이다(Jackson 2005).

크로포드(Crawford 외 1991) 등은 제약을 세 개의 범주로 구분하였다. (a) 개인 내의 제약 – 걱정이나 본인이 느끼는 기술의 부족과 같은 여가 선호도의 발전에 영향을 주는 개인의 심리적 특성 (b) 사람 사이의 제약 – 함께 여가생활을 할 수 있는 파트너의 부재와 같이 여가 선호도 발전에 영향을 주는 사회적 인자들 (c) 구조적인 제약 – 시간의 부족과 같이 여가 선호도 발전 이후에 일어나는 인자들

도표 10–1은 신체적인 활동에 관한 결정을 내리기까지의 과정을 설명하고 있다. 이 모델은 워커와 버든(Walker와 Virden 2005)에 의해 고안된 여가 제약 모델을 기초로 하고 있는데, 그것은 일반적으로 개인이 여가 활동에 참여하도록 이끄는 메커니즘에 대해 묘사하고 있다. 이것은 또한 녹지에서의 신체활동에도 적용될 수 있다.

도표 10–1에서 보이는 것처럼, 여가 선호도는 인격 특징, 인간 요구, 태도와 믿음 같은 몇 가지 개인적으로 지향하는 인자들에 영향을 받는다. 이 모든 것들은 미시적 수준의 인자로 그려진다. 이와 유사하게 여가 선호도는 민족성, 성별, 사회 경제적 능력 같은 몇 가지 사회경제적, 사회 문화적 인자들의 영향을 받는다. 이 모든 것들은 거시적 수준의 인자로 그려진다. 미시적 수준의 인자와 거시적 수준의 인자는 동기와 제약 모두에 대해 직접적인 효과가 있다.

기억해야 할 중요한 사실은, 동기와 제약 이 두 가지가 함께 여가활동 선호도에 누적적인 효과를 미친다는 점이다. 구조적인 제약은 과정의 후반에 작용하고, 실제 참여와 참여하는 것에 대한 결정에 영향을 준다.

야외에서의 신체적 활동 선호도의 형성

야외에서의 신체활동은 환경과의 상호작용을 포함하며, 선호도는 활동과 자연환경에 대

한 '태도와 믿음'이란 미시적 수준의 인자에 영향을 받을 수 있다(표10-1). 빅슬러와 플로이드(Bixler와 Floyd 1997)는 물리적 환경에 대한 지각이 야외 신체활동에 대한 선호도 형성에 미치는 중요한 역할을 강조했다. 그들은 자연환경에 대한 세 가지 타입의 부정적인 반응에 대해 설명했다. (a) 예측되는 공포(실종되는 것, 벌레 물리는 것) (b) 혐오 민감도(벌레 물림으로 인해 가려워지는 것이나 우연히 가축 배설물을 밟게 되는 것) (c) 정상적이고 편안한 범위에서 벗어나는 것(야외 활동을 위해 적합한 장비를 갖추는 것).

긍정적인 반응 쪽에서 보면, 개인이 방문하는 장소에 특별한 의미를 부여하는 장소 애착(place attachment)의 개념(Williams와 Stewart 1998)은 신체활동을 위한 환경에 중점을 둔다. 심미적 속성, 기회와 접근 가능성이 참여라는 관점에서 신체적인 활동과 커다란 연관성이 있는 것으로 알려졌다(Humpel 등 2002).

요약하자면, 야외에서의 활동을 특별하게 만드는 것은 자연환경에 두는 가치의 문제이다. 그러므로 제약의 여부에 상관없이 신체활동과 활동하는 환경에 대한 개개인의 태도와 믿음에 근거해서 개인은 협상하고, 자신의 방법(전략)들을 사용해서 활동에 참여하거나 참여하지 않거나 할 것이다.

:: 표 10-1 **목표 그룹에 야외 활동 제약 경험**

목표 그룹	가장 중요한 제약들
아이들	어른들에 의한 제약 교통기반 지역적 특성
여성들	시간의 부족 몸이 좋지 않은 가족이 있음
제3의 연령대	접근 가능성 공포기대감
장애가 있는 사람들	이동수단 프로그램의 주제
이민자들	자연에 대한 공포 혼자하는 활동을 피함
낮은 사회경제적 위치의 사람들	정보/지식/인식의 부족 예산의 제약

야외에서의 신체적 활동의 제약들

워커와 버든(Walker와 Virden 2005)에 의해 정의된 여가 활동의 제약 중 가장 큰 제약은 '시간 부족'과 '다른 활동으로 인한 분주함'이다. 높은 순위를 차지한 다른 제약들은 다음과 같다. '야외 레크리에이션 장소가 집에서 너무 멀다', ' 레크리에이션 장소가 너무 붐빈다', '정보의 부족', '레크리에이션 활동은 너무 비싸다', '집안일', ' 몸이 아픈 가족', 그리고 '배우자가 다른 활동을 더 좋아한다'. 중간 순위의 제약들은 다음과 같다. '공원의 위치에 대한 무지', '장비의 부족', '장소와 시설의 취약한 유지보수', '폭력에 대한 공포', '기상 상태', '비싼 입장료'.

워커와 버든(2005)은 야외활동 참여에 영향을 미치는 관련된 제약들을 4가지 카테고리로 나누어 설명했다. '자연환경의 구조적 제약(Natural environment structural constraints)'은 기상 상태, 갑작스러운 홍수, 산사태, 건널 수 없는 강, 산행로의 부족, 폭포, 연못 등 물과 관련된 지형의 유무, 수량의 형태와 크기, 정확한 지도의 부족을 포함한다. '사회 환경 구조적 제약(Social environmental structural constraints)'은 붐빔, 시끄러운 음악 소리, 다른 사람들에 대한 두려움, 자동차의 존재 등을 의미한다. '영토의 구조적 제약(Territorial structural constraints)'은 레크레이션 지역에 누가 들어올 수 있는지를 결정하고 관리하는 과정에서 야기되는 제약을 말한다. 이런 지역들은 공평성을 가져야 함에도 인종이나 사회적 계층에 따라 어떤 특정한 그룹의 사람들은 레크레이션 장소를 이용하지 못하기도 한다. '기관의 구조적 제약(Institutional structural constraints)'은 의도적인 관리의 제약(차량통제)이나 비의도적 관리의 제약(장기 이용자 간의 갈등, 감상 자원의 파손(visual resource degradation), 그리고 수준 낮은 레크리에이션)을 의미한다.

특정한 대상자 그룹(아이들, 여성들, 노인들 같은)은 다른 집단들에 비해서 몇 가지 제약들을 더 분명하게 경험할 것이다. 예를 들면, '시간 부족'이나 '몸이 좋지 않은 가족의 존재'는 남자보다는 여자들에게 신체활동 참여의 더 큰 제약으로 여겨진다(Jackson 2005). 야외에서의 활동과 관련해서, 여사늘은 남자들보다 '공공장소에서의 폭력에 대한 공포'와 '불충분한 시설'을 더 강하게 인식한다(Bialeschki 2002, Johnson 등 2005).

이런 인식된 제약과 야외에서의 활동에 대한 기대감의 차이는 연관된 비교문화 연구에서도 보여진다(Johnson 등 2005, Virden과 Walker 1999, Yoshioka 등 2002). 미국에 사는 '흑인'과 '백인'들의 도시공원과 숲 참여와 선호도에 대한 문헌 고찰에서 엘멘도르프와 윌리트

(Elmendorf와 Willits 2005)는 흑인들이 백인들보다 집 근처의 공원에 대해 더 낮은 만족도, 자연에 대한 더 많은 공포감, 그리고 혼자서 하는 활동(조깅, 산책, 하이킹)에 더 낮은 참여도를 보였다고 결론지었다. 장애가 있는 사람들은 '이동 수단'과 '프로그램의 문제'에 관련해서 더 큰 제약을 경험한다(Jackson 2005).

아이들은 어른들(부모, 후견인이나 영향력 있는 다른 사람들)이 정한 규제로 인해 여가 활동에 제한이 있을 수 있다(Krizek 등 2004). 또한, 아이들의 일반적인 신체활동(야외에서의 활동을 포함해서)과 환경적인 특성 사이에 연관성이 있다. 포장된 인도의 존재 여부와 상태, 잘 관리된 건널목과 자전거도로 같은 이동수단 인프라는 아이들이 신체활동을 할 수 있도록 돕는다(Braza 등 2004, Timperio 등 2004). 인근 지역의 안전도, 범죄율, 낯선 사람의 위협, 주변 경관의 미학과 같은 지역적인 조건들 역시 아이들의 신체활동과 연결될 수 있을 것으로 보인다. 더욱 정확하게 말하면, 부정적인 지역적 조건들이 존재하는 곳에 사는 아이들의 신체적인 활동은 제한될 것으로 보인다(Gomez 등 2004, Molnar 등 2004, Carver 등 2005). 아이들과 신체활동에 관한 더 많은 정보는 8장을 참조한다.

낮은 사회경제적 지위(SEP-socioeconomic position)에 있는 사람들과 관련해서 피츠슨(Pitson 2000)이 전반적인 신체활동을 거의 안 하거나 아예 안 하는 것과 낮은 SEP 사이와 밀접한 관계가 있음을 밝혔다. 이와 유사하게 SEP에 따른 고용 상태와 신체적 활동 종류 사이의 관계를 연구했던 포프햄과 미셸(Popham과 Mitchell 2007)은 낮은 SEP의 사람들이 빨리 걷기, 스포츠와 운동 참여율이 낮다고 밝혔다.

표 10-1은 성별, 민족/인종, 능력, 나이 집단과 사회경제적 지위에 의해 그룹 지어진 개인들이 경험하는 가장 중요한 제약들을 보여준다.

행동의 변화를 이끌어 내기까지는 시간이 필요하므로 교통수단 인프라, 지역 조건들, 접근 가능성, 프로그램 문제와 정보의 부족 등과 같은 구조적인 제약들은 없애기 가장 쉬운 제약이라 할 수 있다. 이러한 구조적인 제약들은 건강한 습관을 키워주는 것을 목표로 하는 잘 디자인된 홍보 캠페인을 재정적으로 후원하고 시행함으로써 없앨 수 있다.

구조적인 제약들을 없앰으로써 몇몇 개인 내의 그리고/혹은 개인 간의 제약들을 없앨 수도 있다. 예를 들면, 더욱 넓은 포장도로와 보행자 구역을 건설하는 것으로 지역 조건을 향상하는 것은 지역 공원에 접근을 쉽게 해주고 '나가서 인근 공원에서 친구들을 만나고' 싶은 아이들의 욕구들에 대한 부모들의 제약들을 감소시킬 수 있을 것이다.

제약의 협상

표10-1에서 보여주듯이, 선천적으로 야외에서의 신체활동 참여에 동기부여가 되어 있는 사람도 있을 수 있지만 참여하기 위해서는 여러 가지 제약 조건들을 절충해야 할 필요가 있을 것이다. 제약의 절충은 야외에서의 신체활동에 참여하느냐 마느냐에 대한 마지막 결정을 하기 위해 각자의 마음속에서 진행되는 과정이다. 이 결정 과정은 정부나 녹지에서의 신체활동을 촉진하려는 정부나 사설기구들이 사용하는 전략들에 영향을 받을 수 있다. 친근하고 안전한 환경의 중요성은 9장에서 이미 다루었다.

신체활동의 제약 모델은 최근 큰 지지를 얻은 신체활동 촉진의 생태학적 접근과 매우 유사하다(Spence와 Lee 2003). 생태학적 접근에 의하면 신체활동(여느 행위와 마찬가지로)이 다른 환경의 다양한 측면들에 영향을 받는다. 그래서, 개인이 가진 심리학적이고 생물학적 변수, 사람 사이 인간관계 환경에 속하는 친구들과 가족 그리고 입법적 환경에 속하는 규칙과 규제들 모두 신체적인 활동에 영향을 준다(Gorely 2005). 간단히 말해서, 신체적 활동을 증진하기 위해서는 개인들이 그들의 필요와 성격에 따라, 그들의 가까운 사회적 환경에 따라, 신체적 활동에 참여하는 것에 관련된 정책들에 따라 선호도를 형성하는 점을 염두에 두어야 한다.

····▶ 녹지에서의 신체활동을 촉진하는 전략들

기회와 동기부여 사이의 연관성

도표 10-2는 신체활동을 위한 동기부여와 기회 사이의 연관성을 묘사한다. 이 모델은 올슨(Ohlsson 외 1997) 등이 다양한 사용자 그룹의 문화적 활동에 대한 동기와 참여 사이의 관계를 설명하기 위해 개발한 모델에 기초한 것으로 녹지에서의 신체활동 참여에도 쉽게 적용될 수 있다.

신체활동에 참여할 기회는 시설, 비용, 시간 등에 접근성과 관련해서 참여의 문턱이 얼마나 높은가로 규정된다. 동기는 활동을 통해 얻는 개인적 이익에 대한 인식과 연관이 있다. 이 모델에 따르면 사람들은 네 개의 카테고리로 나눌 수 있다.

열성적인(많은 기회/ 강한 동기부여) – 이 카테고리에 속한 사람들은 정기적으로 신체활동

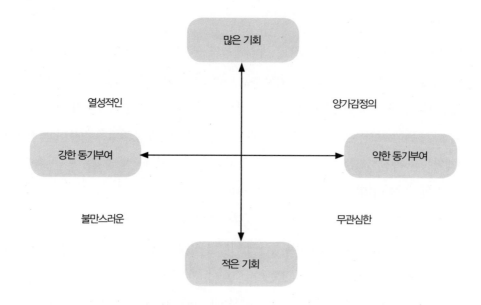

:: 도표 10-2 **기회와 동기의 상관관계** (Ohlsson 등 1997)

에 참여한다. 이 사람들은 시설과 기회들을 사용할 수 있는 시간과 경제적 여유가 있고, 신체활동에 참여하는 기회를 찾아내기 위한 노력을 기울이려는 마음이 있다. 공원에서 매일 산책하는 사람, 매주 황무지로 트레킹 가는 가족들이 카테고리에 속한 사람들의 예다.

양가감정(많은 기회/ 약한 동기부여) – 이 카테고리에 속한 사람들은 신체활동에 참여 할 기회를 가지고 있지만 필요할 때만 혹은 동료의 압력에 의해서만 신체활동에 참여한다. 출퇴근 시 자전거를 타거나 걷는 것 외엔 대안이 없는 사람, 고용주들이 계획한 야외 활동에 의무적으로 참여해야만 하는 피고용인들이 이 카테고리에 속한다.

불만스러운(작은 기회/ 강한 동기부여) – 이 카테고리의 사람들은 신체활동에 참여하고 싶은 마음은 강하지만, 시간과 돈이 부족하고/거나 시설에의 접근성과 기회가 부족하다. 이 카테고리에 속한 사람들의 예는 학생들과 적은 수입의 사람들, 녹지에 쉽게 접근할 수 없는 매우 도시화한 지역에 사는 사람들이다.

무관심한(적은 기회/ 약한 동기부여) – 이 카테고리에 있는 사람들은 신체활동에 참여 할 기회가 없을 뿐 아니라 관심도 없는 사람들이다. 근처에 녹지가 전혀 없는 매우 도시화한 지역에 살고 있으며 여가 시간을 주로 앉아서 하는 활동으로 보내기를 좋아하는 사람들; 신체활동에 참여할 시간과 돈이 부족할 뿐 아니라 참여하는데 전혀 흥미가 없는 사람들이 이 카테고리에 속한다.

사람들이 녹지에서의 신체활동에 참여하도록 동기 부여하는 전략의 주된 초점은 동기가 약하고(양가감정을 가지고 무관심한 사람들), 기회가 적은(불만스러운 사람들) 카테고리에 있는 사람들에게 맞추어져야만 한다. 그러나 열성적인 사람들의 참여가 소홀히 여겨지거나 당연시되어선 안 된다. 전략 계획은 이러한 사람들이 지속적으로 활동에 참여하고 더욱 활발하게 참여할 기회를 보장해야 한다.

성공적인 전략은 일반적으로 특정한 집단의 요구에 초점을 맞추고 그 사람들이 느끼거나 실제로 경험하는 제약들을 완화하는 것을 목표로 한다. 건강 행동의 맥락에서 행해진 연구의 대부분은 아이들, 여성들, 노인들, 장애가 있는 사람들, 이민자들과 낮은 사회경제적 위치에 있는 사람들을 대상으로 이루어져 왔다(Cale과 Harris 2006, Carr 2000, Rimal 2002). 이 장에서 앞서 다룬 표10-1은 이런 각각의 목표 집단들에 의해 경험된 가장 일반적인 제약들을 보여준다.

개인들이 신체활동으로부터 얻는다고 인지하는 실제적인 혜택과 이들이 그 활동들에 주는 의미인 동기부여 인자는 정보 캠페인이나(만약 아이들이 목표 집단이라면) 교육 시스템을 통해서 촉진될 수 있을 것이다. 제약들, 특히 구조적 제약들은 좀 더 실제적인 방법으로 다뤄져야 할 필요가 있다. 예를 들어 신체활동에 참여하는 동안 야외에서 '길 잃어버리는 것에 대한 두려움'이란 제약은 정확한 지도를 제공하거나 지역 전체에 걸친 신호(이정표)를 제공함으로 해결될 수 있다.

더욱 보편적인 몇 가지 제약들에 대해서는 널리 완화된 전략들을 쓸 수 있다. '정보의 부족'이란 제약을 완화하려면 사람들이 쉽게 접근할 수 있는 신체활동 관련 정보를 제공하고(정보박람회, 웹사이트, TV/라디오, 신문, 전단), 정기적인 행사를 열고(주마다 월마다 같은 날 같은 시간, 같은 장소에서 행사 열기), 이민자들을 위해서는 그들의 모국어로 신체적 활동의 기회와 관련된 정보를 제공하는 것이 일반적으로 쓰이는 전략들이다. '야외 레크리에이션 장소가 너무 멀다'란 제약을 위해서는 레크리에이션 장소까지 정기적이고 값싼 이동수단을 제공하고, 인근의 녹지나 걷는 길이나 자전거 도로 같은 인프라를 제공하는 것이 자주 쓰이는 전략이다. '비싼 입장료'란 제약을 위해 흔히 사용하는 전략으로는 고용주들이 직원들을 위해 신체활동 보조금을 지급하도록 권장하거나, 피크타임 이외의 시간에는 저렴한 가격으로 시설을 이용할 수 있도록 하는 것이 포함된다. '장비의 부족'이란 제약에 대해서는 저소득층 사람들에게 비용 없이 혹은 보조금을 주고 장비를 제공하거나 단체들이 특정 집단을 위한 장비를 개발하도록 장려하는 전략들이 효과를 거두었다. 장소의 구조적 제약을 위해서는 특정한 집단을 위한 장소나 시설의 유연성 있는 사용 혹은 목표 그룹을 훈련하는 전략 등이 일반적으로 쓰인다. 마지막으로, 사람들이 신체활동에 참여하도록 동기 부여하는 일반적인 전략으로는 유명인사들을 본보기로 사용하는 것, 활동을 촉진하기 위해서 경쟁전략을 도입하는 방법, 변화를 준 시설들과 흥미로운 신체활동 공간들—예를 들어, 랜드아트, 역사적 특색, 문화, 동물 같은—을 배치하는 것, 의사나 건강 관련 종사자들이 녹색 처방전을 주는 것 즉, 가벼운 질병을 가진 환자들에게 약을 처방하는 대신 특정한 운동을 처방하는 것을 권장하는 것을 포함한다.

단계적인 전략들

사람들이 신체활동에 참여하도록 동기 부여하는 전략들은 그들이 목표로 삼은 대상 집단을 올바로 이해하고 그 집단에 동기를 부여하거나 방해가 되는 요소들이 어떤 것들인지 잘 알고 있을 때 효과적이다. 예를 들어 즐거움과 친구들과의 어울림과 같은 동기 부여와 시간의 부족이나 동료로부터의 부정적인 압박 같은 제약들은 신체활동 정도를 결정하는 중요한 요인들이다(Alledar 등 2006, O'Dea 2003). 또한, 성공적인 전략과 프로그램은 인식 연구, 건강 우선주의와 생물의학 담론분석과 건강의사소통과 프로모션, 특정 연령층을 대상으로 하는 연구들과 관련 분야 연구로부터 통찰을 얻기도 한다. 몇몇 이러한 통찰들은 다음과 같다.

인식 연구 : 서스톤과 그린(Thurston과 Green 2004)은 사회적 상호작용과 기술의 습득을 통한 즐거움과 만족을 중요하게 여겼으며 신체활동이 그 수단이 된다고 보았다. 신체활동들을 촉진하는 전략들과 프로그램은 참가자들의 인식을 높이는 것에 목표를 두어야 한다고 제안했다.

운동행위의 지속적인 변화를 위해서는 '좋은 건강', '운동의 이로운 점'에 대한 인식이 차츰 오랜 시간에 걸쳐 긍정적으로 바뀌어 가도록 하는 것이 중요하다(Marcus 등 1994, Wagner 2000).

건강우선주의와 생물의학 담론 분석 : 이 담론은 젊은 사람들이 활동량이 적은 생활 방식의 결과로 생긴 건강 문제들을 완화하기 위해서는 신체활동들을 증가시켜야 한다고 했

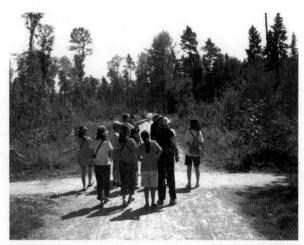

:: 사진 10-1 사람들에게 신체활동을 위한 동기부여를 주기 위해서는 각 집단 기본적인 이해가 필요하다.

다. 이 담론에 의하면 사람들은 건강한 라이프 스타일을 선택할 수 있는 역량을 가지고 있고 개개인이 자신의 신체적, 정신적 웰빙을 책임져야 한다는 것을 전제로 하고 있다(Calea와 Harissa 2006). 티닝과 피츠클래어렌스(Tinning과 Fitzclarence 1992)에 의하면 건강우선주의라는 이념을 질병, 무능력, 고되고 힘든 운동과 연결 지어 생각하는 청소년들은 건강우선주의를 자신과는 상관없는 것으로 생각한다. 케일과 해리스(Cale과 Harris 2005)는 개인위주로 생각하고 활동에 관한 책임을 개인에게만 돌리며 신체활동에 영향을 주는 물리적, 사회적 환경에서 다른 요인들을 고려하지 못하는 건강우선주의의 한계점을 지적했다.

건강 증진 연구 : 주드(Judd 외 2001) 등은 건강 증진과 관련하여 가장 중요한 가치와 이슈들이 무엇인지 설명했다. 이러한 가치들은 신체활동 프로그램을 개발할 때 고려되어야만 한다. 첫 번째 가치는 건강 증진에 대한 의사 결정 과정에 이해관계가 있는 사람들이 참여할 수 있도록 권한을 부여하는 것이다. 권한은 참여, 다학제적 협력, 공평성, 능력배양, 사회적이고 지속적인 개발을 포함한다(Hawe 1994). 권한은 일반적으로 과정(process)으로 묘사되지만, 건강 증진이 능력배양에 초점을 두는 경우 결과(outcome)로 생각될 수도 있다. 두 번째 가치는 사람 중심적이고 집단주의적 성향을 지닌 건강증진이다. 건강 증진은 건강에 대한 사회적, 문화적, 경제적 그리고 환경적인 결정요인들을 포함한다(위에 언급된 생태학적 접근을 살펴본다). 지역사회 프로그램의 참여율과 주인의식은 외부인에 의해 도입

된 프로그램보다 문제 해결을 촉진하고, 지역 사회의 역량을 높이고, 성공적이며 지속 가능한 프로그램을 만들어 낸다. 세 번째로, 주드 등은 건강 증진은 생산성보다 공평성에 중점을 둔다고 말하고 있다.

건강 의사소통 연구 : 뉴하우저와 크렙스(Neuhauser와 Kreps 2003)는 행동의 효과를 향상할 수 있는 건강 의사소통 중재와 모델에 관한 다섯 개의 지침을 설명한다. (1) 감정과 이론적 근거를 제시하는 것. 건강 관련 의사소통은 이성적인 수준에서뿐만 아니라 사람들에게 감동적으로 다가갈 때 더 효과적이다. '자기 효능감'과 '통제력'은 행동 변화를 이끌어내는 가장 강력한 중간 매개요소이다(Bull 등 2001, Institute of Medicine 2001, Syme 1990). 이러한 매개요인들은 공감하고 인간 사이의 감정을 불러일으키는 대화(의사소통)를 통해 증진된다(Kreps와 Kunimoto 1994, Northouse와 Northouse 1998). (2) 상호활동과 참여를 증진하는 것. 건강 관련 의사소통은 그것이 사람들의 사회적 혹은 '삶'이란 문맥과 관련 있을 때 더 효과적이다. 메시지만으로는 사람들이 삶의 변화를 만들고 유지하도록 돕는데 충분하지 않다. 문맥적 접근이 변화의 중간매개요인들을 강하게 하는데 더 효과적이다: 실제적인 변화를 가져오는 효능감과 통제감. (3) 다양한 미디어 채널의 확장. 대중의 행동 변화를 이끌어내기 위해서는 상호 간의 의사소통과 대중문화를 이용한 소통이 필요하다. 개인적인 접근은 개인행동의 변화를 가져오는 데 효과적이지만 비용이 너무 많이 들고 대중적인 효과를 이끌어내는 데는 한계가 있다. 대중매체를 이용한 접근은 적은 비용으로 더 많은 사람에게 다가갈 수 있지만, 행동을 바꾸는 데는 덜 효과적이다. 이 두 가지 접근 모두 중요하며 상호 관련이 있다. 그러므로 효과를 증가시키기 위해 개인 위주의 접근과 대중을 위한 접근 사이의 연속선상에서 다양한 기술이 시행되어야 한다—예를 들면, 인터넷을 이용한 접근(Baker 등 1992, Cassel 등 1998, Johnson 등 1992, Napoli 2001). (4) 개개인의 요구와 맥락에 맞추어진 정보를 제공하는 것. 맞춤형 의사소통은 일반적인 메시지보다 더 효과적이다(Kreps 2000, Marcus 등 2000, Rimmer와 Glassman 1997). 개인의 요구에 맞추는 것과 별개로 많은 사람이 언어, 문맹, 장애나 다른 장벽 때문에 정보를 얻지 못하고 있다. (5) 상호교환적인 의사소통은 일방적인 의사소통보다 더 효과적이다. 향상되어야 하는 사람들의 욕구와 관련된 전문가들로부터의 메시지는 사람들에게 권한을 부여하기보다는 공포, 당혹감과 죄책감 같은 부정적인 감정을 일으킬 수도 있다(Kline 1999). 결론적으로, 다양한 사회적 맥락 안에서 사람들이 상호적이고 개인적으로 관계를 맺도록 하는 건강 의사소통 접근들이 훨씬 효과적이다(Emmons 2000).

  뉴하우저와 크렙스(2003)는 평가 기준으로 건강 의사소통에 관한 다섯 개의 지침을 사용하여 건강 의사소통 안에서 E-건강(E-health)의 가능한 역할을 평가한다. E-건강은 건강과 건강관리 서비스를 증진하기 위해 인터넷과 같이 새로운 정보나 소통기술을 사용하는 것을 의미하며(Eng 2001), 온라인 건강 정보, 온라인 지지 집단들과 이메일 연락처 등을 포함한다. E-건강은 전통적인 건강 의사소통 방법의 한계들을 다룰 것으로 기대된다. 정보는 목표 집단과 청중의 요구에 쉽게 맞춰질 수 있다. 좀 더 개개인에 대한 관심, 상호작용, 참여가 가능하다; 정보는 지속해서 사용 가능하고 넓게 배포될 수 있다. 포럼이나 사회적 네트워크를 통해서 다른 사람들과의 연계가 가능하다(Caplan 2001, Emmons 2000, Eysenbach와 Diepgen 2001, Ferguson 1996, Institute of Medicine 2001, Marcus 등 2000, Rubin과 Rubin 2001, USDHHS 2000). 뉴하우저와 크렙스(2003)는 멀티미디어 건강 의사소통이 대중의 요구에 맞추는 속성, 상호작용, 편리함을 통해서 행동의 결과들을 향상할 수 있다고 결론지었다. 그러나 이러한 변화가 오랫동안 지속할까? 네 개의 분석적인 고찰을 바탕으로 뉴하우저와 크렙스(2003)는 결과가 일정하지 않다고 밝혔다. E-건강 중재에 의한 행동변화가 지속적으로 유지된다는 증거는 거의 없으며, 결과를 설명하거나 예측할 수 있을만큼 잘 만들어진 이론모델도 없다. 더욱이 불균등한 인터넷 서비스, 글을 읽을 수 있는 능력, 접근성 부족과 같은 장벽들과 언어적, 문화적인 장벽과 장애로 인한 장벽이 많은 사람이 E-건강으로부터 혜택을 받는 것을 방해한다.

  특정 연령층(50대 이상)에 한정된 연구 : 포커스그룹, 인터뷰, 설문조사 연구들에 기초하여 오리(Ory 외 2003) 등은 50~70세까지의 사람들이 지속적인 방법으로 정기적인 신체활동을 하도록 동기 부여할 수 있는 개념, 메시지, 배합들을 밝혔다. 그들은 신체활동을 촉구하는 메시지가 효과를 거두려면 대상자들이(그들 연구에서는 50세 이상의 사람들) 이미 운동의 건강 효과를 알고 있다는 것을 전제로 해야 한다고 했다. 메시지는 기본적인 건강 이득에 관련된 정보전달을 넘어서 참가자들이 움직이게 하고 동떨어지거나 흥미를 잃지 않도록 영감을 주고 격려할 수 있어야 한다. 그들은 정확한 시각적 이미지의 중요성을 강조했는데, 이는 시각적 이미지가 향후 참가자들에게 영감을 주던지 혹은 아예 흥미를 잃어버리게 할 수도 있기 때문이다. 포커스그룹 토의 결과에 의하면, 남자, 여자가 함께 있고 노인과 젊은 세대가 함께 있는, 그리고 사람들이 모여서 즐기고 있는 이미지가 긍정적인 평가를 받았다. 50대 이상의 사람들이 신체활동을 하도록 동기부여 하는 메시지는 평범한 사람들이 평범한 일을 하는 것(우리와 같은 현실적인 사람들)이나 노인들이 그들의 아이들(손자들)과 함께 신체활동을 하는 것이었다. 사람들이 직면하는 어려움(시간, 가족, 일에 대한 헌신)은 고려되어야 한다. 오리 등은 더 나아가 사람들에게 그들이 신체적 활동에 관련된 구체적인 정보를 얻을 수 있는 명확한 정보(웹사이트, 전화번호)를 제공하거나 구체적인 조언('적어도 한 주에 5일 이상, 하루에 30분 이상 심장박동수를 높여라'는 말은 '거의 매일 적어도 하루에 30분씩 심장박동수를 높여라'는 말보다 좋다)을 줄 것을 권장했다. 사람들에게 동기부여를 해주지 못하는 메시지로는 운동이 일처럼 느껴지게 하는 메시지(운동이 재미있고 사교적인 측면을 강조해야 함), 활동은 운동이나 몸매 가꾸기라고 지칭하는 메시지("신체활동" 이라는 용어를 쓸 것), 반박하는 메시지("소파에서 나와라") 혹은 나이를 언급하는 메시지들이었다.

신체적 활동을 촉진을 목표로 하는 전략들을 위한 추천

많은 연구자는 신체적인 활동 프로그램과 계획, 중재를 위해 다음의 제안을 한다 (Allender 등 2006, Cale과 Harris 2001, Calea과 Harissa 2006, Christodoulos 등 2006, Gillis와 Perry 1991, O'Dea 2003, Thurston와 Green 2004).

1. 특정한 목표 집단에게 프로그램을 맞추라.
2. 프로그램 디자인과 내용은 목표 집단의 요구와 흥미, 선호도, 가능성과 능력에 초점을 맞춘다. 프로그램은 즐겁고 재미있어야만 한다. 너무 힘들고 어려운 시작은 피하라.
3. 사람들에게 프로그램의 디자인에 대한 결정할 권한을 주고 공동체에서 주인 의식을 갖게 하라.
4. 현실적인 프로그램 결과를 설계하라.
5. 선택의 범위를 제공하라 : 비경쟁적이고 좀 더 개인 중심적이고 조직적이지 않은 활동도 포함하라. 즐거움과 만족감을 만들어내는 즐겁고 재미있는 활동들을 포함하라.
6. 권위적인 태도와 프로그램 체계를 피하라.
7. 타이밍 : 프로그램 운영시간을 유연성 있게 운영하라. 참가자 여건(하루 중 언제, 일주일중 며칠)의 다양성을 수용하는 일정. 참가자에게 그들의 주중 계획표에 따라 그들의 선택을 수렴해서 참석할 수 있는 가능성을 제공하라. 참석할 수 있는 기간을 잘 맞춰

쥐라.

8. 기간과 강도 : 신체활동의 수준과 몸의 신체기능에 영향을 미칠 뿐 아니라 사회적 네트워크도 구축할 수 있는 충분한 기간 프로그램을 시행하라. 신체적 활동 프로그램의 일반적인 기간(3~4개월)은 참가자들이 규칙적으로 운동하는 것이 몸에 배거나 기술을 익히거나 사회적 네트워크를 구축하기에는 충분하지 않다.

9. 정기적인 참여 패턴을 만들도록 노력하라.

10. 행동적인(신체적 활동의 수준), 인지적인(지식과 이해), 정서적인(태도) 변화에 초점을 맞추라.

11. 디자인에 생태적인 접근을 적용하고(신체활동과 행동에 영향을 미치는 다양한 환경적인 측면을 고려하라) 다중 요소 디자인을 개발(참가자들이 비참가자들을 격려하여 프로그램의 활동들을 시행하도록 함)하라.

12. 참가자들이 쉽게 접근할 수 있는 장소에서 적은 비용이 드는 프로그램을 제공하라.

13. 프로그램 시행 전, 프로그램을 시행하는 기간, 프로그램을 마친 후에 프로그램의 효과를 평가하라. 가능하다면 더 긴 기간의 후속 평가를 진행하라.

그룹의 동질성(나이나 신체 단련 수준 면에서)은 참가자들이 지속해서 프로그램에 참여할지 여부를 결정하는 중요한 요소이다. 그러므로 그룹들의 선호도에 따라 조정하는 것이 중요하다.

···▶ 좋은 실행 : 유럽에서의 예

이 섹션에서는 자연에서의 그리고 녹지 환경 속에서 사람들이 신체활동 을 하도록 동기 부여하고 있는 몇 개의 좋은 예를 보여준다.

건강으로 가는 길 걷기(WHI) – 영국

목적 : 이 프로그램은 사람들, 특별히 신체활동을 잘 하지 않는 사람들이, 그들이 사는 지역에서 정기적으로 짧은 산책을 하도록 동기부여 하는 것을 목표로 한다.

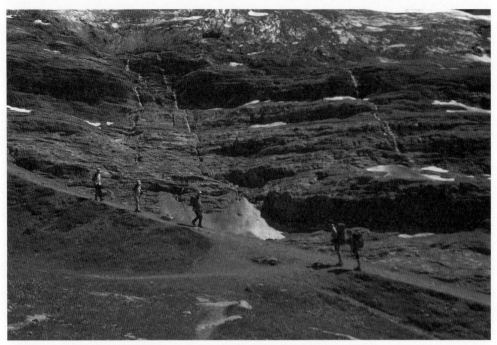

:: 사진 10-2 주기적인 걷기 모임을 통해 신체활동의 동기부여를 기를 수 있다.

파트너 : 이 프로그램은 Natural England(자연환경의 보존과 향상을 위임받은 공공단체)와 British Heart Foundation(영국 심장재단)의 공동 사업이다.

설명 : 건강으로 가는 길 걷기(Walking to the Way to Health-WHI)는 걷기 운동 지도자가 될 만한 사람들에게 교육을 제공하고 자격요건을 갖춘 걷기운동 프로그램을 인증해 줌으로써 지역 걷기 운동 계획을 지지하고 있다. 인증을 받기 위해서는 다음의 조건을 만족해야 한다.

1. 초보자를 위한 주도 건강 걷기를 제공(1시간 이하로 층계 없이 적당히 완만한 길)
2. 모든 산책로가 WHI 안전과 보험 기준을 충족
3. 기본적인 모니터 정보를 수집

인증 프로그램은 건강걷기 프로그램을 위한 높은 기준을 정해놓고 유지하고 있다. 프로그램 사용자들은 자신들 지역의 걷기 프로그램은 양질의 프로그램이며 이 프로그램에 참여하는 모든 사람은 성취감과 향상된 자신감을 경험할 수 있다고 확신한다(참여자, 동업자, 두사사들이 자신감을 더해준다). WHI에서 인증받음으로써 얻는 주요혜택은 국가 수준의 평가계획에 포함됨으로 인해 신용을 얻는다는 것이다. WHI 웹사이트에 포함되고, 건강 전문가들에게 인정을 받고, 인증 로고와 WHI 자격증을 사용할 수 있다.

WHI는 기존의 혹은 잠재적인 지역 사회 계획인 '건강을 위해 걷기'에서 걷기를 리드하기를 희망하는 누구에게나 하루 코스 프로그램을 제공한다. 이 훈련은 사람들을 걷기에 참가하도록 동기를 부여하고 그 동기가 지속적으로 유지되도록 하기 위한 실천적인 조언과 정보를 포함한다. 추가적인 지지도 제공한다. 이 훈련은 WHI 훈련을 받은 지역 트레이너들에 의해 무료로 제공된다. 지역 프로그램들은 훈련의 모든 비용을 지불할 수 있고, WHI 훈련 사무실을 통해 예약할 수 있다. 그 비용은 트레이닝 매뉴얼과 코스운영 비용 등을 포함한다.

걷기프로그램에 새롭게 참여하는 사람들이 작성하는 실외 건강 질문지(Outdoor Health Questionnaire-OHQ)를 통해 참여자들의 반응을 조사한다. 지역과 지방과 국가적 차원의 체계적인 자료 수집은 정책 수립자와 건강 전문가들 및 대중들이 사업의 혜택을 이해하는 데 도움을 준다. 이는 또한 WHI가 건강 걷기에 참여하는 사람들의 유형에 관해 지역과 국가적인 계획을 세울 수 있도록 돕는다.

결과 : WHI는 지금까지 영국 전역의 525개 지역 건강 걷기 계획을 지지하고 있고, 3만 3천명이 넘는 걷기 지도 자원 봉사자들을 양성시켜 왔다. 2000년 이후 1백만 명 이상의 사람들이 걷기운동을 하도록 격려해 왔다(웹사이트 : www.whi.org.uk).

칼로리 지도-Wales

사업 파트너 : 웨일즈의 임업 위원회와 웨일즈 애버리스트위스(Wales Aberystwyth)대학

목표 : 실제적인 활동과 열량 소모를 연결함으로써 개인이 더 걷거나 자전거를 타도록 동기를 부여하기

설명 : 이 프로젝트는 운동의 혜택을 경험하기 위해서 편안한 마음으로 가볍게 즐기는 활동이다. 애버리스트위스 대학의 스포츠와 운동과학부에서 산책로와 자전거길 지도들을 제작했다. 이 지도들의 혁신적인 요소는 한 사람의 몸무게와 그가 걸은 산책로와 자전거도로에 따라 소모된 열량을 측정한다는 것이다. 이 방법으로 사람들이 건강과 신체단련을 향

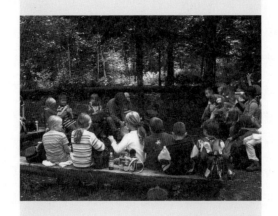

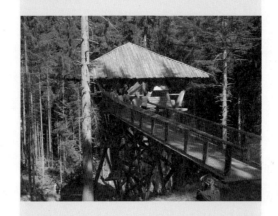

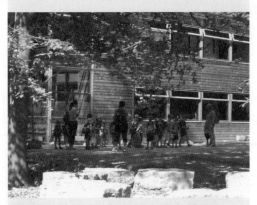

:: 사진 10-3 여러 방식으로 신체활동을 이끌어내려는 노력이 이루어지고 있다.

상하기 위해 그들의 일상생활에서 어떻게 운동을 도입할 수 있는지를 보여준다.

결과 : 가장 인기 있는 코스 중 하나인 마을의 산책로의 한쪽 끝에서 다른 쪽 끝까지 걷는 산책로를 포함해서 프로젝트에 포함된 마을 안과 주변을 걷는 15개의 산책로가 있다(웹 사이트 : www.foretry.gov.uk/walks)

당신의 이웃을 알아가기 – 키젠만 스토달(Kjenmann Størdal), 노르웨이

목적 : 문화유산에 대한 정보를 제공함으로써 사람들을 동기부여 하기 위함이며, 사는 지역의 녹지에 대해 알려주고 녹지를 정기적으로 이용하게 함. 이 프로그램은 신체적 활동을 하고 있지 않은 사람들을 포함한다.

파트너 : 지도제작자 로어 발스타드(Roar Valstad)에 의해 개발되고 수행된 개인 프로젝트. 지방자치단체, 은행, 주 산림청으로부터 지원받음.

설명 : 키젠만 스토달(Kjentmann Stjørdal)은 지도제작 전문가인 로어 발스타드에 의해서 개발된 프로젝트이다. 그는 스티오달(Stjordal) 지역의 유형, 무형 문화유산을 강조하고, 자연환경 속에서 제일 좋은 지점들(vantage view-points)과 흥미로운 지점들을 포함하는 상세한 지도에 이런 문화유산 지점들도 함께 표시했다. 그 지도는 짧고 긴 하이킹을 위한 52개의 목표지점과 문화유산지역을 포함한다. 각 사이트에 정보안내판이 생겼고 각 문화유산지역에 대한 상세한 설명을 제공하는 소책자가 발간되었다. 일주일에 한 번 지역 신문에 실린 광고를 통해 지도에 표시된 장소들 중 한 곳을 방문하도록 사람들을 고무시킨다. 사람들은 또한 이 지도를 어떻게 사용하고 어떻게 표시된 장소를 찾아가는지에 대한 수업도 들을 수 있다. 한 달에 한 번 그 장소들 중 한 곳으로 가는 하이킹 가이드가 제공된다. 그 하이킹에 대한 상세한 설명이 지역신문에 실린다.

결과 : 20,000명의 지역주민이 사는 그 지역에서 1,700권의 소책자가 팔렸고, 2004년에서 2006년 사이에 1,000개의 황금 핀(40개 장소를 방문하면 주어지는)이 배포됐다. 2006~2008년 동안 3,000개의 소책자가 팔렸다. 2006년부터 2008년 8월까지 16,200명이 장소 중 등록이 가능한 28개 장소에 등록했다. 보통 여러 명이 한 소책자를 함께 사용한다. 이 개념은 하이킹을 시작한 사람들뿐 아니라 훈련된 하이커들에 의해서도 사용되었다. 어떤 이용자들은 건강한 상태이고 또 다른 사람들은 심각한 건강문제를 가지고 있기도 하다(웹 사이트 : www.kjentmann.no/).

아이들의 트레킹 클럽, 노르웨이

목적 : 0~12세까지의 아이들이 부모나 다른 어른들과 함께 지역 내의 짧고 쉬운 하이킹에 참여하도록 동기부여하고, 그 아이들이 정기적으로 사는 지역의 녹지대를 이용하도록 출발점을 제공하기 위함이다.

파트너 : 노르웨이 트레킹 연합에 의해 구성되고 운영됨.

설명 : 아이들의 트레킹 클럽은 아이들과 그들의 가족이 쉽게 야외활동을 할 수 있도록 돕는다. 성공적인 하이킹을 계획하면서 아래의 요인들이 중요하다는 것을 보여주고 있다.

- 쉬운 참여 – 아이들의 작은 발에 적합한 짧은 여행
- 비싼 하이킹 장비의 불필요
- 아이에게 초점을 맞추지만, 어른들(부모, 조부모나 성인 친구들)도 함께할 수 있는 클럽
- 두 명의 성인이 여행 리더가 되어 안전의 책임을 짐. 자원봉사자들은 활동에 참여는 하지만 아이들을 돌볼 책임은 주어지지 않음
- 성인들이 커피를 마시고 수다를 떨 수 있는 장거리 산책보다는 아이들을 위해 많은 시간을 재미와 판타지 그리고 짧은 활동들에 할애함
- 매번 정기적인 날짜, 같은 시간, 같은 장소에서 이루어짐

결과 : 몇년 내에 아이들 트레킹 클럽은 노르웨이의 16,000명을 매료시켰다. 아이들은 대부분 아이와 야외생활을 어디에서 즐겨야 하는지 모르는 부모들이나 조부모들과 함께 참여한다. 이 클럽은 이 지역을 잘 모르는 부모들에게도 잘 알려졌다(웹사이트 : www.turistforeningen.no)

····▶ 요약과 결론

사람들은 신체활동이 건강한 라이프 스타일에 필수적이라는 것을 알고 있어야 하고, 그 사실을 인정하더라도, 신체활동에 참여하기 위해서는 일반적으로 반드시 동기 부여가 되

어야 한다. 개인은 실제적이거나 본인이 느끼는 참여의 제약(개인 내부의, 개인 사이의, 구조적인)과 활동 참여의 혜택(건강, 심리학적, 인지적, 사회적)을 저울질한 후에 신체활동 참여 여부를 결정한다. 결정 과정은 민족성, 성별, 사회경제적 능력과 같은 사회경제적, 사회문화적 요인들과 같은 거시적 요인들뿐만 아니라, 개인의 성향, 인간의 욕구, 태도와 믿음과 같은 미시적 요인들의 영향을 받는다. 야외에서 하는 신체활동에 참여에 관련된 결정은 자연환경에 대한 개개인의 태도까지 더해져 더욱 복잡해진다. 연구보고에 따르면 야외에서의 신체적 활동의 두 가지 주된 제약은 '시간 부족'과 '정보 부족'이었다. 제약들은 대상자들의 성별, 인종, 연령집단, 능력과 사회 경제적 상태에 따라 각기 다르다. 신체활동을 증진하는 것을 목표로 하는 전략들은 목표 집단들과 관련된 제약들을 가능한 한 많이 없애거나 줄이는 것을 목표로 해야 한다.

사람들은 부여된 동기와 기회의 정도에 따라 다음과 같은 범주로 구분된다. 열정적인(높은 동기부여/ 많은 기회), 양가감정을 가진(낮은 동기부여/ 많은 기회), 낙담한(낮은 동기부여/ 적은 기회), 무관심한(낮은 동기부여/ 적은 기회). 각각의 범주에 속한 사람들을 신체활동에 참여하도록 동기부여 하기 위해서는 각기 다른 전략이 필요하다. 양가감정을 가진 사람들이나 무관심한 사람들에게는 기회뿐 아니라 현명한 전략을 통해 참여를 유발해야 하지만, 열정적인 사람들에게는 참여기회를 유지해주고, 낙담한 사람들에게는 기회를 제공해 주어야 한다.

홍보나 정보제공을 위한 캠페인은 사람들이 신체활동들(특히 자연환경 속에서의 활동)에 참여하도록 하는 데 중요한 역할을 한다. 홍보 메시지는 목표로 삼은 대상 집단의 특성에 맞게 만들어져야 한다. (예를 들면, 야외에서 길을 잃거나 다칠 것을 두려워하는 사람들에게는 안전의 측면이 강조되어야 한다. 젊은 사람들은 신체활동의 사회적인 측면에 끌릴 수 있다).

성공적이고 효과적인 전략들은 목표로 삼은 대상 집단의 특징, 대상 집단 특유의 제약과 동기유발요소에 관한 지식 그리고 연구나 무료 분야(Complimentary disciplines) 경험에서 얻어진 통찰력을 바탕으로 수립된다. 예를 들면, 오랫동안 지속하는 프로그램의 경우 의사결정과정에 이해당사자들을 포함한다.

- 건강 증진은 이성적인 수준에서뿐 아니라 감정적인 수준에서 사람들에게 접근할 때 효과적이다. 건강 증진이 사람들의 삶의 맥락과 관련이 있고 개개인의 요구에 맞춘

정보를 제공할 때, e-건강(e-health) 등 상호적인 의사소통 채널을 포함하는 미디어를 활용할 때, 십 대들의 경우 앞으로 생길 수 있는 건강문제를 예방하기 위해 신체활동을 하지는 않을 것이다.

- 50대 이상의 집단은 신체활동에 참여하지 않음으로써 발생하는 부정적인 결과보다는 운동의 긍정적인 효과에 초점을 맞출 때 동기부여가 더 잘된다.

이 장에서 소개된 유럽에서의 신체활동 프로그램들은 다음과 같은 긍정적인 실행 인자들을 가지고 있다.

- 좋은 조직과 구조(Walking the Way to Health, 영국)
- 혁신성과 부가가치 정보(Calorie maps, 웨일즈)
- 신체 활동 외에 초점을 맞춤(Kjenmann Stjordal, 노르웨이)
- 사회화, 놀이와 재미(Children's Trekking Club, 노르웨이)

⋯▶ 녹지에서의 신체활동을 위한 효과적인 프로그램을 제공하기 위한 기초 단계

이 섹션은 숲과 녹지에서 하는 신체활동을 위해 성공적인 프로그램을 개발하기 위한 몇 개의 기초 단계에 대한 개요를 말해준다.

● 1단계 : 프로그램의 목표를 정의하라.

프로그램을 통해서 어떤 목표를 달성해야 하는가? 가능한 목표들은

- 주민들이 녹지에 대해 알게 되는 것
- 녹지의 이용을 증진하는 것
- 특정한 대상 집단(아이들, 노인들, 소수자들)의 신체활동을 늘리는 것이다.

일단 목표가 정해지면 스마트(SMART) 원리를 사용할 수 있다. 구체적이고 명확한 (Specific), 측정 가능한(measurable), 달성 가능한(achievable), 실현 가능한(realizable), 시간

에 기초한(time-based) 목표를 정의한다.

● **2단계** : 잠재적인 사용자에 관련된 정보를 수집하고 목표 집단을 정하고 그들의 요구를 확인하라.

프로그램은 특정한 요구나 활용 가능한 자료에 근거해서 정해진 특정한 대상 집단을 목표로 해야 한다. 프로그램 사용자들의 요구, 흥미, 선호도, 역량과 능력에 따라 사용자들을 묘사하고 그들의 잠재적 참여 정도를 조사한다. 지역적인 범위가 정해질 수 있다(예를 들면, 대상 집단이 사는 지역의 목록에 기초하여). 몇몇 대상 집단은 프로그램 안에서 통합될 수도 있다.

● **3단계** : 활동을 계획하라.

활동들이 실행될 장소와 필요한 자료들을 비롯하여 시행할 활동들을 기술하라(참가비를 포함해서). 이 활동과 관련이 있는 모든 사람과 활동 실행 계획을 주제로 논의하라(단체, 연합 등).

● **4단계** : 프로그램을 금융용어 형태로 전환하라.

5단계 : 효과를 측정하는 기준을 창조하라

● **6단계** : 프로그램을 활용 가능하게 만들어라.

● **7단계** : 프로그램을 홍보하라.

● **8단계** : 프로그램을 평가하라.

● **9단계** : 필요하다면 프로그램을 수정하라.

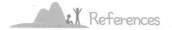 References

⋯→ Allender S, Cowburn G, Foster C (2006) Understanding participation in sport and physical activity among children and adults: a review of qualitative studies. Health Educ Res – Theory Pract 21(6):826–835

⋯→ Bacher TE, Rogers EM, Soropy P (1992) Designing health communication campaigns: what works? Sage, Newbury Park, CA

⋯→ Bialeschki D (2002) Are we having fun yet? Resistance and social control of women's outdoor experiences as a contested area of constraints. Paper presented in the 10th Canadian Congress on Leisure Research, Edmonton, Alberta

⋯→ Bixler R, Floyd M (1997) Nature is scary, disgusting, and uncomfortable. Environ Behav 29:443–467

⋯→ Braza M, Shoemaker W, Seeley A (2004) Neighborhood design and rates of walking and biking to elementary school in 34 California communities. Am J Health Promot 19(2):128–136

⋯→ Bull FC, Holt CL, Kreuter MW, Clark EM, Scharff D (2001) Understanding the effects of printed health education materials: Which features lead to which outcomes? J Health Commun 6:265–279

⋯→ Cale L, Harris J (2001) Exercise recommendations for young people: an update. Health Educ 101:126–138

⋯→ Cale L, Harris J (2005) Promoting physical activity within schools. In: Cale L, Harris J (eds) Exercise and young people: issues, implications and initiatives. Palgrave Macmillan, Basingstoke, pp 162–190

⋯→ Caplan B (2001) Challenging the mass – interpersonal communication dichonomy: are we witnessing the emergence of an entirely new communication system? Electron J Commun 11:1

⋯→ Carr N (2000) An exploratory study of young women's use of leisure spaces and times: constrained, negotiated, or unconstrained behavior? World Leisure 3:25–32

⋯→ Carver A, Salmon J, Campbell K, Baur L, Garnett SC (2005) How do perceptions of local neighborhood relate to adolescents' walking and cycling? Am J Health Promot 20(2):139–147

⋯→ Cassell MM, Jackson C, Cheuvront B (1998) Health communication on the internet: an effective channel for health behavior change? J Health Commun 3:71–79

⋯→ Christodoulos AD, Douda HT, Polykratis M, Tokmakidis SP (2006) Attitudes towards exercise and physical activity behaviours in Greek schoolchildren after a year long health education intervention. Br J Sports Med 40:367–371

⋯→ Crawford D, Jackson E, Godbey G (1991) A hierarchical model of leisure constraints. Leisure Sci 13:309–320

⋯→ Crombie IK, Irvine L, Williams B, McGinnis AR, Slane PW, Alder EM, McMurdo MET (2004) Why older people do not participate in leisure time physical activity: a survey of activity levels, beliefs and deterrents. Age Ageing 33:287–292

⋯→ Davison KK, Lawson CT (2006) Do attributes in the physical environment influence children's physical activity? A review of the literature. Int J Behav Nutr Phys Act 3:19

⋯→ Dishman KR, Washburn RA, Heath GW (2004) Physical activity epidemiology. Human Kinetics, Champaign, IL

⋯→ Duda JL, Whitehead J (1998) Measurement of goal perspectives in the physical domain. In: Duda J (ed) Advances in sport and exercise psychology measurement. Fitness Information Technology, Morgantown, WV, pp 21–48

⋯→ Elmendorf WE, Willits EK (2005) Urban park and forest participation and landscape preference: a review of the relevant literature. J Arboric 31(6):311–317

⋯→ Emmons KM (2000) Behavioral and social science contributions to the health of adults in the United Stares. In: Smedley B, Syme SL (eds) Promoting health: intervention strategies from social and behavioral research. National Academy Press, Institute of Medicine, Washington, DC, pp 254–321

⋯→ Eng TR (2001) The eHealth landscape: a terrain map of emerging information and communication technologies in health and health care. The Robert Wood Johnson Foundation, Princeton, NJ

⋯→ Eysenbach G, Diepgen TL (2001) The role of of E-health and consumer health informatics for evidence based patient choice in the 21st century. Clin Dermatol 19:11–17

··· Ferguson T (1996) How to find health iformation, support groups, and self-help communities in cyberspace. Addison - Wesley, Reading, MA

··· Ford M (1992) Motivating humans: goals, emotions, and personal agency beliefs. Sage, Boston, MA

··· Gillis A, Perry A (1991) The relationships between physical activity and health-promoting behaviours in mid-life women. J Adv Nurs 1991(16):299-310

··· Gomez JE, Johnson BA, Selva M, Sallis JF (2004) Violent crime and outdoor physical activity among inner-city youth. Prev Med 39(5):876-881

··· Gorely T (2005) The determinants of physical activity and inactivity in young people. In: Cale L, Harris J (eds) Exercise and young people: issues, implications and initiatives. Pagrave Macmillan, Basingstoke, pp 81-102

··· Hawe P (1994) Capturing the meaning of community in community intervention evaluation: some contributions from community psychology. Health Promot Int 9:199-210

··· Humpel N, Owen N, Leslie E (2002) Environmental factors associated with adults' participation in physical activity. Am J Prev Med 22(3):188-199

··· Institute of Medicine (2001) Crossing the quality chasm: a new health system for the 21st century. National Academy Press, Washington, DC

··· Jackson EL (2000) Will research in leisure constraints still be relevant in the twenty-first century? J Leisure Res 32:62-68

··· Jackson EL (2005) Chapter 1: Leisure constraint research: overview of a developing theme in leisure studies. In: Jackson EL (ed) Constraints to leisure. Venture Publishing, Inc, State College, PA

··· Johnson JD, Meischke H, Grau J, Johnson S (1992) Cancer-related channel selection. Health Commun 4(3):183-196

··· Johnson CY, Bowker JM, Cordell K (2001) Outdoor recreation constraints: an examination of race, gender and rural dwelling. South Rural Sociol 17:111-133

··· Judd J, Frankish CJ, Moulton G (2001) Setting standards in the evaluation of community-based health promotion programs - a unifying approach. Health Promot Int 16(4):367-380

··· Kline NW (1999) Hands -on social marketing. Sage, Thousand Oaks, CA

··· Kohl HW (2001) Physical activity and cardiovascular disease: evidence for a dose response. Med Sci Sport Exerc 33:493-494

··· Kreps GL (2000) The role of interactive technology in cancer communications interventions: targeting key audience members by tailoring messages. Paper presented at the American Public Health Association Conference, Boston, MA, November

··· Kreps GL, Kunimoto EN (1994) Effective communication in multicultural health care settings. Sage, Thousand Oaks, CA

··· Krizek KJ, Birnbaum AS, Levinson DM (2004) A schematic for focusing on investigations of community design and physical activity. Am J Health Promot 19(1):33-38

··· Locke EA, Latham GP (1990) A theory of goal setting and task performance. Prentice Hall, Englewood Cliffs, NJ

··· Lofthus T (2009) Kulturminnegode til fleire. Heimen ISSN0017-9841, bind 46,329-342, Norway

··· Marcus BH, Eaton CA, Rossi JS, Harlow LL (1994) Self-efficacy, decision-making and stages of change: an integrative model of physical exercise. Appl Sport Psychol 24:489-508

··· Marcus BH, Nigg CR, Riobe D, Forsyth LH (2000) Interactive communication strategies: implications for population based physical activity promotion. Am J Prev Med 19(2):121-126

··· Molnar BE, Gortmaker SL, Bull FC, Buka SL (2004) Unsafe to play? Neighborhood disorder and lack of safety predict reduced physical activity among urban children and adolescents. Am J Health Promot 18(5):378-386

··· Napoli PM (2001) Consumer use of medical information from electronic and paper media. In: Rice RE, Katz JK (eds) The internet and health communication. Sage, Thousand Oaks, CA, pp 79-98

··· Neuhauser L, Kreps GL (2003) Rethinking communication in the E-health area. Health Psychol 8(1):7-23

··· Ory M, Hoffman MK, Hawkins M, Sanner B, Mockenhaupt R (2003) Challenging aging stereotypes - strategies for creating a more active society. Am J Prev Med 25(3):164-171

⋯→ Parker G (2007) The negotiation of leisure citizenship: leisure constraints, moral regulation and the mediation of rural place. Leisure Stud 26(1):1‒22

⋯→ Pitson L (2000) Adult physical activity. In: Shaw A, McMunn A, Field J (eds) The Scottish health survey 1998, vol 1. Scottish Executive, Edinburgh

⋯→ Popham F, Mitchell R (2007) Relation of employment status to socioeconomic position and physical activity types. Prev Med 45:182‒188

⋯→ Pretty J, Peacock J, Sellens M, Griffin M (2005) The mental and health physical health outcomes of green exercise. Int J Environ Health Res 15(5):319‒337

⋯→ Rimal A (2002) Association on nutrition concerns and socioeconomic status with exercise habits. Int J Consum Stud 26(4):322‒327

⋯→ Rimmer B, Glassman B (1997) Tailored communication for cancer prevention in managed care settings. Outlook, 4‒5

⋯→ Roberts GC (1982) Achievement and motivation in sport. In: Terjung R (ed) Exercise and sport science reviews, vol 10. Franklin Institute Press, Philadelphia, PA

⋯→ Roberts GC, Treasure DC, Kavussanu M (1997) Motivation in physical activity contexts: an achievement goal perspective. In: Pintrich P, Maehr M (eds) Advances in motivation and achievement, vol 10. JAI Press, Stamford, CT, pp 413‒447

⋯→ Rubin A, Rubin R (2001) Interface of personal and mediated communication: fifteen years later. Electron J Commun (La Rev Electron Commun) 11(1)

⋯→ Singh‒Manoux A, Hillsdon M, Brunner E, Marmot M (2005) Effects of physical activity on cognitive functioning in middle age: evidence from the Whitehall II prospective cohort study. Am J Public Health 95(12):2252‒2258

⋯→ Spence JC, Lee R (2003) Toward a comprehensive model of physical activity. Psychol Sport Exerc 4:7‒24

⋯→ Syme SL (1990) Control and health: an epidemiological perspective. In: Schaie W, Rodin J, Schooler C (eds) Self‒directedness: cause and effect throughout the life course. Earlbaum, Hillsdale, NJ, pp 215‒229

⋯→ Thurston M, Green K (2004) Adherence to exercise in later life: how can exercise on prescription programs be made more effective? Health Promot Int 19(3):379‒387

⋯→ Timperio A, Crawford D, Telford A, Salmon J (2004) Perceptions about the neighborhood and walking and cycling among children. Prev Med 38(1):39‒47

⋯→ Tinning R, Fitzclarence L (1992) Postmodern youth culture and the crisis in Australian secondary school physical education. Quest 44:287‒303

⋯→ U.S. Department of Health and Human Services (2000) Healthy people 2010: understanding and improving health, 2nd edn. Behavioral Risk Factor Surveillance System (BRFSS) 1996 and 1998. Active Community Environments. U.S. Government Printing Office, Washington, DC

⋯→ Virden RJ, Walker GJ (1999) Ethnic/racial and gender variation among meanings given to, and preferences for, the natural environment. Leisure Stud 21:219‒239

⋯→ Wagner P (2000) Determinants of exercise adherence in health‒orientated activity programs for adults. In: Heimer S (ed) European conference, health related physical activity, proceedings CESS. Porec, Croatia, 22‒25 June 2000

⋯→ Walker GJ, Virden RJ (2005) Chapter 13: Constraints on outdoor recreation. In: Jackson EL (ed) Constraints to leisure. Venture Publishing, Inc, State College, PA

⋯→ Williams DR, Stewart S (1998) Sense of place: an elusive concept that is finding a home in ecosystem management. J Forest 96(5):18‒23

⋯→ World Health Organization (2007) Health and development through physical activity and sport. Retrieved April 20, 2007, from World Wide Web: http://www.who.int/hpr/physactiv//docs/health and development.pdf

⋯→ Yoshioka CF, Nilson R, Simpson S (2002) A cross‒cultural study of desired psychological benefits to leisure of American, Canadian, Japanese and Taiwanese College Students. Cyber J Appl Leisure Recreation Res 4:1‒1. http://www.nccu.edu/larnet/2002‒4.html. Accessed 12 November 2009

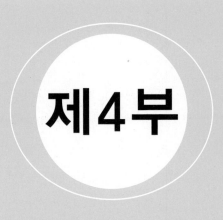

제4부

치료와 교육적 양상

Chapter 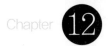 **11**   자연에 기초한 치료적 개입

Chapter **12**   야외교육, 산림과 녹지의 평생학습과 기술의 발달
        – 건강 웰빙의 잠재적 관계

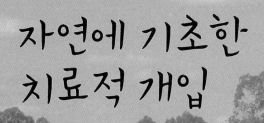

자연에 기초한
치료적 개입

···· 이 장의 목적은 자연에 기초해 건강 증진과 개선을 위한 주요 자산들을 검토하는 것이다. 지난 수십 ····
···· 년간 자연에 기초로 한 건강을 위한 장소의 개념과 그에 수반하는 처치프로그램들은 많은 이름으로 ····
···· 불리면서 그 주제를 파악하기 어렵게 했지만 여기서는 그 이론적 틀과 그 연구 영역의 발달을 기술하 ····
···· 고 있다. 이 장의 두 번째 부분은 치료프로그램의 구성과 자연에 기초한 환경과 건강 설계에 초점을 ····
···· 두고 있다. 이 장은 이론과 경험을 통해 그동안 발표된 최상의 실습과 더불어 연구를 포괄하고 있으며, ····
···· 이 영역 내 연구 프로젝트들이 추구해야 할 미래 목표를 위한 제언으로 끝맺는다. ····

:: 옮김 – 이성재 (고려대학교 의대 교수), 노수림 (전, 고려대 통합의학센터 연구원)

•U.K.스틱스도터 (U.K. Stigsdotter) 덴마크 코펜하겐 대학 덴마크 산림 및 풍경 •A.M. 팔스도티어, P. 그란 (A.M. Palsdottir and P. Grahn) 스웨덴 농업과학대학 농업 과학, 사회 경제 및 환경 심리학과 • A. 벌즈 (A. Burls) 영국 유네스코 인간과 생물권 도시 포럼 • A. 세르마스 (A. Chermaz) 이탈리아 프리랜서 • F. 페리니 (F. Ferrini) 이탈리아 피렌체 대학 식물 토양 및 환경과학과

⋯▶ 들어가는 말 – 건강 수용력을 향한 보건 정책의 변화

현대의학은 질병이나 건강을 해치는 것들과 계속 싸워가며 발전하고 있다. 그러나 EU 내에서 건강을 해치는 것, 질병, 조기 사망 등 모든 원인의 60%는 병원성 박테리아에 노출되거나 유전적 요인 같은 단순한 관계에서는 찾을 수 없다(Norman 2006, Knoops 등 2004). 그 대신 우리가 다루려고 하는 것은 어떤 이는 병에 걸리고 또 누군가는 건강을 유지하는 인과관계의 사슬 또는 망에 대한 것이다.

건강위험요소가 증가하는 것은 우리의 생활 방식과 관련이 있다. 예를 들면 앉아있는 생활이 늘고, 육체적 비활동, 만성적 스트레스, 사람들이 실내에 더 머무는 시간이 늘어나는 것 등이다(Wahrborg 2009).

오늘날 사람들은 스트레스를 풀고, 벗어나는 기회를 거의 얻지 못하고 있다(Wahrborg 2009). 더욱이 질병은 스트레스와 상호관계가 있다. 정서적 웰빙은 여러 나라의 연구에서 보듯, 좋은 육체 건강을 유지하는 힘이다. 연속되는 스트레스는 심장과 혈관을 포함한 모든 기관에 심각하고 치명적인 해로운 영향을 준다(Aldwin 2007). 동맥경화, 심근경색, 심장혈관질환과 제2형 당뇨병, 우울증, 감염 등으로 고통받는 이가 상당히 증가하고 있다(de Kloet 등 2005, Aldwin 2007, Friedman와 Silver 2007). 특히 정신분열증, 불안증후군, 무엇보다 우울증, 신경쇠약, 피로증후군을 포함한 정신과 질환은 연속적인 스트레스 반응과 깊은 연관성이 있다(de Kloet 등 2005, Aldwin 2007, Friedman와 Silver 2007). 스트레스는 해마와 시상하부와 같은 뇌 속의 민감한 구성 물질을 만드는 능력이 있는 스트레스-호르몬 분비의 원인이 되기 때문이다. 이것이 이번에는 민감한 균형을 변화시켜 몇 가지 정신적 질환의 원인이 된다(de Kloet 등 2005, Aldwin 2007, Friedman와 Silver 2007).

따라서 만약 사람들이 스트레스를 회복하지 못하면, 우울증 등 여러 측면에서 건강에 안 좋은 영향을 주므로 스트레스와 우울증 해소가 건강 증진에서 중요한 사항으로 대두하였다. 세계보건기구(WHO)는 스트레스와 관련된 고통, 우울증 우선순위의 건강증진, 질병 예방분과를 만들었다. 적어도 1억 2천만 명의 인구가 매년 우울증의 영향을 받고 있으며, 이것이 과도한 사망률과 관련이 있다고 보고했다(WHO 2004). 장애보정손실연수(Disability Adjusted Life Years, DALYs)는 조기 사망 탓에 잃어버린 잠재적 삶의 연한과 무능력 때문에 사라진 생산적 삶의 연한을 주목한다. 2000년에 무능력하게 사는 연한으로 측정한 바로는, 우울증은 무능력의 우선적 원인이었고, 질병으로 인한 전 세계적 부담의 4번째 원인이었다. 2020년이 되면, 우울증은 모든 나이와 남녀 양성에서 계산해볼 때 DALYs 등급에서 2위에 오를 것으로 예측된다. 오늘날 우울증은 남녀의 15~44세 나이 범주를 합쳐서 DALYs의 2번째 원인이 되고 있다(WHO 2008).

부유한 나라에서 흔한 좌식 생활방식은 또 다른 커다란 문제를 제기한다. WHO(2006)는 '신체활동에 대한 세계화 전략(Global Strategy on Physical Activity)'에서 15세 이상 인구 중 16억 명이 과체중이라고 보고하였다. 이러한 상황은 현재 많은 나라에서 어린이와 10대에서도 볼 수 있는 비만, 심장병, 제2형 당뇨병, 골다공증, 우울증과 신경쇠약 증후군 등의 빠른 증가와 연결되어 있다고 볼 수 있다. WHO는 선진국에서 운동 부족을 죽음의 주요 원인 중 하나로 간주해왔다. 육체적 활동은 기분을 개선하고, 가벼운 상태의 우울증이 발전하는 것을 방어할 수 있다(Cavill 외 2006). 특히 젊은이의 자존감(self-esteem)이 규칙적인 육체 활동으로 개선되는 것을 말하고 있다.

위에서 지적히었듯, 치료상의 중재에서 건강생성 접근법(salutogenic approaches)을 강조하는 것에 관심을 가져야 한다. '건강생성' 개념(Antonovsky 1987)은 사람들이 잠재적으로 병원성의 생물학적 혹은 심리 사회적인 스트레스 요인의 주체임에도 불구하고, 사람들에게 좋은 건강을 유지하도록 도와주는 모든 주변 상황을 일컫는 말이다. 이 주변 상황에는 물리적 야외 환경도 포함된다. 그러한 건강정책 중 하나는 관점의 이동으로, 인간 고유의 건강 역량을 어떻게 고무시키는가에 더욱 집중하는 접근방식이다. 유럽의 여러 나라를 포함하여 전 세계적으로 이런 노력을 기울이는 나라가 증가하고 있는데—각 정부들은 병원성 질병 그 자체에 더하여, 건강을 결정하는 요소들에 초점을 둠으로써 더욱 효과적인 공공의 건강목표의 달성을 찾으려고 한다(Statens Folkhalsoinstitut 2005). 이러한 맥락에서, 자연은 하나의 중요한 자산이라 할 수 있다. 자연은 도시의 녹색 공간, 야생, 생물학적 다양성, 식물들을 갖춘 정원들을 포함하며, 건강의 개선/증진과 건강을 해치는 것을 예방하한다.

일반적으로 말해서 치유란 전반적 웰빙을 증진시키는 과정이라고 말할 수 있다. (Cooper-Marcus and Barnes 1999). 치유한다는 것은 전체적으로 다시 만드는 것으로, 치료는 치유하는 데 필요한 일단의 활동이다(Oxford Dictionary 2008). 이것이 의학적 인류학으로 가면, 환자의 개인적이고 주관적인 회복 경험이 또한 강조된다(Janzen 2002). 다시 말하면, 질병이 의학적 용어로 치료된다는 것은, 환자가 회복의 개인적 느낌을 경험하는 것과 똑같이 중요하다는 것이다. 이 장에서 초점을 맞추려는 것은, 자연의 치료상의 국면, 그에 결부된 치료상의 중재, 인간의 건강과 웰빙의 개선/증진에서 중재의 역할이다. 그리고 인간과 자연의 상호관계에서 일어날 수 있는 부수적 결과들을 간략하게 탐구하려고 한다.

····▶ 참가자와 자연환경 간의 관계에 대한 역사적 고찰

고대에서 20세까지

최근 수십 년간 인간의 건강문제에 대처하는 연구학과의 숫자가 증가하고 있다. 많은 학자가 세부적인 차원에서 더욱 포괄적이고 전인적 관점으로 그들의 관점을 넓혀가고 있다(Qvarsell과 Torell 2001). 오늘날의 건강이란, 온전한 생활과 연관하여, 개인을 둘러싼 전인적이고 긍정적 상태라고 볼 수 있다. 생물학적, 문화적, 사회적, 환경적 국면을 포함하여 잘 설계된 자연 치유환경 안에서, 앞에 언급한 양상이 모두 일어날 수 있다. 주목할 만한 것은 이러한 건강에 대한 새로운 관점이 오히려 고대의 신념으로 회귀하는 것으로 보일 수 있다는 것이다.

치료과정의 소관, 사람들의 웰빙, 그들이 거주하는 사회적 체제 내의 자연환경을 받아들

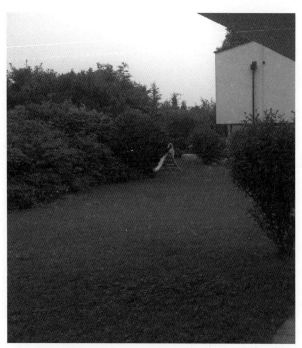

:: 사진 11-1 정원은 수천 년 이상 인간에게 활용된 치료의 장소였다.

이는 이론과 실제 활동이 많이 있다. 정원은 수천 년 이상 된 것으로, 역사 이래로 치료 장소로 여겨왔다(Prest 1988, Gerlach-Spriggs 등 1998, Stigsdotter와 Grahn 2002). 그 결과 오랫동안 정원의 이용을 의학적 치료 안에 넣었다. 인간의 건강 증진과정과 정원 간의 관계에 대한 생각은 로마제국, 페르시아제국, 중세까지 거슬러 올라간다(Prest 1988, Gerlach-Spriggs 등 1998, Stigsdotter와 Grahn 2002).

그래서 인간의 건강과 웰빙은 자연 속에서 시간을 보냄으로써 긍정적 영향을 받는다는 오랜 믿음이 생겨났다. 정원, 목가적 풍경, 풀밭과 호수가 있는 자연환경은 사람들이 정신적으로 육체적으로 회복될 수 있는 장소로 묘사되었다. 누구나 자연의 햇빛, 신선한 공기, 푸른 나무를 경험할 수 있는 자연 안에서의 활동 덕분으로 여겨졌다. 이런 사고는 특별히 18~19세기를 통해 큰 영향을 끼친 2개의 의학적 이론—소위 '포말전염설(theories of miasma)'과 '오물(부패) 이론(pythogenic theory)'에 그 중심을 두고 있다(Urban Parks and Open Spaces 1983, Warner 1998). 이 두 가지 사고 방식은 병원, 정신병원, 요양소를 매력적인 자연환경 내에 건설하는 이유가 되었고, 많은 곳은 환자들의 레크레이션을 위한 쾌적한 정원을 갖추고 있었다. 당시 그 기관들은 환자들이 참여하는 자연과 연관된 활동뿐만 아니라, 풍경과 정원 안에서 건강능력을 증진하는데 몰두했다(Jonsson 1998).

1900년부터 현재까지

건강한 자연환경과 치료적 처치프로그램의 개념은 최소한 지난 수십 년 동안 많은 이름으로 불려서 그 주제를 이해하고 해석하기 어렵게 되었다. 각기 다른 자연환경에 대한 가장 흔한 명칭 중 몇 가지를 들면 다음과 같다.

원기회복을 위한 정원이나 풍경(Gerlach-Spriggs 등 1998)), 정원 치유(Cooper-Marcus와 Barnes 1999), 풍경, 정원치료(Kamp 1996, Kavanagh와 Musiak 1993), 감각 정원(Haller 2004), 농장 케어(Hassink와 van Dijk 2006), 커뮤니티 가든(Hassan과 Mattson 1993), 녹색 도시 치료공간(Cooper-Marcus와 Barnes 1999, Burls 2008b) 치료. 프로그램이나 중재에 대한 가장 인기 있는 이름 중에는 다음과 같은 것들이 있다. 원예치료(Relf 1992-USA), 사회 및 원예치료(Sempik 등 2003-UK), 에코테라피(Burls 2007, 2008a-UK, Clinebell 1996-USA), 오노테라피(Milonis 2004-Italy), 보존치료(Hall 2004-UK), 자연 보조 요법이나 자연 치료 가이드(Burns 1998-USA), 자연치료 (Berger와 Mcloed 2006-Israel), 생태 심리(Wilson 2004) 농장 케어와 그린 케어 (Hassink와 van Dijk 2006), 사람-식물관계(Flagler와 Pincelot 1994), 원예와 인간(Relf와 Lohr 2003) 등이다.

서로 다른 분야의 전문가가 인간 건강과 웰빙에 관련된 도시의 열린 녹색 공간, 정원, 자연환경에서 함께 일해야 하므로 오해를 피하기 위해 몇 가지 기본적인 정의가 필요하다.

회복시키는 정원, 치유하는 정원, 감각의 정원과 도시 녹색 치료 공간 같은 개념들은 설계 그 자체가 방문자의 건강에 효과가 있다는 것을 설명하는 데 흔히 이용된다. 이것은 어떤 치료 프로그램이나 치료 활동 없이, 사용자와 자연환경과의 상호관계의 문제다(Haller 2004). 병원이나 양로원, 호스피스가 딸려있는 정원은 이런 식으로 설명할 수 있다. 반면, 치료 정원이나 농장 케어 같은 개념의 의미로 특별히 설계되거나 특별히 선택된 장소와 치료적 중재가 포함되어 있다. 그 장소는 어느 특별한 의뢰인 집단이 치료세팅, 치료활동, 치료 팀과 의뢰인 간의 상호작용을 통해서 건강개선을 경험하게 할 목적으로 설계되었다(Cooper-Marcus와 Barnes 1999, Stigsdotter와 Grahn 2002, 2003). 그러나 이 모든 개념은 함께 섞이고, 그 밖의 아주 다른 방향으로 사용된다.

우리는 여기서 두 가지 다른 현상을 다루려고 한다. 하나는 사람들의 건강을 유지, 개선하기 위한 정원이나 인공 자연환경 설계와 계획에 대한 관심이다. 이것은 어느 한 집단의 환자나 일반 대중을 위한 것이다. 우리는 이것을 '건강 설계와 계획'으로 정의한다. 반면, 우리가 다루려는 또 다른 현상은 하나의 치료중재를 위하여 특별히 설계되거나 특별히 선택된 어떤 세팅을 이용하는 것이다. 우리는 이것을 '자연에 기초한 치료적 중재'라고 정의한다.

여러 다른 원예활동을 이용하는 자연에 기초한 치료적 중재에 관한 개념들도 많이 있으며 조사도 어렵다. 원예치료, 사람-식물의 관계를 이용한 사회적 원예 치료(Relf 1992, Sempik 등 2003)도 '원예치료'라는 공동개념 아래 흡수되는 것으로 우리는 동일하게 인식한다.

그들은 모두 정원 세팅 안에서, 원예활동을 이용하는 치료적 중재에 관한 것이다. 원예치료는 직업치료에서 파생한 것이다(Shoemaker 2002, Hewson 1994). 그러나 영국과 미국에서 참전 군인들의 성공적인 재활경험에서 고유의 학문으로 발전했다. 그 사례는 1차 대전 때 참호에 갇혀있던 병사나 2차 대전에서, 심한 포격을 겪으면서 모두 외상 후 스트레스 질환으로 고통받는 병사들이었다(Simson과 Straus 1998). 그 당시 원예치료는 유럽의 여러 장소에서 연구되기 시작했다. 그러나 여러 나라에서, 이 학문의 기원을 18~19세기로부터 비롯된 의학적 이론에서, 특히 정신의학에서 개발된 비전에서 찾고 있다(Grahn 2005). 원예치료의 발달과 역사에 대한 연구가 영국, 덴마크, 이탈리아, 스웨덴에서도 진행되고 있다.

1950년대, 특히 1960년대부터 원예치료는 다른 질병의 치료나 사람들의 간호에 이용하는 것을 보조하도록 확장되어왔다. 예를 들면, 뇌졸중, 일반적 통증, 혈관 경련, 알츠하이머 질병과 자폐성 장애 등이다(Simson과 Straus 1998, Relf 1999, Soderback 등 2004). 더구나 자연과 정원은 그것의 건강에 대한 효과 때문에 여러 분야에서 더욱 많이 이용 되고 인정받고 있나.

농장 치료와 녹색 치료(Hassink와 van Dijk 2006)는 자연환경 안에서 치료적 중재에 관심이 있고, 특히 농장에서의 치료 프로그램에서는 동물이 결정적 역할을 한다.

이러한 치료법은 동물 보조 치료(Hassink와 van Dijk 2006)에 속하며, 거기에는 오노테라피(Milonis 2004)도 하나의 특별한 사례다. 이런 타입의 치료법은 이 장에 포함하지 않았다.

에코테라피, 생태 심리 치료, 보존 치료, 자연 치료 보조, 자연 가이드 치료 및 자연 치료 (Burns 1998, Wilson 2004, Burls 2007, 2008a)도 모두 연관되어 있다. 1970년대, 심리학과 함께 생태학의 발달은, 인간과 자연의 관계에서 호의적이며 협력하는 체계에 대한 사고로 이어졌다. 브뢴펜브레너(Bronfenbrenner 1979)는 그의 형태 작업(Gestalt work)으로부터 나온 생태 상담의 개념을 발전시켰다. 인간적 요소와 환경적 요소들이 그 둘의 상호작용에 초점을 두면서 통합되었다. 그러므로 현장실무자는 선정된 치료, 교육, 상담의 어떤 모델이라도 논리적이며 알기 쉬운 접근방식으로 겹쳐 놓을 수 있었다. 이 접근 방식에는 '에코(eco-인간의 집이나 거주지, 그리스어 오이코스〈oikos〉에서 유래)'와 생태학적 인(환경과 그것의 문제점에 관한 학습)이 포함되어 있다. 이런 두 가지 요소를 가지고 작업하면서, 사람들은 자연에 의해 주어진 사례들을 통해, 그에 유사한 인간적인 문제에 반응하고 이해하는 데 도움을 받을 수 있다(Dawis 2000). 이 작업은 생태학적 심리치료, 생태치료, 자연치료, 자연 보조치료같이 상응하는 치료법의 발달을 고무시켰다(Wilson 2004, Berger와 McLoed 2006, Burls 2008a).

이런 치료법은 1990년대에 번스(Burns 1998), 윌리스(Willis 1999), 클라이벨(Clinebell 1996)에 의해 잘 설명되었다. 이 접근 방식은 치료의 실행에서는 서로 다르지만, 이것은 모두 인간과 자연은 여러 면에서 서로 치유할 수 있다는 패러다임에서 나온 것이다. 이제부터 우리는 이 치료법을 '생태치료법'이라고 분류한다.

▶ 치유 메커니즘

자연과의 접촉을 통한 치료상의, 회복 상의 혜택에 관한 연구는 다음의 3가지 주요 접촉의 영역을 주목했다. 자연 바라보기(Ulrich 1984, Kaplan 2001, Kuo 와 Sullivan 2001), 가까운 자연에 직면해 있기(Cooper-Marcus와 Barnes 1999, Ulrich 1999, Hartig와 Cooper-Marcus 2006), 그리고 활동적인 참여와 자연으로의 몰입이 그것이다(Frumkin 2001, Pretty 등 2005, Grahn 등 2010). 이 영역의 이론과 연구는 조경건축에서, 직업치료에서, 그에 연관된 치료법(물리치료, 직업치료 등)과 행동과학(환경적인 면과 심리학, 사회학의 다른 영역들)에서 발전하고 있다. 이것은 다음에 제시되는 이론에서 볼 수 있다. 오늘날 많은 이론과 연구개발은

―특히 요즘 연구들이 점점 학제간이기 때문에― 그들의 철학 면에서는 더 가까워지고 있다. 이것은 서로 다른 이론들이 점점 더 많이 합병되고 있다는 의미이다. 이론들의 통합도 따라오게 될 것으로 그것은 이론들이 제기하는 과정/현상의 연관성에 대한 의문점을 검토하는 이론적이며 경험적인 작업을 통해서 이루어질 것이다.

진화 접근

이 영역 내의 자연 바라보기에 관련된 대부분의 연구 프로젝트는 회복시키는 환경에 대한 2개의 이론에서 파생한다. 두 가지 이론은 모두 진화적 접근방식을 가지고 있으며, 우리는 인간의 진화를 통해 자연적 환경 안에서 잘 기능하도록 적응되었다는 점과 어떤 자연환경은 다른 환경보다 회복을 더 잘 되게 할 것이라는 점을 주장하고 있다.

주의회복이론 (Attention Restoration Theory- ART) : 자연적 환경은 사람들이 많은 양의 정보와 경쟁적 자극을 다루는 데 있어, 주의를 기울이게 하고, 고갈된 능력을 새롭게 하는 데 도움을 줄 수 있다(Kaplan 1995). 이 이론에 의하면 사람들은 두 가지 타입의 집중을 사용한다는 것이다. 의도된 주의(directed attention)와 매료되기(fascination)가 그것이다. 전자는 노력한 것이고, 후자는 노력이 필요 없는 것이다. '의도된 주의'는 정신적 과정으로, 인지적 데이터를 다룰 때 사용하며, 뇌의 더 참신해지려는 부위(more 'modern' part) 안에서 일어나고 있다. 이 시스템은 우리가 반드시 사용해야 하는 정보를 선별한다. 예를 들면, 우리의 일상생활에서 해결해야 하는 복잡한 문제에 초점을 맞추기, 또는 소음이나 쓰레기 같은 우리가 깊이 생각하고 싶지 않은 문제들, 우리가 원하지 않는 정보를 금지하기 등이다. 현대 사회의 요구는 우리가 극복하거나 해석하기 어려운, 복잡한 감상을 수반하고 있다. 이것은 사람이 극심한 스트레스를 받고 있을 때는 특히 그렇다(Kaplan 2001). 의도된 주의는 극히 제한된 자원으로, 우리가 이것을 회복할 기회를 얻지 않는다면 쉽게 소진될 수 있다. 사람들은 이 시스템이 휴식할 수 있는 환경 안에서 가장 잘 회복할 수 있고, 우리의 또 다른 정보 시스템을 사용할 수 있다. 그것은 '매료되기(fascination)' 같은 것으로, 우리가 풍성하게 가지고 있는 수단(의지가 되는 것)이다. 자연 안에서 우리는 이 종류의 집중을 사용하여, 환경을 탐색하고, 물의 소리, 수풀 속의 바스락 소리, 숲 속의 꽃 한 송이를 찾아내게 된다. 자연은 '유도된 주의'를 쉽게 하고, '매료되기(fascination)'를 사용하는 데 있어, 하나의 적절한 환경으로 생각된다(Kaplan 1990).

회복시키는 환경은 카플란과 카플란(Kaplan과 Kaplan 1989), 카플란(Kaplan 1990)에 의하면 다음과 같은 특질을 갖고 있다.

- **거리 두기(Being away)** : 정신적으로나 육체적으로 완전히 다른 장소, 또 다른 자연환경으로 이동하는 것이, 다른 일들을 생각할 수 있게 한다.
- **개방감(Extent)** : 방문하게 될 장소는 (1) 여유(그 장소에서 돌아다닐 때, 경계를 넘어가는 것을 조심하지 않아도 될만한 여유)와 (2) 연결성(그 환경의 다양한 부분들이 좀 더 넓은 전체의 부속물로 인식되어야 한다)을 줄 수 있을 만큼 아주 넓어야 한다. 그러나 이 물리적 크기는 단지 결정요소일 뿐이다. 잘 설계된 작은 정원은 넓은 느낌을 수반할 수 있다.
- **적합성(Compatibility)** : 환경의 내용이 이용자 필요와 성향을 얼마나 잘 지원하는가? 이것은 환경적 특성과 개인의 성향이 환경에서 요구하는 활동 간의 적합성이다. 예를 들어. 누가 축구를 하고 싶다면, 그 장소는 적절한가? 회복하기 위해서 그 장소는 명료해야 하지만, 어느 정도 신비함을 간직해야 한다.
- **매료되기(Fascination)** : 사람들이 몰두할 수 있는 많은 과정을 제공하는 것. 그뿐만 아니라 주의를 사로잡아둘 수 있는 매혹적인 사물/자극을 잘 부여받은 공간. 부드러운 매혹(Soft fascination)은 주변에 주의를 끌 수 있을 만큼 충분한 흥밋거리가 있을 때 일어난다. 그러나 경직된 매혹(Hard fascination)은 반성의 사고를 위한 여지가 없어지지 않는 선에서 자연환경이 주위를 완전히 사로잡을 만큼 충분히 강렬할 때 일어난다.

미적 정서 치유(The Aesthetic-Affective Theory) 이론 : '생명애' 가설(biophilia hypothesis)에서 영감을 받는다. 인간은 자연에 부속되려고 하는 타고난 성향을 갖고 있다는 아이디어를 바이오필리아(biophilia)라고 부르며, 이것은 모든 살아있는 것들에 대한 애정을 내포하고 있다(Wilson 1984, Kellert와 Wilson 1993).

진화적 적응 환경(Environment of Evolutionary Adaption)이란 인간이 적응히여 사는 환경의 본질을 나타내기 위해 사용된다(Crawford와 Krebs 1997, Irons 1998). 자연적 환경이란 인간 진화 대부분 역사를 통해 결정적 중요성을 갖고 있다. 울리히(Ulrich 1999)는 자연이 가진 스트레스 감소 효과는 무의식적인 과정들과 정서의 문제로 이것은 뇌에서 가장 오래된, 정서가 이끄는 부분에 있다고 여기고 있다. 이런 과정들이나 반사작용은, 우리가 달아나거나 싸우는 것을 준비시키는 것을 포함해서, 우리가 언제 휴식해야 할지, 활동해야 할지를 말해준다.

미학적 정서 치유 이론(The Aesthetic-Affective Theory)은 우리가 쉴 수 있는 시기를 말해주는 자연 안의 특별 정보에 관한 것으로, 스트레스를 감소시키는 결과를 가져온다(Ulrich 1984,2001, Ulrich 등 1991). 이것은 인간들이 본래 살았던 곳과 같은 환경 안에서 일어나는 무의식적 보안감각이다. 이 진화론에 의하면, 우리의 본래 환경은 숲이 있는 들판과 몇몇 큰 나무들이 있는 개방된 사바나 풍경이었다(Ulrich 등 1991). 사람들은 우리의 감각과 가장 원시적 정서가 우리의 감정을 통해서-스트레스를 감소시키기도 유발하기도 하면서-심미적으로 자연의 본질에 즉각적으로 반응하도록 타고난 준비성을 가지고 있다. 로저 울리히(Roger Ulrich 1999)는 환경 그 자체의 시각적 효과는 위험이나 안전을 신호로 알릴 수 있으며, 이것은 사람들이 상위 수준의 스트레스를 경험할 때 가장 중요한 것이라고 주장한다. 많은 학자(Herzog 1987, Ulrich 1993, Coss 등 2003)들은 고생물학자들이 제시한 호모사피언스(Homo Sapient)의 원시 거주지가 물에 근접한 대초원 사바나 위에 있었다는 증거를 받아들인다. 그들이 제안하는 안전한 오아시스는 안전하다는 신호를 보내고, 우리를 스트레스로부터 회복시키며, 초원과 드문드문 서 있는 큰 고목들로 둘러싸여 있는 곳이라고 한다. '홈(Home)'은 방어적인 녹색 주변에 있고 물을 바라보며, 주위의 터는 넓게 펼쳐지고, 숲이 조금 우거진 개방된 들판이었다.

활동 접근

다음의 이론에서는 가까운 자연 안에 있기 혹은 자연에 활발하게 참여하는 것을 다루려고 한다. 자연에 기초한 치료프로그램에 관해서(특히 치료사의 역할에 관해서) 다양한 정의가 있다. 그중의 몇 가지는 유럽에서 다른 것보다 더 호의적으로 받아들여지고 있다. 그 가운데 하나의 정의에 의하면, 자연에 기초한 치료프로그램은 다음과 같은 하나의 혹은 여러 과정을 수반하고 있다는 것이다. 즉 어떤 개인이 정원환경을 이용하여, 단순히 가까운 자연 안에 있는 것만으로-정원을 방문하는 사람들에게 그곳이 주는 순수하고 완전한 감각적 자극으로-혹은 활발히 참여함으로써, 혹은 원예를 실시함으로써 자신의 웰빙을 개발할 수 있다(Stigsdotter와 Grahn 2002, Grahn 등 2010). 그러나 자연에 기초한 치료프로그램은 오직 능동적 참여에 관한 것이라고 주장하는 몇몇 대표학자들과 능동적, 수동적 참여의 혼합을 주장하는 사람들 간에 틈이 아직 존재하고 있다.

자연에 기초한 치료중재의 많은 프로그램은 원예치료에 기원을 두고 있다. 미국과 영국에서 1, 2차 세계대전 때부터 발전된 원예치료 비전은 잡초 뽑기, 가래질, 씨 뿌리기 같은 정원 내에서의 활동의 치유 효과에 강하게 초점을 맞추고 있다(Relf 1993, Soderback 등 2004). 활동에 초점은 맞추는 것은 원예치료가 직업치료에서 파생됐기 때문이다(Hewson 1994, Shoemaker 2002). 인간 직업 모델(The Model of Human Occupation, MOHO Kielhofner 1997)은 흔히 원예치료의 치유 효과를 설명하는 데 이용된다. 그 요점은 인간은 활동하고 싶어 하며, 그들에게 이익을 가져다주며, 능력을 발휘할 수 있는 에너지를 주는 의미 있는 활동을 수행하기를 좋아한다는 아이디어에서 나온 것이다(Kielhofner 1997). 만약 어떤 사람이 즐겁고 의미 있는 직업을 찾아서 육체와 생각을 사용할 기회를 얻는다면, 그는 보답받은 느낌이 들 것이고, 정원작업은 특히 보답이 있는 일이다(Relf 1992, Kielhofner 1997).

그 이유는 원예활동이란 이론적으로 치유 효과를 지원하는 다음 4가지의 뚜렷한 가치를 갖고 있기 때문이다.

- **식물에 육체적으로 의존하기(Physical dependency on Plants)** : 인간의 전적인 생계와 생존이 식물에 기초하고 있다. 우리는 식물과 그 수확물로부터 유익을 얻는다.
- **아름다움 관찰하기(Observing beauty)** : 식물과 동물의 미적인 모습과 생활 관찰하기. 삶에 대한 순수한 경험은 우리를 매료되기(fascination)로 이끌고, 우리 자신의 문제들에 마음을 덜 빼앗기게 한다.
- **식물 안에 있는 생명을 양육하기(Nurturing of lifes in plants)** : 우리 자신 외에 한 생명을 돌보고 양육하는 경작을 통해서 우리는 식물의 요구(필요)와 성장을 배울 수 있고, 애착을 형성할 수 있다.
- **사회적 상호작용(Social interaction)** : 수확, 경작, 관찰하고 이런 모든 경험을 다른 사람과 공유하면서 우리를 사회 안에 통합되게 한다.

위에 언급한 현상과 연계된 활동들은 우리의 육체적, 정서적, 사회적인 웰빙과 건강을 증진한다(Relf 1992, Kielhofner 1997).

그러나 원예치료와 인간의 직업 모델(Model of Human Occupation) 간의 강한 유대는 점차 약해지고 있다. 일부 실무자와 많은 수의 연구자들은 미학적 정서 이론(Aesthetic-Affective Theory)과 마찬가지로 주의 회복 이론(Attention Restoration Theory)에서 영감을 받아왔다. 이것은 회복의 경험과 관계가 있으며, 정원과 환경 내에, 건강—증진 자질을 설계하는데 초점을 두며, 이것은 방문자들의 감각을 통해서 그들에게 전달된다(Stigsdotter와 Grahn 2002).

대처 소통 접근

이 이론적 주장은 샐러스(Searles 1960), 펄슈(Frosch 1990), 게로흔(Grahn 1991), 스테른(Stern 2000), 버치(Bucci 2003)와 다른 연구자들이 개발한 이론에 의존하고 있다. 그들의 주장은, 한 사람이 외부 세계와 육체적, 정신적으로 소통하는 능력은 그가 받는 유혹, 요구, 압력 혹은 무활동에 대처하는 그 사람의 역량에 달려있다는 것이다. 또한, 3가지의 모든 양상(수동적으로 바라보기, 자연 안에 있기 혹은 능동적 참여)도 실무자가 지도하고, 개발하는 활동 속에 포함되어 있다.

의미의 범위/행동 이론의 범위(The Scope of Meaning/ Scope of Action Theory)는 주변 환경이 방문자와 여러 많은 수준에서 소통한다고 주장한다(Grahn 1991, Stigsdotter와 Grahn 2002, Grahn과 Stigsdotter 2003, Ottosson과 Grahn 2005, 2008, Grahn 등 2010). 가장 주요하고 효과 빠른 기본적 시스템은 시각, 후각, 소리 등을 통한 말을 쓰지 않는 정서적 톤이다. 부모가 아기와 소통하는 것도 하나의 정서적 톤이다(Stern 2000). 두 번째 시스템은 좀 더 인지적 소통구조이다. 그러나 이 두 가지 소통 시스템은 친밀하게 연관되어있다(Tranel 등 2000). 우리는 타고난 반사작용과 정서적/인지적 기본구조의 도움으로 외부세계를 해석한다. 이 정서적/인지적 기본구조는 우리의 이전 경험 위에 세워진 현실 계속성을 우리에게 제공한다(Frosch 1990, Tomkins 1995). 이 이론에 대한 좀 더 포괄적인 설명은 그란(Grahn 외 2010) 등의 연구를 참고한다. 이 현실계속성의 발달은 유년기부터 시작하여, 자아 기능의 작용을 쉽게 한다. 이것들은 전체적 환경과 연관되어있다. 현실계속성의 존재는 우리의 모든 기능에 안정성과 계속성을 더해주고, 그 유기체로 하여금 환경 내의 교체와 변화 중에서도 정체성과 정위치를 유지해준다. 이것은 상당한 심리적 혼란이나 적응의 역기능 없이 일어난다. 또한, 환경적 내재화와 안정화에도 함께 일어난다.

이 이론에 의하면, 각 개인은 하나의 의미범위를 설정한다. 그 안에서, 어떤 구조들은 더 오래가고, 반면 일부는 쉽게 의미가 변화한다(Grahn 1991 2007, Ottosson과 Grahn 2008, Grahn 등 2010). 이러한 의미 범위는 현실계속성의 다른 층들과, 영속성의 다양한 정도에 대한 타고난 메모리 같은 영상으로 이루어진 더 넓은 구조라고 이해할 수 있다. 이 구조는 우리에게 행동의 범위에 한계를 주고 있다.

유아기 동안, 우리는 정서적 발달단계를 거치게 된다. 그때, 인간 이외의 실체(돌, 물, 동식물)와 사람들이 직접적 수준으로 소통하고, 거기에 점차 더욱 인지적이고 상징적인 의미를 부여하게 된다(Searles 1960, Grahn 등 2010). 예를 들어, 문제 많은 시기를 겪고 있는 한 명의 십 대가 동물과 유대를 형성하고 공감하고, 그 동물과 거의 하나가 된다. 이런 애착 관계는 그 십 대가 다른 사람과 관계 맺고, 소통하는 것을 가능케 해준다. 이처럼 인간 이외의 환경과의 성공적 애착 관계는 어느 개인의 사랑의 대상에 대한 성공적 애착만큼, 사람들의 웰빙을 위해 중요한 것이다(Searles 1960, Frosch 1990, Spitzform 2000).

어떤 사람이 건강하고 기분이 좋을 때는 소통이 아주 쉽게 일어난다. 모든 것이 개인의 계속성 체계나 의미범위 안에 꼭 들어맞는다. 그러나 그 사람이 아플 때는, 인간 이외의 환경에 더욱 의존하게 되고, 정서적 톤을 더 잘 받아들이게 된다. 위기의 상황에서는 개인은 좀 더 단순한 관계성, 즉 안정적이고 분명한 현실계속성으로 되돌아갈 필요가 있다(Ottosson 2001, Ottosson과 Grahn 2008). 우리는 자연으로부터 아주 중요한 신호를 받는다. 비록 의식적으로 받는 것이 아닐지라도. 좀 더 복잡한 관계는 감당 못 할 수도 있다. 우리의 가장 복잡한 관계는 다른 사람에 대한 것이다. 우리가 가질 수 있는 가장 단순한 관계는 물이나 돌 같은 무생물과의 관계이다. 더욱 단순한 자연적 요소들은 의식과 잠재의식 간의 더욱 안정적 연결고리의 역할을 할 수 있다. 그리고 그것은 돌이나 식물은 혼란스런 요구나 죄의식을 연상시키지 않는다는 맥락 안에서 특히 타당성이 있다(Searles 1960, Spitzform 2000, Ottosson과 Grahn 2008).

식물이나 자연적 환경과의 접촉은 다양한 종류의 위기상황들로부터 사람들이 회복하는 데 상당히 이바지할 수 있다. 자연에서 오는 신호는 우리의 인식체계와 즉각적인 정서적 톤을 통해서 창의적 과정을 자극한다. 이 창의적 과정은 재활과정에서 아주 중요한 것이다(Serales 1960, Tranel 등 2000, Ottosson과 Grahn 2008). 이것은 이런 관계성에 숙달하는 것과 더불어 불안과 고통의 감소, 우리의 자의식 회복, 우리의 현실인식 개선, 관용과 이해증진을 도와준다. 우리의 신경-생리학적 체계는 우리 몸의 전 부분과 전적으로 결합하여 있기 때문에, 우리의 근육, 호르몬, 면역체계와 그중에서도 우리의 삶의 질에 영향을 미치게 될 것이다(Ayres 1974 1983, Hansson 1996). 공원과 정원의 기본적인 구성과 구획은 여덟 개의 감각 인식 차원과 비슷한 것이라는 연구 결과가 있다(Grahn과 Berggren-Barring 1995, Hedfors와 Grahn 1998, Stigsdotter과 Grahn 2002, Grahn과 Stigsdotter 2010, Grahn 등 2010). 이렇게 감각으로 인식된 수치보다는 보기, 듣기, 운동능력 등의 여러 다른 느낌을 통해 나타나는 상징들로 구성되어 있다. 그리고 이들은 방문객의 의미범위, 활동범위와 직접 연결되어있다(더 포괄적인 설명을 위해서는 Grahn과 Stigsdotter 2010, Grahn 등 2010을 참조). 위의 8가지 특징은 회복시키는 조경, 환경심리학, 원예치료에 대한 몇 개의 연구에서 언급했던 중요한 자질과 닮아있다(Grahn과 Stigsdotter 2010). 그 때문에 이 이론은 의학, 심리학, 직업치료, 물리치료에 조경과 함께 적용되고 있다.

생태학적 접근

생태학적 접근법은 브론펜브레너(Bronfenbrenner 1979), 윌슨(Wilson 1984), 번스(Burns 1998) 등 다른 학자들이 개발한 이론에 의존하고 있다. 생태치료의 초기모델의 기본은 생태심리학(ecopsychology)이라는 철학적 운동에서 주로 파생하였다(Roszak 등 1995). 이 운동은 '심리치료의 녹색화(the greening of psychotherapy)'를 지지하고 증진했다. 질병과 고통을 치유하기 위하여, 사람과 자연환경을 재결합하는 것과 산업혁명 후 특히 서구에서 이론으로 우리가 경험해왔던, 자연에서의 분리에 도전하는 것을 목표로 하고 있다. 생태심리학자는 우리의 '생태'로부터의 이탈이 질병사회라는 결과를 초래했다고 믿는다.

생태치료의 생태학적 측면은 성장과 치유의 중심이 되었다. 대처 소통 접근(The coping-communication approach)에서 밝혔듯, 세 가지의 모든 양상(수동적으로 바라보기, 자연 안에 있기, 능동적 참여)은 실무자가 지도하고 개발하는 생태치료활동 안에 포함되어있다. 실무자는 참가자에게 어떤 구체적이고, 목적 있는 치료여행에 집중할 수 있는 상황을 만들 수 있다. 현재 발표된 연구들에 의하면, 자연과의 상호관계에서 파생된 치유는 수동적 참여나 좀 더 직접적인 상호작용에서도 이끌어 낼 수 있음을 보여준다(Burns 1998).

벌즈(Burls 2007)의 생태치료 모델 중에 가장 두드러진 2개의 요소는 반성과 상호의존성에 집중되어있다. 이들은 사람과 자연 간의 쌍방향 보살핌을 지지한다. 반성은 어떤 사람이 새롭고 좀 더 적절한 사고방식을 내재화할 수 있는 가장 강력한 도구이다. 상호의존성은 우리의 에코시스템의 보살핌에서 구체적으로 나타나는 것이다. 에코시스템은 우리의 집으로 이를 훼손하는 것을 예방하고 있으며, 사람들에게 생태학적으로 민감한 생활방식을 개발하도록 고무하고 있다. 에코시스템을 관리하는 활동들이란, 사람과 자연 간의 시너지를 발달시키는 것뿐만 아니라, 자기보호의 학습에 관한 것이다. 우리 자신과 우리가 돌보는 사람들, 그리고 그들의 미래에도 관심을 두는 것이다. 이것은 또한 지속할 수 있는 능력의 기초이다.

생태치료의 시행에 있어, 치료환경 안에는 분명한 특성들이 있다. 참가자, 실무자, 자연환경 자체 간의 세 방향 치료 합작품이다. 자연은 살아있는 공동교육자이며, 다음과 같은 방법으로 공동치료사의 역할을 한다.

- 촉매자 역할로서 개인과 집단활동에 연관된 결과들의 구체적 사례를 제공하는 활동을 한다.
- 자연환경에서 발생할 수 있는 변화에 대한 통찰력을 안내하여 도움과 비유가 개발될 수 있도록 적절한 관심을 제공한다.
- 개인적 반성의 시간과 자기 공개의 모델을 보여주고 비유적인 과정을 통해서, 경험적이며, 치료 학습을 지원한다.

치유적 환경은 숲이나 지역사회 정원처럼, 장벽이나 막힘이 없는, 열린 공간이 될 수 있다. 혹은 일반에게 공개되었으나, 어떤 동일한 참가자 집단(정신건강문제를 가진 사람들)의 치료적 성과를 위해 특별히 사용될 수 있는 또 다른 녹색 공간이다. 이것이 교육자/치료사의 지도로 발전하면서−대화, 생각의 공유, 기술개발을 통해서 − 동료집단 안에서 자신과 다른 사람들을 상세히 진술함으로써 각 참가자가 교감하면서, 어떤 유대감이 나타난다. 상호학습과정은, 개인과 집단이 강력한 지원 시스템을 개발해서 그들이 어떻게 환경에 영향을 주는지, 그리고 그 환경은 그들의 회복에 어떻게 영향을 미치는지에 대한 비판적 자각을 하도록 도와준다.

비유들은 어떤 사람이 그의 실생활에 있는 상황에 대처하고, 그 상황의 이해를 도와준 적응경험을 가지고, 학습과 성장을 결합하는 데 이용된다. 그 비유는 일어날 활동들과 치료상 연결되어 있어서, 개인적 변화, 기술개발, 주관적 사회참여와 회복으로 이어진다. 실무자는 진행자로 활동하며, 그의 참가자가 (1) 비유적 의미를 세우도록 (2) 구체적 치료 도구를 개발하도록 활발하게 돕고 있다. 치료 도구는 그의 개인적 삶의 도전들과 협상하며, 그 자신의 건강/건강 저해 환경 안에서, 어떤 변화과정을 시작하도록 돕기 위해 설계된 것이다.

중재의 단계에서 관여할 수 있는 분야는 '치유교육(healing pedagogy, Willenbring 2002)', 실행에 의한 학습(Beard와 Wilson 2002), 창의성, 반성과 응용 지식분야이다. 책임감, 친척 관계와 거주지에 대한 경외감은 '전체'의 일부가 되고 싶은 희망을 불러일으키는 것 같고, 그것은 브론펜브레너(Bronfenbrenner 1979)의 체계적 접근법을 강화하고 있다. 이와 함께 사람에게는 흔히 '환경적 소양'의 발전단계가 있는데, 이것은 재활의 내용을 선도하며, 더 넓은 범위에서, 정원 가꾸기나 지속 가능한 개발, 식물소매업 등 그 외의 비슷한 영역에서, 기술과 취업능력을 받아들이고 있다. 이것은 사회 속에서, 많은 사람에게 새로 발견된 개인적 가치를 부여하고 있다. 다음 문헌들에서, 능동적 자연보존을 하나의 명백한 사회적 목표로서 구체적으로 언급하고 있다(Raynolds 2002, Department of Health 2004, Burls 2005 2007 2008a, Burls와 Caan 2005, Townsend와 Ebden 2006). 여기서 저자들은 자연에 참여한 이용자들과 함께 직접적 접촉 유지를 하고, 공공의 녹색 공간의 설계, 관리, 회복과 유지에 이바지하며, 그 사업계획에 대해 명확하고 직접적인 언급을 하고 있다(Outdoor Education Chaper 'the Mind Meanwhile wildlife garden in UK'). 언급된 활동들의 본질적 것은 포용이라고 불리는 지역사회의 접촉유지 유형과 공적인 참여 유형이다(Burls와 Caan 2004). 이러한 현상은 단체를 이루려는 자기 주도적 욕구에서 나온 것으로 그의 지역사회와 동료들이 그의 의견을 듣는 '비판적 발언권'을 갖기 위한 것이다. 자존감과 자기 효능감은 생태치료의 치료적/직업적 활동을 통해 얻은 것으로, 이것은 사람들이 개인과 공공의 건강에 대한 자연의 혜택에 관해서 다른 사람(일반인 포함)들을 교육하는 데 적극적이 되게 한다. 몇몇 경우, 이들이 환경파괴 없이 지속 가능한 삶과 기후적응, 생태건강이라는 더 폭넓은 쟁점들의 사례를 통해 사람들을 선도해갈 것이다.

인간을 지구 생물권의 일부로 고려할 때, 생태건강의 개념은 불가피하게 인간 건강을 체계적이고 통합적 사고로 접근하게 한다(Butler와 Friel 2006). 이 개념은 인간과 인간이 아닌 종과의 상호관계를 확대하고 있으며, 이러한 이유로 생태치료는 중재와 치료프로그램들(원예치료Green care, Conservatiion/Nature Therapy)을 더 넓은 권한에 적용할 수 있다(Burls

2010). 이런 모델들에 관한 연구가 보여주는 것은 이용자의 건강상의 혜택을 이루었을 뿐 아니라, 환경을 위한 구체적 성과들이 되었다는 것이다. 이를테면 야생생물의 증가와 그 지역의 공적인 사용 등이며, 또한 사회적이며, 공적인 건강과 생태학적 성과의 중요성을 강화하게 되었다(Wong 1997, Burls 2007).

···▶ 자연을 기초로 한 치유 프로그램환경

자연에 기초한 치료는 다양한 프로그램과 의뢰자의 요구와 치료를 제공하는 기관의 자원에 따라서 제공되고 있다. 그 프로그램은 환경 속에서, 참가자 집단과 치료의 목표에 따라 변한다. 이 치료들은 병원, 재활센터, 직업교육본부, 노인을 위한 가정, 지역사회, 정원, 공원, 학교와 관계가 있다. 활동들은 육체적, 정신적 요구의 정도에 따라 변한다. 숲 정원의 활동은 전통적 정원보다 관리접근방법이 더 쉽다(Grahn 등 2010). 어떤 환경 안에서 조심스럽게 선별된 활동을 하기 위해 참가자들이 식물이나 자연과 접촉하면서, 전문적 진행자에 의해 환경과의 상호작용을 받는다. 이것은 특정 의뢰 집단을 위한 활동을 할 때 고려해야 할 중요한 측면이다.

치료사들은 자연에 기초한 치료법이 어떤 시기에, 어떤 특별한 환자에게 적합지 않은 활동인가를 이해하기 위해서 객관성, 정직과 마음의 평온을 반드시 가져야 한다. 각 참여자는 기호, 태도, 여러 욕구가 있는데, 이는 무엇보다 존중되어야 하는 것들이다. 여러 분석에 따르면, 자연에 기초한 치료에 참여하는 것을 거부하는 사람을 발견하는 것은 드물다. 이것은 참가자가 스스로 선택한 치료의 형태라는 사실로 부분적인 설명을 할 수 있다. 그렇지만 어떤 거부도, 실무자 측이나, 치료접근 방법상의 실패를 의미한다고 인식되어서는 안 된다.

치료사의 책임은, 이 주제의 전 세계적 개발을 유발하고, 전달하는 것이다. 참가자가 만족하고, 자기인정을 가능하게 하고, 그들의 무능력이 외부 세계에 다가가는데 어려움이 되지만, 그것이 그들 고유의 인간적인 자원을 잃었다는 의미는 아니라는 것을 이해하게 하는 것이 중요하다.

실무자는 다음과 같은 기술을 갖는 것이 중요하다(Burls 2007).

스웨덴 숲 위원회는 숲 환경 안에서 2가지 타입의 재활 사업을 운영하고 있다.

1. The Green Steps Program은 실직한 사람이나 장기간의 병가 중인 사람들을 위해 의도된 것이다. 이 사업은 Arbetslivesresurs(국가소유의 회사로 직업재활을 운영하고, 개인적 전략계획을 세우고 있다)와 공동으로 운영된다. 사람들은 10주 프로그램에 참여하고, 매주 그들은 단순하지만, 의미 있는 숲 활동에 3일간 참여하고, 다른 날은 Arbetslivesresurs에서 온 멘토를 만난다. 숲 속에서의 활동은, 예를 들면, 문화와 유물 목록 만들기, 지도와 나침반 사용법 훈련, 자연보호지 목록 작성이지만 처음에는 단순히 숲 속 산책하기 등으로 구성되어 있다. 이 프로그램의 결과에 대한 경험(담)은 훌륭하다.

2. Green Rehabilitation은 장기간 병가 중인 사람들을 대상으로 하고 있다. 이 사업은 The Swedish Social Insurance Agency와 The Swedish Public Employment Service가 공동 운영한다. 10주간의 야외교육 프로그램으로, 거기서 참가자들은 숲을 어떻게 관리하는가를 배운다. 소풍을 포함해서, 새의 목록 작성법과 생물 다양성에 관한 야외강연과 나무의 간벌 등을 실시한다. 프로그램의 결과에 대한 경험은 훌륭하다.

- 사업계획과 관리
- 사람과 환경에 대한 위험평가 능력(위험은 다면체이며, 복합적 관계로 되어 있다. 사람과 사람, 사람과 환경, 환경과 사람, 대중에 대한 위험, 활동이나 장비로 인한 위험)
- 필요의 평가(참가자의 필요와 환경의 필요, 치료적 공간에 참여하고 있는 동식물의 필요)
- 적절한 중재(주제넘거나 과도한 중재가 일으킬 수 있는 결과에 대한 자각과 불안감을 일으키지 않고, 성가시지 않게 격려하기)
- 참가자가 싫증 나지 않게 참여를 증대하기. 사람들의 욕구, 관심과 필요 시이의 균형 찾기, 중재를 적절하게 적용하기.

자연에 기초한 중재를 계획할 때 중요한 것은, 어느 의뢰인이나 취약점에 대한 개인적 임계치를 갖고 있으며, 스트레스에 적응하고 견딜 수 있는 타고난 능력이 있다는 것이다. 스트레스는 늘 지속하는 것이 아니고, 한 사람의 삶에 반드시 부정적인 요소이기만 한 것도 아니다. 그러나 그것의 해로운 작용에 대해서, 그리고 어떻게 사람을 압도할 수 있는가에 대해서 인식할 필요가 있다.

자연에 기초한 치료프로그램을 시작할 때 두 가지 기본적 개념을 기억해둘 필요가 있다.

- 치료적 중재를 역동적인 어떤 것으로 여긴다. 즉 계속 진화 중인 하나의 프로그램으로, 정체나 행동의 경직성을 미리 볼 수 없다.
- 각 의뢰인은 개성이 있고, 그들은 질병의 주역이 아니라 치료의 주역이다.

참가자를 위한 수업은 가능한 한 개별화되어야 하며, 모든 활동은 의뢰인의 개인적이고 기능적 필요의 기초 위에서 선별되어야 한다는 것을 늘 기억해야 한다. 자연에 기초한 치료의 경우, 어떤 활동을 선택하기 위한 선택은 계절적, 기후적 상황과 분리될 수 없다 (Burns 1998, Grahn 등 2010).

기본적인 것은 참가자를 편안하게 하는 데 성공하는 것이며, 활동에 대한 그들의 태도가 조심스럽고, 차분하거나, 불안하여 협조하지 못할 때라도, 그것을 잘 이해하는 것이다. 또한, 이 기간에 참가자들이 작업하면서, 무엇을 성공할 것이고 무엇은 그렇지 못할지, 판단받지 않는다고 느끼게 하는 것이 필수적이다(Grahn 등 2010). 더구나 참가자의 환경에 대한 인식은 거기에 그들의 모든 감각이 포함되어 있음을 이해하는 것과 치료적 중재 즉 활동과 세팅을 설계할 때, 이 지식을 이용하는 것이 근본적으로 중요한 점이다.

흔히 장애를 가진 사람은(중증 장애를 가진 사람들은 더욱이) 직접적 경험을 갖기 위해, 많은 감각적 자극이 필요하다(Hassink과 van Dijk 2006). 중증장애를 가진 사람들은 필요에 따라 다른 사람과 관계를 맺으면서, 그들의 주변을 인식한다. 그것은 어쩔 수 없다. 그들은 자신을 표현하고, 소통하기 위해 전신을 사용한다. 중요한 것은 참가자의 육체가 이런 타입의 중재에서 필수적 역할을 한다는 것에 대해 자각을 활발하게 하고 강화하는 것이다. 그리고 이런 의식을 갖게 되면, 자율성, 자존감, 주변 세계와의 관계성의 과정들을 가져올 수 있다. 감각적 자극과 개인적 공간에 대한 존중을 통해, 올바른 균형을 찾는 것이 실무자가 참가자/환경과의 관계를 맺는 핵심이다.

···▶ 건강 설계 및 자연 기반 치료적 개입 프로그램

앞에 언급한 철학이나 실제적 치료의 발전이나 동향은, 연구결과 면에서나, 자연에 기초한 치료 개입의 효과를 보여주는 실제 경험 차원에서 전 세계적으로 관심이 증가하는 것을 포함하고 있다. 그러나 이런 중재에는 환경의 특성에 관한 특정한 아이디어와 함께, 치료적 활동도 포함된다. 자연환경 세팅에 관한 아이디어는 흔히, 치료 장소에 대한 고대의 믿음이나 이야기와 연관되어 있다. 설계가 필요하거나 계획하는 단계에서, 좋고 나쁜 설계 문제가 개인의 웰빙에 얼마나 영향을 미치는가에 대한 자각과 지식이 요구된다(Tenngart Ivarsson와 Hagerhall 2008). 이것은 다학문적으로 이루어지고, 점점 더 학제간의 관심영역이 되어가고 있다. 이 밀접한 관계를 자각하는 것으로 인정받는 학문은 조경, 건축, 실내디자인, 예술가, 내과의사, 간호사, 전문적 치료사, 상담심리학자, 환경심리학자, 사회학자, 자연안내인, 정원사, 원예사, 원예치료사와 심리치료사가 있다.

광범위한 다학문적 관심은 물리적 공간, 치료 처치 프로그램과 그것을 이용하는 의뢰인에 대한 더 깊은 토의로 이어진다. 몇몇 여러 전문직이 자연환경, 정원, 치유정원, 인간의 건강과 웰빙을 연구대상으로 하고 있다.

이것은 다음의 두 가지 의문을 가져온다. 정원이 치유 이외의 어떤 것이 되는 것이 가능한가? 치유의 대지를 '정원'의 개념 안에 짜 맞춰 넣을 수 있는가?

지난 25년 동안, 많은 연구에서 치유 장소에 대한 고대의 아이디어는 특히 스트레스 관련 질병에서 장점을 갖고 있다고 시사하고 있다(Cooper-Marcuc와 Barnes 1999). 그들은 자연 경험이 스트레스 수준을 낮추고, 집중력을 강화하고, 짜증을 완화하고, 근육을 강화하고, 전신의 고통을 예방한다고 밝힌다(Ulrich 1999, Hartig 등 2003, Ottosson과 Grahn 2005 2008, Grahn 등 2000, Soderstrom 등 2004, van den Berg 등 2007, Hartig 2007). 이 모든 것은 건강생활에 중요한 요소들이다.

덧붙여 지금까지 역학 및 반 실험 연구는 우리가 살고 일하는 곳이 웰빙과 건강에 영향력을 갖고 있음을 보여준다(Grahn과 Stigsdotter 2003, Boldemann 등 2006, Bjork 등 2008). 위의 결과에서 건강한 장소란, 특별히 설계된 공간일 수도 있고, 혹은 자연적 공간임을 보여주고 있다. 그리고 자연적 공간의 일부는 치료적 '방'이 되도록, 특별히 설계된 곳(혹은 건강 설계된 곳)일 수 있다. 그러나 다른 일부는 그렇게 요구하지도 않고, 설계의 대상이 될 수도 없는 자연적 공간(숲의 일부 황무지, 야생생물 지역, 산이나 산림지대)이지만 치료의 자연적인 '방'으로 활용될 수 있다(Tenngart와 Abramsson 2005).

자연 기반 치료 설정

WHO의 잘 알려진 정의인 "건강이란 단지 질병이나 질환이 없다는 것이 아니라, 신체적으로, 정신적으로, 사회적으로 완전한 웰빙의 상태"(1948)가 내포하고 있는 것은 건강은 전인적이며 적극적인 상태로 검토되어야 하며, 그것은 개인의 삶 전체의 상황과 관련하여 포용하며, 삶의 생물학적, 문화적, 사회적, 환경적 측면을 포함하여야 한다는 것이다. 이미 언급하였듯, '건강생성(salutogenic, Antonovsky 1987)'의 개념은, 사람들이 잠재적으로 병원성의 생물학적인 혹은 심리 사회적 스트레스 요인의 대상이라는 사실에도 불구하고, 그들의 좋은 건강을 유지하도록 돕는 상황을 일컫는다. 이 상황들은 적극적인 건강 과정에 기여하고, 자연에 기초한 치료 세팅의 형태로 의뢰인에게 제공되는 물리적인 야외환경들을 포함하고 있음을 알 수 있다.

자연에 기초한 치료세팅은 응용예술의 특별한 형태의 하나로 간주하여야 한다. (Stigsdotter와 Grahn 2002). 자연에 기초한 치료세팅을 규정하고, 설계할 때 기본적인 것은 그 세팅이 어느 참가자 집단을 대상으로 하고 있으며, 무슨 효과(건강과정, 재활과정)를 성취하려는가를 알아야 한다는 것이다. 우리는 모두, 우리 자신을 찾는 상황에 의해서 세팅을 경험한다. 이것의 의미는, 어느 면에서든, 장애를 가진 참가자들이 그렇지 않은 사람들과는 완전히 다른 방법으로, 그 세팅이 드러나는 것을 인식한다는 것이다(Cooper-Marcus와 Barnes 1999, Stigsdotter와 Grahn 2002).

그 세팅의 표현은 참가자가 이해하기 쉬워야 하고, 그것이 그들에게 무엇을 제공하는지, 그들이 무엇을 할 수 있는지, 해도 되는지를 자각해야 한다(Stigsdotter와 Grahn 2002 2003, Stigsdotter 2005, Grahn 등 2010).

자연에 기초한 치료적 장소를 찾아내거나 설계하는 데는 조경건축가(혹은 다른 책임 있는 전문가)가 반드시 세심한 균형을 맞추어야 한다. 그 장소는 참가자에게 매력적이며, 접근 가능하며, 안전해야 한다. 동시에 여러 다른 의뢰인 집단의 필요를 기억해야만 한다. 예를 들어, 스트레스를 받는 참가자들은, 신체적 감각이 악화되어 있기 쉽다. 지표면이 고르지 않거나, 울퉁불퉁한 땅을 걷는 것은 더 오랜 시간 아팠던 사람에게 운동을 제공해주듯

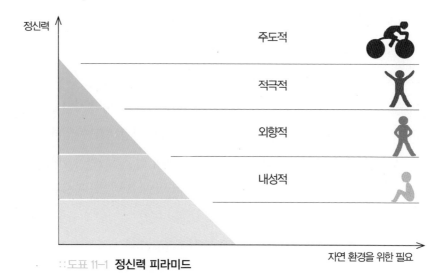

정신력

주도적

적극적

외향적

내성적

자연 환경을 위한 필요

::도표 11-1 **정신력 피라미드**

이, 그들의 신체적 감각을 증진할 수 있다. 동시에 그 장소는 기능적 장애를 가진 의뢰인들도 접근할 수 있어야 한다. 반면, 양로원의 노인들을 위한 장소는 그곳에서도 정원이 매력적이며, 접근 가능하며, 안전해야 하지만, 알츠하이머나 치매 질환을 염두에 두어야 한다. 최근에 무능력한 사람들의 필요에 관한 법규와 규정이 발전되고 확장되었다. 유럽연합 내의 각국이 이 화제에 관해 서로 다른 법규를 갖고 있다는 것이 문제이다. 그래서 나라에 따라 맞지 않는 것이 있다. 일률적 적용을 할 유럽의 통일된 법규의 필요성이 더욱 중요해지고 있다.

자연에 기초한 치료적 장소는 지리적, 역사적, 사회적 맥락 안에도 존재한다. 환경조경은 구체적 장소와 그곳에서 참가자들의 체험과 상호작용을 한다. 좋은 세팅을 발견하기 위해서, 혹은 어떤 특정 치료 세팅의 좋은 설계를 성취하기 위해서 중요한 것은 그 맥락과 연관하여, 그 목적을 명료하게 공식화하는 것이다.

자연에 기초한 치료 세팅을 전체적으로 체험하는 것—말하자면, 하나의 분리된 실체로서, 혹은 하나의 방으로서, 그 주변과 구별하여 체험하는 것이 가능해야 한다. 몇 개의 좀더 작은 방들을, 자연 세팅 안에서 인정하고, 준비할 수도 있다(Stigsdotter와 Grahn 2002 2003, Stigsdotter 2005). 살아 있으며, 성장하고, 끊임없이 변화하는 특성은, 자연에 기초한 치료세팅의 두 번째 기본적인 특징이다. 이것은 의뢰인에게, 자연의 일부가 되는 근본적인 느낌과 주기적인 변화, 희망, 생기를 불어넣어준다(Burls 2007). 치유 정원과 관련하여, 다량의 살아있는 식물소재도 그것이 회복의 자질문제에 오게 되면 중요해진다(Ottosson과 Grahn 2008, Nordh 등 2009, Grahn 등 20010).

자연에 기초한 치료적 세팅을 계획할 때, 설계자는 참가자의 정신력을 고려해야만 한다(Grahn 등 2010). 이것은 그 세팅이 의뢰인들에게 더욱 건강해질 수 있다는 확신을 주어야 하며, 그러면서 그 안에서 적합한 장소와 활동을 계속 탐구해나가야 한다. 이 세팅에 대한 참가자의 체험은 그가 그곳에서 얼마나 몰입할 수 있느냐와 그의 정신력이 얼마나 강하냐에 달려있다(Grahn 등 2010).

이것을 다음 그림의 피라미드의 도움으로 설명하고 있다(도표 11-1 참조). 거기에서 자연환경을 위한 필요는-거의 요구가 없이-피라미드의 바닥에 넓게 있고, 윗부분은 더 적다(Stigsdotter와 Grahn 2002 2003, Grahn 등 2010). 만성 스트레스로 고통받는 참가자에게, 최상의 성과를 위해서, 그 세팅 내에 여러 다른 수준의 요구를 만드는 것과-그것이 적절하다고 여겨질 때는 더 큰 요구를 세팅 내에 포함해야 하며, 그렇게 설계되어야 한다.

자연에 기초한 치료 개입은 하나의 과정이다(Burls 2007, 2008a, Grahn 등 2010). 이 과정 동안 참가자들은 요구/위험에 노출될 필요가 있다. 그러나 참가자들은 느린 보조로, 새로운 요구와 축소된 안전감을 대면해야 한다. 그들은 이 변화에 대처할 수 있다고 느껴야 한다. 도시의 맥락에서 중요한 것은 그 세팅이 여러 다른 방을 갖고 있어서, 그 안에서 슬프고 괴롭고 화난 참가자들이 진정되고, 회복될 수 있다는 확신을 갖게 해주는 것이다(Stigsdotter와 Grahn 2002 2003, Grain 등 2010). 또한, 그 세팅은 계속해서 진전하는 과정을 가지고 있다. 그 세팅은 발견되었을 때 혹은 재설계되었을 때 끝난 것이 아니고, 참가자의 필요와 바람, 요구에 최상으로 대응하기 위해, 언제나 변화에 열려있어야 한다(Stigsdotter와 Grahn 2003).

자연에 기초한 치료세팅의 사용에서 하나의 접근법은 참가자를 위해 안전한 장소여야 한다는 것이다. 이런 경우, 더 힘든 치료 개입 동안에는 방문자를 받지 않는다. 이런 생각을 하는 학자들은 참가자들이 힘든 세상은 바깥으로 몰아냈다는 느낌이 필요하다고 여긴다. 그래서 이런 좀 더 힘든 활동 중에는 치료 세팅이 외떨어져 있거나 둘러싸인 장소일 것이 요구된다. 정원 내부 같은 도시의 세팅에서는 자연소재를 사용하여, 덤불이나 나무로 정원을 '둘러싸는' 것으로 성과를 볼 수 있다. 게시판을 이용하여, 방문자들에게 이 경계를 존중해 달라고 요구할 수 있다. 필요한 사생활 유지를 위해, 부드러운 장벽 마련이 쉽지 않을 경우, 진통적 울타리를 사용할 수도 있다.

다양한 경관에 대한 사람들의 선호 연구는 1900년대 초로 거슬러 올라간다(Gyllinand Grahn 2005). 이런 연구들은 사람들이 선호하는 기본적인 구조를 보여주고 있다. 그것은 지형적 변동이나 규모, 탁 트인 경관, 물 같은 어떤 부속물 등이다. 그러나 가장 의미심장한 요소는 경관이 자연적이냐 혹은 인공적이냐 정도인 것 같다(Kaplan과 Kaplan 1981, Tenngart Ivarsson과 Hagerhall 2008). 1980년대 들어, 이런 선호는 사람들의 건강 증진 효과와 더욱 연결되고 있다(Kaplan과 Kaplan 1989).

카플란이 연구한 대상들은 모두 정신적 피로감으로 고통받고 있는데, 다음과 같은 특성들이 그들의 성격에서 나타났다(Kaplan과 Kaplan 1989, Kaplan 1990).

- 집중을 못 하고, 주의가 쉽게 산만해진다.
- 결정하는데 어려움을 겪는다.
- 참을성이 없고, 무작위로 선택하는 경향이 있다.
- 성급하고, 도움의 손을 빌리지 않으려고 한다.
- 계획을 세우는 데 어려움이 있고, 그들이 세운 계획을 따르지 않으려는 경향이 있다.

미시간 북부의 원생지에서 몇 주일간 머문 모든 사람이 위에 언급한 징후에서 주목할 만큼 회복되었다.

더불어 그처럼 사람을 회복시키는 경관의 특성이 제시되었다. 거리 두기(being away), 개방감(extent), 매료되기(fascination), 적합성(compatibility)과 안전성(security)이 그것이다. 이것은 앞에서 검토한 특성들에 높은 평가를 주었다(Kaplan과 Kaplan 1989, Tenngart Ivarsson과 Hagerhall 2008).

- **거리 두기(Being away)** : 이것은 누구나 다른 일들을 생각할 수 있게 만드는 어떤 다른 환경 속 안에 있는 것이라고 말할 수 있듯이, 그를 정신적 육체적으로 위기에 넣었던 모든 것에서 벗어날 수 있는 전혀 다른 장소를 찾아내, 걱정과 생각의 고갈로부터 자유를 얻게 하는 것이다(Kaplan 1990).

알나프에 있는 재활정원은 연구결과와 기록된 경험에 기초하여 설계되었다. 재활정원은 다음 몇 가지 목적을 위해 조성되었다. 원예치료를 제공하고, 연구를 위한 장소일 뿐만 아니라 교육을 하고, 전시하는 공간이다.

치유 숲 정원인 나카디아는 연구 결과와 경험을 토대로 설계되었다. 이곳은 원예치료를 제공하고, 연구를 위한 장소일 뿐만 아니라 교육을 하고, 전시하는 공간이다.

- **개방감(Extent)** : 여러 장소에서 어떤 변화를 받을 수 있다. 그러나 범위와 연계성에서는 한계가 있다. 회복시키는 환경은 흔히 완전히 다른 세계를 제공하는 장소들로 묘사되고 있다.
- **매료되기(Fascination)** : 회복의 체험은 흥미와 사소한 매혹에 달려있다(Kaplan 1990). 이 두 가지 요소는 치료적 환경 안에 반드시 있어야 한다.
- **적합성(Compatibility)** : 이 부분은 환경적 패턴, 개인의 경향, 환경이 요구하는 활동 간의 적합성에 관심이 있다. 적합한 환경 안에서는, 그가 원하는 것, 하려는 것을 정확히, 거기서 필요한 것, 환경의 지원을 받는 것들이다(Kaplan 1990).
- **안정성(Security)** : 오아시스, 이것은 안전의 신호이며, 우리를 스트레스에서 회복시킨다. 이곳은 초지로 둘러싸여 있고, 드문드문 큰 고목들이 있고, 물을 바라보고 있는 것이 더 바람직하다(Ulrich 1999).

앞서 언급하였듯, 자연/정원의 체험은 8가지 타입으로 나누어진다는 연구가 있다. (Grahn과 Stigsdotter 2010). 이 특성들은, 보기, 듣기, 냄새, 이동수단 등을 통해서 인식되고, 감각기능을 통해 나타나는 메시지들로 구성되어 있다. 더구나 그 연구에서, 각각의 특성은 특정 필요들을 만족하게 한다는 결론을 내리고 있다. 누구는 필요의 유형을, 누구는

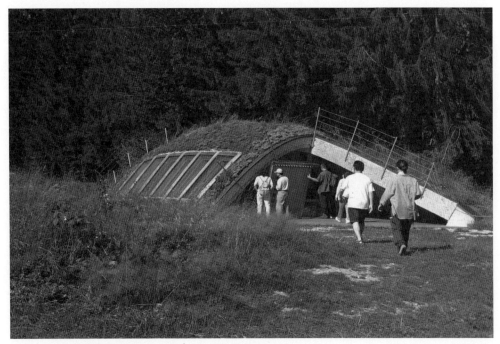

:: 사진 11-2 숲 정원에서 원예치료 및 연구 교육을 실행하고 있다.

형질의 유형을 얘기하지만, 이들은 서로 친밀하게 연결되어서, 결국 하나의 야외생활 체험을 가져오는 것이다.

특성이나 감각적으로 인식된 측면들은, 건강 성과, 스트레스로 고통받는 사람들을 위한 선호도와 과학적으로 결부되어 있다는 것이다. 스트레스로 고통받는 사람은 그렇지 않은 사람과 다른 특성을 선호한다(Ottosson과 Grahn 2008, Grahn과 Stigsdotter 2010). 이것은 우리가 주변을 해석할 때, 어떻게 느끼는가에 기초하는 것으로 설명할 수 있다. 건강한 사람이 체험하는 것을 아픈 사람은 완전히 다른 방식으로 체험한다(Cooper-Marcus와 Barnes 1999). 또한, 그 결과는 선호하는 특성들이 건강 성과에 가장 긍정적인 영향을 주기 위해서 어떻게 결합해야 하는지를 보여준다.

도시를 구획할 때 우리는 이 지식을 다소 인공적으로 만들어진 경관을 포함하는 맥락으로 변형시켜야 한다. 특별히 흥미를 끄는 것 중의 하나는 정원이다. 전 세계적으로 신화, 종교 교리, 오래된 경전 등에서는 정원을 누구나 슬픔과 고통으로부터 위로와 구원, 안식처를 찾아 피난할 수 있는 에워싸인 안전한 장소로 묘사한다(Prrest 1998, Gerlach-Spriggs

외 1998, Stigsdotter와 Grahn 2002). 그러나 모든 정원이 치유하고, 건강을 증진하는 능력을 갖춘 것은 아니다. 인간의 건강증진을 위해 설계된 일부 정원들은 실제로는 참가자의 웰빙에 부정적 영향을 주는 곳도 있다(Cooper-Marcus와 Barnes 1999).

⋯▶ 최근 자연 기반 치료적 개입 및 교육과 연구, 실습

원예치료(HT)나 사회적 원예치료(STH) 는 유럽에서 자연에 기초한 치료법 중 가장 많이 시행되는 것이다. 물론 다른 나라에서도 다양하게 적용하고 있다. 몇몇 나라 특히 영국에서, 원예치료는 매우 잘 알려졌다. 일부 다른 나라에선 그보다 덜 알려졌지만, 방법론의 강도 면에서, 비교적 덜 복잡하고, 사회적으로 직접적인 활동을 하는 사람부터, 까다롭고, 복잡한 처치법을 적용하는 이들까지, 상당한 격차가 있다. 자연에 기초한 일부 치료 개입은 매우 좋은 평판을 받고 있다. 그 이유는 정원이 훌륭한 설계가 되어 있고, 팀의 구성원이 숙련된 치료사이며, 훌륭한 전문적 교육을 받고 있기 때문이다. 그러나 복잡한 처치법을 책임지고 있는 일부 장소에서는 직원을 자원봉사자로 모집하고, 건강관리 경험이나 교육이 없는 사례도 볼 수 있다. 더구나 그 장소가 교외 지역이거나, 식물도 무성하지 않고, 치료에 필요한 신중한 설계도 부족한 장소도 있다. 따라서 원예치료 안에 교육의 필요성이 크고, 학사 석사 수준보다 더 높은 교육프로그램뿐만 아니라, 연관된 직업훈련도 필요하다. 또한, 원예 치료를 위한 장소를 어떻게 설계할 것인가, 그 자연적 장소들은 어떻게 적절하게 이용할 것인가에 대한 교육이 이뤄져야 할 필요가 있다. 영국, 네덜란드, 덴마크, 스웨덴 같은 일부 국가에서, 원예 치료/자연을 기반으로 한 치유에 대해 몇몇 대학에서 과목을 개설하였고, 스칸디나비아에서는 석사 수준의 프로그램 개설을 계획하고 있다. 영국에서는 사회 및 원예 치료/생태요법에 관한 예비과정과 이학사 과정이 있다. 웨일스에는 현재, 생태치료에 학위 과정과 석사 수준의 학습 과정이 도입돼서, 건강 증진을 위한 석사 및 학사학위의 수준의 교과 과정을 개설하고 있다. 안타깝게도 이런 선도적인 조치에도 불구하고, 자연에 기초한 치료적 세팅의 관리와 설계의 실무에서, 실무자를 준비시키는 교육과정들이 충분하지 않은 것 같다.

수준 높은 교육은 철저한 연구 위에 기반을 두어야 하고, 이 연구는 임상 활동뿐만 아니라, 치료적 장소와 연관하여, 건강—성과물을 포함하고 있어야 한다. 또 훌륭한 치료사일 뿐 아니라, 멋진 설계에 대한 지식도 갖춰야 하고 실무자들에게 요구되는 광범위한 기술의 범위도 고려할 필요가 있다. 그들은 다른 치료사와 실무자들과 동등하게 인정받고, 보수를 받아야 한다. 북유럽의 스웨덴 농업과학대학은 '자연, 건강과 정원'이라는 주제로, 1년 석사프로그램을 제공하는 유일한 대학이라고 생각된다. 이 프로그램은 학제간으로, 학사학위 소지자에게 제공된다. 비록 자연에 기초한 치료중재를 구체적 주제로 가르치진 않지만, 그와 밀접하게 관련된 주제들에 연관된 지식을 제공하고 있다. 더구나, 이 대학은 3개의 보충강좌를 제공한다. 원예치료 안에 2개 강좌(입문과정 1개, 계속 과정 1개로 두 과정 모두 1년 반 일제로 의학이나, 재활의 배경을 가진 학생들을 위해 개설됨), 그리고 치유정원, 치유 콘텐츠, 설계에 관한 1개 강좌(학제간)가 있다. 최근에 코펜하겐 대학에서, 조경과 학생들을 위한 건강 디자인 강좌에 석사 수준의 강좌와 전문가들을 위한 원예치료와 건강설계 등의 평생교육 강좌를 시작하였다.

노르웨이의 대학들은 환경, 설계와 관련하여, 인간건강에 중점을 두면서, 환경 심리, 조경설계 안에 강좌를 개발 제공하고 있다. 핀란드에서는 대학들이 건강관리 직원들을 위해, 정원과 원예치료교육프로그램을 계획하고 있다. 핀란드의 이 사업은 스칸디나비아의 다른 학교의 모델 역할을 하기 위한 것이다. 또한, 북유럽의 한 훈련 그룹은 북유럽 장관 협의회의 지원을 받고 있다.

이탈리아에서는 전문가를 준비시키는 강좌 외에 치유정원에 기반을 둔 밀라노 대학의 대학원 강좌가 있다.

증거 기반의 건강 디자인의 지역 내의 연구는 여전히 매우 제한이고 미국에서의 연구에 크게 의존하고 있다. 많은 연구가 여러 장소로부터 이야기에 너무 많이 의존하고 있다. 극소수의 결과만이 증거기반의학(Evidence—Base Medicine, EBM)의 기초를 구성할만한 기준을 가지고 있다고 할 수 있다. 최상의 연구증거에 임상의 전문적 지식, 이뢰인의 가치와의 통합의 기반을 구성할 수 있는 표준을 갖기 위한 결과가 거의 없다는 점이 비판받을 수 있다. 이런 임상적 표준을 만족하게 하기 위한 연구 프로젝트의 시작과는 별개로, 우리는 그 장소의 설계를 등한히 할 수 없다. 국제기구에서는 건강 디자인의 증거에 기반을 둔 설계는 의학과 유사한 것이라고 주장하며, 증거에 기반을 둔 건강 디자인과 증거 기반 의학을 통합하려는 야심이 있다. 증거에 기반을 둔 건강 설계는, 치료적이며, 가족참여를 지지하며, 직원의 작업능률을 높이며, 스트레스받는 사람들을 회복시키는 환경을 만드는 데 사용된다.

증거에 기반을 둔 설계자는, 지식을 갖춘 의뢰인과 함께, 최상의 연구 증거와 사업평가에 기반을 두고 결정을 한다. 원예치료에서, 최고의 연구증거 위에 설계 결정을 하기 위해서는 상당한 노력을 기울여야 한다. 그 분야에서 발전하기 위한 하나의 근본적 기초, 그리고 증거기반의학의 기초를 지원하기 위해서는, 공식화된 이론과 가설 위에 기반을 두고, 연구 프로젝트를 시작해야 한다.

자연 기반치료는 시간으로 입증된 업무로서, 여러 형태의 세팅프로그램이 포함되어있고, 다양한 의뢰인 집단을 위해 일하고 있다. 예를 들면, 오늘날의 원예치료 실무는 몇몇 전문직을 관여시키고, 그중에서도 전문적 치료사, 연구자, 교육자, 실무자, 자원봉사자와 의뢰인들을 포함하고 있다. 미국에서는 원예치료협회(the American Horticultural Therapy Association, AHTA)가 동료들의 검증시스템을 통해, 전문 원예치료사를 등록시키고 있다. 이것은 그 분야 내에 기본적 전문능력을 증진하려는 의도를 갖고 있다. AHTA는 미국에서 원예치료의 발전을 증진하고, 실행하는 유일의 기구이다. 그들은 대학, 식물원, 그리고 원예치료 교육과 훈련을 제공하는 여러 기구와 협력하여 일하고 있다. AHTA는 전문직 등록에 3단계 기준을 갖고 있다. 원예치료사 보조(HT Assistant), 정식 원예치료사(HT Registered), 원예치료사 장인(HT Master)이다. 이들은 학문적 교육, 실무 경험과 전문적 훈련에 바탕을 두고 있다.

AHTA는 다른 국제적 교육프로그램을 인가하고 등록시키다가 2007년부터 그 업무를 중단하고 있다. 현재 AHTA는 전 세계로 퍼진 동료들에게, 전문적 원예치료사들의 등록과 그들 고유의 교육프로그램을 세우고, 발전시키도록 격려하고 있으며, 이것을 계속하는 기관에 조언을 제공하고 있다(AHTA 2007). 이것에 비추어볼 때, 미국 이외 지역에 사는 사람들에게, 원예치료사에 관련된 다른 교육과정과 전문적 훈련 시행, 설계, 인증제도를 개발할 기회가 될 수 있다. 이것은 원예와 그에 연관된 치료법의 전문성 확보하기에 적합한 교육프로그램을 만들기 위해 유럽의 나라들에는 시의적절하고, 가장 필요한 것으로 좀 더 많은 실무자가 합법적이고, 존중받는 직업으로서 받아들일 수 있을 것이다.

제안된 목적에 대한 연구 프로젝트의 미래 전망

일부 가설의 결론

이 장에서 제시된 여러 이론과 경험, 연구와 더불어 최고의 실무를 통해 다음과 같은 가설들을 말할 수 있다.

- 자연 속에 머무는(Being in nature) 것은 건강에 긍정적 영향을 미친다. 제시된 모든 이론이 이것을 강력하게 주장하고 있다. 집이나 기존 환경에서 규칙적으로 벗어나, 자연적 장소 안에서 활동할 수 있는 것, 혹은 자연적 장소 안에서 쉴 수 있는 것만으로도 인간의 정신적인/육체적인 역량을 회복시킬 수 있다. 창문을 통해 자연적 세팅을 전망하는 것도 또한 의미심장한 차이를 만든다. 이 가설은 역학적이며, 실험적인 몇 개의 연구들의 지원을 받고 있다(Hartig 2007, Bjork 등 2008, Grahn 등 2010).
- 자연 안의 어떤 특성들이 건강에 긍정적 방향으로 영향을 미친다. 주의회복이론과 미학적 정서 이론, 의미의 기회/행동 이론의 기회(Scope of Meaning/Scope of Action Theory)는 모두 자연 내의 어떤 자질이 중요하다는 것을 주장하고 있다. 어떤 연구는, 자연 안의 어떤 자질이 대부분 사람에게 영향을 미친다는 가설을 지원하고(Ulrich 1999, 2001), 또 다른 연구는 이것은 인간-환경 간의 교류 문제라고 지적하고 있다(Grahn과 Stigsdotter 2010).
- 원예나 자연과 관련된 활동들이 건강에 긍정적 방향으로 영향을 미친다. 이것은 원예치료, 생태치료의 핵심으로, 의미의 기회/행동 이론의 기회에서도 역시 중요하다(Burls 2007, 2008a, Grahn 등 2010).
- 원예나 자연과 연관된 활동들의 건강 성과는 주변 환경의 맥락에 달려있다. 이것은 의미의 기회/행동 이론의 기회의 핵심이다(Ottosson과 Grahn 2008, Grahn 등 2010).
- 자연에 기초한 치료적 세팅 안에서 받는 처치법에 의해, 어떤 사람들은 다른 사람들보다 더 영향을 받을 것이다(강하게 영향받는 사람부터 더욱 적은 범위에서 영향을 받는 사람까지). 이것은 의미의 기회/행동 이론의 기회 이론에 의해 강력하게 제기되었다(Grahn 등 2010).

이 분야 연구의 한가지 지속적인 목표는, 자연 기반의 치료 개입들(활동과 세팅)이 다른 전통적 처치법보다, 좀 더 나은 어떤 것을 성취할 수 있느냐를 시험하는 것이다. 또 다른 목표는 치료가 일어나는 장소의 여건과 활동의 효력을 건의하는 것이다. 더구나, 활동과 그 활동이 일어나는 세팅의 여건 사이의 상호관계에 초점을 맞출 필요가 있다.

과학적인 방법과 자연 기반에 관한 접근 치료적 개입

RCT-개입 연구

자연 기반의 개입이 치료 효과가 있다는 것을 증명하는 것이 어떻게 가능한가? 그리고 어느 참가자 집단이 가장 큰 혜택을 받는가에 관한 지식을 우리는 어떻게 찾을 것인가? 어떻게 자연에 기반을 둔 치료가 다른 치료접근법과 비교하여 효과적인 것으로 인정받을 수 있을까? '최고의 연구증거'를 얻기 위한 한 가지 명백한 전략은, 하나의 특수한 개입 집단과 다른 통제군을 갖는 것이다. 그것은 '자연에 기초한 치료적 개입'과 같은 하나의 특수한 개입 집단과 '전통적 치료법'—여기에는 직업치료나 인지행동치료도 포함될 수 있다—으로 구성된 일상적인 처치법이라는 또 하나의 통제군을 들 수 있다. 참가자들은 무작위로, 이 두 유형의 처치법 중 하나에 맡겨진다 : 즉 무작위 대조군 연구(randomized controlled trial, RCT)이다. 이 방법은 이 분야의 조사에 적합한 것으로, 연구논점을 가진 조사를 수행하는 데 있어, 정상적이고, 가장 많이 인정받는 연구 방법이다. 실무자와 연구자는 이런 종류의 프로젝트를 시작하도록 노력해야 한다. 그러나, 유럽에서 이런 특별한 지역 내의 대부분의 치료 장소는 규모가 작고, 자금 문제를 갖고 있다. 그래서 새로운 접근법을 시도하기 위한 지속적인 무작위 추출연구의 가능성이 줄어들고 있다. 그들의 임무는 인식과 연구 기반 치료 방식으로 장소가 선정될 때마다 한 사람씩 치료하는 것이다. 적합한 통제집단을 알아내기 위해서, 중재 전에 대기 목록을 작성하면 쉬워진다. 그러나 대부분의 치료 장소에서는, 자금과 자원을 이유로 대기 리스트를 갖는 것을 내켜 하지 않는다.

질병의 국가 등록

국가질병위원회에서는 규정상, 흔한 질병들을 전국적으로 등록하고 있다. 처치법 (약, 치료 등)과 건강 과정 (병가, 조기 은퇴와 일에 복귀하는 시기)도 포함한다.

이 목록들은 자연에 기초한 치료중재 같은 새로운 처치법에 관한 연구와 비교할 때, 매우 귀중한 것이다. 미래의 이 목록들은, 비용—효율과 통제집단 안에 있는 많은 수의 개인 때문에, 일상적인 처치법을 대신하게 될 것이다.

삼각검증법

또 다른 가능성은 각각의 자연—기초 치료세팅 안에 삼각검증법을 사용하는 것과 몇몇 세팅에서 이 프로젝트를 반복하는 것이다. 만약, 대부분 결과가 동일한 방향으로 수렴된다면, 이 접근법의 지지자들은 그 결과가 타당하고 신뢰할만한 것으로 인정될 수 있다고 주장한다. 삼각검증법의 원리는 사회과학 내에서 현재 선호되는 전략이다(Yin 1994, Gorard와 Taylor 2004). 이것은 잇따르는 연구의 신뢰성을 강화하기 위해서, 1개 이상의 연구방법론을 사용하는 것을 말한다. 이것은 어느 문제에 관한 신뢰할만하고, 타당한 지식을 얻기 위해서는 그 문제를 다른 각도에서 비춰보아야 함을 의미 한다. 많은 연구에서, 단 한 가지 연구 방법론을 사용하는 것을 보는데, 그런 경우, 흔히, 그에 관련된 한계성과 그것의 특수한 적용 때문에 고민해야 한다(Yin 1994, Webb 등 1966). 삼각검증법을 사용하는 주요 이유는 수렴된 타당성과 신뢰성을 얻을 수 있는 전략이기 때문이다. 더구나 수렴하기 위한 두 개나 그 이상 결과의 실패는, 새로운 방향의 조사를 자극하고, 새로운 발견과 이론으로 이어진다. 누구나 학제간의 이론을 방법론적 삼각검증법으로 활용할 수 있다(Jick 1979, Yin 1994, Gorard와 Taylor 2004).

건강효과는 다음과 같은 것을 포함하고 있다. 의학, 심리학, 직업치료, 물리치료, 간호와 다른 간호과학, 조경과 원예를 포함하는 정원 방, 정원 방의 활동에는 원예, 직업치료, 물리치료가 포함되고, 생태치료에는 자연보존, 생물 다양성 생태학자, 임학자, 심리치료사, 사회사업가와 도시설계자가 포함된다. 그래서, 이 분야의 프로젝트에 학제간 삼각검증 접근법이 들어있는 것은 아주 당연하다.

방법론적인 삼각검증에는 동일한 프로젝트 안에서 순수하게 질적 방법론 혹은 양적 방법론을 사용하거나, 질적 · 양적 방법론을 모두 사용하는 것도 포함된다(Jick 1979, Yin 1994, Gorard와 Taylor 2004). 질적 기술에는 직접 관찰, 참여적 관찰, 기록, 일기 기록, 포커스 그룹 인터뷰 또는 심층 인터뷰와 활동연구가 포함된다(Kemmis와 McTaggart 1988). 양적 방법론은 조사, 설문지. 임상 혹은 진단 척도를 포함한다.

실행연구는 다단계 유형의 연구로서, 거기서 어느 한 분야가 연구되고, 변화세팅, 활동 치료팀에 관한 변화를 일으키고, 그 분야를 다시 연구하고, 더 많은 변화를 일으키는 과정 이다. 실행 연구가는 원래 그 치료팀의 일원이다. 그들의 주요 직무는 행사들을 개념화하 는 것이라고 설명할 수 있다. 이는 연관된 요소들을 규명하고, 연구논점과 관련하여, 구체 적 결정과 측정법의 출현으로 이어지는 것을 포함한다. 또한, 이론의 시험을 통해서, 그 세 팅과 치료의 개발과정을 고무하는 것을 포함한다. 이런 방식으로 진행 중인 실무에 가장 가까운 연구는, 일어나고 있는 발달과정을 따라 하고, 조직화함으로써, 하나의 지지대 역 할을 할 수 있다. 시행과 비판적 반성을 번갈아 하는 과정을 이용하는 것도 탁월한 방법이 다. 이처럼, 누군가는 어떤 진행 중인 과정에서 일하며, 이 과정에 대한 이해가 차차 증진 되면서, 그 과정은 구체화하고, 무슨 일이 왜 일어나는지에 대한 더 나은 이해를 할 수 있 게 된다.

건강 성과 측정을 참조한 도구 정의하기

여러 다른 자연-기초 치료법에서 나온 결과들을 비교하기 위해서, 그리고 성취된 건강 성과를 측정하기 위한 공동의 도구 상자를 찾을 필요가 있다. 사용할 도구의 범위는 광범 위하다. 그 목표는 가장 타당하다고 신뢰할 수 있는 측정 도구를 찾아내서, 그것이 왜 최상 인지를 설명하여, 그것을 하나의 국제적 표준의 도구 상자로 만드는 것이다. 재활성과의 평가는 점점 더 표준화되어 개입을 시작하기 바로 전에, 그리고 개입을 마쳤을 때, 개입을 마친 1년 후에 다음과 같은 관점/측정법을 사용할 수 있게 되었다.

일터로의 복귀

재활성과의 기록은 하나의 일반적 방법이다. 그리고 흔히, 재활의 가장 중요한 성과로 간주한다. 재활 후 일터나 공부로 복귀할 수 있는 참가자의 비율이 그것이다. 일부에서는 이것이 가장 진실하고, 객관적인 측정법이라고 주장한다.

질병의 증상

또 다른 측정법은 어떤 질병의 범위가 심각한 정도에 있거나, 감소하는지를 기술하는 것이다. 이것은 DSM-IV이나 ICD-10 같은 국제적 분류체계에 따라, 내과의사, 직업치료사, 심리학자, 물리치료사의 진단을 통해서 기록될 수 있다. 혈액표본이 전 세계적으로 건강상태(Hb, potassium 등)를 위해 유용할 수 있고, 그 표본은 어느 질병의 특수한 상태(펩타이드, 스테로이드, 호르몬 수준)와 연결되어 있다. 혈압, 심장박동의 가변성, 피부 전도계수와 그 밖의 특수한 신경-생리학적 방법론(EEG, PET, fMRI, TMS) 같은 생리학적 측정법도 역시 도움이 된다. 더구나 결과들은 증세의 평가를 통해서도 측정될 수 있다. 실례로 조직적인 임상적진단서(예: ACID-I)나 타당성과 검증된 신뢰성을 갖춘 자가평가형식이 그것이다. 형식도 다양한데 물리치료사가 사용하는 'Pain Drawings' 또는 MARDS, HAD(Hospital Anxiety와 Depression scale)와 내과의사가 사용하는 SCI-93 등이 있다.

임무 수행

재활 후 의뢰인의 기능 수준도 역시 중요한 척도이지만 이것이 언제나 포함되는 것은 아니다. 내과의사나 물리치료사, 직업치료사의 평가를 통해서 기록될 수 있다. 그들은 임무 수행의 전반적 기능 평가(Global Assessment of Functioning, GAF), 임무 수행의 국제 분류(International Classification of Functioning, ICF) 같은 국제적 표준에 따라서 평가하게 된다. 거기에는 숫자 앞뒤로 외우기(Digits Backward and Digits Forward) 같은 주의력 테스트나 운동능력 테스트도 있다. 또한, 타당성과 신뢰성을 검증받은 여러 종류의 자가평가형식이 있다. 그중의 몇 개는 인간 직업 모델(MOHO)에서 파생된 직업 자체 평가(Occupational Self Assessment, OSA)와 일상 활동과 연관되어 있으며, 이는 국제적으로 널리 사용되고 있다. 그 밖의 다른 것들은 건강생성 대처 상태(coping-salutogenic status), 행정적 기능과 관련이 있다. 자제력 비율(Self Mastery Scale), 로젠버그 자존감(Rodenberg Self-Esteem), 일반적 자기 효능감(General Self-Efficacy)과 일관적 감각(Sense of Coherence)이 있다.

웰빙

사회의 관점에서, 특히 단순고용의 관점에서, 재활의 한 형태로 사람들을 노동시장으로 복귀시킬 수 있다는 것을 아는 것이 물론 중요하다. 더구나 질병의 증세가 완화되고, 기능수준이 복귀될 수 있다는 것을 아는 것은 중요하다. 그러나 점점 사회구성원들─ 단순 고용인뿐 아니라 정치인, 여론을 만드는 사람들도 어떤 종류의 재활이 환자 자신의 웰빙과 삶의 질의 수준에 대한 식견을 높여주는지를 아는 것이 중요하다는 것을 이해하고 있다. 이러한 측면들은 타당성과 신뢰성이 검증된 여러 형식으로 기록될 수 있다. 유럽에서 가장 널리 사용되는 SF-36 건강조사(SF-36 Health Survey)는 이와 관련한 측면들이 포함되어 있으며 충분한 타당성과 신뢰성을 갖고 있다고 알려졌다. 그밖에 랭커셔 테스트(Lancashire test, LLKP), GWB(GeneralWell-Being), QOLI(Quality of Life Inventory)와 EQ-5D(Euro QOL) 등도 흔히 사용되고 있다.

비용편익

오늘날 재활성과의 평가에서 비용편익 분석을 반드시 포함해야 한다는 정치인들의 요구가 늘고 있다. 이런 타입의 분석은 건강경제학 내의 어떤 특수한 분석 안에서 부서질 수 있다. 가장 흔히 사용되는 비용효과분석(Cost-Effectiveness Analysis, CEA)에서, 그 비용과 대안적 개입의 결과들은, 건강성과의 단위당 비용으로 표시된다. 이것은 어떤 타입의 재활에 대한 기술적 효능을 결정하기 위해서, 무엇을 최우선 성과로 정하느냐―예를 들면, 얼마나 많은 사람이 노동시장으로 복귀했느냐, 혹은 질병의 증세가 없어지거나 줄었다든가―에 따라 비용이 측정된다는 것이다. 그러나 오늘날, CEA는 흔히, 비용효용분석(Cost Utility Analysis, CUA)과 비교된다. 여기서 비용과 대안적 중재의 결과는 삶의 질―때로 삶의 양도 함께―의 차원에서 표시된다. 그중 하나의 측정법은 '삶의 질을 고려한 여명(quality adjusted life year, QALY)'이다.

건강 성과는, 일기 기록, 심층인터뷰 인터뷰, 참여와 관찰 같은 질적 기술에 의해 기록될 수 있다. 발전에 대한 또 다른 연구방법은―여기서, 모든 상호관계를 연구할 수 있는데―실행 연구를 통한 것이다.

권고

건강성과와 세팅, 활동(치료 프로그램)에 관한 자질을 연구할 수 있도록, 우리가 제안하는 것은 몇 개의 단독 장소 안에서―가능하면 실행연구자와 함께하는― 다중방법론적인, 다학문적 삼각검증 접근법을 채택하는 것이다. 다중 기법에는 양적 기술과 질적 기술이 모두 포함된다. 별개의 단독세팅이란 자연에 기초한 치료 개입처럼, 물리적 환경과 행동이 확고하게 결합한 하나의 단위로 정의된다. 그러한 세팅의 구조를 결정하는 것은 그 세팅이 시간과 공간상 배치와 조합이 어떻게 되었는가이다…. 그 조합은 개체와 행사(참가자, 사물, 환경, 행동을 포함한 활동들)와 과정(소리, 태양, 냄새 등)과 성과(고통에 대한 효과, 피로증후군과 다른 치유과정들)로 이루어진 것이다. 그들의 경계는 확인할 수 있고, 구성요소는 기능적 방법으로 배열되어 있고 전체 중 일부라고 할 수 있다. 더구나, 그들의 기능은 가능한 범위 내에서, 다른 단위들에 독립되어 있다. 참가자와 그들이 벌이는 이벤트는 그 단위의 일부이다.

그 세팅과 그에 기인하는 행동 간에는 강한 상호의존이 있는 것을 알 수 있다. 이 개념은 인간의 공간을 기능적 부분들로 분해하여, 분석할 때 도움이 된다. 따라서 사람들은 특정 단위(산책, 휴식, 경작의 영역들)가 여러 다른 수준의 육체적, 정신적 활동들과 연관되어있음을 이해할 수 있다. 이것은 자연에 기초한 치료적 개입이, 참가자의 행동, 경험, 그 결과로 생기는 건강효과에 미치는 영향을 이해하는데 필수적이다. 그렇지만 다른 세팅 내에서, 사람들이 다른 목표를 갖고 있다고 전제한다면, 자연세팅 안에서 건강을 증진하는 경험의 자질을 추적하는데 많은 방법론이 수반되어야만 한다. 참가자와 세팅 간의 불가분 관계성이 있다는 생각은 그곳 이용자의 행동보다는 물리적 공간의 소유지와 부속물에 관심을 두고 있는 전통적 연구설계에 하나의 걸림돌이 된다고 볼 수 있다. 이런 학제간 연구프로젝트에 관여하는 다른 연구자처럼 조경건축가도 증거에 기반을 둔 디자인에 기여할 수 있다. 건강설계는 의뢰인과 직원에 대한 환경의 효과를 이해하려고 하는 모든 관계된 연구자/실무자들의 노력에 큰 영향을 준다. 피로증후군, 우울증, 고통 같은 질병의 치료영역은 다중연구법의 사용을 정당화하고 그 접근법 안에서, 환경적 변수들뿐만 아니라, 개인의 마음, 대인관계, 기관의 요인들도 고려되어야 한다.

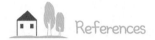

References

⋯ AHTA (2007). http://ahta.org 2007-10-26

⋯ Aldwin C (2007) Stress, coping, and development, 2nd edn. The Guilford Press, New York

⋯ Antonovsky A (1987) Unraveling the mystery of health: how people manage stress and stay well. Jossey-Bass, San Francisco, CA

⋯ Ayres JA (1974) The development of sensory integrative theory and practice. Kendall/Hunt, Dubuque

⋯ Beard C, Wilson JP (2002) The power of experiential learning. A handbook for trainers and educators. Kogan Page, London

⋯ Ayres JA (1983) Sensory integration and the child. Western psychological services, Los Angeles, CA

⋯ Berger R, McLoed J (2006) Incorporating nature into therapy: A framework for practice. J Syst Ther 25(2):80 – 94

⋯ Björk J, Albin M, Grahn P, Jacobsson H, Ardö J, Wadbro J, Östergren P–O, Skärbäck E (2008) Recreational values of the natural environment in relation to neighbourhood satisfaction, physical activity, obesity, and well–being. J Epidemiol Community Health 62(4):e2

⋯ Boldemann C, Blennow M, Dal H, Mårtensson F, Raustorp A, Yuen K, Wester U (2006) Impact of preschool environment upon children's physical activity and sun exposure. Prev Med 42:301 – 308

⋯ Bronfenbrenner U (1979) The ecology of human development – experiments by nature and design. Harvard University Press, Cambridge, MA

⋯ Bucci W (2003) Varieties of dissociative experiences. Psychoanal Psychol 20:542 – 557

⋯ Burls A (2005) New landscapes for mental health. Mental Health Rev 10:26 – 29

⋯ Burls A (2007) People and green spaces: promoting public health and mental well–being through ecotherapy. J Public Mental Health 6(3):24 – 39

⋯ Burls A (2008a) Seeking nature: a contemporary therapeutic environment. Int J Ther Communities 29(3), autumn 2008 – International

⋯ Burls A (2008b) Meanwhile wildlife gardens, with nature in mind. In: Dawe G, Millward A (eds) Statins and greenspaces: health and the urban environment. Proceedings of conference by UNESCO UK–MAB Urban Forum at University College London (UCL), 27 March 2007

⋯ Burls A (2010) Ecotherapy. In: Sempik J, Hine R, Wilcox D (eds) A conceptual framework for green care. A report of the Working Group on the Health Benefits of Green care COST 866, Green care in Agriculture Loughborough University, CCFR

⋯ Burls A, Caan W (2004) Social exclusion and embracement: a useful concept? J Prim Health Care Res Dev 5(3)

⋯ Burls A, Caan W (2005) Editorial: human health and nature conservation: ecotherapy could be beneficial, but we need more robust evidence. BMJ 331:1221 – 1222

⋯ Burns GW (1998) Nature–guided therapy: brief integrative strategies for health and wellbeing. Brunner/Mazel, New York

⋯ Butler CD, Friel S (2006) Time to regenerate: ecosystems and health promotion. PLoS Med 3(10):e394

⋯ Cavill N, Kahlmeier S, Racioppi F (eds) (2006) Physical activity and health in Europe: evidence for action. WHO, Geneva

⋯ Clinebell H (1996) Ecotherapy: healing ourselves, healing the earth: a guide to ecologically grounded personality theory, spirituality, therapy, and education. Fortress Press, Minneapolis, MN

⋯ Coyle K (2005) Environmental literacy in America. The National Environmental Education and Training Foundation, Washington, DC. http://www.neefusa.org/pdf/ELR2005.pdf

⋯ Cooper–Marcus C, Barnes M (eds) (1999) Healing gardens: therapeutic benefits and design recommendations. John Wiley and Sons, New York

⋯ Coss RG, Ruff S, Simms T (2003) All that Glistens II: the effects of reflective surface finishes and the mouthing activity of infants and toddlers. Ecol Psychol 15:197–213

⋯→ Crawford C, Krebs D (1997) Handbook of evolutionary psychology: ideas, issues and applications. LEA, New York

⋯→ Dawis RV (ed) (2000) The person–environment tradition in counseling psychology. Lawrence Erlbaum, Mahwah, NJ

⋯→ Department of Health (2004) Choosing health: making healthy choices easier. Cm 6374, Public Health White Paper, London

⋯→ Flagler J, Pincelot R (1994) People–plant relationships: setting research priorities. Haworth Press, New York

⋯→ Friedman HS, Silver RC (eds) (2007) Foundations of health psychology. Oxford University Press, New York

⋯→ Frosch J (1990) Psychodynamic psychiatry: theory and practice. International University Press, Madison, WI

⋯→ Frumkin H (2001) Beyond toxicity: human health and the natural environment. Am J Prev Med 20(3):234–240

⋯→ Gerlach–Spriggs N, Enoch Kaufman R, Bass Warner S (1998) Restorative gardens. The healing landscape. Yale University Press, New Haven, CT

⋯→ Gorard S, Taylor C (2004) Combining methods in educational and social research. Open University Press, London

⋯→ Grahn P (1991) Om parkers betydelse. (diss.) Stad and Land, nr 93, Alnarp

⋯→ Grahn P (2005) Om trädgårdsterapi och terapeutiska trädgårdar. In: Johansson K (ed) Svensk miljöpsykologi. Studentlitteratur, Lund, pp 245–262

⋯→ Grahn P (2007) Barnet och naturen. In: Dahlgren LO, Sjölander S, Strid JP, Szczepanski A (eds) Utomhuspedagogik som kunskapskälla. Närmiljö blir lärmiljö. Studentlitteratur, Lund, pp 55–104

⋯→ Grahn P, Berggren–Bärring A–M (1995) Experiencing parks. Man's basic underlying concepts of qualities and activities and their impact on park design. Ecological Aspects of Green Areas in Urban Environments. IFPRA World Congress Antwerp Flanders Belgium, Chapter 5, pp 97–101, 3–8 September 1995

⋯→ Grahn P, Mårtensson F, Lindblad B, Nilsson P, Ekman A (2000) Børns udeleg. Betingelser og betydning. Forlaget Børn and Unge, København

⋯→ Grahn P, Stigsdotter U (2003) Landscape planning and stress. Urban Forest Urban Green 2:1–18

⋯→ Grahn P, Stigsdotter UK (2010) The relation between perceived sensory dimensions of urban green space and stress restoration. Landsc Urban Plan 94:264–275

⋯→ Grahn P, Tenngart Ivarsson C, Stigsdotter UK, Bengtsson I–L (2010) Using affordances as a health–promoting tool in a therapeutic garden. In: Ward Thompson C, Aspinal P, Bell S (eds) Innovative approaches to researching landscape and health. Taylor and Francis, London, chapter 5, pp 116–154

⋯→ Gyllin M, Grahn P (2005) A semantic model for assessing the experience of urban biodiversity. Urban Forest Urban Green 3:149–161

⋯→ Haller R (2004) Creating a sensory garden. Oral presentation. Conference proceeding. AHTA Conference "Securing Our Health and Wellness" in Atlanta, Georgia

⋯→ Hall J (2004) Conservation therapy programme. Research Report, Nr. 611, Natural England

⋯→ Hansson LÅ (1996) Psykoneuroimmunologi. Svensk Medicin 52, SPRI, Stockholm

⋯→ Hartig T (2007) Three steps to understanding restorative environments as health resources. In: Ward TC, Travlou P (eds) Open space: people space. Taylor and Francis, London, pp 163–179

⋯→ Hartig T, Evans GW, Jamner LD, Davis DS, Gärling T (2003) Tracking restoration in natural and urban field settings. J Environ Psychol 23:109–123

⋯→ Hartig T, Cooper–Marcus C (2006) Healing gardens – places for nature in health care. Lancet 368:S36–S37

⋯→ Hassan BN, Mattson RH (1993) Family income and experience influence community garden success. J Ther Hortic 7:9–18

⋯→ Hassink J, van Dijk M (2006) Farming for health: green–care farming across Europe and the United–States of America. Springer, New York

⋯→ Hedfors P, Grahn P (1998) Soundscapes in urban and rural planning and design. Yearbook Soundsc Stud 1:67–82

⋯→ Herzog TR (1987) A cognitive analysis of preference for natural environments: mountains, canyons, and deserts. Landsc J 6:140–152

⋯ Hewson ML (1994) Horticulture as therapy. Homewood Health Centre, Guelph, ON

⋯ Irons W (1998) Adaptively relevant environments versus the environment of evolutionary adaptedness. Evol Anthropol 6:194－204

⋯ Janzen JM (2002) The social fabric of health. An introduction to medical anthropology. McGraw－Hill, New York

⋯ Jick TD (1979) Mixing qualitative and quantitative methods: triangulation in action. Admin Sci Q 24(4):602－611

⋯ Jonsson H (1998) Ernst Westerlund － A Swedish doctor of occupation. Occup Ther Int 5(2):155－171

⋯ Kamp D (1996) Design consideration for the development of therapeutic gardens. J Ther Hortic 8:6－10

⋯ Kaplan S (1990) Parks for the future － a psychologist view. In: Sorte GJ (ed) Parks for the future. Stad and Land 85. Movium, Alnarp, pp 4－22

⋯ Kaplan S (1995) The restorative benefits of nature: toward an integrative framework. J Environ Psychol 15:169－182

⋯ Kaplan S (2001) Meditation, restoration, and the management of mental fatigue. Environ Behav 33:480－506

⋯ Kaplan R, Kaplan S (1989) The experience of nature. Cambridge University Press, Cambridge

⋯ Kavanagh JS, Musiak TA (1993) Selecting design services for therapeutic landscapes. J Ther Hortic 7:19－22

⋯ Kellert S, Wilson EO (eds) (1993) The biophilia hypothesis. The Island Press, New York

⋯ Kemmis S, McTaggart R (1988) The action research planner, 3rd edn. Deakin University, Geelong

⋯ Kielhofner G (1997) Conceptual foundations of occupational therapy, 2nd edn. F. A. Davis, Philadelphia, PA

⋯ De Kloet RE, Joels M, Holsboer F (2005) Stress and the brain: from adaptation to disease. Nat Rev Neurosci 6:463－475

⋯ Knoops KTB, de Groot LCPGM, Kromhout D, Perrin A－E, Moreiras－Varela O, Menotti A, Van Staveren WA (2004) Mediterranean diet, lifestyle factors, and10－year mortality in elderly European men and women: The HALE project. JAMA 292:1433－1439

⋯ Kuo FE, Sullivan WC (2001) Aggression and violence in the inner city: effects of environment via mental fatigue. Environ Behav 33(4):543－571

⋯ Milonis E (2004) Un asino per amico. Onoterapia ovvero attività assistita con l'asino. Lupetti, Roma

⋯ Nordh H, Hartig T, Hägerhäll C, Fry G (2009) Components of small urban parks that predict the possibility for restoration. Urban Forest Urban Green 8:225－235

⋯ Norman J (ed) (2006) Living for the city － a new agenda for green cities. Think tank of the year 2006/2007. Policy exchange, London

⋯ Ottosson J (2001) The importance of nature in coping with a crisis: a photographic essay. Landsc Res 26(2):165－172

⋯ Ottosson J, Grahn P (2005) A comparison of leisure time spent in a garden with leisure time spent indoors: on measures of restoration in residents in geriatric care. Landsc Res 30:23－55

⋯ Ottosson J, Grahn P (2008) The role of natural settings in crisis rehabilitation. How does the level of crisis influence the response to experiences of nature with regard to measures of rehabilitation? Landsc Res 33:51－70

⋯ Oxford dictionary of English (2008). Oxford University Press, Oxford

⋯ Prest J (1988) The garden of Eden: the botanic garden and the recreation of paradise. Yale University Press, New Haven, CT

⋯ Pretty J, Peacock J, Sellens M, Griffin M (2005) The mental and physical health outcomes of green exercise. Int J Environ Health Res 15(5):319－337

⋯ Qvarsell R, Torell U (2001) Humanistisk hälsoforskning. Ett växande forskningsfält. In: Torell Q (eds) Humanistisk hälsoforskning － en forskningsöversikt. Studentlitteratur, Lund, pp 9－22

⋯ Relf PD (1992) Human issues in horticulture. Hort Technol 2:159－171

⋯ Relf PD (1999) The role of horticulture in human well－being and quality of life. J Ther Hortic 10:10－14

⋯ Relf PD, Lohr VI (2003) Human issues in horticulture. HortScience 38(5):984－993

⋯ Reynolds V (2002) Well－being comes naturally: an evaluation of the BTCV green gym at portslade, East Sussex. Report 17. Oxford Brookes University, School of Health and Social Care, Oxford

⋯ Roszak T, Gomes ME, Kanner AD (eds) (1995) Ecopsychology: restoring the earth healing the mind. Sierra Club Books,

San Francisco, CA

···› Searles HF (1960) The nonhuman environment in normal development and in schizophrenia. International University Press, Madison, CT

···› Sempik J, Aldridge J, Becker S (2003) Social and therapeutic horticulture: evidence and messages from research. Thrive with the centre for child and family research. Loughborough University, UK

···› Shoemaker CA (2002) The profession of horticultural therapy compared with other allied therapies. J Ther Hortic 13:74 – 80

···› Simson S, Straus MC (1998) Horticulture as therapy: principles and practice. Food Products Press, New York

···› Söderback I, Söderström M, Schälander E (2004) Horticultural therapy: the 'healing garden' and gardening in rehabilitation measures at Danderyd hospital rehabilitation clinic, Sweden. Pediatr Rehabil 7(4):245 – 260

···› Söderström M, Mårtensson F, Grahn P, Blennow M (2004) Utomhusmiljön i förskolan – dess betydelse för barns lek och en möjlig friskfaktor. Ugeskr Laeger 166(36):3089 – 3092

···› Spitzform M (2000) The ecological self: metaphor and developmental experience. J Appl Psychoanal Stud 2:265 – 285

···› Statens Folkhälsoinstitut (2005) Mål för folkhälsan ska genomsyra hela samhällspolitiken. 2005–10–20. http://www.fhi.se/templates/Page____1464.aspx

···› Stern D (2000) The interpersonal world of the infant. Basic Books, New York

···› Stigsdotter UK (2005) Landscape architecture and health: evidence–based health–promoting design and planning. Acta Universitatis agriculturae Sueciae nr 2005:55

···› Stigsdotter U, Grahn P (2002) What makes a garden a healing garden? J Ther Hortic 13:60 – 69

···› Stigsdotter U, Grahn P (2003) Experiencing a garden: a healing garden for people suffering from burnout diseases. J Ther Hortic 14:38 – 49

···› Tenngart C, Abramsson K (2005) Green rehabilitation. Growthpoint J Soc Ther Hortic Spring 2005(100):25 – 27

···› Tenngart Ivarsson C, Hagerhall CM (2008) The perceived restorativeness of gardens – assessing the restorativeness of a mixed built and natural scene type. Urban Forest Urban Green 7:107 – 118

···› Tomkins SS (1995) Exploring affect. University Press, Cambridge

···› Townsend M, Ebden M (2006) Feel blue, touch green. Final Report from the Healthy Parks, Healthy People–project. Deakin University, Australia

···› Tranel D, Bechara A, Damasio AR (2000) Decision making and the somatic marker hypothesis. In: Gazzaniga MS (ed) The new cognitive neurosciences. Sid 1047–1061. MIT Press, Cambridge, MA

···› Ulrich R (1984) View through a window may influence recovery from surgery. Science 24:420 – 421

···› Ulrich RS (1993) Biophilia, biophobia and natural landscapes. In: Kellert SR, Wilson EO (eds) The biophilia hypothesis., pp 73 – 137

···› Ulrich R (1999) Effects of gardens on health outcomes, theory and research. In: Cooper–Marcus C, Barnes M (eds) Healing gardens: therapeutic benefits and design recommendations. John Wiley and Sons, New York

···› Ulrich RS (2001) Effects of healthcare environmental design on medical outcomes. In: Dilani A (ed) Design and health. Svensk Byggtjänst, Stockholm, pp 49 – 59

···› Ulrich RS, Simons RF, Losito BD, Fiorito E, Miles MA, Zelson M (1991) Stress recovery during exposure to natural and urban environments. J Environ Psychol 11:201 – 230

···› Urban parks and open spaces (1983). University of Edinburgh, Tourism and Recreation Research Unit, Edinburgh

···› Van den Berg AE, Hartig T, Staats H (2007) Preference for nature in urbanized societies: stress, restoration, and the pursuit of sustainability. J Soc Issues 63:79 – 96

···› Währborg P (2009) Stress och den nya ohälsan. Natur and Kultur, Stockholm

···› Warner SB Jr (1998) The history. In: Gerlach–Spriggs N, Kaufman RE, Warner SB (eds) Restorative gardens: the healing landscape. Yale University Press, New Haven, CT, pp 7 – 33

···› Webb EJ, Campbell DJ, Schwartz RD, Sechrest L (1966) Unobtrusive measures: nonreactive measures in social sciences. Rand McNally, Chicago, IL

⋯▸ WHO (1948) Preamble to the Constitution of the World Health Organization as adopted by the International Health Conference, New York, 19 – 22 June 1946; signed on 22 July 1946 by the representatives of 61 States (Official Records of the World Health Organization, no. 2, p. 100 and entered into force on 7 April 1948)

⋯▸ WHO (2004) 2004–06–29. www.who.int

⋯▸ WHO (2006) 2006–09–20. Obesity and overweight. Fact sheet No 311, September 2006. http://www.who.int/mediacentre/factsheets/fs311/en/

⋯▸ WHO (2008) 2008–07–16. Programmes and projects. Mental health: depression. http://www.who.int/mental_health/management/depression/definition/en/

⋯▸ Willenbring M (2002) Mutter, Vater, Zappelkind. Die Zusammenarbeit mit Eltern von hyperaktiven Kindern. Lernchancen 5. Jg. (2002) Heft 30:S. 30 – S. 35

⋯▸ Willis J (1999) Ecological psychotherapy. Hogrefe and Huber, Seattle, WA

⋯▸ Wilson EO (1984) Biophilia. Harvard University Press, Cambridge

⋯▸ Wilson FR (2004) Ecological psychotherapy. In: Conyne RK, Cook EP (eds) Ecological counseling: an innovative approach to conceptualizing person–environment interaction. American Counseling Association, Alexandria, VA, pp 143 – 170

⋯▸ Wong JL (1997) The cultural and social values of plants and landscapes. In: Stoneham J, Kendle D (eds) Plants and human well–being. The Federation for Disabled People, Gillingham

⋯▸ Yin RK (1994) Case study research: design and methods, 2nd edn. Sage, Thousand Oaks, CA

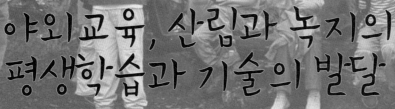

야외교육, 산림과 녹지의 평생학습과 기술의 발달
-건강 웰빙의 잠재적 관계

산림과 녹지에서 행해지는 공식적, 비공식적인 교육은 인간의 건강과 웰빙에 중요한 역할을 하며, 다음 두 가지의 메커니즘으로 설명한다. (1) 교육 활동을 야외에서 수행하면서, 일반적으로 자연과 접하게 된다. (2) 직접적인 야외 실습 학습을 통해, 집중적이고 폭넓게 자연과 접촉한다. 이번 단원에서는 야외 학습이 무엇이고, 무엇과 연관되어 있는지, 그리고 야외 학습과 관련된 세 가지 학습 이론은 무엇인지 서술하고 있으며, 위에서 기술한 두 가지의 메커니즘에 초점을 맞추어 야외 학습과 건강과의 관계에 관해 상세하게 설명하고 있다. 결론적으로, 이번 장에서는 산림과 녹지를 이용한 학습이 건강과 웰빙의 결과를 가져오는 가능한 방법들을 소개하고자 한다.

옮김 – 방경숙 (서울대학교 간호대학 교수)
· L. 오브리앙 (L. O'Brien) 영국 홀트롯지 산림연구소 · P. 벤트젠 (P. Bentsen) 덴마크 코펜하겐 대학 산림조경계획 덴마크 센터 · I. 힐모, K. 홀터 (I. Hilmo and K. Holter) 노르웨이 오슬로 대학 · D. 하벨링 (D. Haberling) 스위스 취리히 도시위원회 자연학교 · J. 퍼나트 (J. Pirnat) 슬로베니아 류블랴나 대학 산림학과 · M. 사브 (M. Sarv) 에스토니아 학교림 에스토니아협회 · K. 비바스테 (K. Vilbaste) 에스토니아 탈린 대학교 교육과학연구소 · J. 맥로린 (McLoughlin) 아일랜드 수목위원회

···▶ 들어가는 말

이번 장은 야외 교육과 자연 학습에 중점을 두고 있다. 우리는 한적한 교외와 시골, 인구가 밀집해있는 도시의 녹지, 학교 주변의 숲, 정원들과 인간 사이에 상호 작용이 일어나는 환경을 자연이라고 부른다. 우리는 다음 두 가지의 메커니즘을 통해, 자연환경에서의 야외 교육이 잠재적으로 건강과 웰빙에 다양한 이점을 가져올 것으로 생각한다.

1. 자연에 일반적으로 노출되는 것, 그리고 야외 교육을 하는 데 있어 필수적인 자연에서의 활동을 통해 우리는 신체적 건강, 정신적 웰빙 그리고 회복을 얻을 수 있다. 예를 들어, 야외 학습은 자연과 함께하는 것만으로 건강과 웰빙을 가져다주는데, 야외 오락과 같은 활동들을 통해서도 가능하다.

2. 야외 학습을 통한 활발한 실습(hands-on)과 집중적이고 폭넓은 자연과의 접촉 활동을 통해 새로운 기술과 능력의 획득, 자신감과 자존감의 향상, 태도와 행동의 변화, 그리고 대인관계 및 사회적 기술을 얻을 수 있다. 예를 들어, 건강과 웰빙의 이점은 특히 집중적이거나 장기적인 체험 위주의 야외 학습 접근법을 통해 얻을 수 있다(그림 12-1 참조).

그렇게 얻어진 건강과 웰빙의 이점들은 국제적으로, 국가적으로 그리고 지역적으로 다양한 교육과 학습법, 정책, 보건 정책, 사회적 규범, 산림과 녹지의 접근성, 야외 교육에 대한 문화적 태도, 자연에 대한 동시대의 사회적 관심과 가치에 의해 영향을 받는다(Valentine 1996, Kahn 1999, Kahn과 Keller 2002). 자연과의 접근성, 질, 규모, 그리고 위치와 같은 이슈들은 야외 학습에 영향을 미친다. 학습의 질, 개인과의 관계, 개인에게 미치는 영향은 야외 교육의 중요한 요소이다. 네얼(Nail 2008)은 건강은 교육과 굉장히 밀접한 관련이 있다고 주장하였다. 그녀는 비만, 주의력 결핍장애, 우울증 그리고 정신건강을 다루는 새로운 보건정책들은 보건부와 교육부의 긴밀한 협력을 통해 부분적으로나마 해결될 수 있다고 하였다. 스코틀랜드 정부는 '수월성을 위한 교육과정(Curriculum for Excellence)'을 통해 성공적인 학습과 건강 사이에 밀접한 관련이 있음을 확인하였다(Scottish Government 2004).

이 장에서는 야외 학습이란 무엇이고 야외 학습과 연관된 것은 무엇인지, 그리고 야외 교육과 특별히 관련 있는 학습이론들은 어떤 것인지에 대한 설명한다. 또 위에서 서술한 바 있는 두 가지의 메커니즘에 맞추어 야외 학습과 건강, 그리고 웰빙과의 관계에 대해 살펴볼 것이다. 다음으로는 결론과 함께, 학습에 삼림과 녹지를 이용하게 하는 가능한 방법들을 소개하려 한다. 우리는 우선 아이들과 청소년을 대상으로 한 교육에 중점을 두고 있지만, 평생학습은 일생 동안 새로운 도전을 위한 기술을 익히고 발전시키기 위해 전 연령층에 매우 중요하다.

····▶ 교육과 건강과의 관계

야외 교육에 대해 논하기 전에, 우리는 이미 확인된 건강과 교육 사이의 광범위한 관계들에 대해 요약하고자 한다. 로스와 우(Ross와 Wu 1995)는 미국 가정을 대상으로 두 개의 대규모 설문조사를 통해 건강과 교육의 관계에 관해 연구하였다. 이 연구를 통해 교육과 건강 사이의 연관성을 발견하였으며, 이러한 관계가 왜 발생하는지에 대해 다음 세 가지의 설명을 제시하였다. (1) 고등교육을 받은 사람들은 교육을 거의 받지 못한 사람들에 비해 그럴듯한 일을 하며 성취감이 높은 직업을 가지고 있어 경제적인 고통을 덜 받는 것으로 나타났다. (2) 고등 교육을 받은 이들은 그들의 인생과 건강을 본인이 조절할 수 있다고 느

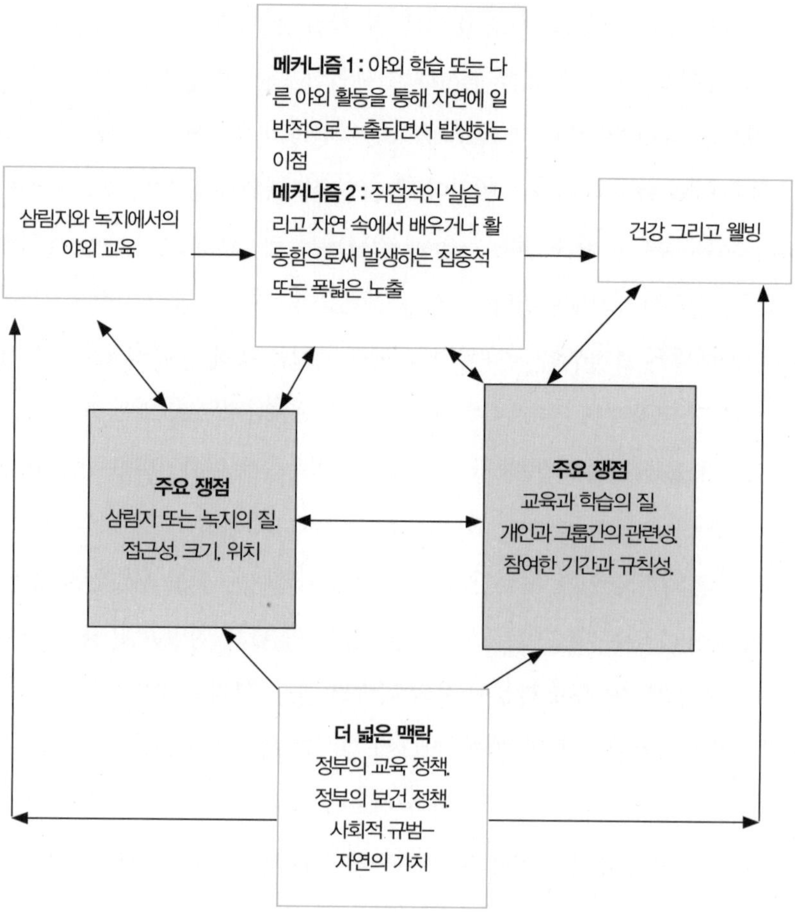
메커니즘 1 : 야외 학습 또는 다른 야외 활동을 통해 자연에 일반적으로 노출되면서 발생하는 이점
메커니즘 2 : 직접적인 실습 그리고 자연 속에서 배우거나 활동함으로써 발생하는 집중적 또는 폭넓은 노출
삼림지와 녹지에서의 야외 교육
건강 그리고 웰빙
주요 쟁점
삼림지 또는 녹지의 질.
접근성, 크기, 위치
주요 쟁점
교육과 학습의 질.
개인과 그룹간의 관련성.
참여한 기간과 규칙성.
더 넓은 맥락
정부의 교육 정책.
정부의 보건 정책.
사회적 규범-
자연의 가치

:: 그림 12-1 **야외 교육이 건강과 웰빙에 영향을 주는 잠재적 경로**

끼며 사회적 지지 수준 역시 더 높은 것으로 보고되었다. 그리고 (3) 고등 교육자들은 흡연율이 낮고, 운동을 많이 하며, 적당한 음주 생활을 하고 있었다. 로스와 우(Ross와 Wu 1995)는 일과 교육으로 획득된 건강한 생활습관이 직 · 간접적으로 건강에 영향을 준다고 주장하였다. 캐나다공중보건협회(Canadian Public Health Association,CPHA 2009)에 따르면, 개인과 지역사회 수준에서 교육과 건강 사이의 관계에 대한 인식이 증가하고 있다고 한다. 교육을 거의 받지 못한 사람들의 기대수명은 더 낮고, 고등교육을 받은 이들에 비해 더 자주 아픈 것으로 나타났으며, 12년의 교육과정을 마친 사람들이 교육을 거의 받지 못한 사람들에 비해 고혈압, 콜레스테롤, 비만 유병률이 더 낮은 것으로 나타났다(CPHA 2009). 또한, 컬터와 리얼라스 뮤니(Culter와 Lieras-Muney 2007)는 교육과 건강 사이의 관련성은 이

미 많은 국가에서 장기간의 연구로 정리되어 있다고 하였고, 고등교육을 받은 사람들은 사망률이 더 낮음을 발견하였다. 그러나 쿨터와 리얼라스 뮤니는 교육이 건강에 영향을 미치는 메커니즘은 굉장히 복잡하다고 하였는데, 어린 시절 불량한 건강상태로 인한 영향, 높은 수준의 교육과 연관된 이용 가능한 자원들, 건강한 행위와 사회적 네트워크와의 관련성을 언급하였다.

또한 영국의 경제사회연구위원회(Economic and Social Research Council)는 교육이 더 나은 건강을 보장하는가에 대한 연구에 자금 지원을 하였다. 연구 결과, 여러 나라에서 많은 연구가 이루어지고 있었는데, 교육을 거의 받지 못한 사람들이 고등교육자보다 덜 건강하고, 장애가 더 많으며, 조기 사망의 가능성이 높다고 하였다. 그러나 다른 연구들과 마찬가지로 건강과 교육 사이의 관련성이 뚜렷하지 않으며 교육에 대한 투자가 꼭 건강을 저절로 보장해주는 것은 아니라고 밝히고 있다. 연구자들은 교육은 균형 잡힌 식사, 금연과 같은 건강한 행동을 하게 하고, 특히 교육 수준이 높으면 더 많은 임금을 받게 되어 더 건강한 생활습관을 갖게 되는 것으로 교육과 건강 사이의 관계를 설명하였다. 연구자들은 건강한 삶을 위한 중재는 반드시 교육뿐만 아니라 사람들의 삶의 다양한 요소들에 적용될 수 있다고 하였다. 하지만 어린이에 대한 투자는 효과가 더 큰데, 어린 시절에 자신의 건강을 돌보도록 교육하면, 커서도 자신의 건강을 염려하고 유지하려는데 더욱 노력할 것이라고 주장하였다(Economic and Social Research Council 2007). 이 연구는 교육과 건강 사이의 밀접한 관계를 강조하고 있지만, 어디에서 교육이 일어났는지는 명확히 알 수가 없었는데, 아마도 대부분의 교육이 실내에서 이루어졌으리라 추측할 수 있었다.

⋯▶ 야외 학습과 학습 이론

야외 학습은 명확한 경계가 없는 광범위한 개념이다. 표 12-1(418쪽)과 같이, 야외 학습은 다양한 방법과 활동으로 이루어진다. 야외 교육과 학습은 실외에서 하는 환경 교육과는 다른데, 야외 학습은 어떠한 주제도 수용할 수 있으며 단지 환경에만 중점을 두고 있지 않기 때문이다. 야외 학습은 다양한 연령층을 대상으로 이루어질 수 있다.

이러한 것들이 야외 학습을 총망라한 목록은 아니지만 폭넓게 다루고 있다고는 할 수 있

야외 학습방법	예시
학교 운동장/ 정원/ 지역사회 프로젝트	생태 학교
야외 치료적이고 학습적인 프로젝트	야생 치료 중재(wilderness therapy intervention)
야외 방문	숲교실 또는 녹지 견학
정규 야외 학습	학교숲, 자연유치원, 환경 자원봉사, 특정 장애인 또는 사회적 문제가 있는 사람들을 대상으로 한 프로젝트
가이드가 안내하는 걷기/행사	Fungi foray's, 숲길 걷기, 새 관찰
환경 교육	교육 센터 견학, 합숙 코스
아이들을 위한 야외 놀이	자연 유치원, 학교 운동장의 자연 환경, 학교숲
현대의 견습제도	특정한 프로그램을 통한 자연에서의 훈련과 기술양성
모험과 오락 활동	집을 떠나 합숙하는 코스

다. 여기에 제시한 목록들이 서로 배타적인 것은 아니다. 예를 들어 야외 치료적 학습법 (outdoor therapeutic learning approach)은 모험 또는 야생 체험 활동들을 기본으로 한다(하지만 야외 치료적 학습법은 치료적 목적이 있기 때문에 청소년들의 모험적이고 기분전환 위주의 활동과는 다르다. 야외 학습은 학교). 대학교 또는 특정한 과정으로 시행될 경우 공식적이 되는데, 이때 특별한 커리큘럼에 따라 진행되며 그에 따라 학습 결과를 얻게 된다. 그리고 선생님, 생물학자, 자연 해설가, 강연자 그리고 안내인과 강사들이 이러한 활동을 진행한다. 비공식적인 야외 학습은 주로 다양한 흥밋거리와 재미 또는 건강을 위해 시행되고 있는데, 부모, 안내인, 치료사 그리고 공원 관리인과 같은 사람들이 진행할 수 있다.

야외 학습은 무엇과 관련이 있는가?

야외학습에서 중요한 것은 인위적인 환경에서의 학습이 아니라, 자연 그대로의 야외 환경에서 학습이 이루어진다는 것이다. 야외학습의 또 다른 중요한 요소는 운동인데, 예를 들어 아이들은 만들기, 동식물 식별과 같은 실습을 통해 신체 활동을 하게 된다. 또한, 아이들은 숲 학교에서 쉴 곳을 만들거나(표 12-1), 야생에서 지도를 이용하여 길을 찾기도 한다. 야외 학습은 환경교육에서 주로 하고 있는 식물과 새들 구별하기, 학교 정원에서 식물 가꾸기, 도시 숲에서 야생동물 서식지 보존과 같은 활동들도 포함하고 있다. 그러므로 활발한 체험 학습은 특히 야외 학습에서 중요한데, 오랫동안 숲 학교와 자연 유치원은 이러한 야외 활동의 중요성에 대해 강조해왔다(상자 12-1과 상자 12-2).

야외 활동은 경험학습을 포함하는데, 하루하루 직접 경험한 것을 통해 배우는 것을 의미한다. 콜브(Kolb 1984)는 더웨이(Deway 1938/1997)와 피아제(Piaget 1962) 그리고 그 외의 교육 이론가들의 이론들을 토대로, '구체적 경험→ 관찰과 반응→ 개념의 형성→ 새로운 상황에 적용하기'의 4단계로 경험학습의 모델을 만들었다. 이것은 학습을 결과보다 과정을 중요시하는 것으로 평생교육의 모델이 될 수 있다. 야외 학습법은 일주일 또는 두 주일 동안 집중적으로 할 수 있는데, 아이들을 일상에서 벗어나 합숙하면서 생활한다. 이러한 방법은 아이들이 많은 경험을 할 수 있게 한다. 짧은 기간에 이루어지는 다른 방법들도 있는데, 그 예 중 하나가, '숲 교실 당일 여행'이다. 그리고 숲 학교와 자연 유치원을 통해 수년 동안 동일한 환경에서 정기적으로 야외 학습이 수행되고 있다. 우리는 짧은 기간에 이루어지거나 단 한 번의 방문으로 이루어지는 방법 보다는 오랜 기간에 걸쳐 학습이 일어나는 방법들에 관심을 두고자 한다.

치료적 교육(Curative education)은 주로 자연과의 접촉 그리고 야외 활동에 초점을 두고 있다. 이것은 스타이너(Steiner 1904, 1990)의 인지학에 기초를 두고 있는 방법으로, 독일에서 처음으로 확립되었다. 치료적 교육법을 통해 정신과 감성 발달에 문제가 있고, 특별한 요구를 가진 사람들도 지역사회와 더불어 살아가고, 개인의 발전을 위한 기회들을 받을 수 있다. 이것은 학습의 한 형태이고, 개인에게 치유의 효과를 가져다주는 교육법이다. 치료적 교육은 전인적인 관점에서 돌봄, 교육, 기술과 예술 활동들을 아우르고 있다.

학습 이론

사람들이 어떻게 배우고, 어떻게 정보를 받아들이며, 어떻게 지식에 비판적으로 반응하는지에 대한 다양한 이론들이 있다. 아래에 서술된 이론들은 특히 야외 교육과 학습과 관련된 것으로, 다양한 교육적 접근법들이 사람들이 배우는 방법에 따라 다양하게 적용되고 있다. 프랑스 철학자이자, 심리학자인 메를로-퐁티(Merleau-Ponty)는 신체의 경험과 인지적 학습 사이의 관계에 대해 설명했는데, 신체를 통해 세상을 이해하게 된다고 하였다(Smith 1962). 실습 위주의 야외 학습에서 이러한 이론들은 매우 중요한데, 아이들의 신체 활동을 장려하기 위한 좋은 근거가 된다.

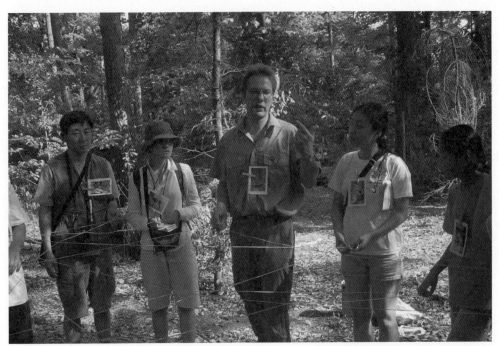

:: 사진 12-1 자연은 아이들에게 다양한 경험을 제공한다. 일년 동안의 야외 경험을 통해 아이들은 자연을 좋아하게 되고 자연보호 정신을 갖게 된다.

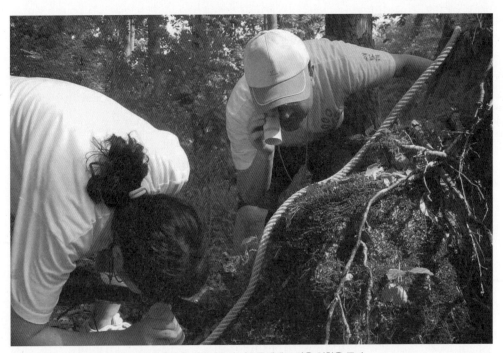

:: 사진 12-2 숲학교에서의 지속적인 활동은 선생님들과 가족들에게도 많은 영향을 준다.

영국의 숲 학교

목표/목적 : 숲학교(Forest School)는 삼림에서의 실습학습을 통해 자신감을 성취할 수 있는 기회를 아이들과 성인들에게 제공한다.

숲학교에서 일어나는 일 : 아이들은 땔감을 모으고, 예술 작품 만들기와 같은 다양한 활동에 참여하게 되며, 자신의 주변환경에 대해 묘사함으로써 토론을 하게 되어 언어적 기술도 향상하게 된다. 아이들과 청소년들은 2~12달 이상의 기간 동안, 1주~2주의 한번, 아침 또는 오후를 숲학교에서 보낸다.

결과 : 몇 달간의 신체 활동을 통해, 대 근육 운동의 기술과 체력이 증가된다. 삼림은 아이들을 차분하게 만드는 효과가 있다.

교훈 : 숲학교에서의 지속적인 활동은 선생님들과 가족들에게도 많은 영향을 준다. 왜냐하면 아이들은 선생님, 가족들과 함께 이러한 경험을 하게 되고, 가족들과 친구들에게 그들의 경험에 대해 알려준다. 장기간의 숲학교 참여는 자부심과 자신감을 높여줄 수 있다.

노르웨이 자연 유치원, Fortet Naturbarnehage

목표/목적 : 자연은 아이들에게 다양한 경험을 제공한다. 일년 동안의 야외 경험을 통해 아이들은 자연을 좋아하게 되고 자연보호 정신을 갖게 된다.

Fortet 유치원에서 일어나는 일 : 아이들은 하루 종일 숲에서 논다. 유치원들은 지속적으로 프로젝트를 진행한다.

결과 : 건강과 웰빙에 긍정적으로 기여하는 지속적인 활동과 놀이를 통한 신체 활동. 아이들은 모든 감각을 이용하며 협동하여 함께 놀이를 하며 정신적인 웰빙을 경험한다.

교훈 : 아이들은 자연, 보호 그리고 자연과의 교류에 대해 이해하게 된다. 아이들은 동물과 식물에 대해 경험하고 배우게 되고, 식량 생산을 위한 동식물의 중요성을 알게 된다. 또한 자연에서의 좋은 경험은 환경을 파괴하지 않고 지속 가능한 발달의 중요성도 이해하게 한다.

구성주의

구성주의 학습은 다양한 경험들을 통해 주변 세계를 이해하는 학습 방법이다(Kahn 1999). 구성주의 학습법은 사람들의 정신적인 면과 세상을 이해하는 방법, 그리고 그 이해를 바탕으로 어떻게 행동하는가에 중점을 두고 있다. 그리고 문제 해결, 실험, 실습을 수행하게 한다. '구성주의 학습법 선생님들은 그들의 학생들이 무엇에 흥미를 느끼는지 발견하고, 그 후 그들의 관심범위를 넓혀주고, 그에 따라 교육과정을 만든다. 선생님들은 학생들을 교육 과정을 만드는 데 참여시키고, 학생들이 탐구하고 위험을 감수하며 실수를 할 수 있도록 허용해 준다'(Kahn 1999, p.214). 지식은 감각에 의해 수동적으로 얻어지는 것이 아니며, 지식의 교환은 활발한 정신 활동과 의사소통에 의해 조직되고 조절되어 이루어진다(Jordet 1998). 구성주의 학습법에서, 교육학적 원칙은 수행(performance)이 아닌 학습(learning)에 초점을 두고 있는데, 선생님들은 학생들을 가르치기보다 방향을 잡아 안내해 준다. 그리고 학생은 선생님 그리고 친구들과 함께 공동으로 지식을 구성하고 검토 한다(Adams 2006). 이러한 형식의 학습법은 선생님들이 학생을 가르치고 평가를 하는 전통적인 형식과는 다른 것이다. 앞에서 언급한 콜브(Kolb)의 모델은 학생들이 의미를 구성하는 과정을 설명해준다.

다중 지능

가드너(Gardner 1983)는 지능을 다양한 능력들의 집합체로서 정의하고, 언어/언어학, 논리/수리학, 시각/공간, 몸/신체운동, 음악/율동, 대인관계 그리고 자기 성찰의 7가지 지능으로 분류하였다. 가드너는 학습은 다중 지능들을 포함하고 모든 감각을 이용하면서 이루어지는 전체적인 과정이며, 전통적으로 강조해 온 언어 그리고 수리학적 학습에는 덜 중점을 두어야 한다고 제시하였다. 이러한 주장은 교육학자들이 다른 방식의 학습법에 대해 생각할 수 있게 해줌으로써, 전통적인 방식을 통해 배우는 것 이외의 다른 방법도 유용할 것이라는 점을 깨닫게 해주었다. 가드너는 전통적 지능 테스트에서 확인된 지능에서, 지능을 구성하는 것이 무엇인지에 관한 쪽으로 사람들의 관심을 옮겨 놓았다. 그 후 가드너(1999)는 그의 이론에 8번째 지능인 자연탐구지능을 추가하였다. 그는 어린 연령대의 아이 중에서 자연에 민첩한 반응을 보이는 아이들을 발견하였다. 자연탐구지능은 자연의 패턴을 감지하고, 자연과의 연결 고리를 만들고, 자연의 요소들을 다루게 한다. 자연탐구지능을 가진 사람들은 종종 그들의 주변과 그들의 환경 안에서 발생하는 변화들을 날카롭게 인식한다. 이것은 그들의 발달한 높은 수준의 감각인식에 의한 것이다. 이 감각인식은 다른 이들보다 더욱 빠르게 환경의 유사점과 차이점 그리고 변화들을 인식할 수 있도록 도와주는 역할을 한다.

이러한 형태의 지능을 가진 사람들은 주로 다른 생물과 환경에 관심을 가지고, 세상에 강한 친밀감을 가지고 있다. 이러한 관심은 주로 어렸을 때 시작된다. 이 지능은 인류 진화

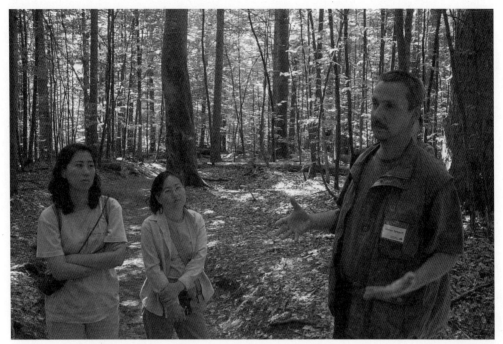

:: 사진 12-3 **관찰학습**은 자신과 동일시하는 모델이나 다른 사람들의 행동을 본 후 행동의 변화가 나타나고 행동의 결과를 학습하는 것을 말한다.

과정에서는 사냥꾼, 수렵채집생활자, 농부들에게 적절했으며, 오늘날에는 식물학자와 농부들이 가진 지능이다. 자연탐구지능을 지닌 문화적 집단으로는 미국 원주민 부족들과 호주 원주민들이 있다. 자연탐구 학습자들은 외부 세상을 통해서 배워야 한다고 믿고 있으며, 자연탐구지능은 야외 학습과 자연주의 활동들을 통해 기를 수 있다고 하였다.

사회 학습 이론

관찰학습은 자신과 동일시하는 모델이나 다른 사람들의 행동을 본 후 행동의 변화가 나타나고 행동의 결과를 학습하는 것을 말한다.

관찰학습은 집중, 기억, 생산 그리고 동기가 중요한 요소이다. 관찰학습법을 사용하는 선생님과 부모는 아이들이 따라 할 수 있는 적절한 행동을 보여줌으로써 좋은 모델이 될 수 있다. 비고츠키(Vygotsky 1986)는 언어는 결정적인 기능을 가지고 있다고 주장했다. 가장 훌륭한 학습과 발달은 아이들이 다른 이들 특히 어른들과 함께 자신의 경험을 이야기하고 토론을 하며 문제를 해결해나갈 때 이루어진다. 그러므로 사회적 맥락 안에서의 학습은 특히 중요하다(Vygotsky 1986). 지식은 개인적인 경험을 통해 얻어지며, 실제 상황과 연관된 것일수록 더 오래 지속한다.

유럽의 야외 학습

많은 나라에서 야외 학습은 특정한 문화로 받아들여지고 있지만, 또 다른 나라에서는 야외 학습으로 발생할 수 있는 위험과 안전상의 문제에 대해 염려로 쉽게 받아들이지 않고 있다. 스칸디나비아의 덴마크에서는 야외 학습을 전통적으로 이용해오고 있다. 오랫동안 '야외'는 취학 전 아이들의 놀이터로 사용됐다. 덴마크에서 야외 생활(friluftsliv)이라는 단어는 야외놀이와 야외교육의 의미로 폭넓게 사용되고 있는데, 야외 생활(friluftsliv)의 인기는 지난 30년 동안 계속 증가하고 있다(Andkjaer 2005, 2006). 노르웨이의 경우를 보면 학교의 야외 수업과 유치원에서 아이들의 야외 활동 시간이 증가하고 있으며, 사회는 야외 학습에 대해 긍정적으로 평가하고 있다. 스칸디나비아의 여러 연구 결과들은 아이들에게 야외 활동의 기회를 제공하는 것이 왜 중요한지에 대한 여러 근거를 제시해주었다. 피에토프트(Fjortoft 2000)는 아이들은 고도의 신체 기술을 야외 활동을 통해 발달시킨다고 밝혔다. 또 다른 연구들에서는 아이들이 신체적, 정신적 에너지를 더 많이 가지고 있고 자신감이 많을수록 더 행복하다는 사실을 보여주었다(Kaarby 등 2004, Hilmo 등 2006). 전통적으로 영국의 청소년 대상 야외 학습은 자연 친화적 학습과 학교 밖에서 이루어지는 모험 활동을 포함하고 있다. 그러나 요즘 논의되고 있는 야외 학습은 폭넓은 개념을 포괄하고 있으며, 환경과 지역사회와 그들 자신을 연결하는 통합적인 활동들로 야외 학습의 범위를 넓혀가고 있다.

슬로베니아의 월도프(Waldorf) 교육 시스템은 루돌프 슈타이너(Rudolf Steiner)의 아이디어에 기반을 둔 시스템으로, 15년 동안 이어져 왔으며 이 방법은 슬로베니아 공립학교의 시스템에 사용되고 있다. 류블랴나(Ljubljana)의 월도프(Waldorf) 학교에서는 특별한 요구를 지닌 아이들을 이 시스템의 대상에 포함해 성공을 거둔 바 있는데, 슬로베니아 교육부와 체육부에서는 이 시스템을 모든 학교에서 긍정적으로 받아들이기를 장려하고 있다(표 12.3). 에스토니아 야외학습은 그들의 문화와 언어에 뿌리 깊게 박혀있다. 오피마(Oppima)라는 단어는 학습을 의미할 뿐만 아니라 경험하고 느낀다는 의미도 담고 있다. 학습은 주로 숲에서 진행되고, '학교 숲 활동(School Forest Movement)'을 통해 아이들은 주변 환경을

슬로베니아, Waldorf 학교 Ljublijana

목표/목적 : Waldorf 학교는 특별한 요구를 가진 아이들에게 학교 활동에 흥미를 가질 수 있도록 도움을 주기 위해 자연에서의 실습 활동, 치료 목적의 활동들을 제공한다. 이 학교는 Rudolf Steiner의 철학에 기반을 두고 있다.

Waldorf Schools에서 일어나는 일: 학습과 행동 장애를 가진 아이들은 학교 근처 숲에서 다양한 활동을 한다. 체험 활동은 아이들이 자연에 대한 책임감을 배우고 발전시키는데 도움을 준다. 아이들은 이러한 과정을 통해 숲에서 걷고 놀고, 관찰한다.

결과 : 대 근육 운동 기술과 균형 기술의 발달. 걷기 기술의 향상. 치료적 활동을 통한 모든 감각을 자극한다.

교훈 : 아이들은 다양한 종류의 나무를 만지고, 나무 주위에 원을 만들고, 다른 아이들과 협동하고, 태양의 움직임을 따라 많은 활동을 수행한다. 아이들은 숲에서 나무와 산책로 사이에 기하학적인 큰 문양을 만들기 위해 로프를 이용하고, 그 후 아이들은 이 기하학적인 문양을 교실에서 그려보게 된다. 이것은 수학에 도움이 된다.

에스토니아, 야외 학습 교사 훈련 프로그램

목표/목적 : 교사 훈련을 통한 야외 학습의 촉진과 야외 학습의 영향에 대한 조사.

교사 훈련 프로젝트에서 일어나는 일: 텔레비전 전국 방송을 위해 30개의 초등학교와 유치원 그리고 32개의 텔레비전 방송국이 참여했다. DVD 시리즈로 연구자료들이 출판 되었고, 연구자료들은 에스토니아의 400개의 학교로 보내졌다. 150명의 선생님들이 재직 중에 야외 학습 훈련을 받았다. 참가한 선생님들을 대상으로 한 조사 결과, 학습을 위해 야외 공간 사용이 증가하였으며, 많은 학교들이 그들의 학교 주변에 학습을 위한 숲을 조성하기 시작하였다.

결과 : 참가한 어린이들은 신선한 공기와 운동 사회적 기술 사용의 이유로 야외학습이 매우 좋다고 느꼈다. 야외 학습 훈련에 참가한 선생님들은 훈련 4일후, 그 전보다 스트레스를 덜 느끼고, 기억력도 향상되었으며, 야외 학습의 사용을 장려하게 되었다.

교훈 : 아이들과 선생님은 야외에서 다양한 교육 주제를 통합시키는 학습을 할 수 있는 기회를 가지게 되었다. 훈련된 선생님과 텔레비전 빙송은 학습이 어떻게 놀이와 결합될 수 있는지를 보여주었다.

주의 깊게 관찰하게 된다. 그리고 점점 야외 학습을 장려하려는 노력이 확대되고 있다(상자 12-4). 스위스에서는 연방법에 기반을 둔 숲 학교가 산림감독관에 의해 관리되고 있으며, 어린아이들을 대상으로 한 야외 교육이 인기를 끌고 있어 몇몇 유치원은 온종일 야외

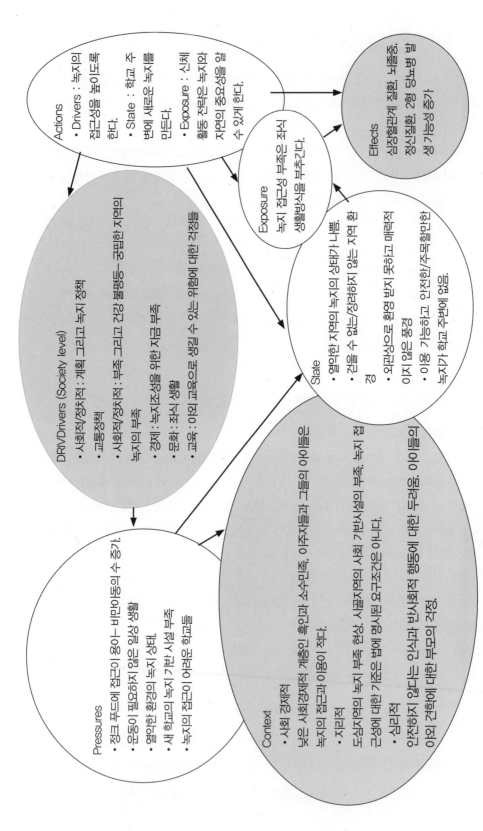

:: 도표 12-2 수정된 DPSEEA 모델: 자연/녹지 그리고 신체활동/교육의 예

에서 시간을 보내고 있다. 또한, 스위스는 야외 학습과 같이 건강을 증진 시킬 수 있는 여러 종류의 접근법을 조사하고 있다(Gugerli 등 2004). 다른 나라에서도 야외 학습에 대한 연구가 계속 진행 중이다.

도표 12-2는 자연과 신체 활동/교육의 예를 보여주기 위한 DPSEEA(Drivers, Pressures, States, Exposure, Effects, Action 드라이버, 압력, 국가, 노출, 효과, 행동)을 설명하고 있다. 세계보건기구(WHO)는 환경과 건강 지표들을 지정하는 의사결정을 할 때 DPSEEA 모델을 이용한다. 또한, 스코틀랜드 정부(2008)는 '좋은 환경, 더 나은 건강(Good places, better health)'이라는 최근의 문서를 통해 환경과 건강을 전략적으로 연결하는 새로운 접근법에 DPSEEA 모델을 채택했다.

도표 12-2는 갈수록 심해지고 있는 도시화, 위험 회피, 좌식생활 증가, 자동차 증가, 고지방 식품의 섭취 증가, 녹지 감소를 겪고 있는 서양 사회의 많은 나라의 모델을 서술한 것이다. 이 모델은 교육과 신체 활동을 위해 녹지와 삼림의 이용을 증가시켜야 한다고 강조하고 있다.

····▶ 건강과 웰빙 : 일반적인 자연에의 노출 결과

지난 30년 동안 자연과의 접촉으로 얻은 건강과 웰빙의 이점에 관한 문헌과 실험 및 연구들이 증가하고 있다(Ulrich 등 1991, Bird 2004, Pretty 등 2005). 이 책에서는 신체적, 정신적 건강의 증거와 신체 활동 그리고 질병 예방에 관한 연구 결과에 대해 기술하고 있다. '생명애(biophilia)' 가설은 윌슨(Wilson 1984)에 의해 발달하였고, 아직은 논쟁의 대상이다(Kellert와 Wilson 1993, Kahn 1997). '생명애' 가설은 자연과 함께하려는 사람들의 태생적인 욕망에 대해 강조하고 있다.

촐라(Chawla 2006)는 자연과의 경험이 어린 시절 자연에 대한 관심을 증가시키고, 자라서는 자연을 돌보게 하므로 중요하다고 하였다. 이번 절에서는, 야외학습 그리고 오락과 같은 야외 활동으로 자연과 ㄴ함께함으로써 얻을 수 있는 신체적, 정신적 건강과 웰빙에 대해 서술하고자 한다.

신체 운동과 체력 향상

야외 학습은 신체 활동을 포함하고 있는데, 가벼운 수준에서 적당한 수준 그리고 매우 활동적인 수준으로 범위를 나눌 수 있다. 삼림과 녹지는 체력 향상에 도움을 주는 운동과 활동의 기회를 제공해 준다. 아이들은 삼림, 산맥 그리고 헬스랜드(healthland)에서 평탄하지 않은 지형을 헤쳐나가면서 체력을 증가시키고 운동제어능력을 향상시키는 기회를 얻게 된다. 오브레인과 머리(O'Brien과 Murray 2006)는 8개월 동안 영국에서 숲 학교에 참석한 24명의 아이를 대상으로 연구를 하였는데, 숲 학교 과정 후반에 아이들이 초기보다 피로감을 덜 느끼고 있다는 사실을 알게 되었고 연구기간 동안 아이들의 체력이 좋아졌음을 관찰하였다. 피에토프트(Fjørtoft 2004)는 노르웨이에서 자연환경이 아이들의 놀이와 기능발달에 미치는 효과를 연구하였다. 피에토프트는 자연환경에서 놀고 있는 아이들을 실험군으로 일반적인 운동장에서 노는 아이들을 대조군을 정하고 두 집단을 관찰하였다. 피에토프트는 아이들이 자연환경에서 놀 때 운동 능력이 통계적으로 눈에 띄게 증가한다는 사실을 발견하였다. 노블(Lovell 2009)은 스코틀랜드의 수도 에든버러에 있는 숲 학교의 어린아이들을 대상으로 연구를 진행하였다. 그녀는 숲 학교에 있는 동안 아이들의 신체활동수준과 학교 그리고 학교 운동장에 있을 때 아이들의 활동 수준을 연구하였다. 숲 학교에서 생활한 아이들이 운동장에 있던 아이들보다 유의하게 더 활동적이었으며, 성별에 따른 차이는 없었다.

위의 연구들은 두 개의 숲 유치원에서 아이들을 관찰 연구한 컬비(Kaarby 외 2004) 등의 주장을 뒷받침한다. 아이들은 대부분 시간을 신체적으로 활발하게 보내고 있었다. 운동—놀이는 아이들의 활동에서 중요한 부분이었다. 나무에 올라가기, 낙엽과 그리고 우거진 덤불 등 모든 것들이 아이들의 놀이에 이용 가능했다. 그래서 숲 학교와 자연 유치원과 같은 정기적인 야외 학습이 이루어지는 곳의 아이들과 청소년들은 신체적으로 활발해진다. 모험과 야생 학습, 강도 높은 수준의 신체 활동과 같은 방법들도 있는데, 예로 산 타기와 암벽등반과 같은 활동이 있다. 이것들은 평생 다양한 신체활동에 흥미를 갖게 하고, 건강한 생활습관을 만든다.

자연으로부터 얻는 회복

카플란(Kaplan 1995)과 하르티그(Hartig 외 1991) 등은 주의력 회복 이론(Attention

Restoration Theory)과 회복 기능이 있는 환경에 대한 이론들을 발달시켰다. 사람들은 일할 때 집중하려면 주의력을 이용하게 되는데, 이것은 피로를 발생하며 주변을 차단한다. 사람들은 아무런 노력이 필요 없는 비자발적인 집중을 통해, 직접적 주의력을 회복한다. 카플란(Kaplan 1995)과 하르티그(Hartig 외 1991) 등은 자연환경이 비자발적 집중에 특히 좋다고 주장한다. 왜냐하면, 환경은 특별한 노력 없이 사람들의 관심을 끌며, 방해물에서 벗어나게 해주고, 감각들을 고무시켜주기 때문이다(5장에서 회복이론들과 환경의 회복 기능 이점에 대해 훨씬 더 자세히 서술하고 있다). 이러한 회복의 이점들은 자연에서 이루어지는 야외 학습 과정에 의해 얻을 수 있는데, 꼭 과정을 통해 얻는 것은 아니고 자연과 함께하는 것만으로도 가능하다. 벌먼(Berman 외 2008, P1,211) 등은 최근 두 가지의 실험에서, 자연에서 걷거나 자연경관을 바라보는 것으로 집중력을 향상할 수 있음을 보고한 바 있다. 그리고 자연의 회복적 기능이 인지 기능을 향상하기 위한 수단으로 사용될 수 있음을 제안하였다. 정말 인지 기능이 자연과의 접촉으로 향상될 수 있다면, 이것은 야외 학습을 옹호하는 사람들에게 힘을 실어 줄 수 있다.

연구 결과에 따르면 자연은 감정적이고 행동 장애가 있는 사람들에게 진정효과를 줄 수 있다. 주의력 결핍증(ADD)이 있는 아이의 부모들에게 아이의 집중력에 대한 설문 조사를 했다. 부모들은 아이를 실내, 녹지 등 여러 환경에서의 활동시킨 후, 아이의 집중력에 대한 설문에 응답하였다. 조사 결과 아이가 녹지에서 더 많이 놀수록, 아이의 주의력 결핍 증세가 경감되는 것을 알 수 있었다. 이 결과는 자연과의 접촉이 주의력 결핍증을 가지고 있는 이들에게, 주의집중 기능을 키워줄 수 있음을 보여준다(Taylor 등 2001). 주의력 결핍증을 가진 아이들이 빠르게 증가하고 있는 상황에서, 이러한 아이들이 자연환경을 접하고, 탐험하고, 활동적으로 주변 환경에 집중하게 되면 행동적 문제가 개선됨을 알 수 있다(Ferrini 2003). 식물, 나무, 동물 그리고 날씨와 같은 요소들이 아이들의 주의력을 향상한다.

학교 또는 사회에서 거부당하는 많은 아이와 성인에게(예: 퇴학생들, 범죄자들) 야외 경험은 치분힘과 집중의 효과를 제공한다. 범죄자들과 약물중독자, 정신건강에 문제가 있는 사람들을 지원하기 위해 에코테라피(ecotherapy)를 적용한 자연계획(Nature Scheme, OandN, Carter 2007)에서 그 효과를 확인할 수 있었다. 에코테라피는 자연보호 또는 원예 프로그램과 같은 다양한 활동들을 통해 자연과 함께하여 참가자들과 환자들의 신체적, 사회적 그리고 정신적 건강을 이끌어내는 치료요법이다(Burls 2007, 2008). 자연이 차분하게 만들어 주고 영감을 주기 위해, OandN 프로젝트들은 지름길을 만들거나 덤불을 청소하는 등의 가시적인 효과를 보여 주는 자발적인 신체 활동을 작은 팀을 만들어 하게 하고 있다. 어떠한 날씨에도 열심히 일하게 되면 체력을 향상할 수 있다. 참가자들은 신뢰를 배우게 되고 종일 일하는 것에 적응하게 된다. 이것은 감옥, 공장 또는 학교 내에서 시간을 보내는 방법의 하나다. 이와 같은 프로젝트에 참여한 사람들은 대학 과정, 견습 과정 또는 토지관리 분야의 일에 종사할 수 있도록 새로운 기술을 배울 수 있게 되어 취업과 그들의 삶을 재설계하는 데 유용한 발판이 된다. MIND(영국의 정신 건강 자선단체)는 에코테라피가 이용이 쉽고 비용 효과적인 방법이라는 생각들이 점점 늘고 있어, 정신 질환 치료를 위해 녹색 정책(green agenda)을 요구하고 있다(MIND 2007).

자연의 접근을 방해하는 신체적, 심리적 장벽들

자연과 함께하는 것이 신체적 이점 그리고 회복이라는 이점을 얻는 대신에, 신체적 그리고 심리적인 장벽 때문에 야외 환경 접근이 쉽지 않은 경우도 있다. 신체적, 심리적 장벽은 문화적 차이와 범죄나 안전문제에 대한 사회적 인식에서 발생한다. 오브레인과 머리(O'Brien과 Murray 2007)는 어린아이들을 대상으로 한 '숲 학교의 영향'이라는 연구에서, 어린아이들과 전문직 종사자들은 숲 학교에 대해 처음엔 부정적인 반응을 보였다. 일부의 아이들은 삼림에 익숙하지 않았고, 궂은 날씨에 밖에 나간다는 것이 불편하다는 것을 알고 있었기 때문이었다. 일부의 선생님들 역시, 야외 환경에서의 학습법에 익숙하지 않아, 긴장하는 모습을 보였다. 안전에 대한 두려움, 야생 공간에 대한 걱정, 특정한 공간에 대해 좋지 않게 회자되는 이야기들, 공간 사용의 미숙함이 삼림과 녹지에서 사람들이 누릴 수 있는 즐거움에 부정적인 영향을 주고 방해하고 있다(O'Brien과 Tabbush 2005, Weldon 외 2007).

특히 아이들과 청소년들의 위험은 유럽 전역에서 중요한 이슈이다. 그 사회의 규범과 그 사회에서 발생하는 범죄들 때문에, 사람들은 각각 다른 시각으로 위험을 바라보고 있다. 페트스(Petts 외 2000) 등은 위험의 확대에 관한 연구에서, 사람들이 매체와 같은 다양한 출처에서 위험에 대한 정보를 얻어 비교하고, 반응한다고 하였다. 루브(Louv 2005)는 현대 아이들이 자연과 함께할 기회를 점점 잃어가고 있다고 하였는데, 그 주된 이유가 바로 야외 환경의 위험에 대한 생각 때문이다. 그래서 부모와 보호자들은 아이들이 자연과 교류하지 않기를 바란다. 루브(Louv)는 이러한 현상을 '자연 결핍 장애(nature deficit disorder)'라고 칭하였다. 노리스(Norris 2004)는 '경험의 소멸(extinction of experience)'은 낯선 이에 대한 부정적인 생각들, 매체에 의해 각색된 두려움, 아이들과 함께 거의 시간을 보내지 않는 부모들에 의해 발생하는 문제점이라 언급하였다(Cooper 2005). 현재 많은 아이의 생활 방식은 장기적으로 건강 문제를 발생시킬 수 있는데, 그 예가 바로 비만이다. 이러한 부정적인 면들 때문에, 야외 학습과 교육이 모두에게 무조건 이롭다고 받아들이기는 어렵다. 밀리건과 밍글리(Milligan과 Mingley 2007)는 산림이 성인의 정신 건강에 끼치는 영향에 대한 연구에서, 어린 시절 숲에서의 경험이 성인이 되어 숲을 이용하는 것에 영향을 미친다는 것을 발견했고, 숲을 긍정적으로 보는 시각을 가지게 하는 메커니즘도 제시하였다. 우리는 자연으로의 접근을 방해하는 요소와 자연과의 접촉으로 얻을 수 있는 이점을 좀 더 알아야 할 필요가 있다. 그러므로 무조건 같은 식으로 모두에게 이롭다고 하기보다 다양한 그룹과 연령대의 사람들 경험을 조사하는 연구들이 필요하다.

···▶ 건강과 웰빙 : 활발한 실습, 야외 학습을 통한 집중적인 또는 폭넓은 자연과의 접촉으로 발생

앞의 절에서는 야외에서 다양한 활동을 통해 자연과 함께함으로써 발생하는 건강과 웰빙에 대해 서술하였다. 이번 절에서 우리는 자연에서 이루어지는 야외 학습의 추가적인 가치에 대해 중점을 두고, 활발한 실습과 집중적이고 폭넓은 자연과의 접촉으로 얻게 되는 이점들에 대해 탐구하고자 한다. 활발한 실습과 집중적이고 장기적인 야외 학습이 지식, 기술, 그리고 태도와 행동, 자존감, 사회적 기술의 변화를 이끌어낼 수 있다(MIND 2007, Burls 2007a와 b). 우리는 넓은 범위로 문헌 조사를 실시한 결과, 이 분야에서 더 많은 연구가 필요함 알 수 있었다. 왜냐하면, 교육에 관한 연구는 주로 교육의 결과나 개인과 사회의 발달에 초점을 맞추고 있었기 때문이다. 웰빙이라는 개념은 그나마 간혹 논의되긴 했지만, 건강과의 분명한 연관성을 발견한 연구는 거의 없었다. 각국의 특정한 집단들(소녀, 흑인, 소수민족)을 대상으로 한 연구가 필요하다. 11장은 정신건강 문제와 탈진 증후군을 가진 이들을 위하여 자연을 치료적으로 적용하는 것에 관해 서술하고 있다. 치료법 중의 하나인 원예 테라피는 오랜 역사를 가지고 있다. 학습은 치료법의 중요한 요소인데, 왜냐하면 사람들의 행동을 변화시키고, 삶을 긍정적으로 사고할 수 있도록 도와주기 때문이다.

새로운 지식, 기술 그리고 능력

야외 교육을 통해 얻어낸 학습의 결과는 야외 학습 방법에 따라 달라지고, 교육자의 목표, 학습의 주제 또는 기술에 의존한다(Museums, Libraries, Archives Council 2004). 학습의 결과란 학습의 후반부에, 자신이 무엇을 알고, 이해하고, 무엇을 할 수 있는지 아는 것이다. 기로흔(Grahn 1996)은 녹지에 설립된 어린이집에 다니는 스웨덴 아이들이, 녹지에 설립되지 않은 어린이집에 다니는 아이들보다 훨씬 더 뛰어난 집중력을 가지고 있음을 발견하였다. 아이들은 자연에 대해 호기심을 가지고 있는데 이것은 공식적, 비공식적인 학습을 통해 길러질 수 있다(Kahn 1999). 야외 환경은 다양한 형태의 기술들을 배울 기회를 제공하는데, 예를 들면 동굴 만들기, 숲에서 나는 것들을 구별하고 채집하기, 나무를 심고, 보호하는 활동들이 있다. 릭킨슨(Rickinson 외 2004) 등은 1993년~2003년까지 야외 학습에 관한 150편의 논문들을 고찰하였다. 150편의 논문들은 현장활동과 야외 견학, 야외 모험 활동, 그리고 학교와 지역사회의 프로젝트와 같은 야외 학습 방법에 관한 것들이었다. 고찰 결과 잘 조직된 현장 활동은 교실 안의 활동과 더해져 지식과 기술을 발달시킬 중요한 기회를 제공한다는 근거를 발견하였다. 또한, 그들은 현장활동이 장기 기억력에 긍정적인 영향을 줄 수 있다는 것을 발견했는데, 이것은 야외라는 환경이 청소년들에게 영향을 준 것으로 사료된다. 오브레인과 머리(O'Brien과 Murray 2006, 2007)는 숲 학교에 다니는 아이들을 대상으로 연구하였는데, 아이들은 산림에 관심을 갖게 되었고, 환경을 보호해야 한다는 것을 알게 되었다. 그 결과 아이들이 스스로 무언가를 발견하고, 학습하고자 하는 열정적인 모습을 보였다(Bredekamp 등 1992). 오브레인과 머리의 숲 학교 연구에서는 학부모들과 선생님들이 아이들이 스스로 획득한 기술을 다른 환경에 적용하고 있는 모습을 확인할 수 있었다고 보고하였다. 식물 이름을 배우고, 주변 환경을 묘사하는 것과 같은 학습을 통해, 아이들의 언어적 능력이 향상되어 서술적 표현 능력의 변화된 모습을 또한 볼 수 있었다.

힐모와 홀터(Hilmo와 Holter 2004)는 교사들이 교육 프로그램으로서 야외 교육을 어떻게 생각하고, 야외 교육 요소들을 그들 자신의 교수법에 어떻게 적용하고 있는지에 대해 조사하였다. 힐모와 홀터는 야외 학습을 통한 자연 노출의 중요성을 강조하는 유치원 선생님들

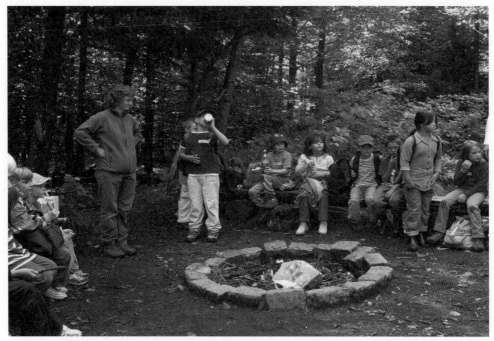
:: 사진 12-4 녹지 환경에 노출이 많을 수록 아이의 집중력이 높다는 연구 결과가 있다.

을 인터뷰하였는데, 유치원 선생님들은 그들의 경험에 대해 다음과 같이 말하였다. (1) 자연 속에서 할 수 있는 활동들이 꽤 많았다. (2) 아이들은 자연에서 자신감을 자주 경험했다. (3) 아이들은 서로 도왔으며, 이것은 사회적 능력과 관련이 있다.

학생의 입장에서 그리고 교사로서의 입장에서 참가자들은 자연과 함께하는 것에 대한 중요성을 강조하였다. 몇 년의 교사 생활 후, 그들은 아이들의 건강증진 그리고 특정 능력을 발달시키기 위한 방법으로 자연의 역할이 중요함을 전보다 더 강조하였다. 교사들은 일반적인 경험을 비롯한 아주 다양한 경험들이 자연환경에서 언제나 발생할 수 있고, 이러한 경험들은 아이들의 언어능력과 개인적인 발전의 기반이 된다는 사실을 지적하였다.

자아 존중감 그리고 사회적 기술

자아 존중감의 결핍은 우울증과 인격장애의 전 단계 현상일 수 있다(Marmot 2003, Mruk 2006). 릭킨슨(Rickinson 등 2004)은 문헌고찰을 통해 모험 프로그램과 학교/공동체 프로젝트가 청소년의 태도, 믿음 그리고 인식에 긍정적인 영향을 주어 결과적으로 독립심, 자아존중감과 확신, 자기조절, 자기효능감, 그리고 적응전략을 발달시킨 상당한 증거들을 발견하였다. 청소년들은 야외 학습을 통해 책임감과 소속감을 느끼고 되었다. 벌스(Burls 2007a)는 영국에서 정신질환을 가진 성인을 대상으로 시행한 치료목적의 학습 프로젝트에서 자아 존중 발달에 있어 유사한 패턴을 발견하였다(상자 12-5). 이러한 방법들은 녹지와 관련된 최근의 많은 프로젝트에서 이용되고 있는데, 참가자들은 다음을 배울 수 있다. (1) 개인 문제 해결, 협동, 의사소통과 관련된 기술들 (2) 개인적 도전과 변화에 맞서기 (3) 개인의 책임을 수용하기 (4) 더욱 정확한 자아 평가 및 자신의 처한 환경을 조절하기

딜론(Dilon 외 2005) 등은 야외 학습 경험에 관심이 있는 선생님들과 학생들은 야외 학습으로 얻은 자신감과 자아존중감으로 개인적 그리고 사회적 발전을 하고 있다고 하였다. 컬터와 리얼라스-뮤니(Culter와 Llearas-Muney 2007)는 미국의 국립보건면접조사(National Health Interview Survey)를 분석하여 교육과 건강 사이의 관계에 대해 연구하였다. 연구 결과로 알게 된 것 중 하나는 교육을 받은 사람들은 걱정이나, 우울증에 덜 시달린다는 것인데, 이것은 여성과 남성에게서 유사하게 나타났다.

야외 학습은 팀 형식으로 진행되는 경우가 많다. 오브레인과 머리(O'Brien과 Murray 2007)는 나뭇가지를 다른 아이의 얼굴에 던져서는 안 된다는 것처럼 남에게 어떻게 행동해야 하는지에 대한 인식이 발달 되어 전반적인 사회적 기술이 발달하는 것으로 보았다. 야외 학습을 통한 청소년과 자연과의 상호작용에 대한 연구에서, 매니언(Mannion 외 2006) 등은 청소년들이 야외 학습의 즐거움에 관심이 있는 것을 발견하였는데, 특히 사회적 요소(다른 이와 함께 하고, 협동하기), 활동 그리고 야외 환경 사이의 관계에 가치를 두고 있다고 하였다. 사회적 자본(social capital)은 푸트남(Putnam 1995)에 의해 정의되었고, 다른 이들을 도우려는 사람들과의 믿음, 신뢰에 중요한 가치를 부여하는 사회적 네트워크에 중점을 두고 있다. 니콜(Nicol 등 2007)은 스코틀랜드에서 청소년, 교사들, 전문가 집단 그리고 지방 정부 공무원들의 견해를 조사한 결과, 청소년들은 새로운 무언가를 할 수 있게 하는 경험에 가치를 두며, 모든 감각을 이용하는 활동을 하고, 자연 친화적이며, 실제로 해보려 하고, 날씨에 그대로 자신들을 노출하는 것을 발견하였다. 본드(Bond 2009)는 사람들의 행동이 어떻게 타인에 의해 영향을 받는지에 관해 연구하였는데, 사회적 규범은 친구와 친구의 친구를 통해 퍼진다고 주장하였다. 와츠(Watts 2004)는 건강한 행동과 같은 어떤 생각들은 지역적인 작은 규모의 그룹들이 씨앗이 되어 여러 곳에 널리 퍼져나갈 수 있다고 하였다.

영국의 생태치료적 공공 녹지

목표/목적 : 'Meanwhile Wildlife Garden'은 치료적 정원이며 공공녹지의 한 부분이었다. 이것은 영국 도심에 위치한 직선 코스의 공원이다. 이 프로젝트는 야생 동물을 위한 서식지를 만들고, 도심에 생물의 다양성을 확보하며, 시민들의 정신건강을 위한 자원으로 만드는 것을 목표로 한다

Meanwhile wildlife Garden에서 일어난 일 : 이 프로젝트는 정신건강에 문제가 있는 성인을 중심으로 시행되었다. 참가한 개인과 치료적 환경인 자연 공간을 대상으로 활동이 수행된다. 이러한 활동의 목표는 생태 교육과 기술 발달이다. 참가자들은 자연 자원의 '간사(stewards)'일 뿐만 아니라 그들은 자신들과 시민들을 위해 '자연의 건강 서비스(natural health service)'를 제공한다. 이러한 과정을 통해 그들은 새로운 기술을 학습하게 된다.

결과 : 참가자들은 모든 감각을 스스로 사용하고, 전인적 인간(whole person)에 집중할 수 있는 감각을 배운다. 그들은 공동체에 서비스를 제공함으로써, 사회에 소속된다. 또 다른 이점은 신체적 활동과 읽고 쓰기, 사회적 기술로 운동 능력과 체력이 증가하고 궁극적으로 참가자들에게 일자리가 생겼다는 점이다.

교훈 : 치료적 투입은 경험적 학습과 자가 칭찬에 의해 엮여진다. 이것은 사람들의 신체적, 사회적, 정신적 건강문제와 도시 녹지의 생태학적 건강을 회복시켜준다. 시민환경(ecohealth) 획득이 바로 그 결과이다.

잠재적으로 이것은 야외 학습법을 통해 일어날 수 있는데, 여기서 개인은 그룹과 교육자 그리고 교사의 사회적 규범에 의해 영향을 받는다.

태도와 행동

야외 학습은 태도와 행동의 변화를 가져오는 중요한 방법이 될 수 있다. 릭킨슨 (Rickinson 외 2004) 등은 모험/야생 프로그램과 같은 야외 프로그램이 긍정적인 행동을 극대화 시키고, 신체 자아상과 체력을 향상한다고 보고하였다. 야외 프로그램은 잠재적으로 청소년들이 더욱 건강한 생활습관을 갖게 할 수 있다. 시골 지역의 야외 교실 운영에 관한 보고서에서, 딜론(Dillon 외 2005) 등은 야외 학습이 태도와 생각, 활동과 행동뿐 아니라, 가치, 믿음에 대한 변화를 가져온다고 밝혔다.

아이들은 야외 학습을 통해, 특정한 장소를 접하기 시작하고, 환경 안에서 특별한 관심

을 끌게 된다. 찹웰숲건강(Chopwell Wood Health) 프로젝트는 영국 북부에서 아이들을 대상으로 이루어졌으며, 4개의 학교 학생들이 찹웰(Chopwell) 숲에서 신체 활동, 영양, 건강한 식단 그리고 스트레스 해소에 관한 수업에 참여하였다(O'Brien 2007). 이 프로젝트를 통해 아이들은 그들의 점심식단에서 과일과 채소가 충분했는지와 같이 영양에 관심을 두기 시작하였고, 아이들의 이러한 변화는 교사와 부모들의 인터뷰를 통하여 파악되었다. 프로젝트와 숲 학교를 통해, 아이들은 숲에 대한 열정을 가지게 되었고, 이러한 열정은 그들의 부모가 주말에 아이들과 함께 산림으로 갈 수 있도록 유도 하였다. 장소감(sense of place)은 개인의 경험뿐 아니라 물리적 환경(physical setting)을 아우른다. '장소감'이라는 용어는 장소를 특별하고 독특한 것으로 만드는 인간의 애착과 소속감과 관련이 있다. 장소감은 그 지역 주민과 방문자가 동일하게 느끼는 인상적인 특징들로부터 생겨난다. 물리적 환경은 사람들이 장소의 탓으로만 돌리는 의미들에 영향을 줄 것이고, 동시에 사람들은 자신만의 특별한 사회적 문화적 경험들로 새로운 장소에 대해 그들의 가치와 의미를 새겨둘 것이다(Kahn과 Kellert 2002, O'Brien 2007). 피코크(Peacock 2006)는 학생들이 학교를 통해 접하게 된 내셔널 트러스트 사이트(National Trust site)에 지속적인 관심을 보였고, 계획된 과정이 종료된 후에도 이곳을 방문했으며, 심지어 학교를 졸업하고 나서도 이용하는 것을 발견하였다. 장소감의 발달은 강한 자아의식에 직접적으로 영향을 미칠 수 있다.

야외 교육 활동은 다양한 문화적 태도와 인식의 변화에 대한 요구들을 만족할 수 있고, 다른 민족의 사람들도 한데 묶을 수 있다. 야외 교육은 자연 공간의 분위기를 변화할 수 있고, 대상 집단과 주류 집단 사람들 간의 바람직한 사회적 관계를 고무시키며 사회적으로 배제된 사람들의 사회 접근성을 향상할 수 있다. 한 민족 집단 내에서는 휴면기에 있는 지식과 기술이 있을 수 있다. 농경 사회로부터 형성된 집단들은 경작과 자연환경을 돌보는 데 필요한 실질적 기술을 가지고 있고, 그들은 이러한 기술을 더 넓은 공동체와 공유할 수 있다. 학습과 치유를 위한 환경의 이용은 기술과 전통 그리고 지식 공유와 같은 상호문화적 접근법으로부터 큰 이득을 얻게 될 것이다.

니콜(Nicol 외 2007) 등은 야외 활동이 건강과 웰빙을 향상해 준다는 근거는 점점 증가하고 있지만, 건강과 신체 활동 관련 이슈들이 야외 교육 접근법을 통해 아직까지 완전하게 진전된 것은 아니라고 주장한다. 이것은 '건강의 원천(salutogenesis)'(Antonovsky 1996)의 개념과 관련이 있는데, 아이들에게 자연과 함께하는 습관을 들이고, 자연을 사랑하며, 자연

목표/목적 : Udeskole은 직접적인 경험, 경험 학습 그리고 문제 중심의 학습을 강조하는 학생 중심 교육법이다(Jordet 2007). Udeskole의 정의는 다음과 같다. '야외 학교는 학생들을 가르치는 한 방법인데, 학교 생활이 학교 근처의 야외에서 이루어진다는 것이다. 야외 학교는 학생들에게 그들의 모든 감각을 사용할 수 있는 기회를 제공한다. 그래서 학생들은 자연과의 접촉을 통하여 개인적 경험들을 가지게 된다. 야외 학교는 활동, 자연스러운 발달과 놀이에 필요한 공간을 만들어 준다.'

Udeskole에서 일어나는 일 : 직접경험과 실습에 초점을 둔 다양한 활동들을 수행한다.

결과 : 비록 Udeskole가 교육과 학습에 주로 중점을 두고 있지만 지속적인 야외 활동을 통해 건강과 웰빙에 이점을 가져다 준다. 덴마크 자연 교실 연구에서 신체 활동의 정도를 가속도계로 측정하였다. 이 연구는 실내/외 학습 환경이 합쳐진다면, 더 높은 수준의 신체 활동이 이루어 질 수 있음을 보여주었다. 일반 수업과 비교할 때, 학생들의 평균 활동 수준은 야외 학습이 두 배 이상이었다.

교훈 : 다수의 학습의 기회를 제공할 것

과 함께 시간을 보내는 기회를 제공하는 것을 강조하고 있다.

⋯▶ 논의와 결론

이번 단원에서 우리는 자연에서의 야외 학습이 건강과 웰빙의 이점을 주는 두 가지의 가능한 메커니즘을 설명하였다. ⑴ 일반적인 자연의 노출, 그리고 ⑵ 활발한 '실습'을 통한 학습법. 우리는 다양한 연령대의 그룹과 다양한 나라의 사람들이 야외 학습의 혜택을 받을 수 있다고 생각한다. 그러나 건강과 웰빙의 혜택은 야외 학습에 참여한 기간, 사람들이 경험한 강도, 무엇을 가르치고 배웠는가와 야외에서 배운 것과 다른 곳에서의 생활과의 관계에 의해 좌우된다.

야외 학습은 실내에서 행해지는 학습의 부족한 부분을 보충해 줄 수 있다. 야외 학습의 목표는 자연환경과 문화 그리고 사회와의 접촉을 통해 평생학습을 고무시키는 것이다. 야외 학습은 지원할 만한 가치가 있는 연구 분야이다. 야외에서 머물고 학습하는 것이 가끔 무조건 유익하다고 받아들여지기도 한다. 야외 학습의 목적은 실내 학습의 중요성을 부인하는 것이 아니라, 실내 학습을 보충해줄 수 있는 중요한 방법이라는 점을 알아야 한다. 이번 장에서 서술하고 있는 야외 학습에 대한 논의들은 야외 학습의 중요성을 강조해서 결국 야외 학습은 전문가, 정책 입안자 그리고 연구자들에게 영향을 미치게 될 것이다. 야외 교육과 학습은 평생교육, 건강과 웰빙 그리고 환경 파괴 없이 지속해서 발전 가능한 사회로의 중요한 동기부여 요소가 될 수 있다.

정부와 개인 그리고 비정부 기관들의 관심이 늘어나면서 자연과 녹지의 교육적 이용에 대한 연구가 늘고 있다. 그러므로 야외 교육과 학습의 양과 질이 함께 향상되는 것은 매우 중요하다(Rickinson 등 2004). 야외 교육과 학습법을 교사들에게 훈련하는 것은, 삼림과 녹지에서 이루어지는 야외 학습의 질을 향상하는 하나의 방법이 될 수 있다. 야외 학습은 교사 개인의 능력에 달려 있다(Limstrand 2003). 노르웨이와 스웨덴의 연구에서, 야외교육(우데스콜 udeskole)(상자 12-6)을 경험한 교사들은 야외 레크리에이션 시간에 개인적 경험을 바탕으로 혼신의 힘을 쏟는다(Ericsson 1999, Lunde 2000, Limstrand 2001). 달그렌과 슈체판스키(Dahlgren과 Szczepanski 1998)의 논쟁처럼, 야외 교육은 살아있는 교육 과정을 만들 수 있게 하고, 경험, 개념 그리고 이론적인 지식을 함께 배울 수 있는 요긴한 방법이다. 그러나 그 중요성에 대한 인식은 나라마다 다르고, 자연과 문화적으로 접하는 방법에 따라서도 달라진다.

또 다른 접근법은 시민과 학교 그리고 교사들의 지지 구조를 형성할 수 있다. 지원을 제공하려는 지역 정부 당국의 정치적 의지는 야외 학습 중요한 요소이다. 자연에서 시간을 보내는 것이 현대 서구 사회에서 항상 명백한 부분이 되지는 않지만, 사람들이 야외로 나가도록 고무시킬 수 있다. 장애인, 노인, 소수 민족, 그리고 좌식생활을 하는 모든 이를 위해 사회가 가능성을 만드는 것은 중요하다. 워드 탐슨(Ward Thompson 외 2008)의 연구에서는 어린 시절 녹지와 접하는 것의 중요성을 강조하고 있다. 어린 시절의 빈번한 녹지 방문 및 이용은 성인이 되어서도 녹지를 이용할 가능성이 커진다는 것이 밝혀졌다. 아이들과 청소년 대상의 야외 교육 방법은 평생 접할 수 있는 자연 공간들에 대한 관심을 높여주기에 충분하다.

또한, 야외 학습에 대한 개인적 그리고 조직적인 방해 요소를 확인하는 것도 중요하다. 자연과 자주 접하는 것은 행동을 위해 또 다른 중요한 기회가 될 것이다. 학교와 교사 그리고 지방 정부와 녹지 관리자들 사이의 탄탄한 유대 관계는 문제점을 해결할 수 있는 하나의 방법이다.

조경 설계사와 관리자의 역할을 과소평가해서는 안 된다. 녹색 분야(green sector)는 사회, 교육 그리고 보건 부분을 지원하고 지지해 줄 수 있다. 그러므로 이러한 분야들이 서로 협력하게 되면 야외 학습과 관련된 문제들을 해결할 수 있다. 이번 장에서 서술하였던 예들은 근처에 있는 자연을 활용할 수 있음을 보여 주었다.

야외 학습에 관련된 더 많은 연구가 이루어져야 할 필요가 있다. 교사, 부모 그리고 교육자들은 학습에 대한 자연의 효과와 과정에 대한 몇몇 근거를 가지고 있지만, 건강과 웰빙에 관해서는 장기적인 연구 프로젝트가 거의 없는 실정이다. 신체에 관한 지식과 관심이 늘고 있음에도 불구하고, 더 많은 연구가 필요한 부분들이 많이 있다. 이번 단원의 결론을 정리하면, 야외 학습은 사회와 다양한 요구를 가지고 있는 사람들의 건강과 웰빙 그리고 생태계 유지에 중요한 영향을 미친다는 것이다.

결론적으로, 다음에 나오는 이슈들이 앞으로 야외 교육과 학습을 수행하기 위해, 특히 중요하다.

실습

- 훈련은 야외 교육 경험이 전혀 없는 교사들이 아이들을 야외로 데리고 나가게 하고, 야외학습을 진행할 때 좀 더 편안함을 느낄 수 있게 해주므로 매우 중요하다.
- 학교 내에 있는 자연과 놀이 지역을 재건한다.
- 자연에 대한 친밀감을 상승시키고, 생태 학교(Eco-school)와 같은 국제적인 프로그램을 통해 환경 파괴 없이 지속 가능한 발달의 개념을 이해한다.
- 아래와 같은 중요한 요소들을 포함하고 있는 자연 활용 야외 학습의 이점을 증대시킨다.
  신체적 활동 ⋯▸ 정신적 건강 ⋯▸ 사회적 유대감

정책

- 가능한 누구나 그 어느 곳에서라도 야외 학습의 기회를 가질 수 있도록 하라.
- 학교, 교육 시설 그리고 야외 학습과 관련된 사람 사이의 유대 관계를 높여라.
- 야외 학습을 할 수 있도록 지원하고, 문화, 민족 그리고 재능/장애와 관계없이 모든 아이에게 야외에서 활동할 기회를 제공해라

- 정책은 야외 학습과 건강을 포함한 더 넓은 범위의 정책 아젠다의 중요성을 알릴 수 있어야 한다.
- 야외 교육 및 학습 그리고 건강과 웰빙을 위한 녹지와 숲의 중요성을 강조하는 정책을 만들어라.

연구

- 특정한 야외 활동이 학습에 공헌하는 방법에 집중할 필요가 있다.
- 건강과 웰빙에 영향을 미치는 야외 교육과 학습 활동의 형태에 집중할 필요가 있다.
- 태도의 형성과 변화 그리고 자연환경의 가치를 탐구하기 위한 평가 데이터를 만들어라.
- 야외 학습과 학교 교육과정을 어떻게 통합할 것인지에 대한 이해를 넓힐 것−야외로 나가기 전 준비 작업과 추후 작업.
- 개인적인 그리고 사회적인 발달 결과, 건강과 웰빙의 결과들처럼 학습 결과를 평가하는 분야의 연구는 아직 취약하여, 야외 교육의 이점을 충분히 설명하지 못하고 있다. 따라서 시간에 따른 변화를 알아보기 위한 효율적인 평가 방법과 종단적 연구가 필요하다.
- 학습과 효과적인 실습을 일상화하기 위한 행동 연구가 필요하다.

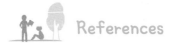 **References**

⋯⟩ Adams P (2006) Exploring social constructivism: theories and practicalities. Education 3 – 13(34):243 – 257

⋯⟩ Andkjær S (ed) (2005) Friluftsliv under forandring – en antologi om fremtidens friluftsliv. (Friluftslive in change – an anthology about the friluftslive of the future). Bavnebanke, Gerlev

⋯⟩ Andkjær S (2006) Outdoor education in Denmark – different practices, different pedagogical methods and different values. Book of abstracts. Widening Horizons, Diversity in Theoretical and Critical Views of Outdoor Education

⋯⟩ Antonovsky A (1996) The salutogenic model as a theory to guide health promotion. Health Promotion International 11:11 – 18

⋯⟩ Berman M, Jonides J, Kaplan S (2008) The cognitive benefits of interacting with nature. Psychol Sci 19:1207 – 1212

⋯⟩ Bird W (2004) Natural fit: can green space and biodiversity increase levels of physical activity. Report for the Royal Society for the Protection of Birds, Bedfordshire

⋯⟩ Bond M (2009) Three degrees of contagion. New Scientist, 3rd January, pp 24 – 27

⋯⟩ Bredekamp S, Knuth RA, Knuesh LG, Shulman DD (1992) What does research say about early childhood education. NCREL, Oak Brook

⋯⟩ Butler CD, Friel S (2006) Time to regenerate: ecosystems and health promotion. PloS Medicine 3(10):394

⋯⟩ Burls A (2007a) People and green spaces: promoting public health and mental well–being through ecotherapy. J Pub Ment Hlth 6(3):24 – 39

⋯⟩ Burls A (2007b) With nature in mind. Mind Publications, London

⋯⟩ Burls A (2008) Seeking nature: a contemporary therapeutic environment. Therapeut Commun 29(autumn 2008)

⋯⟩ Canada Public Health Association (2009) The link between education and health. http://www.cpha.ca/en/about/provincialassociations/saskatchewan/skarticles/skart0.aspx. Accessed on 13 Jan 2009

⋯⟩ Carter C (2007) Offenders and nature: helping people–helping nature. Report to the Forestry Commission, Edinburgh

⋯⟩ Chawla L (2006) Learning to love the natural world enough to protect it. Barn 2:57 – 77

⋯⟩ Cooper G (2005) Disconnected children. ECOS 26(1):26 – 31

⋯⟩ Culter DM, Lleras–Muney A (2007) National policy centre's brief 9: education and health. University of Michigan, Ann Arbor

⋯⟩ Dahlgren LO, Szczepanski A (1998) Outdoor education – literary education and sensory experience. An attempt at defining the identity of outdoor education. Linkopings Universitet, Linkoping, Skapande Vetande

⋯⟩ Dewey J (1938/1997) Experience and education. Macmillian, New York

⋯⟩ Dillon J, Morris M, O'Donnell L, Reid A, Rickinson M, Scott W (2005) Engaging and learning with the outdoors – the final report of the outdoor classroom in a rural context action research project. National Foundation for Education Research, Berkshire

⋯⟩ Economic and Social Research Council (2007) Does better education mean better health? http://www.esrc.ac.uk/ESRCInfoCentre/about/CI/CP/the_edge/issue18/better_education.aspx?ComponentId=7980andSourcePageId=8076 Accessed on 13 Jan 2009

⋯⟩ Ericsson G (1999) Why do some teachers in Sweden use outdoor education? M.A. Thesis in Education, University of Greenwich

⋯⟩ Ferrini F (2003) Horticultural therapy and its effect on people's health. Adv Hortic Sci 2:77 – 87

⋯⟩ Fjørtoft I (2004) Landscape as playscape: the effects of natural environments on children's play and motor development. Child Youth Environ 14:23 – 44

⋯⟩ Fjørtoft I, Sageie J (2000) The natural environment as a playground for children: landscape description and analyses of a natural playscape. Landscape and Urban Planning 48:83 – 97

⋯⟩ Gardner H (1983) Frames of mind: the theory of multiple intelligences. Basic Books, New York

ㅠ Gardner H (1999) Intelligence reframed. Multiple intelligences for the 21st century. Basic Books, New York

⋯ Grahn P (1996) Wild nature makes children healthy. Swed Build Res 4:16 – 18

⋯ Gugerli–Dolder B, Hüttenmoser M, Lindenmann–Matthies P (2004) What makes children move. Verlag Pestalozzianum, Zürich

⋯ Hartig T, Mang M, Evans GW (1991) Restorative effects of natural environment experiences. Environ Behav 23:3 – 26

⋯ Hilmo I, Holter K (2004) På jakt etter skogens kongle. (How to find the cones in the wood). Report from Oslo University College No. 31

⋯ Hilmo I, Holter K, Langholm G (2006) Naturfagsnikksnakk. Barnehagefolk No. 4

⋯ Jordet AN (1998) Nærmiljøet som klasserom. Uteskole i teori og praksis. (Local community as classroom: Uteskole in theory and practice). Cappelen, Oslo

⋯ Jordet AN (2007) "Nærmiljøet som klasserom" En undersøkelse om uteskolens didaktikk i et dannelsesteoretisk og erfaringspedagofisk perspektiv. (Nearby areas as classroom: an investigation of the didactics of outdoor education). Ph.D. Thesis, Faculty of education, University of Oslo

⋯ Kaarby KM, Eid NE, Ronny L (2004) Hvordan påvirker naturen barns lek. (Children's play in nature). Barnehagefolk No. 4

⋯ Kahn P (1997) Development psychology and the biophilia hypothesis: children's affliation with nature. Dev Rev 17:1 – 61

⋯ Kahn P (1999) The human relationship with nature: development and culture. The MIT Press, Cambridge, MA

⋯ Kahn P, Kellert S (eds) (2002) Children and nature: psychological, socio–cultural and evolutionary investigations. The MIT Press, Cambridge, MA, pp 29 – 64

⋯ Kaplan S (1995) The restorative benefits of nature: toward an integrative framework. J Environ Psychol 15:169 – 182

⋯ Kellert S, Wilson E (1993) The biophilia hypothesis. Island Press, Washington, DC

⋯ Kolb DA (1984) Experiential learning. Prentice–Hall, Englewood Cliffs, NJ

⋯ Limstrand T (2001) Uteaktivitet i grunnskolen. Realiteter og udfordringer. Master Thesis, University of Oslo

⋯ Limstrand T (2003) Tarzan eller sytpeis. En undersøkelse om fysisk aktivitet på ungdomsskoletrinnet. Forskningsrapport i forbindelse med projektet Ut er In–ung

⋯ Lovell R (2009) An evaluation of physical activity at Forest School. Research Note for Forestry Commission Scotland, Edinburgh

⋯ Louv R (2005) Last child in the woods. Saving our children from nature–deficit disorder. Algonquin Books, New York

⋯ Lunde GA (2000) Uteskole – fra ide til praksis. Master Thesis, University of Oslo

⋯ Mannion G, Sankey K, Doyle L, Mattu L (2006) Young people's interaction with natural heritage through outdoor learning. Scottish Natural Heritage, Report No. 255, Edinburgh

⋯ Marmot M (2003) Self esteem and health: autonomy, self esteem and health are linked together. Brit Med J 327:574 – 575

⋯ Milligan C, Bingley A (2007) Restorative places or scary spaces? The impact of woodland on the mental well–being of young adults. Health Place 13:799 – 811

⋯ MIND (2007) Ecotherapy – the green agenda for mental health. http://www.mind.org.uk/mindweek2007/report/. Accessed 13 Jan 2009

⋯ Mruk C (2006) Self esteem research theory and practice: towards a positive psychology of self–esteem. Springer, New York

⋯ Museums Libraries Archives Council (2004) What are learning outcomes? http://www.inspiringlearningforall.gov.uk/measuring_learning/learning_outcomes/default.aspx. Accessed 17 Jan 2009

⋯ Nail S (2008) Forest policies and social change in England. Springer, New York

⋯ Nicol R, Higgins P, Ross H, Mannion G (2007) Outdoor education in Scotland: a summary of recent research. Scottish Natural Heritage and Learning and Teaching Scotland, Edinburgh

⋯ Norris S (2004) The extinction of experience. Conserver Spring

⋯ O'Brien L (2007) Health and well–being in woodlands: a case study of the Chopwell Wood Health Project. Arboricult J

30:45 – 60

O'Brien E, Tabbush P (2005) Accessibility of woodlands and natural spaces: addressing crime and safety issues. Forest Res, Farnham

O'Brien L, Murray R (2006) A marvellous opportunity for children to learn. A participatory evaluation of Forest School in England and Wales. Forest Research, Surrey

O'Brien E, Murray R (2007) Forest School and its impacts on young children: case studies in Britain. Urban Forest Urban Green 6:249 – 265

Peacock A (2006) Changing minds: the lasting impact of school trips. University of Exeter, Exeter

Petts J, Horlick-Jones T, Murdock G, Hargreaves D, McLachlan S, Loftstedt R (2000) Social amplification of risk: the media and the public. Report of workshop. University of Birmingham, Health and Safety Executive, Suffolk

Piaget J, Inhelder B (1962) The psychology of the child. Basic Books, New York

Pretty J, Griffin M, Peacock J, Hine R, Sellens M, South N (2005) A countryside for health and well-being: the physical and mental health benefits of green exercise. Report for the Countryside Recreation Network, Sheffield

Putnam R (1995) Bowling alone: America's declining social capital. J Democracy 6:65 – 75

Rickinson M, Dillon J, Teamey K, Morris M, Choi M, Sanders K, Benefield P (2004) A review of research on outdoor learning. Field Studies, Shrewsbury

Ross C, Wu C (1995) The links between education and health. Am Sociol Rev 60:719 – 745

Scottish Government (2004) A curriculum for evidence: the curriculum review group. Scottish Government, Edinburgh

Scottish Government (2008) Good places, better health: a new approach to environment and health in Scotland. Scottish Government, Edinburgh

Smith C (1962) Translation of the phenomenology of perception by Mercleau-Ponty 1945. Humanities Press, New York

Steiner R (1904) Theosophy an introduction to the supersensible knowledge of the world and the destination of man. Anthroposophic Press, Virginia

Steiner R (1990) Study of man. Rudolf Steiner Press, London

Taylor Faber A, Kuo FE, Sullivan WC (2001) Coping with ADD: the surprising connection to green play settings. Environ Behav 33:54 – 77

Ulrich RS, Simons RT, Losito BD, Fiorito E, Miles MA, Zelson M (1991) Stress recovery during exposure to natural and urban environments. J Environ Psychol 11:201 – 230

Valentine G (1996) Angels and devils: moral landscapes of childhood. Environ Plan D Soc Space 14:581 – 599

Vygotsky L (1986) Thought and Language. The MIT Press, Cambridge, MA/London

Ward Thompson C, Aspinall P, Montarzino A (2008) The childhood factor: adult visits to green places and the significance of childhood experience. Environ Behav 40:111 – 143

Watts D (2004) The new science of networks. Ann Rev Sociol 30:243 – 270

Weldon S, Bailey C, O'Brien L (2007) New pathways for health and well-being: research to understand and overcome barriers to accessing woodland. Report to Forestry Commission Scotland, Edinburgh

Wilson E (1984) Biophilia: the human bond with other species. Harvard University Press, Harvard

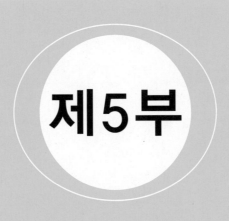

제5부

산림과 건강 정책과 경제

Chapter **13** 경제적 관점에서 본 녹지공간의 건강 효과 평가

Chapter **14** 덧붙이는 말 – 문화적 다양성에 대한 표현으로써 경관과 건강

경제적 관점에서 본 녹지공간의 건강 효과 평가

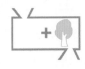

녹지 공간으로 인해 신체적 · 심리적 건강에 미치는 긍정적인 영향은 운동을 많이 함으로써 관상동맥의 심장질환, 뇌혈관 질환, 결장암의 발생을 줄여주고, 스트레스를 줄여주는 것 등이다. 또한, 녹지공간 내의 맑은 공기는 호흡 질환과 같은 질병을 줄여준다고 알려졌다. 이 장에서는 신체 활동의 증가에 따른 사망률 감소에 대하여 알아보았다. 그리고 예방할 수 있는 질병 및 사망에 대하여 알아보기 위해서 다양한 경제적 방법이 언급되었다. 앉아서 생활하는 사람을 1%를 줄이면 얻을 수 있는 건강혜택에 대한 경제적 가치를 평가했다. 또한, 나무로 인하여 줄어든 공기 오염의 건강혜택에 대한 경제적 가치도 평가되었다. 경제적 혜택을 평가하는 데 있어서 가상 주된 문제는 사람들의 건강을 향상하기 위해 신체 운동의 필요성과 녹색 공간이 얼마나 관련 있는 것인가이다. 몇 가지 정책 결정을 하는 데 있어서 건강혜택을 증가시키기 위하여 숲과 같은 녹지공간을 이끌어냈다.

:: 옮김 – 연평식 (충북대학교 산림학과 겸임교수)
· K. 윌리스 (K. Willis) 런던 뉴캐슬 어폰 타인 대학 건축, 조경 계획 연구소 · B. 크랩트리 (B. Crabtree) 런던 CJC 컨설팅

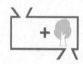

····▶ 들어가는 말

본 장에서는 CJC 컨설팅에 의한 세부적인 연구개발로서 녹색 공간과 관련된 건강 혜택의 확대가 경제적 용어로 수치화할 수 있음을 평가한다. 건강 혜택은 신체 활동의 증가에 대한 기회, 정신건강의 향상과 관련한 심리적 스트레스의 완화를 위한 기회 그리고 오염된 공기와 관련된 건강 문제를 감소시키기 위한 기회가 포함될지도 모른다. 이러한 효과는 개별적으로 평가되었고, 이것은 비용 지급과 비교될 각각의 목적과 관련된 다양한 혜택들을 나타낸다. 비용 지급은 나무 심기나 열려있는 공간의 조성을 통해 자원을 늘리기 위한 투자와 계획된 건강 프로그램이 포함된 녹색 공간의 평가 및 사용을 증가시키기 위한 투자를 포함한다.

이렇게 체계적인 경제적 접근방식은 공동혜택을 기반으로 한 수많은 연구와 비교된다. 미첼과 파픔(Mitchell과 Popham 2008)은 영국의 사망률은 녹지 공간의 노출 정도와 관련이 있다고 주장한다. 소득 차이를 제거한 후 녹지 공간에 더 많이 노출된 집단일수록 모든 사망 원인과 순환계질환으로 인한 사망률이 감소하였음을 나타냈다. 특히, 거주 지역에 더 많은 녹지 지대는 사망 원인에 해당하는 모든 것, 순환계질환으로 인한 사망률을 줄이는 것과 관련이 있다.

엘로웨이(Ellaway 외 2005) 등에 따르면 거주 지역 주변 환경에 녹지율이 높은 곳과 낮은 곳은 비만과 관련 있는 것이 아니라 신체 활동을 하는 것과 관련되어 있다고 주장한다. 녹지율이 높은 환경에 거주하는 주민들은 녹지율이 가장 낮은 환경에 거주하는 주민들보다 신체 활동을 약 3.3배 더 할 가능성이 있다. 반대로 스기야마(Sugiyama 외 2007) 등에 의하면 녹지를 인식하고 있는 주민들은 신체적 건강보다 정신적 건강이 더 강력한 관계가 있음을 발견했다.

그러나 이러한 연구들에서 발견된 연관성을 충분히 설명하지 못한다는 점, 그리고 다른 지역에 사는 주민들의 인구 사회학적 특성 변수와 녹지 공간 특성에 따른 효과를 혼동하고 있는 것이 이 연구의 제한점이다(Nielsen과 Hansen 2007). 그들은 녹지공간에 추가적인 투자를 위한 결정과 관련된 기초를 제공하지 않는다.

···▶ 신체적 활동으로부터의 효과

보건부(2004b)는 신체적 활동과 관련된 증거나 신체적 활동이 건강에 미치는 영향에 관련된 결과를 보고했다. 매년 영국에서는 비만과 같은 신체적 비활동 요인에 대한 예산을 25억 파운드에서 추가 예산을 포함해 82억 파운드에 달할 것으로 추정한다. 공중보건기술백서(Public Health White Paper)는 가장 중요한 6가지 요인 중 3가지 요인(비만 감소, 운동 증가, 정신건강 향상)에 대해서 언급하고 있고, 신체적 활동을 위한 상세한 사업계획도 갖고 있다(보건부 2005). 보건부(2004b)는 신체적 활동으로부터 질병 및 사망에 대한 예방 효과를 밝히는데 전념하고 있고, 일주일에 5번 또는 그 이상 적당한 강도로 적어도 하루에 30분 정도 신체적 활동을 하는 것이 심장혈관병이나 암으로부터의 조기 사망 위험을 줄인다고 결론 내렸다. 최근 영국에서는 남성의 약 37%, 여성의 약 25%가 신체적 활동을 통해 건강 수준을 되찾았다고 한다(Joint Health Survey Unit 1999). 포스트(POST 2001)에서는 남성의 약 23%, 여성의 약 26%가 일주일에 30분노 운동을 하지 않는, 즉 그만큼 좌식생활을 하고 있다는 것을 발견했다. 공공으로 사용하는 숲과 같은 녹지공간은 사람들이 신체적 활동을 할 수 있게끔 해준다.

본 연구에서는 신체 활동의 증가가 주로 아래에서 제시된 질병 발생을 줄일 것이라고 제안한다.

- 관상 동맥성 심장병(Coronary Heart Disease, CHD). 비활동적인 사람들은 활동적인 사람들보다 CHD 발병 위험이 거의 2배나 높다. 좌식생활을 주로 하는 사람들에게 규칙적으로 걷기와 같은 가벼운 운동을 하라고 설득하는 것은 CHD로 인한 사망률을 14%까지 줄일 수 있다.
- 뇌혈관 질환(뇌졸중). 비록 보유하고 있는 자료는 신체적 활동과 뇌졸중 사이의 관계에 대한 증거가 확실하지 않지만, 신체 활동을 높이는 것은 약 25%까지 뇌혈관 질환 발생률을 줄일 수 있다(NCCDPHP 1999).
- 암. 신체 활동은 어떤 특정한 종류의 암에 대한 위험성이 줄어들었다는 것과 관련이 있다. 결장 암의 경우 가장 많이 신체 활동을 하는 사람보다 좌식생활을 하는 사람들에게 발병 가능한 수준이 3배나 더 높다.

연령대가 다른 집단을 대상으로 비만에 따라 표준화된 사망률(Standardized Mortality Ratios, SMRs)에 미치는 영향은 벤더(Bender 외 1999)에 의해 조사되었다. 과도한 사망률은 50~74세의 BMI지수(BMI)가 적어도 25~32 미만인 것으로 볼 때 사망률과 BMI는 거의 관련이 없었다. 그러나 표준화된 사망률(SMRs)은 BMI가 높은 범주에서 상당히 증가함을 알 수 있었다. 사망류이 감소했다는 측면에서 볼 때 건강효과는 건강을 위해 신체적 운동을 하려는 사람 이외에도 심각하게 살이 많이 찐 사람들이 신체활동을 함으로써 몸무게를 줄이려는 사람들에게 긍정적인 영향을 미칠 것이다.

···▶ 건강효과에 대한 경제적 분석으로의 접근

녹지 공간을 이용함으로써 건강 효과 및 혜택을 평가할 수 있다.

- **비용효과분석**(Cost Effectiveness Analysis, CEA) : 신체적 관점에서 측정하여 건강의 효과와 관련된 비용을 평가하는 것이다(예: 죽음을 모면한 수, 예방된 질병 사건 등).
- **비용효용분석**(Cost Utility Analysis, CUA) : 단순히 혜택을 돈으로 평가하기보다는 효용성과 관련된 비용으로 평가하는 것이다. 건강 증진의 효용성은 종종 표준

인용 겜블(Standard Reference Gamble, SRG)과 매년 삶의 질을 고려한 여명(Quality Adjusted Life Years, QALY)의 관점에 의해 평가된다. 삶의 질을 고려한 여명(QALY)은 질병건강부에서 매년 해당하는 최적의 건강상태를 말한다(Sox 등 1988, Drummond 등 2005).

- **비용효과분석**(Cost Benefit Analysis, CBA) : 경제적·재정적 관점에서 건강증진을 평가하는 것이다.

본 13장은 비용효과분석(CBA)에 초점을 두었다. 초기 비용효과분석(CBA)에 관한 연구는 건강효과를 알아보기 위하여 '인적자원' 접근방식을 적용하였다.

예방할 수 있는 질병 및 죽음에 대한 가치를 평가하기 위한 인적자원 접근법은 조기 사망과 사망률이 각 개인 경제생활에 낭비된 산출 결과를 초래한다는 개념에 근거를 이룬다.

이러한 기회비용접근은 경제적으로 활동하는 사람들의 나쁜 건강상태와 조기 사망으로부터 허비된 산출을 즉시 가치화할 수 있다. 그러나 이러한 접근 하에 그들이 죽기 전까지 국내총생산(GDP)이 줄어들었다는 기록이 없었기 때문에, 어린이, 주부, 은퇴한 사람들과 같이 경제적으로 사회생활을 하지 않는 사람 중 예방 가능한 사람으로부터 손실된 산출 결과가 없다. 육아, 집안일 등 가사노동자들은 정식으로 직업이 없어, 이러한 혜택은 시장에서 평가되지 않는다. 게다가, 이러한 사람들은 질병의 위험과 조기 사망을 막기 위한 비용을 지불할 의사가 있다. 무직자는 이론적으로 호소력이 없어 보인다. 그러므로 인적자원 방법론은 죽음이나 상처로부터 위험을 피하고자 비용지불의사(Willingness-to-Pay, WTP)에 기반을 둔 접근으로 대체되었다.

비용지불의사(WTP)는 다음과 같은 요인에 의해 평가될 수 있다.

- **보험** : 얼마나 많은 사람이 위험에 대하여 보장받기 위해 얼마나 비용을 지급할 것인가?(Freeman과 Kunreuther 1997)
- **쾌락적 급여 모델** : 2차 위험으로부터 보험료 급여를 평가하는 것
  (Marin과 Psacharopoulos 1982, Viscusi와 Aldy 2003, Black과 Kniesner 2003).
- **예측할 수 없는 평가** : 일반인 대상으로 위험을 줄이거나 막기 위해 얼마나 비용을 지급할 의사가 있는지 반대로 건강증진을 위해 얼마나 비용을 지급할 의사가 있는지에

대하여 질문하는 것(Krupnick 등 2002, Van Houtven 등 2006).

- **뛰어난 경험 :** 가격 대비 각기 다른 이율배반적인 다양한 건강혜택을 얻는 것(Ryan과 Skåtun 2004, Cameron 등 2008).

최근 연구에는 다양한 질병으로부터의 죽음과 질병의 위험을 줄이기 위해 또는 건강증 진을 위한 비용지불의사(WTP)에 관한 가치 평가, 예측할 수 없는 평가 등을 밝혔다.

···▶ 신체활동으로 인한 건강의 효과 측정

신체 활동을 시작했다면, 신체활동 증가에 따른 건강의 효과는 제거될 수 있는 질병 발 생률로 평가되었다.

사망자 감소

변함없이 향상된 신체 활동의 효과를 알아보는 연구에서는 특정한 위험요인에 의해 유 발된 사망률과 병적인 부담을 알아보기 위해 '소수의 집단(Population Attributable Fraction, PAF)'을 활용하였다. PAF는 제거될 수 있는 질병의 비율을 나타낸다. PAF는 모든 사람이 규칙적으로 운동했다는 가정에 따라 발생한 질병 X를 제외한 나머지 실제 질병 X로 인한 죽음의 수이다.

병원 입원을 하지 않는 것과 죽음이 신체적 활동에 미치는 영향은 주로 앉아서 일하는 사람들의 비율에 따라 달려있다. 북아일랜드에서 스웰스(Swales 2001)는 신체 활동의 증가 가 건강에 미치는 영향에 대한 연구를 수행하였다. 그는 전체 인구 중 CHD, 뇌졸중, 결장 암으로부터 오는 조기 사망이나 질병의 위험을 일으킬 가능성이 있는 좌식생활 인구비율 이 20% 정도일 것이라고 가정했다. 신체활동 부족으로 인해 CHD, 뇌졸중, 결장암의 상대 적 위험에 대한 가정을 한다면, 그는 신체적 비활동으로 인한 과잉사망자 비율이 총 2,062 명(CHD : 1,271명, 뇌졸중 : 709명, 결장암 : 82명)이 되었음을 알 수 있었다. 좌식생활로 인한 과잉사망자 비율(15%)은 총 1,696명(CHD : 1,031명, 뇌졸중 : 600명, 결장암 : 65명)으로 나타 났다.

	전 연령층	〈35	35~44	45~54	55~64	65~74	75+
남성							
인구	28,581,233	13,420,047	4,334,429	3,854,688	3,061,093	2,300,533	1,610,443
사망	64,473	131	950	3,376	8,035	16,426	35,555
사망률 초과	12,055	24	178	631	1,502	3,072	6,648
여성							
인구	30,207,961	13,255,941	4,442,961	3,921,713	3,157,716	2,635,541	2,794,089
사망	53,003	45	191	735	2,406	8,035	41,591
사망률 초과	10,937	9	39	152	496	1,658	8,582

국가 통계 (2002) 인구 조사 2001 : England와 Wales의 인구에 대한 첫 번째 결과. 정부 출판부, London (인구에 대한). British 심장재단(2004)통계 데이터베이스. www.heartstats.org(사망 원인, 연령, 성별에 대한)(2003 국가 통계에 대한 사무실 보고서 데이터). 원인 및 거주 지역(개인 통신)에 의해 등록된 사망 : Scotland 일반 레지스터 사무실(2003), Northern Ireland 일반 레지스터 사무실(2003)

북아일랜드에서 신체 활동 정책으로 인한 혜택이 얼마나 되는지 알려지지 않았기 때문에, 스웰스는 신체적 활동전략이 20%에서 15%까지 약 5%의 좌식 생활 인구비율을 줄일 것이라고 가정했다. 이는 거의 366명(2,062~1,696)의 죽음을 막은 것이다.

지나친 사망률을 계산하기 위해서는 PAF 평가방법과 각 질병에 대한 상대적 위험 (Relative Risk, RR)수준이 필요하다. 상대적 위험 수준(RR)은 확실하지가 않다. 다른 연구에서는 구체적인 질병에 대한 여러 가지 상대적 위험 수준(RR) 값을 측정하였다. 게다가, RR 값은 관점에 따라 다르다. 신체 운동은 녹지 공간 없이도 얼마나 많이 이루어질까? 예를 들어 결장암에 걸린 환자를 대상으로 1996년 미국의 보건·사회 복지부에서는 꽤 다양한 신뢰구간(Confidence Interval, CI)으로 측정기계에 따라 RR 값이 서로 다른 의미를 지닌다고 밝혔다.

상대적 위험 수준(RR) 값이 3.6(95% 신뢰 수준:1.3~9.8)이라는 것은 일이나 여가에서 대부분의 활동과 관련한 최소의 활동을 의미하는 수치이다. 또한, 주로 좌식생활을 하는 사람들의 경우 상대적 위험 수준(RR) 값이 남성의 경우 1.6(95% 신뢰 수준:1.1~2.4), 여성의 경우 2.0(95% 신뢰 수준:1.2~3.3), 이들의 평균인 1.8(95% 신뢰 수준:1.0~3.4)은 활동적인 것에 비해서 비활동적인 경향이 있다고 볼 수 있겠다.

또 다른 연구에서는 상대적 위험 수준(RR) 값의 측정방법에서 나이, 성별, BMI, 흡연 여부, 식단과 같이 혼동되는 요인 중 하나만 고려했다. 결과 또한 통계적으로 다양한 신뢰구간을 나타냈다. 그러므로 CHD, 뇌졸중, 결장암이 적용된 상대적 위험 수준(RR) 값 비율에 대하여 몇 가지 불확실한 것들이 있다.

건강 혜택을 받는 사람이 좌식생활을 하는 사람일 것이라 가정하면, 활동하는 사람보다 좌식생활을 하는 사람 중 결장암의 상대적 위험 수준(RR) 값은 1.6이다. 이것은 사람들이 제대로 혜택받을 가능성에 대한 설명은 사실상 완전하게 활동을 할 뿐만 아니라 불규칙적으로 활동할지도 모른다는 것을 의미한다.

결장암에 대한 상대적 위험 수준(RR) 값 1.8은 스웰스(2001)에 의해 사용된 수치보다 약간 낮지만, 캐나다 연구에서 사용된 수치보다 높다. 핼리팩스, 노바 스코샤(Halifax, Nova Scotia)주에서 신체적 비활동 비용에 관한 연구를 수행하였다. 이 연구는 웰커와 콜맨(Walker와 Colman 2004)에 의해 사용된 결장암에 대한 상대적 위험 수준(RR) 값이 1.4라고 한다. 스웰스(2001)는 CHD에 대한 상대적 위험 수준(RR) 값이 2.0, 뇌졸중에 대한 상대적 위험 수준(RR) 값은 3.0으로 적용했다. 우리는 또한 CHD에 대한 2.0의 상대적 위험 수준(RR) 값, 뇌졸중에 관해서는 1.4의 상대적 위험 수준(RR) 값을 취한다.

1999년 만성질환 예방 및 건강증진을 위한 국제센터(The National Centre for Chronic Disease Prevention and Health Promotion)에서 여러 가지 종류의 병리생리학 때문에 신체적 활동은 위와 같은 방식으로 빈혈과 뇌출혈에는 영향을 주지 않을 것이라고 주장하였다.

그러므로 만성질환 예방 및 건강증진을 위한 국제센터의 보고서에 존재하는 자료가 신체적 활동과 뇌졸중 사이의 관계를 명확하게 뒷받침하지 않을 것이라고 주장하였다.

그럼에도 불구하고 몇 가지 연구에서는 신체적 활동과 뇌졸중 사이의 부적 상관관계를 나타냈다. 뇌졸중에 대한 1.4의 상대적 위험 수준(RR) 값은 워커와 콜맨(Walker와 Colman 2004)에 의해 사용됐지만, 규칙적으로 활동하는 사람들에 대한 1.6의 상대적 위험 수준(RR) 값은 브리커(Bricker 외 2001) 등에 의해 사용됐다.

연령대별로 상대적 위험 수준(RR) 값 자료는 없다. 스웰스(2001)에 따르면 신체적 비활동으로부터 동일한 상대적 위험 수준(RR) 값은 연령대에 따라 그리고 각각 다른 질병에 따라 적용된다고 한다.

PAF는 좌식생활로 인해 CHD, 뇌졸중, 결장암에 걸린 사람 중 남성의 23%, 여성의 26%의 비율로 상대적 위험 수준(RR)의 그 이상 값으로 계산한다. 신체적 비활동으로 인하여 예방 가능한 사망자 수는 특정 질병에 대한 PAF에 의해 비활동으로 인한 사망률을 늘림으로써 평가됐다.

전체적으로 잉글랜드 지역에서 분석한 바로는 운동 부족 때문에 CHD에 대한 과잉죽음 (매년 총22,992명=남:12,055명, 여:10,931명)이 있다고 암시한다(표 13.1 참조). 연령대가 많은 집단 사이에서 운동 부족과 비례하여 과잉죽음이 연령대별로 증가하고 있다는 것이다.

부적절한 신체활동 때문에 뇌졸중, 결장암에 대한 아날로그적 계산에서 뇌졸중으로 사망한 6,093명, 결장암으로 사망한 2,069명, CHD로부터 사망한 22,992명의 과잉죽음이 있다는 것을 나타낸다.

예방된 사망

좌식생활을 하는 사람들에게 녹지 공간을 제공하면 신체적 활동을 얼마나 하게 되고, 사망률이 얼마나 예방될 수 있을까? 불행하게도 녹지 공간 제공에 따라 운동할 가능성에 관한 연구(Ellaway 등 2005)는 좌식생활을 하는 인구 비율 감소의 효과에 관한 연구가 수행되기 전에 확대할 필요가 있다.

녹지공간으로부터 좌식생활을 하는 인구 중 1% 정도(남자의 경우 23~22%까지, 여자의 경우 26~25%까지) 감소시킬 수 있다면, CHD, 뇌졸중, 결장암에 걸린 영국에 사는 1,063명의 생명을 구할 수 있는 효과가 있다(표 13-2).

:: 표 13-2 **좌식 생활하는 인구 중 녹지공간 제공에 따라 방지된 사망률**(UK)

	전 연령층	〈35	35~44	45~54	55~64	65~74	75+
관동맥성 심장질환(CHD)							
목숨을 구한 남성	429	1	6	22	54	109	237
목숨을 구한 여성	336	0	1	5	15	51	264
뇌졸중							
목숨을 구한 남성	85	0	1	2	5	16	61
목숨을 구한 여성	138	0	1	2	4	13	118
결장							
목숨을 구한 남성	41	0	1	2	7	12	19
목숨을 구한 여성	34	0	0	1	4	8	21
총 계	1,063	1	10	34	89	209	720

그러나 75세 이상의 노인들은 일주일에 5번 정도로 추천된 신체운동량조차 실행하지 않을 것 같다. 그러므로 스웰스(2001)에 따르면, 나이가 많은 사람들에 대한 잠재적인 신체운

동의 혜택을 임의로 제외할지도 모른다. 나이 많은 사람들을 제외하고, 좌식생활 인구의 1%가 감소했다는 것은 CHD, 뇌졸중, 결장암으로부터 고통받고 있는 343명의 생명을 구한다는 뜻이다. 그러나 좌식생활을 하는 75세 이상의 노인들은 증가한 신체 활동을 하도록 권장될 수 있다. 연령대가 다른 여성 집단과 활동 수준 차이에 대한 브라운(Brown 등 2000)의 연구에서는 모든 연령대의 여성들에게 강도가 약한 운동도 건강혜택의 범위와 관련되어 있다고 주장하였다. 또한, 문로(Munro 외 1997) 등의 연구에서는 유용한 증거로부터 65세 이상의 사람들에게 신체 활동이 국민건강보험(National Health Service, NHS)에 대한 비용 효율이 높다는 것을 제안한다.

사망률 감소

잉글랜드와 웨일스에서 140만 명 환자(전체 인구 중 2.6%)를 대상으로 연령대와 성별에 따라 CHD와 뇌졸중 질환의 발생은 211 GP 환자의 표본조사를 수행한 국제통계회사에 의해 보고되었다(표 13-3 참조). 전체적으로 영국 인구를 파악하기 위해 연령대에 따라 CHD

:: 표 13-3 **연령과 성별에 따른 관상동맥 심장질환 및 뇌졸중 질환 유병률(UK)**

연령	0–34	35–44	45–54	55–64	65–74	75–84	85+	CR	ASR
남성 관동맥성 심장질환(CHD)									
비율/1,000	0.1	4.9	30.2	94.5	184	230.5	233.8	42	37.2
사례 없음	1,342	21,239	116,412	289,273	423,298	299,744	72,486		1,223,794
EMC	9	142	776	1,928	2,821	1,997	483		8,155
여성 관동맥성 심장질환(CHD)									
비율/1,000	0.1	1.7	13	49.3	111.5	166.6	180	32.4	21.9
사례 없음	1,325	7,553	50,982	155,675	293,863	329,879	146,524		985,802
EMC	8	48	324	988	1,866	2,094	930		6,259
남성 뇌졸중(Stroke)									
비율/1,000	0.2	0.5	1.2	3.5	8.1	16.3	20.5	2.3	2
사례 없음	2,684	2,167	4,626	10,714	18,634	21,197	6,356		66,377
EMC	9	7	16	36	63	71	21		223
여성 뇌졸중(Stroke)									
비율/1,000	0.2	0.4	0.9	2	5.4	11.3	20.4	2.2	1.4
사례 없음	2,651	1,777	3,530	6,315	14,232	22,375	16,606		67,486
EMC	9	6	12	21	47	74	55		222

비율에 대한 국가통계 사무실(2000): 연령 분포에 따른 2001년 인구 조사, 분석하지 않은 비율(CR)(모든 연령), 연령 표준화율(Age Standardised Rate, ASR)(모든 연령), 초과 사망의 경우(Excess Morbidity Cases, EMC). 사건의 수와 EMC가 측정함.

와 뇌졸중의 발생 비율은 UK 인구의 연령대 분포에 적용했다(표 13-3 참조). 이 절차는 과잉 사망률을 알아보기 위하여 이용되었다. 이 절차는 질병의 상대적 위험 수준(RR), 유병률이나 위험, 그리고 비활동에서 활동적이게 되는 좌식생활 인구 비율이 사망률과 관련이 있을 것이라고 가정하였다.

이러한 기준하에 초과 사망의 경우(Excess Morbidity Case, EMC)가 표 13-3에 제시되어 있다. 녹지 공간이 좌식생활을 하는 남성과 여성의 비율을 1% 정도 감소시킨다면, 영국 CHD 환자 14,414명, 뇌졸중 환자 445명의 사망을 줄이는 효과가 있는 것이다. 75세 이상의 연령대를 제외하면 CHD 환자 8,910명, 뇌졸중 환자 224명의 사망을 줄일 수 있다는 의미다. CHD와 뇌졸중 환자를 대상으로 연구한 것과 비슷한 분석에서 결장암 환자들을 대상으로 좌식생활을 하는 인구의 1%를 줄이는 것으로 137명의 사망을 줄이는 것이 가능하다고 한다.

····▶ 감소한 사망률 평가하기

감소한 사망률

피할 수 있는 질병과 죽음으로부터 사회적 혜택과 비용은 질병과 죽음을 피하고자 손실된 효용이나 비용지불의사(WTP) 요인을 포함한다. 또한, 통증과 고통을 피하고자 가족과 친구에게 어떤 금전적인 혜택이나 보상을 받지 않는다.

통계적인 삶의 가치(Value Of a Statistical Life, VOSL) 중 비용지불의사(WTP) 평가가 구해졌다. 즉, 질병의 유발을 줄이는 가치에 대한 평가, 예방 가능한 사망자의 가치(Value of Preventable Fatality, VPF) 측정이 유럽에서 수행되었다. 예방 가능한 사망자의 가치(VPF)는 원래 인적자본의 접근이 죽음에 대한 위험을 막기 위하여 비용지불의사(WTP) 개념으로 대체되는 시기(1980년대 중반)에 영국에서 수행되었다.

존스-리(Jones-Lee 외 1985) 등에 의한 연구는 사망 위험성과 교통사고 가능성에 대한 사람들의 의료 비용지불의사(WTP)를 알아보기 위하여 의존적 평가(Contingent Valuation, CV)방법을 고려했다. 존스-리 등의 연구로는 비용지불의사(WTP) 결과값이 일치하지 않았고, 위험의 규모는 변함없었다. 그리고 비용지불의사(WTP) 가치의 평균 표준편차는 극도로 컸다. 이 연구 이후 의존적 평가(CV)방법론은 상당히 진보되었다(Bateman 등 2002, Haab와 McConnel 2002). 그리고 이 방법론의 적용은 새로운 학문 분야의 정확도를 증가시킬 것이다. 그럼에도 불구하고 죽음으로부터 생명을 구하기 위한 접근 및 비용지불의사(WTP) 평가가 정부에 의해 받아들여졌고, 적절한 조치로 움직일 뿐만 아니라 경제의 다른 분야에서 예방할 수 있는 사망자를 추정한 이후 내내 비용지불의사(WTP) 평가방법이 사용되어졌다(H. M Treasury 2009).

비율에 대한 국가통계 사무실(2000) : 연령 분포에 따른 2001년 인구 조사, 분석하지 않은 비율(CR)(모든 연령), 연령 표준화율(Age Standardised Rate, ASR)(모든 연령), 초과 사망의 경우(Excess Morbidity Case, EMC), 사건의 수와 EMC가 측정함.

교통사고로 사망한 사람을 대상으로 정부에 의해 사용된 예방 가능한 사망자의 가치(VPF)는 1,312만 파운드이다. 예방 가능한 사망자, 사고 및 질병의 가치는 인적자산, 허비된 산출량, 의료비용 등을 포함한다(표 13.4 참조). 이 가치는 영국 국내 총생산량(GDP) 가격수정인 자를 이용하고 있는 현재 물가로 갱신될 수 있다(http://www.hm-treasury.gov.uk/data_gdp_index.htm 참조).

이 측정방법은 교통사고로 사망한 상황으로부터 예방 가능한 사망자의 가치(VPF)에 대한 비용은 사망률이 높은 직업을 가진 사람들을 대상으로 실시했다. 건강·안전행정부(Health and Safety Executive, HSE)는 다른 갑작스러운 상황에서 피할 수 있었던 죽음을 알아보기 위해 실시했다. 교통사고로 사망한 VPF 값은 직접성, 인지, 일반적인 공포, 결과의 엄격성 등으로 관련된 죽음의 다양한 종류에 대한 인지심리학적 반감을 반영하기 위한 비중을 갖게 되었다. 그러나 기초적인 VPF가 어떻게 다양한 사망 종류에 대한 인지심리학적 반감을 나타내기 위해 사용될 필요가 있다는 것에 대한 동의는 없다. 칠턴(Chilton 외 2002) 등에 따르면 VPF 측정은 위험의 차원을 달리한 것이 효과가 있는지 없는지 알아보기 위해 HSE, 환경부, 식품과 농업 활동, 교통부, 재택근무와 재무부와 함께 공동으로 조사를 하였다. 칠턴(Chilton 외 2002) 등의 연구는 서로 다른 위험한 상황에서 사망을 예방하는 것에 대한 이율배반이 생각했던 것 보다 덜 두드러졌음을 나타냈다(VFP는 서로 다른 상황에서 20% 이하까지 달라진다).

표 13-4에서와 같이 더 많은 신체적 활동을 함으로써 사망과 줄어든 질병을 측정하기 위해 평가방법이 사용될 수 있을까? 값은 특정한 위험이나 사망의 원인, 공포 등과 같은

예방 가능한 사망자, 사고 및 질병의 가치

	설 명	값 (2003 Q3 가격)
사망자		£1,312,260
부상: 영구적 손상	1~4주 동안 경미한 심한 통증 이후 약간의 통증은 점차 감소하지만, 어떤 활동에 참여하는 경우 다시 발생할 수 있음 레저 혹은 다른 활동 하는데 영구적인 제한이 있음	£207,200
심각한 수준	2~7일 동안 경미한 고통 이후 몇 주 동안 약간의 통증/불편함 몇 주/달 동안 작업 및 여가 활동이 일부 제한됨. 3~4개월 후 비영구적인 장애와 함께 정상 상태로 돌아옴	£20,500
경미한 수준	신속하고 완벽한 회복과 함께 약간의 상처와 멍을 포함하는 부상	£300
질병: 영구적인 손상을 얻는 질병	부상과 같음	£193,100
그 밖의 질병의 원인	일주일 이상 부재. 영구적인 건강 결과는 없음	£2,300+180 부재의 하루
생명에 지장이 없는 사람	일주일까지 부재. 영구적인 건강 결과는 없음	£530

교통부(2004), 건강·안전위원회(2004): 모든 값은 평균 수치이며, 인적 비용, 손실 생산량 및 의료 비용을 포함한다. 인간의 기능이 무능하게 된 영구적인 부상과 질병에 대한 가치 차이는 대규모 인적 비용이 단기효과로 인한 상처의 원인으로 여긴다고 설명한다. 치사율에 대한 요소인 "인적 비용"(즉, WTP)은 £860,3800이다. 사망 종류에 따라 이러한 비용 일부 변동이 있을 수 있다.

여러 가지 요인에 따라 달라지기 쉽다. 사망의 원인에 따라 공포 영향은 상당히 다양하다. 예상된 유용성의 극대화를 위해 칠턴(Chilton 외 2006) 등의 연구에서는 보행자 평범한 사고 1.0, 집에서 발생한 사고 0.81, 자동차 운전/승객 사고 1.67, 기차 사고 8.65, 공공장소에서 화재 5.80의 수치를 보인다. 그러나 이렇게 공포영향의 비효율은 다음과 같은 사고에 대한 낮은 위험 기준에 의해서 상쇄된다(보행자 사고 5,000만 건 중 800건, 기차사고 5,000만 건 중 40건, 공공장소에서의 화재사고 5,000만 건 중 30건). 불행히도 이러한 공포 영향은 질병에 의한 사망보다 사고에 의한 사망이다.

카메론(Cameron 외 2008) 등은 미국에서 건강 위협에 대한 개인비용지불의사(WTP)가 건강 위협의 종류를 어떻게 다양화했는지 조사하기 위하여 선택적 실험을 하였다. 그들은 통계적 질병 개요의 값(the Value of a Statistical Illness Profile, VSIP)을 측정하였다. 즉, 소득 대비 불충분한 실용성과 같이 건강상태보다 일련의 불충분한 실용성과 관련이 있다.

심장마비의 위험에 대해서 100만 명 중 한 명을 줄이는 것은 통계적 질병 개요의 값

(VSIP)이 갑작스럽게 교통사고를 당한 사망에 대한 위험성보다 높음을 의미한다. 뇌혈관 질환(뇌졸중)을 줄이기 위한 비용지불의사(WTP)는 심장질환의 4분의 3의 비율에 해당한다. 그리고 매년 42,000달러의 소득을 얻는 사람을 대상으로 결장암에 대한 위험을 줄이기 위해서 비용지불의사(WTP)가 있는가에 대한 비율은 심장질환의 50%에 이른다. 모든 질병의 위험을 줄이기 위하여 비용지불의사(WTP)의 평가는 질병의 잠재 가능성, 투병 기간, 연령대로 다양하다.

온타리오(Ontario)주에 거주하는 주민을 대상으로 한 연구는 사망 위험에 대한 비용지불의사(WTP)에 대해 기초적인 건강 상태와 나이에 따른 영향과 관련된 많은 자료를 제공했다. 가장 나이가 많은 주민들을 대상으로 한 알베르니(Alberini 외 2004) 등의 조사에 따르면, 젊은 사람일수록 비용지불의사(WTP)가 크다고 한다. 70세 이상을 대상자로 삼아 조사한 결과 1,000개의 위험한 사건 중에서 5개의 위험 사건이 감소했다는 것은 비용지불의사(WTP)의 25%가 감소하였음을 의미한다. 그들은 만성 심장질환과 폐, 암에 걸린 사람들의 생각이 질병이 없는 사람들보다 조금이라도 더 살기 위해서 비용을 지급할 의사가 있다는 것을 발견했다.

비용지불의사(WTP)는 낮은 생존 가능성을 더 높여야만 하고, 줄어든 평생 효용가치를 더 높여야만 한다. 만성질환에 걸린 나이 많은 사람들은 생존할 가능성이 낮다. 즉 생존하기 위해 비용지불의사(WTP)가 높아진다. 그 효과에 따른 최종결과가 주를 이룬다. 따라서 나이에 따른 비용지불의사(WTP)에 미치는 영향에는 몇 가지 문제점이 있는데 녹지 공간 이용객들의 연령대 분석에 따라서 긍정적인 건강효과를 평가하는 것에서 나타난다.

감소한 질병률

CHD의 경제적 비용은 높은 편이다. 리우(Liu 외 2002) 등과 영국심장재단(2005)은 CHD를 1999년도 가치로 연간 7,055백만 파운드로 추정하였다. 건강치료비용이라는 관점에서는 1,730백만 파운드, 비형식적인 건강치료비용이나 생산 관점에서는 5,325백만 파운드로 추정된다. 이 중 701.2백만 파운드는 사망으로 인한 생산손실 탓으로 돌렸다. 건강치료비용 일부는 이후에 사망한 환자들에게 손해 등을 초래할 것이다. 건강치료비용 중 가장 큰 두 개의 아이템(입원환자의 치료비용으로는 917.2백만 파운드, 약물 치료비용으로는 582.4백만 파운드)으로 추정하였다.

총 의료비용(1,730백만 파운드)을 CHD발생 환자 수(2,209,596명)로 나누면 각 CHD환자마다 783파운드로 계산된다. 좌식생활 인구의 1%를 녹지공간을 통해 감소시킨다면, 매년 CHD와 관련된 의학적 비용이 11.28백만 파운드 정도 줄어들고, 75세 이상 연령대를 제외한다면 6.97백만 파운드(8,910x783파운드) 정도 감소할 것이다. 또한, 신체 활동의 증가는 사망률(1999년도 가치로 연간 2,207백만 파운드로 측정되었음)때문에 손실된 생산능력과 비형식적인 치료비용(1999년도 가치로 2,416백만 파운드로 측정되었음)을 절감할 수 있을 것이다. 이것은 CHD가 발생할 때마다 2,903파운드에 달한다는 뜻이다. 녹지공간이 14,414명의 CHD환자를 덜 발생시킨다면, 생산력과 비형식적인 건강치료비용의 감소는 매년 41.845백만 파운드가 된다. 마찬가지로 75세 이상의 연령대를 제외한다면 매년 25.866백만 파운드(8,910x2,903파운드)가 될 것이다.

신체 운동의 증가로부터 건강에 이르기까지 복지의 가치는 우리가 평가한 것보다 그 이상일지, 더 클지도 모른다. 앞서 언급한 평가는 CHD 유발을 막기 위한 비용지불의사(WTP)가 아니라 CHD라고 진단받아 초래된 비용에 근거를 둔다. CHD 발생률 감소에 대하여 정확하게 평가하는 것은 CHD의 심한 수준을 피하기 위해 국민 비용지불의사(WTP) 가치의 계획으로부터 얻어졌을지도 모른다.

영국에서 뇌졸중에 대한 직접적인 건강치료비용은 1,655백만 파운드가 될 것이라고 추정한다(영국심장재단 2005). 뇌졸중에 대한 총 의료비용(1,655백만 파운드)을 뇌졸중 발생 환자 수(133,863명)로 나누면 뇌졸중 환자마다 12,363파운드의 비용이 든다. 이것은 뇌졸중 환자를 위해 장기적인 간호 기간이 반영된 것이다.

뇌졸중의 비형식적인 치료 비용과 생산 비용에 대한 평가가 없다. 그러나 CHD 비용에 비하면 환자마다 매우 현실적일지도 모른다. 좌식생활을 하는 인구가 1% 줄어들면 매년 뇌졸중과 관련된 의료비용에서 5.5백만 파운드(12,363파운드x445명)만큼 절감 효과를 얻을 수 있고, 75세 이상을 제외하면 2.769백만(224명x12,363파운드) 파운드 정두 절감 효과를 얻을 수 있을 것이다. 결장암에 걸린 각 환자의 입원보험비용은 3,000파운드 정도로 추정된다(Health First Europe 2005). 일반개업 의사의 시간과 비용의 관점에서는 건강서비스에 대하여 환자마다 650파운드 정도 추가될지도 모르는 의료비용이 있을 것이다.

만약 추가 의료비용이 있다면, 이것은 결장암 유행 감소에 대하여 약 0.5백만 파운드의 의료비용을 절감시킬 것을 제안할 것이다. CHD, 뇌졸중, 결장암 환자를 위한 녹지 공간

	사망률		질병률		총계	총계[b]
	사건(no)	비용(£m)	사건(no)	비용(£m)	비용(£m)	
관동맥성 심장질환	766	1,005.19	14,414	41.85	1,047.04	372.31
뇌졸중	223	292.63	445	a) 5.50	298.13	60.51
결장암	74	97.12	137	a) 0.50	97.62	46.18
총 계	1,063		14,996		1,442.79	479

a) 비용은 초기 의료비용이며, 부분적으로 또는 완전히 무력화되는 상태의 결과로써 장기 치료비용과 손실된 생산량(임금)은 포함되지 않았음을 나타낸다. **b)** CHD, 뇌졸중 환자의 경우 75세 이상의 연령대를 제외한 총 금액 결장암 환자의 경우 70세 이상의 연령대를 제외한 총 금액

덕분에 증가한 신체 활동의 혜택은 즉각적인 생존 가능성을 증가시켜준다.

녹지 공간으로 인한 대기오염 수준의 감소와는 달리, CHD, 뇌졸중, 결장암에 걸려 빠르면 1달이나 2~3달 뒤에 죽을지도 모르는 환자를 위해서 녹지 공간에서 이루어지는 신체 활동은 단기 효과를 볼 수 없을 것이다. 녹지공간에서 이루어지는 신체 활동은 생존 가능성에 영향을 미친다. 그러므로 적절한 평가접근 방식은 교통사고로 인한 사망률과 합병증 발생을 평가하는 경우와 유사하다.

녹지공간이 신체 활동을 유발한다고 가정하면, 좌식생활을 하는 인구비율 중 1% 감소(여성:26%→25%, 남성:23%→22%)하는 현상은 녹지 공간 제공을 함으로써 사망률과 질병 발생률의 감소와 같을 가능성 있는 혜택들을 제시하고 있다(표 13-5 참고).

이 분석에서 75세 이상의 노인들을 제외했는지 포함했는지에 따라 추정값은 매년 479 파운드에서 1,442백만 파운드의 범위에 이른다. 이러한 범위를 추정값의 최저설정으로 볼 수 있는 두 가지 이유가 있다.

첫 번째, 뇌졸중이나 결장암 환자의 사망률에 대한 건강 평가는 손실된 임금같이 다른 혜택을 포함하는 것이 아니라 오직 의료비용만을 구하는 것이다. 둘째, 병에 걸려있는 사람들을 위한 혜택은 이러한 질병에 걸리지 않게 하려는 비용지불의사(WTP)에 따라 근거를 이루어야만 한다. 전형적으로 평가에 대한 접근방식은 단순히 의료비용과 임금을 따지는 것보다 더 높은 혜택의 가치를 제공한다. 안타깝게도 인류 전역에 걸쳐 CHD, 뇌졸중, 결장암의 발생이 얼마나 심각한 분포를 이루고 있는지에 대한 정보 부족과 질병 발생에 관해서 더 심각한 수준으로 가지 못하게 요구되는 비용지불의사(WTP)에 관한 정보 부족 때문

에 현시대에는 위에서 제시한 접근 방식으로는 처리할 수 없다.

신체운동의 증가에 따른 혜택은 2002년 정부계획단위에 의해 평가된 것보다 더 많은 혜택이 있다. 영국에서 '게임 플랜(Game Plan)'은 매년 1.89천만 파운드로 신체 비활동에 대한 총비용을 추정하였다. 이것은 신체적 비활동에 대한 직접적인 건강치료비용, 질병으로 인한 돈 벌 기회의 상실, 조기 사망으로 인한 돈 벌 기회의 상실에 대한 기반에 근거를 두었다.

이런 혜택에 반대되는 것들은 영국에서 신체적 비활동을 제거하는 것으로부터 매년 약 500백만 파운드의 최종적인 혜택을 주면서 매년 996백만 파운드의 스포츠 활동으로 인해 발생한 상해 비용이다.

이 보고서의 '게임 플랜'에 대한 평가 사이의 차이점은 채택된 방법론과 지리학적 범위에 의해 부분적으로 설명될 수 있다. 우리는 녹지 공간 이용과 관련된 상해 비용에 대한 혜택 평가방법을 조정하지 않았다는 것을 주목해야 한다. 뚜렷한 활동은 걷는 것으로, 이 비용은 상대적으로 적을 것이라 예상된다.

···▶ 심리적 혜택

녹지공간으로 인한 심리적 건강혜택은 5장에서 자세히 언급되었다. 우리는 간략하게 이러한 혜택이 경제적 분석의 대상이 될 수 있다는 정도를 알아보기 위해 관련 문헌을 보고하고자 한다. 심리적인 혜택은 녹지공간에서의 시각적 효과나 신체적 활동 효과와 관련이 있을지도 모른다. 녹지공간으로 인한 심리적 혜택은 미국 주거형태 관한 연구에서 발견된 것으로 우울, 활력에서의 미묘한 것, 일반적인 정신 상태, 사회적 경험과 같은 중요한 심리적 질병에 대한 혜택을 포함한다(Kou와 Sullivan 2001a). 또한, 카플란과 카플란(Kaplan과 Kaplan 1989)은 많은 사람을 대상으로 '회복시키는' 심리적인 혜택을 얻는다는 이론과 자연에 접촉하여 많은 사람이 선호도를 나타내는 이론을 개발하였다.

네덜란드에서 반덴베르그(van den Berg 외 2003) 등에 의해 더 정밀한 연구가 수행되었다. 참여자들은 우울, 긴장, 화 그리고 기분 척도에 대한 평가를 받았다. 114명의 참여자에게 4가지 화면(수로를 따라가는 길, 수로가 없는 길, 물 없는 숲, 물이 있는 숲)이 나오는 비디오

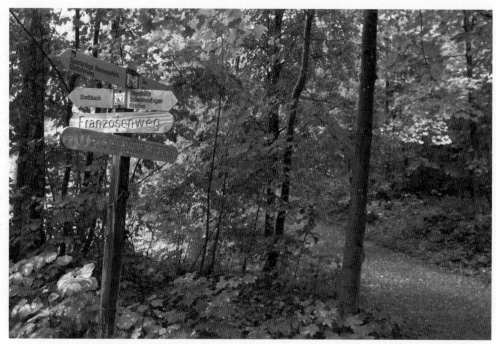

:: 사진 13-1 연구에 따르면 자연에서 걷는 것이 도심에서 걷는 것보다 스트레스는 낮아지고, 집중력이 높아진다.

테이프를 보여주었다. 참여자들은 이러한 4가지 환경에 대하여 평가했다. 참여자들은 정신 집중력 테스트도 받았다. 스트레스 수준이 높은 참여자들은 자연환경에 대한 선호도가 높았고, 도시환경에 대한 선호도는 낮았다.

자연환경은 기분 상태를 더 긍정적으로 변화시키는 것과 관련 있고, 중점적으로 수행된 연구와 관련 있다. 또한, 하티그(Hartig 등 2003)은 무작위로 선정된 성인 112명을 대상으로 수집된 이동 혈압, 감정, 주의를 반복적인 측정을 함으로써 캘리포니아의 도시환경과 자연환경에서 정신·생리학적 스트레스 회복능력과 '지향적 주의 회복(Directed Attention Restoration)'에 대하여 분석했다.

나무가 보이는 장소에 앉아 있는 것은 나무가 보이지 않는 장소에 앉아 있는 것보다 확장기 혈압을 빠르게 감소시키는 것을 촉진했다. 자연 보호구역에서 걷는 것은 도시환경에서 걷는 것보다 더 스트레스 감소를 촉진했다.

프리티(Pretty 외 2007) 등은 263명을 대상으로 자연에서 활동하는 운동이 정신건강에 주는 효과에 대하여 알아보았다. 개인별로 6가지 기분 상태(화, 혼동, 우울, 피로, 긴장, 활발)의 측정과 총 기분장애(Total Mood Disturbance, TMD)점수를 계산하여 자료를 수집하였다. 참여자들은 걷기, 자전거 타기, 자연보호활동, 말타기, 보트 타기, 숲 속 활동, 낚시 등 다양한 활동에 참여했다. 자연에서 활동하는 운동에 참여함으로써 총 기분장애(TMD) 점수를 더 감소시키는 효과가 있었고, 자존감을 향상했다. 그러나 자연에서 활동하는 운동에 참여함으로써 총 기분장애(TMD)점수의 감소는 숲에서 발생한 활동인지 아닌지에 개의치 않고 10가지 경우의 모든 연구와 비슷한 결과를 나타낸다.

영국 런던 그린웨치(Greenwhich)의 2개의 주택 지역에 관한 연구에서는 도시환경에서 녹지공간으로 접근함으로써 정신건강과 활력에 대한 점수에 상당한 효과가 있다는 확실한 증거가 나왔다(Guite 등 2006). 특히, 녹지공간이 정신건강에 영향을 미친다는 여러 가지 요인 중 나무가 없는 녹지 공간 주변에 대한 불만족 요인이 있었다. 연구가 이루어진 2개 주택 지역 중 한 주택 지역은 녹지공간의 부족으로 인하여 1980년대에 녹지공간을 조성했을 때, 녹지공간 설계상의 수상 대상이 되어 몇몇 주민들이 좋아했다.

울리히(Ulrich 1984)는 나무가 의학적 측면에서 심리적 회복을 증진하는 혜택을 제공하는 것으로 밝혔다. 또한, 쿠와 설리바(Koo와 Sullivan 2001b) 등은 주변 환경에 나무가 있으면 범죄를 감소시킨다고 주장한다. 숲 환경이 걱정이나 스트레스를 푸는 데 도움이 된다는 몇 가지 증거들이 있다.

밀리건과 빙그리(Milligan과 Bingley 2007) 등은 16~21세의 젊은 사람을 대상으로 지난 과거의 기억, 상상, 다양한 감각 인자에 대하여 쉽게 접근하기 위해 심리요법과 질적 기술들을 이용하여 이에 대한 증거를 수집하였다. 이 연구는 젊은 사람들에게 숲이 치료적으로 다양한 효과가 있음을 확인했을 뿐만 아니라 특정한 종류의 숲 환경(특히, 어둡고 밀도가 빽빽한 숲)도 선호하는 것을 발견했다.

숲과 녹색을 보는 것은 의학적인 회복률을 촉진하는 웰빙의 느낌으로 이끄는 것처럼 보인다. 그리고 긍정적인 심리 효과에 중점을 둔 연구의 수준을 증가시키기 위한 깃으로 보인다. 사람들이 어디에 사는지, 가장 가까운 공간의 질이 그들의 정신적 웰빙에 중요하다는 증거가 있다. 따라서 정신건강문제로부터의 회복과 예방을 위한 방법으로써 숲은 긍정적인 효과를 지닌다.

벌로크(Bullock 2008)는 숲에 관한 부정적인 영향은 부정적인 심리영향에 때문이라고 밝힌다. 그러나 녹지공간으로부터 얻은 심리적 혜택에 대한 경제적 분석을 함으로써 이용할 수 있는 자료는 없다. 심리적 질병의 위험성을 감소시키기 위한 공적 비용지불의사(WTP)도 정신적 건강 문제로부터 회복 가능성을 증가시키기 위한 개인 비용지불의사(WTP)도 아닌 것으로 알려졌다.

녹지 공간 접근에 따라 심리적 혜택에 미치는 영향이 어떻게 이루어지고 있는지 알려지지 않는다. 가격으로는 추정할 수 없지만, 녹지 공간이 '회복시키는' 심리적 혜택을 제공한다면, 경제적으로 결론 내려질 수 있는 것이 있다. 녹지공간이 있으면 적은 비용으로도 숲을 이용 해 몇 가지 심리적 상태의 예방과 치료를 위한 사회적 혜택을 제공할 수 있다. 녹지공간에 대한 추가적인 접근 및 제공이 무료로 이루어지는 곳에서 현재 사회에 대한 비용과 혜택을 수치화해서 비교하는 것은 불가능하다.

⋯▶ 녹색 공간 제공에 따른 비용과 혜택

추후에 경제적인 분석을 하기 위해 비용적인 측면에서 증가한 녹지 공간의 제공과는 다르게 비용이 무료인 녹지 공간의 자율적인 이용과 투자를 요구하는 증가한 접근성과 건강 프로모션 프로그램을 통해 이루어진 녹지 공간 사용 사이의 차별화를 둘 필요가 있다.

자율적 이용

건강혜택을 주는 녹지 공간의 자율적 이용은 규칙적인 접근을 요구한다. 인구밀집지역의 녹지공간 접근성에 따라 녹지공간의 자율적 이용은 상당히 증폭된다. 그러나 녹지 공간의 특징은 건강 행동의 기회를 긍정적으로 보는 것이 중요하다. 충분한 기간(일주일에 5일 30분씩) 동안 충분한 강도(힘찬 발걸음)로 신체운동을 할 가능성을 지닌 숲의 효과에 관한 연구는 한계가 있었다.

이상적으로 숲 효과를 측정하는 것은 숲까지의 거리, 숲의 매력, 교외로부터 숲까지 걸어서 오는데 안전에 대한 우려와 같이 도시지역에서 이용 가능한 신체운동 기회 제공하는 대체방안을 고려할 필요가 있을 것이다.

신체적 운동과 녹지 공간 사이의 관계를 혼동시키는 요인은 인구·사회·경제적 구성요인과 자기선택요인이다. 교육수준이 높은 사람들은 운동을 더하려는 경향이 있다. 이들은

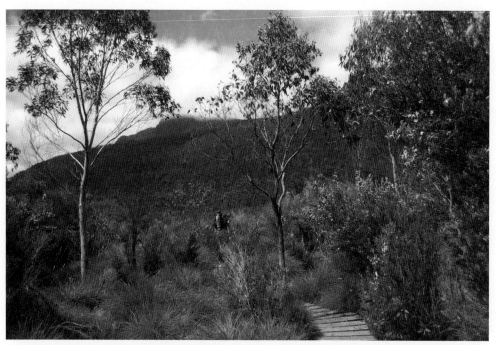

:: 사진 13-2 걷는데 영향을 미치는 특징으로는 나무, 물 특성, 새, 스포츠 전용 공간의 부재와 규모이다.

녹색 공간이 풍부한 곳에서 더 많이 살고 있고, 자연 휴양림과 같은 숲을 더 많이 방문한다. 운동을 더 많이 하려는 사람들은 운동할 기회가 많이 있는 곳에서 살지도 모른다. 이러한 요인은 신체 활동에 대한 녹지공간과 숲의 효과 측정에서 표준화될 필요가 있다.

험플(Humpel 외 2002) 등은 19건의 연구를 수행했고, 신체활동을 할 수 있는 환경조건(접근 가능성, 기회, 심미적 속성)이 신체활동과 깊은 상관관계가 있다고 결론지었다.

길레스 코르티와 도노번(Giles-Corti와 Donovan 2002), 길레스 코르티(Grles-Corti 외 2005)등은 서부 오스트레일리아의 대도시 퍼스(Perth) 주에서 408㎢ 이내에서 이루어지는 신체 활동에 대한 공공공지(公共空地)의 접근 가능성과 매력성의 영향을 펑기하기 위하여 행동에 대한 직접적인 조사를 수행하였다. 18~59세의 1,803명의 성인을 대상으로 거리, 매력성, 공공공지의 규모에 대한 영향을 구체적으로 조사하여 신체적 활동과 공공공지로의 접근에 대한 조사가 이루어졌다. 응답자 중 28.2%는 신체 활동을 위해서 공공공지를 이용하는 것으로 보고되었다. 크고, 멋진 공간에 접근하는 사람들의 50% 정도가 좀 더 높은 걷기 수준에 달할 가능성이 많다. 걷는 데 영향을 미치는 특징은 나무, 물 특성, 새, 스포츠 전용 공간의 부재와 규모 등이다.

코헨(Cohen 외 2006) 등은 미국 전역에 걸쳐 6개 지역에서 각각 대표로 선정된 중학교(6곳)에서 무작위로 추출된 6학년 여학생 1,556명을 대상으로 연구했다. 이 연구는 적당한 수준에서 격렬한 수준의 신체운동에 대한 신진대사 가중동치 측정과 운동량 및 운동 강도에 관한 측정을 위하여 여학생들에게 6일 동안 가속도계를 착용하도록 했다. 중간에 격렬한 신체적 운동에 가중치를 둔 대사 동질성을 측정하기 위하여 가속도계를 착용했다. 측정 방법은 활동의 양과 강도를 설명한다. 청소년기의 여학생 집으로부터 약 0.8km 내에 공원이 있는 것으로 학교가 아닌 곳에서 6일마다 적당한 수준에서 격렬한 수준까지 신체 운동의 증가(약 2.8%=17분 증가)가 이루어졌다. 청소년기의 여학생 집으로부터 1/2마일 이상 떨어진 곳에 있는 각 공원은 6일마다 적당한 수준에서 격렬한 수준의 신체 활동을 1.1%(6.7분)까지 증가시켰다. 집으로부터 1마일 이내에 평균 3.5개의 정도 공원이 있다고 하는 여학생들에게 공원은 전혀 학교가 아닌 곳에서 6일마다 약 6%(36.5분)까지 적당한 수준에서 격렬한 수준의 신체활동을 증가시켰다. 이 연구는 엘러웨이(Ellaway 외 2008) 등과 왕(Wang 외 2004) 등이 함께한 결과로써 그들은 매력적이고, 접근 가능한 녹지공간이 신체 활동을 증가시키는 데 이용될 것이라고 강력하게 주장하며, 이용객들에게 건강혜택을 제공할지도 모른다고 제안한다. 그러나 모든 연구가 이런 결론과 같지는 않다.

마스(Mass 외 2008) 등의 연구는 스포츠, 정원 가꾸기 그리고 레저 시간 동안에 혹은 통근 목적으로 걷기나 자전거 타기와 관련된 신체적 활동이 녹지공간의 면적과 관련이 있는지 없는지, 또 녹지공간과 심리적 건강(특히, 자아인식) 사이에 관계가 있는지 없는지에 대하여 조사하였다. 이 연구는 4,899명의 참가자로 이루어졌다. 개인별로 집 주소에 적힌 우편번호 주변에 약 1~3km 반경 이내에 있는 녹지 공간 면적이 계산되었다. 다변량 분석을 사용하여 주민들이 거주하는 환경에서 녹지공간의 면적과 주민들이 신체 활동을 위해 네덜란드의 공중보건에서 추천한 운동을 하든, 안 하든 간에 결과는 아무런 관련이 없음을 나타냈다. 게다가 주민들이 거주하고 있는 환경에서 더 많은 녹지 공간 면적을 가진 주민들은 비록 여가 동안 더 많이 정원을 가꾸지만 걷기와 자전거 타기는 조금 실행한다.

도시 녹지공간의 개인적인 속성을 평가하기 위하여 가장 자세한 것은 벌로크(Bullock 2008)에 의해서 시도되었다. 벌로크는 아일랜드 공화국 수도인 더블린에 거주하는 가정을 대상으로 새로운 가상 녹지 공간과 실제 존재하는 녹지 공간에 대한 속성가치를 측정하기 위하여 선택적 모델링을 사용했다. 응답자는 길, 앉는 곳, 오솔길, 운동장 등과 같은 좋은 시설로 잘 가꾸어진 장소를 선호했다. 주민들은 친숙한 장소가 아닌 일반적인 장소에서는 숲이 많은 곳, 혼효림으로 구성되어 넓게 트인 장소를 끊임없이 선호한다. 이 연구는 넓게 트인 장소에서 수관이 넓게 퍼진 수종으로부터 온 혜택을 강력하게 지지하지만, 새로운 도시 숲, 도시 주변의 숲은 덜 지지한다.

위에서 언급한 연구는 비록 신체적 활동 수준 증가량은 적을지 몰라도 신체적 환경의 질과 접근 가능성을 향상하는 것이 신체 활동 수준을 증가시킬 수 있다고 제안한다. 그러나 녹지 공간과 숲 환경의 건강혜택은 좌식생활을 하는 사람들이 그들의 신체적 활동 수준을 얼마나 증가시키느냐에 따라 달려있다. 그러나 녹지 공간 이용객 중 몇몇은 추가적인 운동이 필요한지, 어디서든지 활동할 수 있는데 녹지 공간 활동으로 대신했을지 모르기 때문에 얼마나 많은 사람이 녹지 공간을 어떻게 이용하고 있는지 단순한 관찰로는 측정될 수 없다.

따라서 신체 활동을 하는 장소, 기간, 강도를 관찰하기 위하여 통제조건이 요구된다. 물론 통제된 시도는 호손(Hawthorne) 효과에 의존할지도 모른다(McCartney 등 2007).

건강프로그램을 통한 창의적인 이용 그리고 접근성 증가

특히 좌식생활을 하는 사람들에게 더 활동적으로 행동하게끔 유도하기 위한 최근 대부분의 연구 계획이 영국과 다른 나라에서 개발됐다. 전부 그렇게 하는 것은 아니지만, 연구 계획의 몇몇은 의사들에 의한 운동처방으로 연결되어 있다. 주로 야외활동 계획은 걷기 초점을 둔다. 국제심장재단과 협력한 내츄널 잉글랜드(Natural England 2008)는 잉글랜드 전역에 걸친 곳으로 걷기(건강을 위한 걷기 방법)를 장려하는 큰 규모의 연구계획을 가진다.

스코틀랜드 공공사유지(CJC Consulting 2004)의 비용혜택 보고서에 따라 행동한 산림위원회는 지역적으로 접근 가능한 숲을 확장하기 위한 WIAT(Wood In and Around Town)계획을 만들었다(Forestry Commission 2010). 이 계획의 주요 목표는 건강혜택을 얻는다는 것이다.

북잉글랜드에서 의학적 개념이 도입된 된 지역계획 중 하나가 CWH(Chopwell Wood Health) 프로젝트이다(Powell 2005). 전반적인 목적은 지역에 있는 산림환경을 이용함으로써 지역사회의 건강과 웰빙을 향상하는 것이다. 건강의 주요 요인은 신체적 활동(자전거 타기, 걷기, 태극권, 자연보호사업 수행하기 등)으로부터의 혜택을 받은 환자들에게 의사를 보내는 방법에 관한 계획이다.

6개월 후 실험집단의 참여자들은 통제집단(신체 운동을 고려하지 않은 집단)의 참여자보다 신체적 활동 증가가 거의 2배가 되었다. 그리고 자료집을 받은 실험집단의 25%는 12개월 후에도 규칙적으로 활동했다(Mutrie 등 2002). 신체적 활동이 1,000명당 2명에서 6명의 생명을 구한다면, CWH 프로젝트에 참여한 12명을 추적조사를 함으로써 예방 가능한 사망률의 예상 수치는 0.024에서 0.072명으로 추정되어 이들의 생명을 구할 수도 있다. 한 사람의 생명당 CWH 프로젝트의 예상된 건강가치 값 1.3백만 파운드(1명 기준)는 사망률 감소에 대하여 31,200파운드와 93,600파운드 사이가 될 것이다.

사망으로 들어가는 의료비용에 대한 절감으로 예상될 것이다. 그리고 프로그램에 참여한 사람은 이들이 가지는 일상 업무를 줄여주기 때문에 생산손실을 막을 수 있을 것이다. 최종적인 혜택은 주로 녹지공간의 존재가 자율적인 이용에 의존하는 건강 프로그램의 저렴한 비용을 넘어설지도 모른다.

그럼에도 불구하고 녹지 공간을 이용한 건강 계획은 좀처럼 충분한 정보를 제공하지 않고, 적절한 통제절차를 세우지도 않았기 때문에 비용혜택의 측면에서 평가하기가 매우 어렵다.

이러한 계획에 참여한 많은 참여자는 적절한 수준의 신체활동을 이미 실행할지도 모르고, 이전에 자율적 이용으로 구성된 프로그램에 참여하는 것으로 대신할지도 모른다. 게다가 그들은 장기간 프로그램에 참여하지 않을 것이다.

이익으로 본 건강혜택은 줄어들 것이다. 많은 계획으로부터 입증되지 않은 증거는 참여자들이 웰빙의 혜택이라고 느끼겠지만, 일부는 증가한 사회적 접촉으로부터 사회・심리적 혜택을 반영할지도 모른다고 한다(Maas 등 2008).

새롭게 개선된 녹지 공간에 투자하기 위하여 비용혜택 체계가 이용될 수 있지만, 좌식생활을 하는 사람들이 일주일에 5일 이상 적어도 하루에 30분씩 적절한 신체활동을 위해서 녹지공간을 이용할 것이라는 가능성에 대한 내용은 문서화되지 않았다. 나이가 많은 연령대 집단을 제외하고, 1% 단위에 대하여 매년 1,442.79백만 파운드의 혜택을 보여주는 〈표 13.5〉는 영국에서 좌식생활을 하는 사람들 개인마다 2,423파운드만큼 변화한다는 것을 의미한다.

사회적 혜택으로써 매년 2,423파운드 정도 소비하는 것은 좌식생활에서 활발한 운동을 하게끔 하는 상태로 변화시킴으로써 얻어진 수치이다. 녹지공간에 투자하는 것으로부터 매년(B, £) 최종적인 혜택 그리고 이와 관련된 모든 건강 프로그램은 다음과 같은 공식으로 요약되어 질 수 있다.

$$B = R(p_1+p_2) * 2,423-(c_p+c_h)$$

R = 좌식생활을 하는 인구의 규모

P_1 = 가이드라인을 받아 자율적으로 이용할 가능성

P_2 = 가이드라인을 받아 건강 프로그램에 대한 활용 가능성

C_p = 새로운 녹색 공간 제공의 비용(매년 파운드 단위)

C_h = 건강 프로그램의 비용(매년 파운드 단위)

이 혜택 평가방법은 어떠한 심리적 건강 혜택을 제외한다. 또한, 이 혜택 평가방법은 건강 혜택을 주는 녹지공간으로 접근하기 위하여 그들의 비용지불의사(WTP)가 반영된 활동인구들에 엄청난 혜택일지도 모르기 때문에 일부에만 해당한다. 방정식 적용과 관련된 제공비용은 상대적으로 평가하기에 단순하지만 녹지 공간 투자를 통해서가 아니라 좌식생활을 하는 사람들이 활동적인 상태가 될 가능성을 수치화하는 것이다.

활동적인 상태는 녹색 공간의 규모 및 위치에 따라, 걷기에 대한 매력도에 따라, 긴 직선으로 된 산책길을 제공하기 위해서 다른 지역과 관련시켰는지 아닌지에 따라 달려 있을 것이다(Giles-Corti 등 2005). 좌식생활인구 중 1%의 감소(표 13.2 : 0.038-0.043로 암시된 가능성)는 쉽게 얻어지지 않고, 대부분 추가적인 녹색 공간을 위한 요구사항이 있을 것이다.

이러한 요구사항은 매우 조심스럽게 통제된 조사에서 명백히 다른 맥락에 대한 가이드라인 평가가 이용할 수 있게 하려고 요구된 분야이다.

활용 가능성에 대한 자료의 부족 때문에 야외 건강(걷기, 자전거 타기) 프로그램에 따른 비용효과의 NICE(2006) 평가를 하는데 한계가 있다. 그들은 신체 활동의 증가로 지역시회에 기반을 둔 걷기나 자전거 타기 등의 프로그램 효과성에 대한 증거가 모호하다는 결론을 내렸다. 그러나 그들은 기본적인 케어나 운동 소개(체육관에서 운동하기)에 다른 간략한 개입을 하는 것이 비용효율을 높다는 것을 발견했다. 그러나 어느 한 연구의 보고에 따르면 의료 조건에 대한 치료의 일부분으로서 참여자들이 신체 운동의 증가시키는 곳이 있다고 한다. 점차 증가하고 있는 녹지공간의 접근은 새로운 공간이 생긴 것보다 비용적으로 훨씬

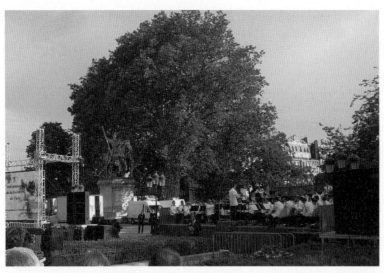

:: 사진 13-3 나무, 숲, 그리고 작은 규모의 녹지 공간들까지 대기 오염을 줄여줌으로써 대기 오염물질들에 의해 악화한 질병 유발을 감소시킨다.

더 적게 들지도 모른다.

숲 환경의 경우 숲으로부터 혜택받기 이전에 수년 동안 걸쳐 얻어진 나무 심기는 사람들에게 완전히 인식되었고, 접근성이 좋고, 더 매력적으로 존재하는 숲을 만드는 것에 대한 강조는 분명한 가치를 가진다. 잉글랜드 정부는 노지(露地)와 해안지대와 같은 이전 사유지에 대하여 대중들에게 접근할 수 있는 권리를 주었고, 비용효과 분석은 이전 평가를 뒷받침했다(Entec UK 1999, Asken 2007).

몇 가지 연구에서는 녹지공간으로 접근하는 것이 좌식생활을 하는 인구의 신체활동량을 증가시킬 것이라는 정도가 명확하지 않기 때문에 녹지공간에 대한 접근 증가는 건강 혜택을 포함하기 어렵다고 한다.

····▶ 대기 오염 혜택

나무, 숲, 그리고 작은 규모의 녹지 공간들까지 대기 오염을 줄여줌으로써 대기오염물질들에 의해 악화한 질병 유발을 감소시킨다. 지금까지 나무는 대기오염 물질을 흡수하기 위한 녹지 공간의 가장 중요한 요소이기 때문에 본 절에서는 오직 나무의 효과에 대하여 다루고자 한다.

다음에서 제시된 것처럼 나무는 공기의 질을 개선한다.

- 이산화질소(NO_2), 이산화황(SO_2), 오존(O_3)과 같이 기체 상태로 된 오염원들을 흡수함으로써
- 먼지, 꽃가루, 연기와 같이 미세먼지(PM)를 차단함으로써
- 광합성을 통해 산소를 방출함으로써
- 물을 증산시키기, 지면을 그늘지게 함으로써 지역 대기 온도를 낮추는 것은 오존 단계를 감소시킴(McPherson 등 1999, Vargas 등 2007)

나무의 대기 질 개선 효과는 나무의 단위 면적당 시골보다 도시 지역이 비율적으로 상당히 효과가 크다. 도시 지역의 나무들은 대기 오염원과 더 밀접하고, 도시 지역 주변의 산림 면적은 시골 지역보다 작고, 더 분열되어 있기 때문에 더 큰 효과가 있다. 숲의 가장자리에 있는 나무는 숲의 중간에 있는 나무보다 더 많은 오염원을 잡아낸다. 또한, 그늘을 제공함으로써 도시지역에 적절하게 식재된 나무는 여름철 전기 소비를 줄일 수 있고, 여름철 전기 사용으로 인한 탄소 배출량을 줄일 수 있다(Donovan과 Butry 2009).

나무의 대기오염 흡착 효과

나무는 대기에 있는 이산화질소(NO_2), 이산화황(SO_2), 오존(O_3) 그리고 미세먼지(PM_{10})를 제거하는 데 효과적이다. 또한, 나무는 대기로부터 이산화탄소(CO_2)를 제거한다. 이산화탄소(CO_2)는 온실가스기 때문에 이산화탄소(CO_2)를 제거함으로써 얻는 비시장적(노동시장에 포함되지 않는) 혜택은 지구온난화를 줄인다는 측면에서 탄소를 얼마나 제거하느냐이다.

이산화탄소(CO_2)의 흡수와 광합성을 최대하화기 위해 진화해온 나무들의 수관층(임관) 구조는 대기 중에 있는 기체들이 뒤덮은 것보다 2~12배 정도 넓은 표면적을 제공한다(Broadmeadow와 Freer-Smith 1996). 미세먼지는 잎과 나무껍질 위에 퇴적되어 흡수되는데, 이러한 현상은 주요 건조흡수법이다. 건조 퇴적의 과정은 복잡하고 수종에 따라 다르다. 퇴적은 잎의 밀도, 잎의 형태, 수간 거리와 표면 지형에 따라 다양하다.

미세먼지 입자가 직접적인 차단을 하거나 정전기의 끌어당기는 힘으로 직선을 이루며

계속되고, 장애물을 공격하는 동안에 거친 식물의 표면을 공기역학적으로 지나감으로써 기류가 방해 받을 때 미세먼지 흡수가 이루어진다. 미세먼지 입자를 흡수할 때 거칠고, 연모가 있으며, 촉촉하거나 끈적한 표면에 의해 도움받을 수 있다.

베켓(Beckett 외 1998) 등에 따르면 거친 표면이 미세먼지 입자 흡수를 촉진하는 반면에, 표면의 끈적함이 많은 것은 특별히 더 굵은 입자를 흡수하는 것을 촉진한다고 밝혔다.

몇몇 미세먼지 입자들은 수목 내로 흡수될지도 모르지만, 대부분 식물 표면에 남아있다. 몇몇 미세먼지 입자들은 다시 매달려질 것이다. 하지만 나머지 미세먼지 입자는 물에 의해 씻겨지거나(특히, 용해성 입자) 잎이나 잔가지와 함께 떨어질 것이다. 미세입자의 재흡수는 잎 경계층 안으로 쉽게 들어갈 가능성이 적다(Beckett 외 2000b). 수종에 따라 대기 오염원을 흡수하기 위한 능력은 다양하다. 베켓(2000b) 등에 따르면 노송나무 속의 침엽수보다 상당히 더 많은 미세먼지 입자를 흡수하는 소나무와 함께 침엽수종이 활엽수들보다 대기 중 더 많은 미세먼지 입자를 잡아낸다는 것을 발견했다. 또한, 그들은 도시근교에 위치한 나무들이 시골에 위치한 나무보다 아주 큰 입자 크기로부터 더 많은 이물질을 더 많이 흡수한다는 것을 발견했다.

그러나 베켓(2000a)에 따르면 두 개의 가장 작은 크기의 미립자 조각에서 나온 입자들의 무게는 도시(브라이튼에 공원 지역)와 깊은 시골 지역(South Downs, 브라이튼의 변두리에 위치함)사이에서 작은 차이가 있다고 주장한다(즉, 인간의 건강에 대부분 피해를 주는 미립자 사이즈).

케베너스와 클레멘스(Cavanagh와 Clemons 2006) 등은 일반적으로 소나무 잎 표면적이 더 넓기 대문에 침엽수림에서 더 많은 퇴적물이 만들어진다고 주장한다(예를 들어 소나무는 지면의 m^2당 479g 잎을 가지고 있고, 반면에 참나무는 지면의 m^2당 106g 잎을 가지고 있다).

타킨저(Dochinger 1980)는 침엽수림이 낙엽수림보다 더 효과적으로 미세먼지 입자를 제거한다고 발견했다. 나무껍질은 잎보다 m^2당 더 많은 미세입자를 잡아낸다. 그러나 잎 면적은 나무껍질 표면적보다 더 크다. 즉, 지면의 m^2당 $6m^2$의 잎 면적이 있고, 나무껍질 표면적은 $1.7m^2$로 되어 있다는 뜻이다.

몇몇 나무들은 휘발성 유기화합물(VOCs)을 내뿜는다. 휘발성 유기화합물(VOCs) 배출량은 수종에 따라 다르다. 이 휘발성 유기화합물(VOCs)은 오존(O_3), 질산 과산화 아세틸(PAN)과 같은 2차적인 오염물질과 햇빛으로부터 질산화 반응을 따르는 2차적인 미립자 형성에 기여할 수 있다.

도시, 나무, 공기의 질적 점수(Urban Tree Air Quality Scores, UTAQS)는 오존(O_3), 이산화질소(NO_2), 질산(HNO_3), 일산화질소(NO_2), 질산과산화아세틸(PAN)의 긍정적인 변화와 부정적인 변화를 고려함으로써 계산될 수 있다.

스튜어트(Stewart 외 2002) 등에 따르면, 모든 대기오염을 나타내는 데 오존(O_3)을 사용하는 것은 공기의 질을 개선할 가장 큰 용량을 가진 수종으로써 서양물푸레나무, 오리나무, 필드 단풍나무, 낙엽송, 노르웨이산 단풍나무, 유럽 소나무, 자작나무가 있다고 밝혔다. 대조적으로 버드나무 종류, 유럽졸참나무, 포플러, 세실참나무 그리고 흰버드나무는 공기의 질을 더 악화시킬 가능성이 있는 수종들이다.

더 많은 오염원(O_3, NO_2, HNO_3, NO 그리고 PAN)을 포함한 후속 연구에서는 공기의 질을 개선하기 위한 가장 큰 잠재력을 가진 수종으로 소나무(Austrian, Corsican and Maritime), 낙엽송, 자작나무 그리고 노르웨이산 단풍나무가 있다고 입증했지만 유럽졸참나무, 흰버드나무, 버드나무 종류, 사시나무(포플러), 세실참나무, 붉은 떡갈나무는 공기의 질을 악화시킬 수 있다는 것을 입증했다(Donovan 등 2005).

웨스트 미들 랜즈(The West Midlands) 대도시 지역에서 수행한 모의실험으로는 숲이 각각 수종별로 차례로 20% 이상 덮여 있다고 가정했을 때 몇몇 수종들(참나무, 버드나무, 그리고 포플러)이 침체한 여름 상태 동안 공기 질을 악화시킬 수 있다는 것을 발견했다. 공기 질을 개선하기 쉬운 수종은 오리나무, 필드 단풍나무, 산사나무, 낙엽송, 월계수, 로손 시프러스, 노르웨이 단풍나무, 소나무 그리고 자작나무이다.

전염병적인 영향

주로 10μm 또는 더 작은 미세 물질(PM_{10})인 이산화질소(NO_2), 이산화황(SO_2), 오존(O_3)의 대기오염물질들은 폐에 영향을 미치고, 호흡기 질환 및 심장질환을 악화시킨다. 그리고 PM_{10}(미세먼지)의 발암물질은 폐로 운반된다. 연구는 PM_{10}(미세먼지)에 초점을 맞추었으나 $PM_{2.5}$나 $PM_{1.0}$ 같이 미세한 입자는 건강악화의 관점에서 인식돼가고 있다. 먼지 입자들은 염증을 유발할 수 있는 곳으로 이동하고, 심장 및 폐 질환으로 사람들의 상태를 악화시킬 수도 있다. 이산화황(SO_2)의 적당한 농도는 특별히 천식으로 고통받고 있는 사람들에게 폐 기능 악화의 결과를 가져올 수 있다. 많은 양의 이산화황(SO_2) 수준은 가슴에 답답함과 기침을 유발하고, 의학적 관심과 병원 입원이 요구되는 결과를 초래한다. 오존(O_3)은 폐의 기도를 자극하고, 기침과 폐 질환으로 고통받고 있는 사람들을 증가시킨다.

이렇게 이산화황(SO_2), PM_{10}, 그리고 다른 대기오염농도가 높을 때 건강이 악화할 수 있다. $PM_{2.5}$의 미세먼지(2.5에서 10μm 사이의 지름)는 주로 화석 연소에서 비롯되었고, 너무 작아서 장기간 동안 대기에 머물러 있다. 대기로 운반된 PM_{10}의 미세먼지 농도는 자동차 증가와 빌딩 주변에 만들어진 소용돌이 때문에 도시지역에서 매우 높게 나타난다. PM_{10}의 미세먼지는 거의 고정 오염원이다. 반면 $PM_{2.5}$의 미세먼지는 대기로 운반되어 남아있는 경향이 있다. 그러므로 도시 주변의 나무들은 $PM_{2.5}$의 미세먼지 보다 PM_{10}의 미세먼지를 빨아들이려는 경향이 있다. 왜냐하면, $PM_{2.5}$의 미세먼지는 PM_{10}의 미세먼지보다 흩어지려는 경향이 있기 때문에 나무는 $PM_{2.5}$의 미세 먼지를 잡는 데 있어서 덜 효과적이다(예를 들면 미세먼지와 강우량의 관계).

예를 들면 캐나다 오크 빌(Oakville)에 있는 수목에 관한 연구에서 19억 그루가 있는 도시 숲은 상업용 미세먼지(PM_{10}) 방출과 관련된 모든 물질을 100% 정화했지만, $PM_{2.5}$의 미세먼지는 오직 7%만이 정화되었다. 그러나 미세먼지($PM_{2.5}$)의 전염병적인 영향은 아주 작은 크기의 미세먼지는 폐의 아랫부분을 관통하는 것이 가능하므로 위험해질 수 있다.

대기오염을 흡수하는 나무가 전염병에 미치는 영향에 대해서는 추정하기가 어렵다. 사망자 수와 사망률의 원인이 된 대기 오염과 대기오염에 대한 노출 정도가 매칭되어야 한다. 전형적으로 평가는 호흡기 질환으로 인한 사망률이 공기의 질에서 공간적 변화와 관련 있는 횡단적 연구에 바탕을 둔다. 그러나 기상 상태에서의 변화들, 어떤 오염물질을 분리하기 어렵게 만드는 다른 오염물질들과 사람들이 인생을 살면서 대기오염에 얼마큼 노출되었는지에 대한 차이, 서로 다른 유전학적이고 행동적인 패턴과의 관계에서 연구는 한계를 가진다.

그럼에도 불구하고 10μm(〈PM_{10})도 안 되는 작은 미세먼지, 이산화황(SO_2), 오존(O_3)은 늘어난 사망자 수와 호흡기 질환으로 인한 병원 입원율에 대부분 영향을 끼친 것으로 추정됐다.

보건복지부(The Department of Health 1999)에서 PM_{10}의 미세먼지로 인한 사망자 수가 10μg/m3 당 0.75%(24시간 기준)까지 증가했고, 호흡기 질환으로 인한 병원 입원율이 10μg/m3 당 0.80%(24시간 기준)까지 증가했다고 추정하였다. 이산화황(SO_2)에 대한 비율은 10μg/m3 당 0.50%~0.60%(24시간 기준) 증가, 그리고 오존(O_3)은 10μg/m3

0.60%~0.70%(8시간 기준) 증가했다.

인구의 연령에 따라서 사망자 수와 병원 입원율은 증가한다.

건강 혜택

공기 오염 개선으로부터 온 건강 혜택은 죽음과 질병 그리고 의료비용의 감소로 이루어진다. 의료비용은 계산하기가 가장 쉽다. 죽음과 질병 감소에 따른 혜택은 많은 이유로 평가하기가 어렵다. 첫째, 공기 오염 감소는 주로 호흡기 질환으로부터 이미 고통받는 사람들의 죽음을 지연시켜준다. 그러나 대기 오염 감소는 이미 질병에 걸린 사람들의 삶을 몇 달 혹은 몇 년 정도 늘려줄 것인지에 대한 많은 불확실성이 있다. 둘째, 대기오염으로 인한 질병에 걸리지 않을 일반 사람들의 예방할 수 있는 사망률은 개인 비용지불의사(WTP)에 기반을 둔다. 비용지불의사(WTP)값은 평균적으로 예상치 못한 사고로 인해 생명이 짧아진 '일반 사람'을 위한 값이다. 반면에 대기오염원으로 인한 사망은 주로 몇 달도 남지 않은 삶을 살아가는 노인들에게 나타나는 경향이 있다. 그러므로 어떤 관점으로 보느냐에 따라 사람의 죽음은 이러한 차이를 설명하기 위하여 사용되는 경향이 있다.

게다가, 사망자의 관점에서 볼 때 대기오염의 감소는 호흡기 문제로 이미 심각한 질병에 걸린 누군가를 위해서 삶의 질을 향상할지도 모른다고 주장한다. 다시 말해, 질병 개선을 위한 개인 비용지불의사(WTP)에 대한 값이 낮다는 것을 나타낸다. 반면에, 특정 위험을 피하기 위해서 비용지불의사(WTP)는 건강 효과의 유형(건강이 단기에 효과를 보는지 지속하는지), 위험 전후상황(임의적인, 우연한), 위험에 대한 태도(젊은이들은 모험심이 강하다.) 등에 따라 다를 수 있다.

그러므로 보건부(1999)는 다른 요인을 고려하기 위하여 교통 사망자의 가치(VPF)를 위한 부서를 바꾸었다. 1996년도 가치로 보건부는 847,580파운드의 교통사고 사망자에 대한 값(VPF)을 2,000,000파운드의 대기 오염 위험 상황에 맞게 조절했다. 이 값은 나이, 건강이 나빠진 상태, 잠복기 등 다른 요인들로 인해 수정됐다.

보건부(1999)는 앞으로 일어날 죽음에 따른 위험성의 낮은 감소를 위한 비용지불의사(WTP)가 연간 기준으로 140만 파운드의 상한선, 3만 2천~11만 파운드의 하한선을 가진다. 그리고 한 달 동안 2,600~9,200파운드 정도 비용지불의사(WTP)는 대기오염 때문에 죽을 가능성을 지연시킨다. 줄어든 질병률에 대한 혜택은 공공비용(NHS: 건강제공에 대한 비용,

약 처방을 위한 개인적 비용, 아픈 것 때문에 직장으로부터 막힌 월급, 질병의 불편함과 고통을 반영하는 복지비용)의 감소를 이룬다.

보건부(1999)는 호흡기 질환을 고치기 위하여 병원에 입원하는데 드는 의료 비용이 1,400~2,500파운드 정도 들어가고, 심장혈관 진료를 위한 의료비용은 약 1,500~1,700파운드 정도 든다고 추정한다. 추정방식에 개인 비용과 손실된 생산량을 포함하지 않았다. 손실된 생산량은 적을 수도 있고, 65세 이상 은퇴한 사람들에게 있어서는 정말 손실된 생산량이 없다. 즉 "0"이다.

그러나 보건부(1999) 보고서에서는 각 개인 질병의 결과로서 '부정한 경제활동(Black economy)'의 손실된 생산량이 있을 것이라고 언급하지 않았다. 부정한 경제활동은 비 전일제 무직 상태, 개인 주택 보유의 무능력, 손자를 본다는 측면에서 본 서비스 손실 등을 의미한다.

각 개인의 손실된 생산량은 아마 고용된 사람과는 반대로 개인적으로 얻은 임금 중 10%일 것이다.

건강부(1999)는 "0"에 근접할수록 죽음을 의미하고, "1"에 근접할수록 보통의 삶을 의미하는 척도를 사용하여 11일 평균 병원 입원과 웰빙에 대한 질(QWB) 변화가 0.6~0.47점의 점수를 얻으리라 추정했다. 건강부에서 실시한 추정이 1996년도 가치로 170~735파운드의 비용을 만들어내었고, 병원 입원에 대해서 추정된 비용은 약 530파운드 정도를 모면했다(2002년도에 업데이트된 자료).

위에 제시된 수치의 기초하에 포와 윌리스(Powe와 Willis 2004)는 영국에 있는 2ha이상의 숲이 대기오염을 흡수하여 사망자의 수를 1년에 7명에서 5명으로 줄이고, 입원환자의 수를 6명에서 4명으로 줄여준다고 주장한다. 이것은 2ha 이상의 숲에서 대기오염 흡수에 대한 혜택이 연간 900,000파운드라고 제안한다. 그러나 포와 윌스의 연구에 포함되지 않았던 2ha 미만의 숲에서 대기 오염 흡수에 대한 건강 혜택이 더 많을 수 있다.

더 큰 숲의 변두리 효과와 함께 도시 가까이에 위치한 숲, 오염원 가까이에 있는 많은 숲은 도시지역으로부터 적절한 거리에 위치한 숲을 차단하는 것보다 지역 단위당 비율적으로 엄청난 오염원을 포획하는 효과가 있을 것이다.

잠재되어 있고 손상된 건강 상태는 위험을 줄이기 위하여 비용지불의사(WTP)를 감소시킨다는 주장에 대하여 몇 가지 논쟁들이 있다. 최근 이탈리아에서 불확실한 것은 심혈관 및 호흡기 질환으로부터 죽어가는 위험을 줄이기 위한 비용-지불의사(WTP)에 대한 조사이다. 가장 중요한 것은 열섬현상, 공기오염원 사건 동안 조기 사망을 일으킨다.

알베르니와 체이베이(Alberini와 Chaibai 2007)에 따르면 노인들은 젊은 사람들보다 주어진 위험을 줄이는 것에 대하여 덜 지불할 의사가 있다는 것을 발견했다. 즉, 60~69세와 70세 이상의 노인들은 58%의 비용-지불의사(WTP) 그리고 30~59세의 사람들은 41%의 비용-지불의사(WTP)를 가지고 있다는 것이다. 또한, 그들은 다른 독립변수가 동일하다는 전제하에 심장질환의 문제를 지닌 사람들이 더 건강한 사람 중 45% 이상이 지불할 의사가 있음을 발견했다.

후자의 결과는 공기개선을 위해서 건강하지 못한 사람들의 삶을 구하고 연장해주는 가치를 고려하지 않는 평가방법은 건강부(1999)에서 사용된 것으로 매년 QALY을 측정하는데 이 방법을 쓰는 것에 반대한다. 그러므로 대기의 질을 개선함으로써 건강혜택을 추정하는 것에 관하여 접근을 한 건강부에 따른 방법보다 숲과 녹지공간을 이용함으로써 얻은 건강혜택이 더 좋을지도 모른다.

숲과 녹지 공간 위치

오염원 근처에 있는 숲들은 멀리 떨어져 있는 숲들보다 더 잘 오염물질을 제거한다. 숲들 가장자리에 있는 나무들은 숲 중앙에 있는 나무들보다 오염물질을 더 잘 제거한다. 단일 수종으로만 줄지어 심는 것, 임목 간 거리가 빽빽하게 모여 있는 것, 규모가 작은 도시숲으로 특징지어진 도시의 나무들은 특별히 대기오염물질을 제거하는 데 효과적이다.

도시지역을 위해 아주 많은 예산이 제안됐다. 스튜어트(Stewart 외 2002) 등은 다른 지역보다 웨스트 미들랜드(West Middleland)지역에서 임목 수가 2배라는 것은 수목의 입자성 물질로 인해 연간 140명까지 과잉 사망률을 감소시킬 수 있다고 추정하였다. 웨스트 미들랜드(West Middleland)의 공기 오염 흡수 모델(McDonald 외 2007) 등은 웨스트 미들렌드(West Middleland)를 뒤덮고 있는 총 임목 수가 3.7%에서 16.5% 증가하면 초기 PM_{10}의 미세먼지 평균농도를 10.0%(2.3에서 2.1μg/m-3)까지 줄인다. 반면에, 글래스고(Glasgow) 지역을 뒤덮고 있는 총 임목 수가 3.6%에서 8.0%까지 증가하면, 2.0%까지 PM_{10}의 미세먼지 농도가 감소한다고 주장한다.

아쉽게도 맥도날드(McDonald 외 2007) 등에 의한 연구는 웨스트 미들랜드(West

Middleland)와 글래스고(Glasgow)의 광역 도시권에 나무를 심음으로써 얻어질 수 있는 것은 동등한 양의 PM_{10}(미세먼지) 값을 줄이는 대체방안이 무엇인지 추정하지 못했다.

또 하나 흥미 있는 연구는 도시지역에서 자동차 사용 제한과 같은 대체방안에 의해 얻어지는 같은 양에 대한 경제적으로 효율적인 비용과 비교하여 숲 속 나무 심기를 통해 얻어지는 PM_{10}의 미세먼지)에 대한 효율적인 비용을 비교하게 될 것이다.

포와 윌스(Powe와 Willis 2004), 맥도날드(McDonald 외 2007) 등의 연구 결과는 서로 상충한다. 전자는 $1km^2$ 구역 안에 2ha(6,000평)의 산림지대를 포함했기 때문에 대기오염 감소에 따른 과잉사망률에 대하여 추정하지 못한다. 후자는 위치가 도시였었고, 2ha 이내에 나무들의 작은 집단 대하여 아주 많은 자세한 정보를 사용했다. 그러나 과잉사망률을 추정하는 방법은 덜 정확했고, 효과에 대해 과대평가를 했었을지도 모른다.

····▶ 결론

좌식생활을 하는 인구의 신체 활동 증가로부터 온 건강혜택은 경제적 관점에서 평가될 수 있다. 영국에서 좌식생활을 하는 인구의 비율 중 1% 감소함으로써 줄어든 사망률과 사망자 수의 연간 가치는 1.44 억(144억) 파운드로 추정되었다(매년 신체활동 하는 사람마다 평균 2,423파운드). 만약 노인들을 제외한다면, 이 수치는 4만 7천9백만 파운드 감소한다. 혜택 중에서 70%는 CHD의 발생이 감소한 사망자 수와 관련 있다.

정신적인 질병에 관한 예방 및 회복에서 심리적인 혜택에 대한 증거가 있지만, 이러한 효과에 대한 경제적 분석이 근거가 될 수 있는 정보가 양적으로 부족하다. 기존 녹지 공간에 부가적인 녹지 공간 제공 및 신체활동을 촉진하기 위한 프로그램으로부터 온 실이익은 예산지원, 장기간에 걸쳐 좌식생활을 하는 사람들의 행동 변화에 성공하는지에 따라 달려 있다.

녹지공간이 제대로 준비된다면, 녹지공간은 각종 오염물질을 흡수함으로써 건강 측면에서 다양한 혜택을 제공할 수 있다. 하지만 혜택의 규모에 대한 연구와 좀 더 자세한 연구를 해야 하는 것에 대한 이견이 있다.

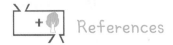

References

⋯▸ Alberini A, Cropper M, Krupnick A, Simon NB (2004) Does the value of statistical life vary with age and health status? Evidence from the US and Canada. J Environ Econ Manage 48:769–792

⋯▸ Alberini A, Chiabai A (2007) Urban environmental health and sensitive populations: how much are Italians willing to pay to reduce their risks? Reg Sci Urban Econ 37:239–258

⋯▸ Asken (2007) Appraisal of options to improve access to the English Coast. Report to Defra, London

⋯▸ Bateman IJ, Carson RT, Day B, Hanemann M, Hanley N, Hett T, Jones–Lee M, Loomes G, Mourato S, Ozdemiroglu E, Pearce DW, Sugden R, Swanson J (2002) Economic valuation with stated preference techniques: a manual. Edward Elgar, Cheltenham

⋯▸ Beckett PK, Freer–Smith P, Taylor G (1998) Urban woodlands: their role in reducing the effects of particulate pollution. Environ Poll 99:347–360

⋯▸ Beckett PK, Freer–Smith P, Taylor G (2000a) Effective tree species for local air–quality management. J Arboricul 26(1):12–19

⋯▸ Beckett PK, Freer–Smith P, Taylor G (2000b) The capture of particulate pollution by trees at five contrasting urban sites. Arboricultural J 24:209–230

⋯▸ Bender R, Jockel KH, Trautner C, Spraul M, Berger M (1999) Effect of age on excess mortality in obesity. J Am Med Assoc 281(16):1498–1504

⋯▸ Black DA, Kniesner TJ (2003) On the measurement of job risk in hedonic wages models. J Risk Uncertain 27(3):205–220

⋯▸ Bricker SK, Powell KE, Parashar U, Rowe AK, Troy KG, Seim KM, Eidson PL, Wilson PS, Pilgrim VC, Smith EM (2001) How active are Georgians? Georgian physical activity report. Georgia Department of Human Resources, Atlanta, Georgia

⋯▸ British Heart Foundation (2004) Statistics Database. www.heartstats.org

⋯▸ British Heart Foundation (2005) Economic costs web page. http://www.heartstats.org/homepage.asp

⋯▸ Broadmeadow MSJ, Freer–Smith PH (1996) Urban woodland and the benefits for local air quality. Department of Environment, HMSO, London

⋯▸ Brown WJ, Mishra G, Lee C, Bauman A (2000) Leisure time physical activity in Australian women: relationship with well being and symptoms. Res Quart Exerc Sport 71(3):206–216

⋯▸ Bullock CH (2008) Valuing urban green space: hypothetical alternatives and the status quo. J Environ Plan Manage 51:15–35

⋯▸ Cameron TA, DeShazo JR, Johnson EH (2008) Willingness to pay for health risk reductions: differences by type of illness. Working Paper. Department of Economics, University of Oregon, Eugene

⋯▸ Cavanagh J–AE, Clemons J (2006) Do urban forests enhance air quality? Austral J Environ Manage 13:120–130

⋯▸ Chilton S, Covey J, Hopkins L, Jones–Lee M, Loomes G, Pidgeon N, Spencer A (2002) Public perceptions of risk and risk based values of safety. J Risk Uncertain 25(3):211–232

⋯▸ Chilton S, Jones–Lee M, Kiraly F, Metcalf H, Pang W (2006) Dread risks. J Risk Uncertain 33:165–182

⋯▸ Consulting CJC (2004) Economic analysis of the contribution of the forest estate managed by forestry commission Scotland. Forest Comm, Edinburgh

⋯▸ Consulting CJC (2005) Economic benefits of accessible green spaces for physical and mental health: scoping study. Forest Comm, Edinburgh

⋯▸ Cohen DA, Ashwood JS, Scott MM, Overton A, Evenson KR, Staten LK, Porter D, McKenzie TL, Catellier D (2006) Public parks and physical activity among adolescent girls. Pediatrics 118(5):e1381–e1389

⋯▸ Department of Health (2004a). Choosing Health: making healthy choices easier. Department of Health, London

··· Department of Health (2004b). At Least Five a Week: evidence on the impact of physical activity and its relationship with health. Department of Health, London

··· Department of Health (2005). Choosing Activity: a physical activity action plan. Department of Health, London

··· Department of Health (1999) Economic appraisal of the health effects of air pollution. Ad-Hoc group on the economic appraisal of the health effects of air pollution. The Stationery Office, London

··· Department for Transport (2004) 2003 valuation of benefits of prevention of road accidents and casualties. Highways Economics Note No.1. DfT, London

··· Dochinger LS (1980) Interception of air borne particles by tree plantings. J Environ Qual 9:265–268

··· Donovan RG, Stewart HE, Owen SM, MacKenzie AR, Hewitt CN (2005) Development and application of an urban tree air quality score for photochemical pollution episodes using the Birmingham, United Kingdom, area as a case study. Environ Sci Technol 39:6730–6738

··· Donovan GH, Butry DT (2009) The value of shade: estimating the effect of urban trees on summertime electricity use. Energ Build 41:662–668

··· Drummond MF, Sculpher MJ, Torrance GW, O'Brian BJ, Stoddard GL (2005) Methods for the economic evaluation of health care programs, 3rd edn. Oxford University Press, Oxford

··· Ellaway A, MacIntyre S, Bonnefoy X (2005) Graffiti, greenery, and obesity in adults: secondary analysis of European cross sectional survey. BMJ 326:611–612

··· Entec UK (1999) Appraisal of options on access to the open countryside of England and Wales. Final report for the Department for Environment, Transport and the Regions. Defra, London

··· Forestry Commission (2010) Woodlands in and around towns programme (WIAT). http://www.forestry.gov.uk/wiat

··· Freeman PK, Kunreuther H (1997) Managing environmental risk through insurance. Kluwer, Dordrecht

··· Giles-Corti B, Broomhall MH, Knuiman M, Collins C, Douglas K, Ng K, Lange A, Donovan RJ (2005) Increasing walking: how important is distance to, attractiveness, and size of public open space. Am J Prev Med 28(2S2):169–176

··· Giles-Corti B, Donovan RJ (2002) The relative influence of individual, social and physical environment determinants of physical activity. Soc Sci Med 54(12):1793–1812

··· Government Strategy Unit (2002) Game plan: a strategy for delivering government's sport and physical exercise objectives. Government Strategy Unit, London. http://www.number-10.gov.uk/su/sport/report/sum.htm

··· Guite HF, Clark C, Ackrill G (2006) The impact of the physical and urban environment on mental well-being. Public Health 120:1117–1126

··· Haab TC, McConnell KE (2002) Valuing environmental and natural resources: the econometrics of non-market valuation. Edward Elgar, Cheltenham

··· Hartig T, Evans GW, Jamner LD, Davis DS, Garling T (2003) Tracking restoration in natural and urban field settings. J of Environmental Psychology 23:109–123

··· Health and Safety Executive (2004) HMRI specific cost benefit analysis (CBA) checklist. HSE, London

··· Health First Europe (2005) Medical technology leads to staggering reductions in care. http://www.healthfirsteurope.org/

··· Treasury HM (2009) The green book: appraisal and evaluation in central government. HM Treasury, London. http://www.hm-treasury.gov.uk/data_greenbook_index.htm

··· Humpel N, Owen N, Leslie E (2002) Environmental factors associated with adults' participation in physical activity: a review. Am J Prev Med 22(3):188–199

··· Joint Health Survey Unit (1999) Health Survey for England: cardiovascular disease 1998. The Stationery Office, London

··· Jones-Lee MW, Hammerton M, Philips PR (1985) The value of safety: results of a national sample survey. Econ J 95:49–72

··· Kaplan R, Kaplan S (1989) The experience of nature: a psychological perspective. Cambridge University Press, Cambridge

··· Krupnick A, Alberini A, Cropper M, Somon N, O'Brian B, Goeree R, Heintzelman M (2002) Age, health and the willingness to pay for mortality risk reductions: a contingent valuation survey of Ontario residents. J Risk Uncertain 24(2):161–186

⋯ Kuo FE, Sullivan WC (2001a) Environment and crime in the inner city: does vegetation reduce crime? Environ Behav 33(3):343–367

⋯ Kuo FE, Sullivan WC (2001b) Aggression and violence in the inner city: effects of environment via mental fatigue. Environ Behav 33(4):543–571

⋯ Liu JLY, Maniadakis N, Gray A, Raynor M (2002) The economic burden of coronary heart disease in the UK. Heart 88:597–603

⋯ McCartney R, Warner J, Iliffe S, van Haselen R, Griffin M, Fisher P (2007) The Hawthorne effect: a randomised controlled trial. BMC Med Res Methodol 7:30. doi:10.1186/1471-2288-7-30

⋯ McDonald AG, Bealey WJ, Fowler D, Dragosits U, Skiba U, Simth RI, Donovan RG, Brett HE, Hewitt CN, Nemitz E (2007) Quantifying the effect of urban tree planning on concentrations and depositions of PM10 in two UK conurbations. Atmos Environ 41:8455–8467

⋯ McPherson EG, Simpson JR, Peper PJ, Xiao Q (1999) Tree guidelines for San Joaquin Valley communities. Centre for Urban Forest Research, USDA Forest Service, Pacific Southwest Research Station, Department for Environmental Horticulture, University of California, Davis

⋯ Maas J, Verheij RA, Spreeuwenberg P, Groenewegen PP (2008) Physical activity as a possible mechanism behind the relationship between green space and health: a multilevel analysis. BMC Pub Health 8:206. doi:10.1186/1471-2458-8-206

⋯ Marin A, Psacharopoulos G (1982) The reward for risk in the labour market: evidence from the United Kingdom and a reconcilation with other studies. J Pol Econ 90(4):827–853

⋯ Milligan C, Bingley A (2007) Restorative places or scary places? The impact of woodland on the mental well-being of young adults. Health Place 13:799–811

⋯ Mitchell R, Popham F (2008) Effect of exposure to natural environment on health inequalities: an observational population study. The Lancet 372:1655–1660

⋯ Munro J, Brazier J, Davey R, Nicoll J (1997) Physical activity for the over-65s: could it be a cost-effective exercise for the NHS? J Pub Health Med 19:397–402

⋯ Mutrie N, Carney C, Blamey A, Crawford F, Aitchison T, Whitelaw A (2002) "Walk in to Work Out": a randomized controlled trial of self help intervention to promote active commuting. J Epidemiol Community Health 56:407–412

⋯ National Statistics (2002) Census 2001: First results on population for England and Wales. The Stationery Office, London

⋯ Natural England (2008) Walking the way to health. http://www.whi.org.uk/

⋯ National Centre for Chronic Disease Prevention and Health Promotion (1999) Physical activity and health: a report of the Surgeon General. NCCDPHP, United States Department of Health and Human Services, Washington DC

⋯ NICE (2006) Modeling the cost-effectiveness of physical activity interventions. Matrix Research and Consultancy Report to National Institute for Clinical excellence

⋯ Nielsen TS, Hansen KB (2007) Do green areas affect health? Results from a Danish survey on the use of green area and health indicators. Health Place 13:839–850

⋯ Northern Ireland General Register Office (2003) Health Statistics for Northern Ireland. NIGRO, Belfast

⋯ Office for National Statistics (2000) Key health Statistics from General Practice 1998: analyses of morbidity and treatment data, including time trends England and Wales. The Stationery Office, London

⋯ Office for National Statistics (2003) Deaths registered by cause and area of residence. ONS, London

⋯ Powe NA, Willis KG (2004) Mortality and morbidity benefits of air pollution (SO2 and PM10) absorption attributable to woodland in Britain. J Environ Manage 70(2):119–128

⋯ POST (2001) Health benefits of physical activity. Postnote Number 162. Parliamentary Office of Science and Technology House of Commons, London

⋯ Powell N (2005) The Chopwell wood health pilot project. Countryside Recreation 13:8–12

⋯ Pretty J, Peacock J, Hine R, Sellens M, South N, Griffin M (2007) Green exercise in the UK countryside: effects on health and psychological well-being and implications for policy and planning. J Environ Plan Manage 50(2):211–231

⋯ Ryan M, Skåtun D (2004) Modeling non-demanders in choice experiments. Health Econ 13:397–402

⋯ Scotland General Register Office (2003) Scottish health statistics 2000. Scottish Executive, Edinburgh

⋯ Sox HC, Blatt MA, Higgins MC, Marton KI (1988) Medical decision making. Butterworths, Boston, MA

⋯ Stewart H, Owen S, Donovan R, MacKenzie R, Hewitt N (2002) Trees and sustainable urban air quality. Centre for Ecology and Hydrology, Lancaster University

⋯ Sugiyama T, Leslie E, Giles-Corti B, Owen N (2007) Associations of neighborhood greenness with physical and mental health: do walking, social coherence and local social interaction explain the relationships? J Epidemiol Commun Health 62:e9

⋯ Swales C (2001) A health economics model: the cost benefits of the physical activity strategy for Northern Ireland – a summary of key findings. Economics Branch, Department of Health, Social Services and Public Safety for the Northern Ireland Physical Activity Strategy Implementation Group. Belfast

⋯ Townshend T, Lake AA (2009) Obeseogenic urban form: theory, policy and practice. Health Place 15:909–916

⋯ Ulrich RS (1984) View through a window may influence recovery from surgery. Science 224:420–421

⋯ US Department of Health and Human Services (1996) Physical activity and health: a report of the Surgeon General. Atlanta, GA: U.S. Department of Health and Human Services, Center for Disease Control and Prevention, National Center for Chronic Disease Prevention and Health Promotion. 1996. http://www.cdc.gov/nccdphp/sgr/chap4.htm

⋯ Van den Berg AE, Koole SL, van der Wulp NY (2003) Environmental preferences and restoration: (how) are they related? J Environ Psychol 23:135–146

⋯ Van Houtven G, Powers J, Jessup A, Yang J-C (2006) Valuing avoided morbidity using meta-regression analysis: what can health status measures and QALYs tell us about WTP? Health Econ 15:775–795

⋯ Vargas KE, McPherson G, Simpson JR, Peper PJ, Gardner SL, Xiao Q (2007) Temperate interior west community tree guide: benefits, costs, and strategic planting. USDA Forest Service, Pacific Southwest Research Station, General Technical Report, PSW-GTR-206, Albany, California

⋯ Viscusi WK, Aldy JE (2003) The value of statistical life: a critical review of market estimates throughout the world. J Risk Uncertain 27(1):5–76

⋯ Walker S, Colman R (2004) The cost of physical inactivity in Halifax regional municipality. General progress index for Atlantic Canada: measuring Sustainable Development, Halifax, Nova Scotia

⋯ Wang G, Macera CA, Scudder-Soucie B, Schmid T, Pratt M, Buchner D (2004) Cost effectiveness of a bicycle/pedestrian trail development in health promotion. Prev Med 38(2):237–242

덧붙이는 말
- 문화적 다양성에 대한 표현으로써의 경관과 건강

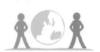

경관에 대한 다양한 표현과 자연에 대한 사람들의 인식은 그들의 문화를 반영한다. 도시나 전원에서, 사회적인 필요와 선호도에 따라 변형된 경관을 인식하고 받아들이는 것은 그 공간에 오랫동안 거주하는 사람들의 정체성, 건강, 웰빙을 이루는 중요한 영역이다. 사람이 어디에서 거주하든 사람들은 자연을 그들의 문화로써 이용하게 된다(Seeland 1997). 다시 말해서, 사람들은 자신들의 문화를 만들어가기 위해 필연적으로 자연을 변형하게 된다. 이러한 과정은 실질적이면서도 상징적이다.

:: 옮김 – 고진강 (서울대학교 간호대학 교수)
• 클라우스 시랜드 (Klaus Seeland) 스위스 취리히 기술연방연구소

⋯▶ 들어가는 말

경관에 대한 다양한 표현과 자연에 대한 사람들의 인식은 그들의 문화를 반영한다. 도시나 전원에서, 사회적인 필요와 선호도에 따라 변형된 경관을 인식하고 받아들이는 것은 그 공간에 오랫동안 거주하는 사람들의 정체성, 건강, 웰빙을 이루는 중요한 영역이다. 사람이 어디에서 거주하든 사람들은 자연을 그들의 문화로써 이용하게 된다(Seeland 1997). 다시 말해서, 사람들은 자신들의 문화를 만들어가기 위해 필연적으로 자연을 변형하게 된다. 이러한 과정은 실질적이면서도 상징적이다. 사람들의 인식, 믿음, 가치는 자연경관에 대한 계획에서 물질적 또는 비물질적으로 표현되거나 자연에서 숲, 공원, 탁 트인 경관 등과 같은 어떤 요소에 대한 선호도로 나타난다.

때때로 경관 속에 문화가 부호화되어 들어가고 이로 인해 경관이 개조되는 과정은 경관을 사용하고 관리해야 할 새로운 계획이나 필요 때문인 경우들이 있다. 부호화되어 있는 문화적 개념들을 이해하기 위해서는 이들을 읽고 해석해야 한다. 따라서 경관은 모든 삶의 세계를 나타내고 있고, 자연환경에 대한 이해는 그 안에 부호화되어 들어있는 사회적 본질을 해독해야만 가능하다. 따라서 자연환경에 대한 이해는 세상의 다양한 문화적 경관을 읽고 해독하기 위한 열쇠가 필요하다.

경관은 자연적 사회적 환경 그리고 건설된 환경을 포함하는 현상이다. 이러한 환경은 끊임없이 형태를 형성하고 재형성한다. 경관은 정치권력 그리고 경제발전에 대한 열망이 표출되는 공간으로 그 속에 사는 사람들과 많은 이해관계가 얽힌 역동적인 집합체이다. 예를 들면, 원시 상태의 땅이 농지로 변형되거나 급속한 도시화로 건설로 만들어지는 환경의 확대가 이루어져 경작지가 건축용지로 변형되는 것은 경관의 사회문화적 변화를 의미한다. 이러한 변화는 문화적, 생물학적 다양성 범위와 그 지역의 지리적, 기후적 제한 내에서 일어난다.

또한, 경관은 그 지역의 정치적 역사와 물질문화를 나타낸다. 경관은 그 지역 거주민들의 문화적 성격, 기질, 심미적 취향, 선호하는 생활양식뿐만 아니라 경제적 잠재력을 반영한다. 경관에 대한 계획에 있어 중심 테마로써 이러한 요소들을 평가하는 일은 미래에 다양한 문화적 그룹들과 사회 각 계층의 기대에 부응하는 데 필수적이다.

···▶ 경관과 근대적 삶의 방식에서의 과제

경관 미학(landscape aesthetics)은 특정시점에서의 지역 거주민들의 문화적 가치, 경제, 정치적 집단들을 반영한다(Sheppard와 harshaw 2000). 경관 미학은 일반적으로 사람들이 어떻게 특정 경관과 상호작용하는지에 따라, 그리고 특정 경관이 사람들의 사회적 활동에 내재되어 있는지 또는 반대로 사회적 활동이 특정 경관에 뿌리박고 있는지에 따라 결정된다. 지역과 국가적 정체성에 대한 문화적 메타포로써 인식되는 경관—예를 들면 호수, 산, 숲, 도시 등—은 고유한 조화를 만들어 낸다. 경관의 미에 대해 대중들이 높은 기준을 가진다는 것은 그들의 정서적 문화적 애착이 높은 수준임을 나타내며 이것이 경관을 통해 가시화됨을 의미한다.

플래처(1995)는 어떤 경관이 누구에게 무엇을 의미하는가에 대한 이해에 있어 공통된 견해는 존재하지 않는다고 주장한다. 더 넓은 공간에는 무수한 문화와 문화적 유산들이 있기 때문에 경관은 항상 파악하기 불분명한 이해하기 어려운 부분이 있다고 말할 수 있다. 하나의 공통적이고 통일된 공간에서 경관은 사회적 다양성을 반영한다. 사회적 문화적 가치와 미학은 경관의 분위기와 경관이 사람들에게 주는 영향을 반영하는 고유한 특성을 가진 표지물들에 노출되어 있다. 따라서 모든 경관은 사회 문화적으로 정의될 수 있고, 경관이라는 다양한 현상은 이러한 경관 현상을 자연스럽게 여기는 특정 삶의 방식과 행동규범과 관련되어 있다.

···▶ 문화적 구성체로서 자연에 가까운 경관

경관은 자연에 대한 문화적 해석이며 인간정신에 의해 구현된 구성체이다. 인간의 정신은 인간의 지위와 지위와 관련된 사회적 제도를 정의한다. 이런 의미에서 경관은 항상 경관과 그곳에 사는 사람들 간의 사회적 관계를 나타낸다. 일반적으로 경관을 얘기할 때, 농부가 마음속에 "자신의 경관"을 가지고 있는 것처럼, 생태운동가와 환경운동가는 과거의 경관이 어떠했다거나 또는 미래의 세대에게는 경관이 어떠해야 한다는 마음속의 이미지를 가지고 있을 수 있다. 경관은 물리적으로는 같을지 모르지만, 환경에 대한 개인적인 체험이므로 사람들은 서로 다른 방식으로 인식하게 된다.

모든 경관에는 장단기적 변화가 있다. 공업화의 대량생산 체제가 농부와 장인을 내몰고, 도시의 라이프스타일이 일반적 현상이 되어가며, 문명화가 퍼져나감에 따라 자연은 위협받고 사라진다. 대부분이 혜택이라고 여기는 기술적 진보가 환경의 탈자연화현상을 동반하게 된다. 생활 수준이 향상될수록 더 많은 오염이 일어나고 생물 다양성이 감소한다. 이러한 맥락 속에서 문화적으로 구현된 구성체가 의미하는 것은 무엇일까? 문화적 구성체란 공적 관계 속에 살아가는 사람들이 그들 문화에 있어 대표성을 띤다고 여겨 문화적 실재 (cultural reality)라고 인정하는 어떤 것이다. 자연 미관 및 문화유산 보존과 같은 기준들은 전통과 사회관습을 의미하는 법률 또는 규칙과 일치한다. 또한, 이러한 기준들은 당연하라는 가정에 기초한다. 오늘날처럼 경제적으로 발전된 사회에서도 자연에 가까운 것은 공통으로 가치 있는 것으로 여겨지고, 반면 자연과 먼 것은 바람직하지 못한 것으로 여겨진다. 따라서 어떤 경관이 생산적인가 보호받고 있는가, 또는 그것이 관리되고 있는 경관이거나 아니거나 관계없이, 자연에 가까운 경관, 즉 자연적인 경관인 것처럼 보이는 가는 중요하다.

⋯▶ 문화, 휴양과 건강, 웰빙

도시 중산층이 생각하기에 적절하다고 생각하는 생활방식을 만족하는 것은, 지속해서 증가하고 있는 도시화 경향에 도전되고 있다. 적절하다고 여겨지는 생활패턴이란 스포츠 시설, 놀이공원, 전원식당 등을 갖춘 도시근교 휴양지를 이용하며 사는 생활을 말한다. 건강과 아름다움은 몸과 마음의 중요한 결합물이다. 온천경관 지역은 몸과 마음의 통합적 결합이 가능한 곳이며, 방문객들에게 건강과 아름다움이라는 가치를 제공하게 된다. 건강과 아름다움은 같은 사회계층 내에서 상호 소통되는 가치이며, 사회적 자존감과 사회계급을 결정하는 중요한 지표이다. 맑은 날이 많다거나 멋진 경치, 적은 소음 등과 같은 경관의 장점들은 그 지역 사람들이 지역 정체성 및 유대감을 가지도록 하고, 경관의 장점이 별로 없는 다른 지역 사람들의 동경을 받게 한다. 다른 경관에 비해 뛰어난 경관은 높은 삶의 질을 결정하는 하나의 기준이 된다. 이러한 기준은 경관에 대한 계획에서의 문화적 선호도와 중요도 인식과 관련이 있다. 도시 외곽 또는 도시 근교의 녹지대에 주거지를 마련할 수 없는 저소득층이나 중산층의 경우, 그들이 누릴 수 있는 문화적으로 다양한 수준과 형태의 경관을 조성하는 것은 그들의 건강과 휴양에 매우 중요한 영향을 준다. 따라서 휴양할 수 있는 경관은 잠재적으로 인구의 건강상태에 기여하고 나아가 건강부문의 비용을 절감하게 하므로, 사회 전체에 거시경제학적 이득을 가져온다.

⋯▶ 경관과 다양성

경관은 문화적 다양성과 생물 다양성에 의해 특징지어진다. 비슷한 경관을 보는 것 같아도 결코 서로 같지 않다. 기술과 소비자 기호의 국제적 표준화 경향이 뚜렷한 세계화의 시대에 다양성은 흔치 않은 특성이며 독특한 가치이다. 문화적 다양성은 다른 문화와 차별되는 문화적 양식의 형태이다(Benedict 1989). 지리적 장소가 그 자체로 차별화되는 것처럼 문화도 서로 차별화된다. 그러나 문화적 동화와 문화의 수용은 예로부터 오늘날까지 있었다. 문화적 다양성을 유지하는 일은 과거 지리적으로 고립되어 있어 문화 간의 교류가 거의 없었던 시대보다 세계화된 오늘날에 더욱 까다로운 일이 되었다. 문화적 정체성은 다른 문화로부터의 차별성인 동시에 고유한 장소나 거주환경에 대한 반응이기도 하다. 많은 문화가 하나의 거주지역에 존재할 수는 있으나 문화적으로는 서로 차별화된 반응을 나타낸다. 그렇다면 거주환경이 문화적 차별성을 만들지 않는다면 무엇이 하나의 문화를 다른 문화로부터 구분할 수 있는 차별성을 만드는 것일까? 이것은 환경학에서 몇 세대 동안 논의되어 온 질문이다(Milton 1996). 이는 환경결정론과 문화결정론 사이에서 논란이 되어 왔고 결론적으로 이 두 관점이 융합된 담론이 생성되었다. 이 질문에 대한 가장 설득력 있는 해답은 특정 문화는 하나의 경관을 다른 문화와 다르게 인식하고, 해석하며, 이해한다는 것이다. 경관이 물리적으로 동일하게 존재할지라도 그들의 의미와 감성적 특성은 문화적 배경에 따라 서로 다르게 인식된다.

┄▶ 문화적 다양성과 건강에 좋은 경관

경관은 어디에나 있는 현상이다. 세상에 경관이 없는 곳은 없다. 이 사실과 유사하게 건강은 줄곧 세상 어디에서나 존재해온 인간의 욕구이다. 급속한 도시화와 함께 어떤 문화에서든지 녹색의 건강한 환경이 점점 줄어들고 있다. 도시 중심부에서 건강한 주변 환경을 찾는 것은 사치스러운 일이며, 건강한 주변 환경인 경관은 거리가 멀어서, 경관을 이용함으로써 채워지는 웰빙의 욕구는 쉽게 만족하기 어렵다. 기술적으로 진보된 사회에서는 조만간 실내 중심의 생활양식과 온라인 리얼리티인 사이버 세상으로의 도피가 주를 이룰 것이다. 대도시 밖의 경관들은 주말과 휴일에 도시민들의 방문을 받고, 전원 지역은 로맨틱하지만 더 이상 실제는 아닌 라이프스타일을 상징한다. 도시민들은 경관을 마치 옥외박물관이나 휴양지를 찾는 것처럼 방문한다. 그런데 경관에 부호화된 상징적 문화적 가치는 말할 것도 없고, 경관과 관련된 지식과 지혜는 어떻게 되었는가? 자연과 경관에 대한 교육—다시 말해서 어떻게 경관을 '읽고' 그리고 해석하는가를 배우는 것—도 언젠가 현재의 환경교육처럼 시행할 것인가? 후기 산업사회에서 자연과 경관으로부터의 소외, 그리고 경관에 내재된 가치(건강 혜택 또는 휴양이라는 의미 이상의 가치)로부터의 소외는 문화 그 자체에 대한 위협이 될 것이다. 경관의 의미를 이해하지 못하는 사회는 문화적 유산을 잃는 것이며 미래 세대에게 전할 메시지를 잃는 것이다. 그러면 경관은 기억 속의 경관이 될 것이며, 경관을 적극적으로 활용하지 못하던 시대적 단계에 머물게 될 것이다. 그리고 경관관리는 보존의 영역이 되어서 계획된 자연지대 또는 상당한 자본이 투입되어 사회의 '정원'으로써 관리되는 자연지대가 만들어질 것이다. 이때 경관의 정원사는 과거의 미학적 심상을 기준으로 경관을 관리하게 되고, 경관을 주요한 생산적 영역으로 인식하며 관리하지는 않을 것이다.

경관 설계와 경관 치료 영역의 연구에서, 경관과 정원은 건강과 관련된 특성이 있으며, 다양한 형태의 치유에 효과적으로 사용될 수 있음이 보고됐다. 그러나 지금까지 경관과 정원의 문화적 측면은 연구자들이나 행정가들로부터 거의 주목을 받지 못했다. 문화적 측면은 내재되어 있는 속성이지만, 경관의 디자인과 계획에서 문화의 역할을 구체적으로 규명하는 일은 필요하다. 식물과 동물, 인간의 상호연결은 어떤 문화의 발전과정에 필요한 요소이며, 과거에 또한 대중요법 출현 이후 여전히 의학 역사의 한 부분을 차지하고 있다. 동일한 현상은 경관의 치유속성을 설명하는 근래의 연구에서도 볼 수 있다. 경관의 치유속성은 경관의 내재된 치유능력―스트레스, 알츠하이머병, 소진 증후군, 치매, 장애, 일반적인 노인 치유능력―에 대한 문화적 인지 및 해석과 관련되어 있다(Grahn와 Stigsdotter 2003). 비교역학에서는 질병의 범위와 확산이 지리적으로 다르고, 사회의 발전 상태에 크게 영향을 받는다고 설명한다. 후기산업사회에서는 사람들이 자연적인 방식과는 동떨어진 방식으로 생활하므로, 지난 수십 년간 경관과 정원 치료의 중요성이 증가했다. 이용자들의 문화적 배경과 상관없이, 경관은 휴양을 원하고, 매일의 분주함에서 벗어나고 싶어 하며, 질병으로부터 회복하고자 하는 사람들에게 서비스를 제공해왔다. 이용자, 관람객 또는 경관의 소비자는 비록 경관의 역사와 의미를 알아채고 해독하지 못할지라도 경관의 문화적 콘텐츠를 느낄 수 있다. 따라서 경관의 문화적 다양성은 낯선 방문객의 인식을 풍요롭게 함을 의미한다. 그것은 자신의 문화적 영토에서 동물, 식물, 사람 세계에 대해 새로운 경험을 할 기회이다(Selin 2003). 경관에서 마주치는 일반적이지 않은 것 또는 새로운 것은 그 결과를 예측하기 어렵다. 특히 누군가가 경관을 방문함으로부터 오는 건강효과를 기대한다면 결과의 예측이 어렵다. 경관이 누군가에게 치유적 특성을 나타낼 것인가는 대체로 경관의 특성과 사람의 수용성 간의 상호반응으로 결정된다. 사람의 수용성은 문화에 대한 개방성과 다양한 경관에 숨겨진 메시지를 흡수하는 정도로 표현할 수 있다. 경관을 읽고, 해석하고, 이해해서 경관에 숨겨진 암호화된 메시지를 밝히는 것은 건강의 회복을 위한 중요한 요소이다.

⋯▶ 결론

위에서 언급한 이유로 인해 어떤 경관을 보았을 때 사람들은 자동으로 문화적 다양성을 마주하게 된다. 경관의 다양한 가치 영역들은, 가장 뛰어난 경관들을 세계 문화유산으로 지정하는 일에 도움이 된다. 세계 문화유산들은 다양성에 대한 가치를 우선으로 하기에 고유함을 나타내고 있다. 경관에 있어서 문화에 대한 관심은 태곳적부터 문화의 성쇠에 따라 무의식적으로 또는 의식적으로 발전해 왔다. 근대화에 있어 문화적 다이내믹스는 세계 도시들이 표준화된 방식으로 환경을 조성하도록 하였다. 따라서 표준화된 도시에 비해, 다양한 모습의 전원 경관들은 문화적 정체성과 국가의 특성을 반영하는 지표가 되었다. 근대적 생활방식으로 살아가는 도시민들의 신체적 정신적 건강은 사회적 과제로 인식됐고, 근대적 생활방식은 후기 산업사회의 미래에 대한 광범위한 위해로 작용한다. 건강한 환경을 만들기 위해서는 경관을 디자인하면서, 오랫동안 다소 고립되었던 지역의 자생적인 경관 디자인의 모방에 관심을 가지고 고려할 필요가 있다.

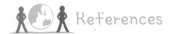 References

⋯→ Benedict R (1989) Patterns of culture. Houghton Mifflin, Boston, MA

⋯→ Burnett JD (1997) Therapeutic effects of landscape architecture. In: Marberry SO (ed) Healthcare design. Wiley, New York, pp 255 – 274

⋯→ Gerlach-Spriggs N, Kaufman RE, Warner SB jr (1998) Restorative gardens: the healing landscape. Yale University Press, New Haven

⋯→ Grahn P, Stigsdotter UA (2003) Landscape planning and stress. Urban Forest Urban Green 2:1 – 18

⋯→ Milton K (1996) Environmentalism and cultural theory. Exploring the role of anthropology in environmental discourse. Routledge, London

⋯→ Plachter H (1995) Functional criteria for the assessment of cultural landscapes. In: van Droste B, Plachter H, Rössler M (eds) Cultural landscapes of universal value. components of a global trategy. G. Fischer, Jena, pp 393 – 404

⋯→ Sachs N (2003) Healing landscapes. ArcCA 03(4):36 – 39/51

⋯→ Seeland K (ed) (1997) Nature is culture. Indigenous knowledge and socio-cultural aspects of trees and forests in non-european cultures. Intermediate Technology Publications, London

⋯→ Selin H (ed) (2003) Nature across cultures. Views of nature and the environment in non-western cultures. Kluwer, Dordrecht

⋯→ Sheppard SRJ, Harshaw HW (eds) (2000) Forests and landscapes. Linking ecology, Sustainability and Aesthetics. CABI, Wallingford

⋯→ Tyson MM (1998) The healing landscape: therapeutic outdoor environments. McGraw-Hill, New York

⋯→ Ulrich RS (1979). Visual landscapes and psychological well-being. Landscape Res 4/1:17 – 23

⋯→ Ulrich RS (1986) Human responses to vegetation and landscapes. Landscape Urban Plan 13:29 – 44

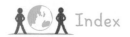Index

알파벳

ANGELO framework · 257

COST Action · 17, 18, 19, 20

COST-Action E-39 · 17

CWH(Chopwell Wood Health) 프로젝트 · 469, 470

DMBA · 68

DPSEEA(Drivers, Pressures, States, Exposure, Effects, Action 드라이버, 압력, 국가, 노출, 효과, 행동) · 426, 427

DSM-IV · 405

EQ-5D(Euro QOL) · 406

G0/G1 세포주기 정지 · 92

G2/M 세포주기 정지 · 92

GWB(GeneralWell-Being) · 406

HAD(Hospital Anxiety와 Depression scale) · 405

IBA · 316

ICAM(세포내 유착 분자) · 71

ICD-10 · 405

IDGO(Inclusive design for getting outdoors, 야외 활동에 대한 포괄적인 디자인) · 219, 244

IPAQ(International Physical Activity Questionnaire) · 260

MARDS · 405

MIND(영국의 정신 건강 자선단체) · 430

MNU · 68

NGO(non-governmental organization) · 290

NK세포(자연살해세포) · 79

SCI-93 · 405

sub-G1 DNA · 92

ㄱ

가상적 나무 평가(VTA) · 108

가스 크로마토그래피(gas chromatography-GC)) · 66, 67

간사 · 435

감작 · 119

감정적 각성 · 342

개입연구 · 285

거담제 · 91

건강 · 안전행정부(Health and Safety Executive, HSE) · 458

건강으로 가는 길 걷기(Walking to the Way to Health-WHI) · 241, 357, 358, 359

건생식물 · 49

경관 미학 · 487

경쟁신호모델 · 277

경제개발협력기구(OECD) · 29

고밀도 지질단백질(HDL) · 71, 81, 95

고창 · 91

고초열 · 105

고효율 스트리닝 프로토콜 · 66

골격근 · 252

골리효과 · 37

골세포 · 68, 72

공간척도 · 283

과밀화 · 24, 31, 174

관상 동맥성 심장병(Coronary Heart Disease,
CHD) · 450, 452, 454, 455, 456, 457, 460,
461, 462, 480

구성주의 · 421, 422

구진 · 134, 135, 138, 140, 145

국내총생산(GDP) · 451, 458

국민건강보험(National Health Service,
NHS) · 456, 477, 483

국제임업연구기관연합(IUFRO) · 39, 202, 293

궤양 박테리아(Helicobacter pyroli) · 83

그램 양성 · 77, 78, 81, 82, 92

그램 음성 · 77, 81, 82

근적외선 분광법(Near Infrared-Spectrometry,
NT-MIR) · 66

기회 요인 · 19

내인성 에스트로젠 수용체(ER) 표적 유전자
(end point assays) · 67

노지(露地) · 472

뉴클레오솜 · 92

다각화 · 221

단면연구 · 285

단목 · 41

담자균류 · 78

대조군 · 278, 279, 402, 428

대조실험 · 287

대처 소통 접근 · 383, 385

도시 스프롤((urban sprawl) 현상 · 291

도시 열섬(urban heat island, UHI) 현상 · 46,
47, 479

도시, 나무, 공기의 질적 점수(Urban Tree Air
Quality Scores, UTAQS) · 475

디스크 확산법 · 77

랭커셔 테스트(Lancashire test, LLKP) · 406

레피도테리즘 · 142, 143, 145

루르 지역 연합(RVR) · 316, 318

리그난 7-히드록시메타이레시놀(lignan
7-hydroxymatairesinol, HMR) · 23, 60, 83,
85, 86, 87, 482

만보계 · 242

매균설 · 169

면역 글로블린E(IgE) · 118, 119, 138

면역조절인자 · 78, 79, 80

모노메딜하이드레진(MMH) · 127

모세관 전기영동(capillary electrophoresis,
CE) · 66

무작위 대조군 연구(randomized controlled trial,
RCT) · 402

문화결정론 · 490

미국 식품청(US FDA) · 85, 87

미기후 · 301

미세먼지(PM) · 26, 47, 48, 49, 473,
　474, 475, 476, 479, 480
미적 영향 이론 · 24
미학적 정서 치유 이론 · 381
민감성 종점 · 69

ㅂ

바이오매스 · 48
박층 크로마토그래피(thin-layer
　chromatography-TCL) · 66
반상반응 · 138
발적제 · 91
방사열 · 314
방선균 · 77
벌채 · 38
부생균 · 72
분석하지 않은 비율(CR) · 456
불투수성 · 46
비용지불의사(Willingness-to-Pay, WTP) ·
　451, 452, 457, 458, 459, 460, 461, 462, 466,
　471, 472, 479
비용—편익 · 29
비용효과분석(Cost Benefit Analysis, CBA) · 406,
　450, 451, 472
비용효용분석(Cost Utility Analysis, CUA) · 406,
　450
뼈보호단백질(osteoprotegerin, OPG) · 68

ㅅ

사회경제적 지위(SEP-socioeconomic
　position) · 283, 348

사회적 원예치료(STH) · 398
사회적 편익 · 20, 31, 38, 346
삶의 질을 고려한 여명(Quality-adjusted life-
　year, QALY) · 51, 406, 451, 479
삼각검증법 · 403
상관관계접근법 · 290
상관연구 · 266, 285
상대적 위험(Relative Risk, RR) · 453, 454, 457
상피세포 · 73
생리활성물질 · 59, 64, 93
생명애(biophilia) · 178, 179, 180, 380, 427
서맥 · 127, 132
선충 · 113, 114, 151
선형동물 · 115
세계보건기구(WHO) · 21, 60, 61, 64, 152, 165,
　166, 213, 214, 264, 265, 342, 373, 392, 427
세계보건기구의 건강의 의미(WHO-HFA
2002) · 44, 50
세계식물보존연합(IUCN) · 64
세포 생존 분석(a cell viability assay, MMT
　assay) · 67
세포계 · 79
세포소멸(apoptosis) · 92
소수의 집단(Population Attributable Fraction,
　PAF) · 452, 453, 454
송진(PR) · 72, 73
송진연고(PRO) · 73
수문학 · 45, 46
수포반응 · 138
스트레스 감소이론(stress reduction theory, SRT)
　· 277, 281

식균작용 · 73

신뢰구간(Confidence Interval, CI) · 453

신호법 · 68

실외 건강 질문지(Outdoor Health
　　Questionnaire-OHQ) · 359

아나필락시스 · 138

아테로제니시스 · 75

압액체 크로마토그래피(high-pressure liquid
　　chromatography-HPLC) · 66

앤지우데마 · 138

야외 레크리에이션 자원심의회(ORRRC-
　　Outdoor Recreation Resources Review
　　Commission) · 175, 206

약용 식물에 대한 우수 농산물 및 수집 방법
　　(GACP) · 64, 100

양가감정 · 350, 351, 363

언트로우믹 · 243

에스트로게너서티 · 69

엠사경관공원(The Emscher Landscape Park,
　　ELP) · 316

엠사하수연합(EG) · 316

연령 표준화율(Age Standardised Rate, ASR)
　　· 456, 458

연역적 · 221

연작류 · 133

열응력 · 44

영년변화 · 289

예방 가능한 사망자의 가치(Value of Preventable
　　Fatality, VPF) · 457, 458, 477

예상-피난처 이론 · 181, 182, 183

오물(부패)이론(pythogenic theory) · 375

올레오레진 · 89

외생균근 · 77

용량반응관계(dose-response relationship)
　　· 263, 282, 285, 286

원생동물 · 77, 114, 115, 132, 136, 151

원예치료(HT) · 23, 171, 212, 212, 216, 222, 376,
　　377, 382, 385, 391, 398, 400

원예치료협회(the American Horticultural
　　Therapy Association, AHTA) · 400

위치대용 · 285

유럽과학기술협의체(The European Cooperation
　　in Science and Technology, COST) · 17, 18,
　　19, 20, 32

유병률 · 416, 456, 457

유엔식량농업기구(FAO) · 39

유엔환경개발회의(UN Conference on
　　Environment and Development,
　　UNCED) · 38, 43

의존적 평가(Contingent Valuation, CV) · 457,
　　458

이소성 · 68

이종결합 · 113

인간 직업 모델(The Model of Human
　　Occupation, MOHO) · 382, 450

인수공통전염병 · 153

임무 수행의 국제 분류(International
　　Classification of Functioning, ICF) · 405

ㅈ

자연 천이 · 50

장소감 · 436

장애 요인 · 19

장애보정손실연수(Disability Adjusted Life
　　Years, DALYs) · 373

저밀도 지질단백질(LDL) · 71, 75, 83

적외선 분광법(Mid-Infrared-Spectrometry,
　　FT-MIR) · 66

전향 · 280, 305

접합분자 · 68

정신진화 이론 · 187

정적 통합 방법(SIM, Static Integrated
　　Method) · 109

정적 통합 평가(SIA, Static Integrated
　　Assessment) · 109

종단적 연구 · 290, 413

종양괴사인자(TNF-α, tumor necrosis
　　factor-a) · 71

좌업(坐業) · 253

주의력 결핍 장애(Attention Deficit Disorder,
　　ADD) · 282, 287, 414

주의회복이론(attention restoration theory,
　　ART) · 24, 188, 190, 276, 277, 383, 428

중합체 · 185

증거기반의학(Evidence-Base Medicine,
　　EBM) · 399

지역사회 임업(Community forestry, CF) · 52

직업 자체 평가(Occupational Self Assessment,
　　OSA) · 405

ㅊ

차이트게버(zeitgeibers; 체내(體內) 시계의 주기
　　에 영향을 주는 외적 인자) · 170

천명 · 138

체질량지수(BMI) · 275, 450, 453

초과 사망의 경우(Excess Morbidity Case,
　　EMC) · 456, 457, 458

초본류 · 23

촌충 · 91, 152, 153

총 기분장애(Total Mood Disturbance,
　　TMD) · 465

총괄기능평가 척도(Global Assessment of
　　Functioning, GAF) · 405

ㅋ

칸타리즘 · 146

퀘이얀 골격 · 77

크로마토그래피 · 66, 67

키오스 매스틱 껌(CMG) · 74, 75

ㅌ

탄소격리 · 49

통계적 질병 개요의 값(the Value of a Statistical
　　Illness Profile, VSIP) · 459, 460

통계적인 삶의 가치(Value Of a Statistical Life,
　　VOSL) · 457

ㅍ

파이토테라피 · 124

편재 · 185

편절 · 153

포말전염설 · 169, 172, 375

표준 인용 겜블(Standard Reference Gamble,
  SRG) · 451

표준화된 사망률(Standardized Mortality Ratios,
  SMRs) · 450

프랙털 구조 · 184, 185, 186, 191

피부 전도계수 · 405

피부병변 · 146

피쿠스 소닉 단층촬영(Picus Sonic
  Tomograph) · 109

ㅎ

하층토 · 46

한계수확 · 285

핵자기공명(nuclear magnetic resonance) · 66

행동의 의미 범위 이론 · 24

혈관세포 유착 분자(vascular cell adhesion
  molecules, VCAM-1) · 71

혐기성 미생물 · 73

협착증 · 140

환경결정론 · 490

활동자극용량 · 285

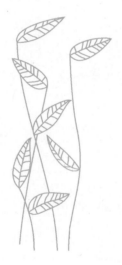

저자 및 편집자

키엘 닐슨 K. Nilsson _ 덴마크 코펜하겐 대학 숲경관연구소

마르쿠스 생스터 M. Sangster _ 영국 에딘버러 토지경관연구소

크리스토스 갈리스 Christos Gallis _ 그리스 테살로니키 산림연구소

테리 하티그 Terry Hartig _ 스웨덴 웁슬라 대학 주택및도시조사연구소

시에프 드 브리에스 Sjerp de Vries _ 네덜란드 와그닝헨 알테라연구소

클라우스 시랜드 Klaus Seeland _ 스위스 취리히 기술연방연구소

재스퍼 쉐퍼리진 Jasper Schipperijn _ 덴마크 남부대학 스포츠과학연구소

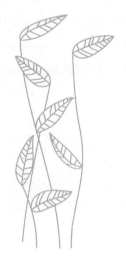

역자 소개

신원섭 _ 충북대학교 산림학과 교수, 산림치유학 전공
　　　　토론토대학교 임학 박사

고진강 _ 서울대학교 간호대학 교수
　　　　워싱턴 주립대학교 간호학 박사

노수림 _ 전, 고려대 통합의학센터 연구원
　　　　미국 일리노이 대학교 교육심리학 박사

박범진 _ 충남대학교 산림환경자원학과 교수
　　　　도쿄대학교 농학 박사

방경숙 _ 서울대학교 간호대학 교수
　　　　서울대학교 간호학 박사

연평식 _ 충북대학교 산림학과 겸임교수
　　　　충북대학교 농학 박사

신창섭 _ 충북대학교 산림학과 교수, 조림학 전공
　　　　충북대학교 농학 박사

이성재 _ 고려대학교 의대 교수
　　　　독일 괴팅겐 게오르크–아우구스트대학 의학 박사

이연호 _ 충북대학교 경제학과 교수, 경제학 전공
　　　　오하이오주립대학교 경제학 박사

이인숙 _ 서울대학교 간호대학 교수
　　　　서울대학교 보건학 박사

임춘화 _ 을지대학교 의대 교수
　　　　충남대학교 의학 박사

최희승 _ 서울대학교 간호대학 교수
　　　　텍사스 주립대학교 간호학 박사

힐링의 숲